GRUNDRISS DER MEDIZIN DER ALTEN ÄGYPTER VI

HILDEGARD VON DEINES

UND

HERMANN GRAPOW

WÖRTERBUCH DER ÄGYPTISCHEN DROGENNAMEN

AKADEMIE-VERLAG · BERLIN

1959

Erschienen im Akademie-Verlag GmbH, Berlin W 1, Leipziger Straße 3–4
Lizenz-Nr. 202 · 100/274/59
Gesamtherstellung: VEB Druckerei „Thomas Müntzer" Bad Langensalza
Bestellnummer: 3014/VI
Printed in Germany
ES 7 L

Vorwort

Das vorliegende Wörterbuch der ägyptischen Drogennamen (Drogen-W. B.) erscheint in Autographie, da es uns darauf ankam, es so bald wie möglich im Anschluß an unseren Übersetzungsband (Grundriß IV_1 und IV_2) herauszubringen und da die hieroglyphischen Typen für den Satz des Wörterbuchs zu den medizinischen Texten (Med. W. B.) beansprucht werden. Zugleich war uns durch die Autographie die Möglichkeit gegeben, die Schreibungen in hieroglyphischer Umschrift, mit denen jeder Artikel beginnt, in möglichster Genauigkeit darzubieten. Wir haben dafür außer dem Pap. Ebers, der uns im Original zugänglich war, alle anderen Papyri und Ostraka nach den Faksimiles der Ausgaben benutzen müssen. Wenn keine Photographien vorlagen, haben wir die Umschreibungen der Herausgeber übernommen (wie z. B. Ram III A ed. Barns) und wir sind ebenso einige Male nur auf die Lesungen der Herausgeber angewiesen gewesen, wenn der Papyrus an einer Stelle so verderbt ist, daß die Lesung des Wortes vielleicht nur am Original zu prüfen gewesen wäre (wie z. B. beim Pap. London). Schien uns die Lesung des Herausgebers bei Nachprüfung des Faksimiles aus Gründen des Raumes oder der noch erkennbaren Spuren zu unsicher, so haben wir überhaupt darauf verzichtet, solche Belegstelle aufzunehmen. Es handelt sich dabei aber nur um eine verschwindend kleine Anzahl. Die übrigen verderbten Schreibungen sind im Anhang als III. Abschnitt zusammengestellt. Zu den hieroglyphischen Wiedergaben sei im übrigen noch Folgendes bemerkt: Wir haben für den Topf als Determinativ immer das Zeichen Möller, Paläographie I Nr. 497 benutzt und wir haben nicht, wie es z. B. Wreszinski versucht hat, unterschieden einen Topf mit Deckel und einen ohne solchen. Wir sind zu dieser Vereinfachung gekommen, weil es sich bei der Ligatur Topf mit Pluralstrichen überhaupt nicht sicher entscheiden läßt, welcher von beiden Töpfen gemeint ist. Wir haben weiter den „schlagenden Arm“ immer als Determinativ verwendet unbeschadet der Tatsache, daß die hieratische Vorlage sehr häufig den Stock nicht andeutet. In dieser Art sind noch einige Vereinfachungen vorgenommen worden, die aber unwesentlich sind. Im übrigen haben wir uns bemüht, so genau wie möglich zu umschreiben. Wir haben z. B. großes und kleines *w* unterschieden, wenn wir auch mit vollem Bedacht darauf verzichtet haben, die hieratische Schreibung mit ihrer genauen Zeichenstellung hieroglyphisch abzubilden; häufige Ligaturen haben wir aber hieroglyphisch in ihrer Stellung gelassen. Die Reihenfolge der Schreibungen ist weder chronologisch noch kalligraphisch bedingt. Wir sind von dem längsten und wichtigsten Papyrus, dem Ebers, ausgegangen; es folgen Hearst, Berlin, Smith usw. und zwar geben wir bei jedem Text zunächst die in ihm üblichen normalen, häufigsten Schreibungen. An sie schließen sich vereinzelte Schreibungen mit Stellenangaben wie auch sonst singuläre Wortformen Stellenangaben erhalten haben. Zum Schluß folgen Fehlschreibungen und verderbte Schreibungen, beide mit Stellenangaben.

Die Transkription der einzelnen Wörter oder ausführlicher Belege ist nicht in der sonst üblichen Weise unterstrichen, da sie sich deutlich genug von dem umgebenden deutschen Text unterscheidet. Nur in der Überschrift des Artikels und in der Wiederholung am Anfang des Paragraphen ist das transkribierte Wort jeweils unterstrichen worden, um es recht deutlich herauszuheben. Die Transkription der Endung ist bei einem Femininum mit *.t* abgesetzt und ebenso ist es bei den Pluralendungen *.w* und *.wt* geschehen. Von der Absetzung der maskulinen Endung *w* durch *.w* haben wir abgesehen, da ja in den meisten Fällen nicht mit Gewißheit zu entscheiden ist, ob ein solches *w* Endung ist oder ob es zum Wortstamm gehört.

Im zweiten, auf die Schreibung folgenden Teil jedes Artikels sind sämtliche Belegstellen aufgeführt. Als Einteilungsprinzip haben wir die verschiedenen Applikationsarten der Rezepte gewählt, also die große Zweiteilung nach innerlichen und äußerlichen Mitteln. Innerhalb dieser Aufteilung unterscheiden wir im Einzelnen innerlich: Einnehmen, Einläufe usw. und äußerlich: Verbände, Salbmittel usw. Wir hätten an sich lieber nach den Krankheitsgebieten aufgeteilt, wie wir es für die Augenmittel grundsätzlich getan haben, und auch des Öfteren dann, wenn es sich herausstellte, daß eine Droge besonders häufig bei einer bestimmten, wenn auch unbekannten Krankheitserscheinung verordnet wird, haben wir solche Stellen in einer eigenen Rubrik zusammengefaßt, um dadurch Anregungen für Deutungsversuche sei es der Droge, sei es der Krankheit zu geben. Aber da es mit der gesicherten Deutung der Krankheitsbezeichnungen, aufs Ganze gesehen, noch sehr im Argen liegt, haben wir darauf verzichtet, diese generell zum Einteilungsprinzip zu machen.

Drogen, die mit unmittelbar folgender Verarbeitung genannt werden, haben wir mit dieser in Transkription gegeben, da sich daraus manche nicht unwesentliche Schlüsse auf die Art der Droge und auf Anderes ziehen lassen könnten. Schließlich haben wir bei einer Anzahl von Drogen ihre Stellung in der Drogenaufzählung besonders vermerkt und bei anderen die große Quantenangabe oder deren Fehlen überhaupt oder ihr Vorkommen nur in kleinster Dosierung. Hieraus lassen sich, wie es in den jeweils anschließenden Paragraphen versucht ist, gewisse Schlüsse ziehen dafür, ob es sich um eine Grundlagendroge handelt (wie z. B. bei Fett für eine Salbe oder bei einer Flüssigkeit für einen Trank) oder ob bei kleinster Dosierung einer Droge in einem Einnehmemittel vielleicht auf deren starke Wirksamkeit oder gar Giftigkeit geschlossen werden darf.

Der dritte Abschnitt jedes Artikels, durch § kenntlich gemacht, gibt zunächst die Übersetzung des Wortes; soweit wir eine solche als gesichert ansehen, haben wir sie durch Unterstreichung hervorgehoben. Auch wenn nur die Gattung (eine Pflanze, ein Mineral, ein Körperteil usw.) angegeben werden konnte, haben wir die Unterstreichung vorgenommen. Da eine große Zahl von Drogen nur so weit bestimmt werden konnte und eine nicht unbeträchtliche Zahl anderer überhaupt noch unbekannt ist, haben wir grundsätzlich nicht in der Überschrift des Artikels, sondern immer erst in dem Paragraphen die Übersetzung oder einen Deutungsversuch anderer Autoren mitgeteilt. Soweit Andere Wesentliches zur Deutung eines Drogennamens beigetragen haben, ist die Literatur darüber im Paragraphen angeführt. Auch von uns nicht übernommene Übersetzungen sind im Paragraphen berücksichtigt worden. Es muß aber ausdrücklich Folgendes bemerkt werden: Die Erklärungen in älteren Arbeiten sind, wenn richtig, als bekannt vorausgesetzt, und wenn falsch, nicht nochmals besonders widerlegt worden. Im übrigen handelt es sich, von einigen Ausnahmen abgesehen, nur um solche Arbeiten, die sich speziell mit den medizinischen Texten befassen, wie auch wir uns bei unseren eigenen Deutungsversuchen im Wesentlichen auf die Erwähnungen der einzelnen Stoffe als Drogen stützen. Dies Verfahren weist wegen seiner Einseitigkeit zweifellos einen Mangel auf, ist aber im Rahmen des ganzen Grundrisses dennoch zu verantworten. Sobald das Ganze abgeschlossen vorliegt, besteht die Absicht, die Drogen nochmals auf breiterer Grundlage zu untersuchen, so, wie es in vorbildlicher Weise John Harris in seiner Arbeit „Lexicographical Studies in Ancient Egyptian Minerals“ getan hat, die sich als Veröffentlichung des Instituts für Orientforschung der Deutschen Akademie der Wissenschaften im Druck befindet. Bedauerlicher Weise war es uns nicht mehr möglich, aus dieser Arbeit für unsere Drogen, soweit es sich bei ihnen um mineralische Stoffe handelt, Nutzen zu ziehen. Um so mehr empfehlen wir das Buch allen Interessenten. Wir selbst hoffen nach dem Beispiel von J. Harris bei Berücksichtigung sämtlicher Stellen des Vorkommens unserer Drogennamen in auch nicht medizinischen Texten, besonders durch die Auswertung der griechisch-römischen Inschriften, noch zu einer größeren Zahl von gesicherten Bedeutungen von Drogenbezeichnungen zu gelangen.

Das Literaturverzeichnis stellt nur die in den Paragraphen ausdrücklich genannten Arbeiten zusammen. Die sonst von uns benutzte Literatur wird im IX. Band des Grundrisses, der ein Gesamtverzeichnis des medizinischen Schrifttums enthalten wird, mit aufgeführt werden.

Das Wörterverzeichnis am Schluß gibt die Hinweise, auf welchen Seiten, die sich in jedem Falle auf den Text in den Paragraphen beziehen, die Bedeutungen der Drogennamen zu finden sind. Die Verteilung der Stichwörter auf die Unterabteilungen a) deutsch; b) lateinisch bzw. latinisiert; c) griechisch; d) koptisch; e) arabisch; f) französisch; g) englisch ist zuweilen willkürlich gewesen und ist wohl in dem einen oder anderen Falle auch nicht gut oder sogar unrichtig. Es kommt hinzu, daß wir nicht selten eine französische Bezeichnung (etwa von Lefeboıe) oder eine englische (etwa von Ebbell) verdeutscht haben.

Wir möchten das Vorwort nicht schließen ohne allen denen zu danken, die uns bei der Drucklegung mit Rat und Tat zur Seite gestanden haben; denen die durch ihr schnelles Handeln knapp drei Monate nach Beendigung der Autographie den Band zur Auslieferung bringen werden, wie denjenigen, die uns in die Geheimnisse der Korrektur der Filme durch Abdecken und Verbessern einführten, so daß wir sie in der Druckerei selbst vornehmen konnten. Es ist schwer, bei der Hilfsbereitschaft aller Beteiligten einzelne Namen hervorzuheben. Darum nennen wir: die Druckerei „Thomas Müntzer“ der Akademie der Wissenschaften in Bad Langensalza, den Akademie-Verlag in Berlin und Hrn. cand. phil. Karl-Heinz Priese, Assistent an der Humboldt-Universität, der die Filmkorrektur mit uns durchführte.

1. September 1959 *Hildegard von Deines* *Hermann Grapow*

ꜣjs

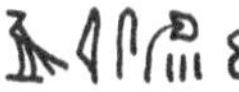 Eb 455 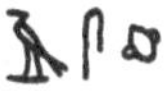 Eb; Bln; Bt 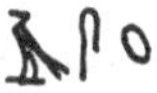 H 114 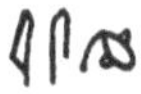 Eb 834

A ꜣjs n ỉwꜣ

I. in Einläufen

Eb 156[1]; 157[2]; 834[3] Bln 179[2] (= Bt 26); 180 Bt 26[2] (= Bln 179)

II. in einem Verband (wt): Eb 645 = H 114

B ꜣjs n rrj

in einem Einlauf: Eb 814

C ꜣjs n šꜣj

in einem Verband (wt): Bln 19 (Einzeldroge)

D ꜣjs n wḥꜥ.w ꜥšꜣ.w

in einer Haarbehandlung (rdj r tp)

Eb 455 (Einzeldroge)

§1 ꜣjs; ꜣs; ỉs muss ein allgemeines Wort für „Gekröse" sein. Iversen (JEA 33, 1947, 48 ff.) sieht in den drei Schreibungen ebenfalls auch nur graphische Varianten eines einheitlichen Wortes für „viscera".

In dem ꜣjs als Körperteil des Menschen im Wundenbuch des Pap. Smith liegt gesichert die speziellere Bedeutung „Gehirn" (als „Gekröse" des Kopfes) vor und so wird auch die unter D genannte Droge ꜣjs n wḥꜥ das „Gehirn" des Synodontis-Fisches bezeichnen. Diese Droge wird zur Behandlung einer Haarerkrankung an den Kopf des Patienten gegeben. So würden wir in dieser Droge in diesem Fall wieder, wie öfters, ein Sympathiemittel erkennen (eine Erkrankung am Kopf heilen mit einem Teil des Kopfes eines Tieres). Diese Beobachtung lässt nun einige Vermutungen für die anderen ꜣs-Belegstellen zu. Die unter A I ꜣs vom Rind und unter B ꜣs vom rrj-Schwein aufgeführten Stellen betreffen sämtlich Behandlungen des Afters oder des Uterus. Rechnen wir hier ebenfalls mit der Anwendung von Sympathiemitteln, so kann man in diesen Fällen ꜣs und ỉs die Bedeutung „Gedärm" (als „Gekröse" des Bauches) geben. Dies würde auch besonders dem Fall Eb 156 gerecht werden, der ausdrücklich „ꜣs von einem fetten Rind" nennt; hier ist die Bedeutung von ꜣs „Gehirn" kaum zu rechtfertigen. Für die unter A II ꜣs vom Rind und unter C ꜣs vom šꜣj-Schwein aufgeführten Verwendungen in Verbänden für die mt.w-Gefässe und einmal für einen fnṯ-Wurm (der sonst im Finger genannt wird) lässt uns die Annahme von Sympathiemitteln zunächst im Stich.

Anm. ① Eb 156: ꜣs n ỉwꜣ ḏdꜣ ② Eb 157: ꜣs n ỉwꜣ; vgl. Bln 179 = Bt 26: ꜣs n 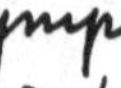 ③ Eb 834: ỉs n ỉ(w)ꜣ

ꜣꜥꜥ

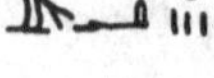 Bln 126

in einem Verband (wt)

§ 1 ꜣꜥꜥ eine unbekannte flüssige Droge. Oder ist ꜣꜥꜥ ein Gefäss (vgl. das neuäg. Wort ꜣꜥꜥ.t Äg. W. B. I 3,6), das mit zwei anderen flüssigen Drogen zerrieben (nḏ) wird?

ꜣw.t-ib

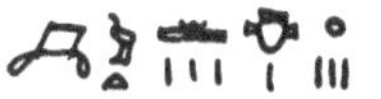 Eb 325

in einem Rezept zum Inhalieren gegen Husten

§ 1 ꜣw.t-ib Sandarak (rotes Arsensulfid) nach Iversen (paints and pigments p. 39 ff.). Ebbell übersetzt „orpiment (?)" (gelbes Arsensulfid). Lefebvre bleibt bei der Bezeichnung, die das Äg. W. B. angibt: Art Myrrhe.

ꜣbj

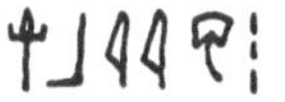 Bln 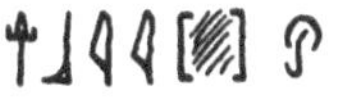 P Beatty XV 6

in den Verbindungen: (ḥs) ꜣbj Bln 68 siehe ḥs
ínm n ꜣbj P Beatty XV 6 siehe ínm

§ 1 ꜣbj der Panther, von dem der Kot und die Haut je einmal verwendet werden.

ꜣbw

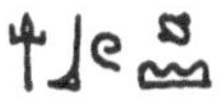 Eb 576 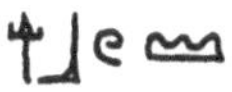 Eb 197b

in der Verbindung: djdj n ꜣbw siehe djdj (Haematit)

§1 ꜣbw Elephantine als Herkunftsort.

ꜣbw

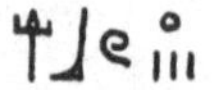 Eb 444

in einem Pudermittel (tmt)

§1 ꜣbw eine unbekannte Droge. Ebbell übersetzt Elfenbein.

ꜣbḫ.t

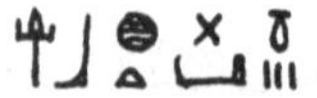 Eb

in einem Verband (wt): ftt n dbj.t ḥr ꜣbḫ.t Eb 522 c

§1 ꜣbḫ.t eine unbekannte flüssige Droge.

ꜣbḏw

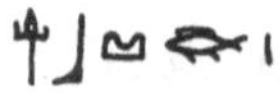 Eb 405 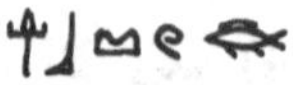 Eb 449 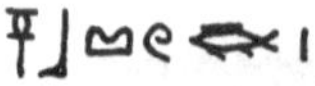 H 85

A ꜣbḏw

in einem Einnehmemittel: ꜣbḏw rꜣ mḥ m sntr H 85

B bnf n ꜣbḏw Eb 405; 449 siehe bnf (Galle)

§1 ꜣbḏw Art Fisch und nicht Art Schildkröte, wie Loret (ZÄS 30, 1892, 25) meinte; dazu vgl. Dawson (JEA 19, 1933, 137).

ꜣfd

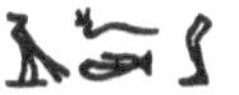 Bln

ꜣfd n wꜥtj

in einem Salbmittel (gs) Bln 121

§1 ꜣfd ein Teil des Beines. Bln 121 ist ein Salbmittel gegen den Schmerzstoff (wḫdw) in den Beinen. Ob die Droge hier als Sympathiemittel verwendet ist: Bein oder Beinteil der Ziege für die Beine oder Füsse des Patienten?

ꜣḥ

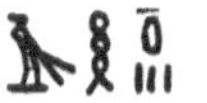 Eb; Bt 13b 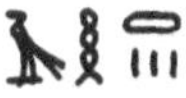 Eb; Kah; H 18 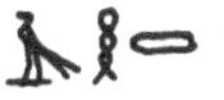 H

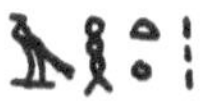 Bln; Bt 23 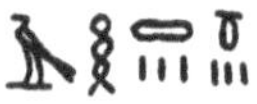 Eb 49 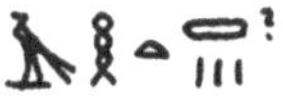 H 260

A ꜣḥ

I in Einnehmemitteln

a. in der Drogenaufzählung: Eb 283 Bt 23

b. in der Drogenbereitung mit genauer Herstellungsangabe: Eb 311 ①

II in Verbänden (wt)

Eb 759 Bln 141; 142

III in Salbmitteln oder Verbänden (rdj)

a. Eb 711 = H 151 ② H 260 ③

b. ꜣḥ ꜣmj ḥr Droge

Eb 725 = H 130 H 32 ②

B ꜣḥ wꜣḏ

I in Einnehmemitteln

a. Eb 153[4]; 190 b; 224 = H 82   H 93

b. gegen Harnleiden: Eb 44[4]; 49 (= H 18); 275; 277 (= H 63); 282 (= H 68)   H 18 (= Eb 49); 63 (= Eb 277); 68 (= Eb 282)

II in einem Einlauf: Bt 13 b

III in Verbänden (wt)

Eb 242; 246 (= H 74); 757   H 74 (= Eb 246)

IV in einem Rezept ohne Applikation: Bln 154

C [illegible] n ꜣḥ[5]

in einem Einnehmemittel

ḫpꜣ n ꜣḥ ḥr mw: Kah 6

§1 ꜣḥ Brei wahrscheinlich hergestellt aus Körnerfrüchten oder Kernen von Früchten. Eb 311 berichtet ausführlich von der Herstellung eines ꜣḥ-Breis: „Kerne von Datteln, werde zerstossen; werde in einen Beutel von Stoff gegeben; werde dieser Beutel in eine Maische gegeben am Tage, wo sie ans Feuer gegeben wird; werde der ꜣḥ-Brei (vom Feuer) genommen." Nun sind aber sicherlich auch andere Ausgangsprodukte zu seiner Herstellung benutzt. Denn H 130 nennt neben der ꜣḥ-Droge gleichzeitig Dattelkerne (ỉnj.t nt bnr). Allerdings hat das Parallel-Rezept Eb 725 dafür nur ỉnj.t mit der Pflanze determiniert und H 130 könnte ein Fehler

dafür sein. Aber auch sonst werden Teile der Dattel neben ꜣḥ-Brei in der Drogenaufzählung genannt.
ꜣḥ wꜣḏ könnte im Gegensatz zu blossem ꜣḥ-Brei, der auf heissem Wege und vielleicht nach Eb 311 auch mit einer Art Gärung verbunden hergestellt wurde, auf kaltem Wege hergestellt sein, also gewissermaßen in frischem oder rohem Zustand. Das einmal Kah 6 erwähnte ẖpꜣ m ꜣḥ ist unklar.
ꜣḥ-Brei wird bevorzugt in Rezepten gegen Harnleiden verwendet.

Anm. ① Eb 311: Übersetzung und Kommentar zur Stelle siehe § 1. ② Eb 711 smṯr ꜣḥ ꜣmj m ỉḫ.t wꜥ.t = H 151 ꜣḥ smṯr ꜣmj = H 32 ꜣḥ ꜣmj ḥr smṯr ③ H 260: ob diese Stelle überhaupt hierher gehört? (geschrieben ꜣḥ.t, vielleicht mit dem Determinativ ⛛). ④ Eb 153: vgl. Eb 44 ⑤ Griffith liest A1 ohne eine Umschrift geben zu können. Das hieratische Zeichen sieht aber eher wie D1 aus.

ꜣs (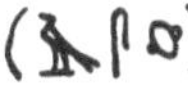) siehe ꜣjs

ꜣs.t

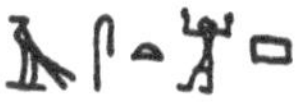 Eb 734 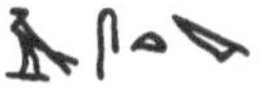 Eb 431

in der Verbindung

ꜣs.t nt ds

I in einem Augenmittel

ꜣs.t nt ds ẖꜣw ḥr Droge : Eb 431

II in einem äusserlichen Mittel gegen wꜣšš - Bluterguss

dd-k ḥr-s (Drogen) ꜣs.t nt ds : Eb 734

§ 1 ꜣs.t Splitter vom Feuerstein. So vermutet auch Lefebvre. In Eb 734 soll durch das Heilmittel veranlasst werden, dass Blut herauskommt. Vielleicht haben die scharfen Feuersteinsplitter dabei eine besondere Funktion.

ꜣḳḥ (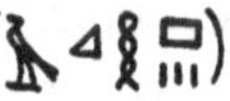) siehe ḳꜣḥ

ꜣgg.t

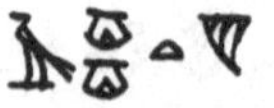 Eb

in einem Einnehmemittel

ꜣgg.t wnn.t m nbj.t sjn ḥr ḳd ḥr ḥḳ.t nḏm.t : Eb 272 bis

§ 1 ꜣgg.t das Mark des Schilfrohrs nach Loret (Flore[2] Nr 6). So auch Lefebvre und Ebbell.

In dem Parallel-Rezept Ram III A 30-31 ist nur noch nbj.t am Anfang der Zeile 31 zu lesen. ꜣgg.t hat vielleicht am verderbten Ende der Zeile 30 gestanden.

ỉ

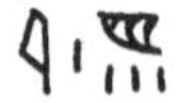 Eb 263

ỉ n nbj.t

in einem Einnehmemittel

§ 1 ỉ die Rispe des Schilfrohres.

Eb 263 ist ein Mittel zum Regeln des Harns.

ỉꜣ.t

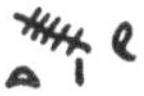 Eb

ỉꜣ.t nt ꜥḥꜣ

in einem Salbmittel (gs)

ỉꜣ.t nt ꜥḥꜣ snwḫ ḥr mrḥ.t : Eb 836

§ 1 ỉꜣ.t Rückengräte des Nilbarsches. Mit dieser Droge, die in Öl verkocht wird, soll der Rücken einer Amme gesalbt werden. In der Anwendung „Rückengräte für den Rücken" haben wir gewiss ein sogenanntes Sympathiemittel zu sehen.

ỉꜣw

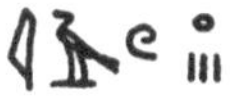 Eb 337

in einem Augenmittel

§ 1 ỉꜣw eine unbekannte Droge.

ỉꜣb

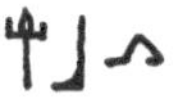 Eb 181 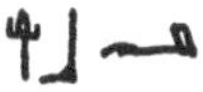 Kah 25

ỉ3b n mst3: siehe bei mst3

§1 ỉ3b ein unbekannter Teil der mst3-Flüssigkeit.

ỉ3m (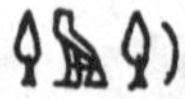) siehe ỉm3

ỉ3r

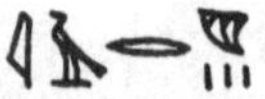 Eb; H; L

I in einem Salbmittel (gs)

ỉ3r snwḫ : Eb 109

II in Verbänden

a. Applikation wt

ỉ3r ps ḥr mrḥ.t : Eb 494 = L 15

b. Applikation d3r : H 91 (Einzeldroge)

III als Zauberdroge

zusammen mit anderen faserigen Pflanzenstoffen zur Herstellung von Amulettknoten

Eb 811 (95,9 und 95,13)

§1 ỉ3r Art Gras, vielleicht zu dem alten Wort ỉ3r.w „Sumpfgras" (Äg. W.B. I 32) zu stellen. Lefebvre übersetzt „roseau"; Ebbell „flax (?)". — ỉ3r kommt nur äusserlich zur Anwendung.

ỉ3rr.t

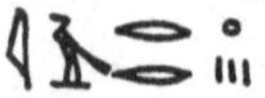 Eb 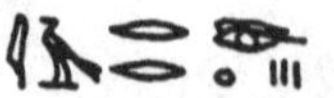 Kah; Eb 480 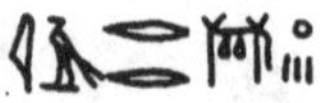 Eb 223;

477 H; Bln 155; Bt 16 Bt
Bt H; Bln 145; 157 Bln 114
Bln 154 Bln 37 Eb 633
Ostr Kairo (ODM 1091) Verso 4-5 [1]

A i͗ꜣrr.t

I in Einnehmemitteln

Eb 172 = 223 (= H 81); 225; 228; 278 (= H 64) H 64 (= Eb 278); 81 (= Eb 223 = Eb 172); 83 Bln 37 [2]; 145 Bt 16; 22; 35; 37 Kah 16

neben i͗šd: Bln 154 neben dꜣb: Eb 48; 226 (= H 84); 232; 334 H 84 (= Eb 226) Bln 114 Bt 36 neben i͗šd dꜣb: Eb 89; 327; 631; 633 Bln 155; 157 neben i͗rp: Eb 327; 334; 631

II in einem Einlauf

neben dꜣb i͗šd: Bt 32

III in Rezepten mit fehlender oder verderbter Applikation

Bt 25 Ostr Kairo (ODM 1091) Verso 4-5 [1]

IV in einem Verband (wt): Eb 566 [3]

B šsp.t nt i͗ꜣrr.t

in Einnehmemitteln

Bt 23 neben i͗šd dꜣb: Eb 186; 477; 480

§ 1 i͗ꜣrr.t Weinbeere wird bevorzugt in Einnehmemitteln gebraucht und dann gern mit i͗šd und dꜣb zusammen verwendet. Vgl. auch wnšj „Rosine".

Anm. ① oder liegt eine Fehlschreibung für i͗rṯ.t „Milch" vor? (vgl. Jonckheere CdE 29, 1954, 49) ② Bln 37 ob

Verschreibung für ỉrṯ.t-Milch, da hohe Quante ? vgl. Anm 3. ③ Eb 566 ỉꜣrr.t = H 127 ỉrṯ.t-Milch; wohl ein Fehler in Eb, da in den Rezepten gegen šfw.t-Schwellungen öfters Milch genannt wird, aber keine Weinbeeren.

ỉꜣḳ.t

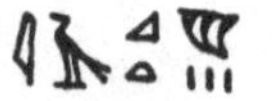 H; Eb 432 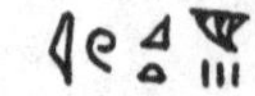 Eb 501

I ỉꜣḳ.t

in Verbänden (wt)

Eb 432 = H 21 H 240 ỉꜣḳ.t ḳnḳn : Eb 501

II pr.t ỉꜣḳ.t

in Verbänden (wt): H 237①; 238②

§1 ỉꜣḳ.t bezeichnet ebenso wie sein koptisches Derivat ⲈϬⲈ den Porree. ỉwḳ.t wird nur eine Variante von ỉꜣḳ.t sein; so auch Lefebvre, der ebenfalls mit „poireaux" übersetzt. Porree wie auch seine Früchte kommen nur zur äusserlichen Anwendung und zwar bei Wundbehandlungen und bei der Behandlung der mt.w-Gefässe. —— (vgl. auch J. Neustupný in Archiv Orientální 20, 1952, 370 ff).

Anm. ① H 237 pr.t ỉꜣḳ.t = H 94 pr.t ḏꜣjs; pr.t tḥwj

② H 238 pr.t ỉꜣḳ.t = H 95 pr.t ḏꜣjs; ḥḏw

ỉꜣgw.t

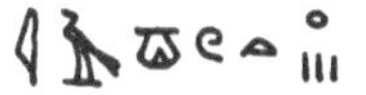 Eb 609

in einem Verband (wt)

§1 ỉꜣgw.t eine unbekannte Droge.

ỉꜥj.t

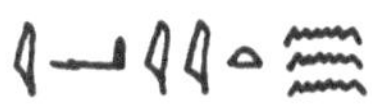 Eb 271 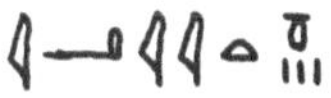 H 62 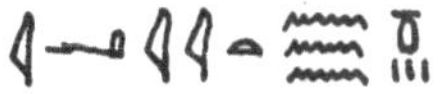
Bln 154 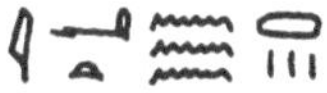 Ram III A 23

A ỉꜥj.t

in Einnehmemitteln: H 62 ① Bln 154 ②

B ỉꜥj.t nt ḥk.t

in einem Einnehmemittel: Eb 271

C ḫꜥꜥ.w nw ỉꜥj.t

in einem Augenmittel

Droge ꜣmj ḥr ḫꜥꜥ.w nw ỉꜥj.t Ram III A 23

§1 ỉꜥj.t ist eine flüssige Droge, die etwas vom Bier bezeichnet. Denn das ỉꜥj.t H 62 könnte eine Abkürzung für ỉꜥj.t nt ḥk.t sein, wie in Eb 271 steht. Beide Rezepte sind für das Regeln des Harns bestimmt. Lefebvre schlägt zweifelnd „Schaum des Bieres" vor. In dem Ausdruck ḫꜥꜥ.w nw ỉꜥj.t mag ḫꜥꜥ.w einen allgemeinen Mengenbegriff bezeichnen, wie Barns vermutet; vgl bei ḫꜥꜥ.w

Anm. ① H 62 vgl Bt 18, das kürzer gefasst ist und

statt ỉꜥj.t dieselbe Menge Wasser angibt. ② Bln 154 die Applikation fehlt, aber sicher: einnehmen.

ỉwꜣ

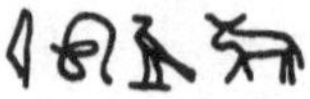 Eb 156; 157 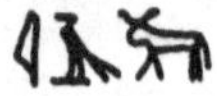 Eb 834

nur in der Verbindung: ꜣjs n ỉwꜣ „Gedärm des Rindes"; siehe bei ꜣjs

§ 1 ỉwꜣ Rind. — Eb 645 = H 114; Bln 180; 179 = Bt 26 schreiben in dieser Verbindung das Wort für Rind nur ideographisch als 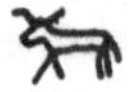, was vielleicht ỉwꜣ zu lesen ist. Diese Schreibung ist beim Ungelesenen aufgenommen.

ỉwb.t (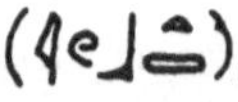) siehe bei bj.t „Fladen"

ỉwf

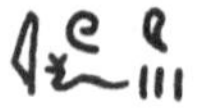 Eb; H; Bln; Sm

A ỉwf

I in einem Einnehmemittel zum Erbrechen
Eb 856 f = Bln 163 f

II ỉwf wꜣḏ „frisches Fleisch"
nur in der Behandlung von Wunden als Einzeldroge
a. wt. ḥr-k sw ḥr ỉwf wꜣḏ hrw tpj: Eb 435; 436 = H 239 H 241 Sm 1 (1,2); 3 (1,22 verderbt); 14 (6,11);

16 (6,20); 17 (7,5); 18 (7,10); 26 (9,10); 27 (9,17); 28 (10,1);
29 (10,7); 30 (10,11); 32 (11,4); 40 (13,16); 47 (17,2)

b. ỉd(r)-k sw ḥr ỉwf wꜣḏ ḥrw tpj: Sm 10 (5,7)

c. als Wiederholung des bereits im Verband genannten ỉwf wꜣḏ bei der weiteren Behandlung:
šsp.n-k n-f ỉwf wꜣḏ: Sm 14 (6,12)

III a. ỉwf ꜥnḫ
in einem Einnehmemittel: Bln 155
in einem Verband (wt): Eb 664

b. ỉwf ḏdꜣ ꜥnḫ
in einem Einnehmemittel: Bln 153

IV a. ỉwf ḏdꜣ
1. in Einnehmemitteln:
Eb 284; 291; 293 H 42 Bln 120; 157; 162
als Nachessdroge nach einer Inhalation:
wnm.ḫr-k nk.t kn ḥr-sꜣ-ỉrj m ỉwf ḏdꜣ mrḥ.t rꜣ-pw Eb 325
2. in einem Verband (wt): Eb 603

b. ỉwf ḏdꜣ ꜥnḫ
in einem Einnehmemittel: Bln 153

V ỉwf ḥwꜣ
in einem Einnehmemittel: Eb 330

B ỉwf n 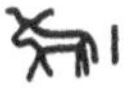

I a. in der Behandlung von mt.w-Gefässen mit Verbänden (wt)
Eb 608; 645; 646; 660 (= H 117 und 118) H 118 (+ H

117 = Eb 660)

b. in einer Wundbehandlung

ꜥḏ 𓃒𓏤 ỉwf n 𓃒𓏤 rꜣ-pw : Eb 522 a

II ỉwf n 𓃒𓏤 ꜥnḫ

in einem Einnehmemittel : Eb 86

in einem Verband (wt) : H 227

III ỉwf n 𓃒𓏤 ḏdꜣ

in einem Verband (wt) : Eb 635 (Einzeldroge)

ỉwf ḏdꜣ n 𓃒𓏤

in einem Einnehmemittel : Eb 192 b = Eb 195 b

C ỉwf n nꜥr-Fisch

in einem Verband (wt) : Eb 639

§ 1 *ỉwf Fleisch* ist bis auf eine Ausnahme Eb 639 ỉwf n nꜥr „Fleisch des nꜥr-Fisches" wohl immer, wenn auch nicht ausdrücklich gekennzeichnet, Fleisch des Rindes. So werden z. B. ỉwf ḏdꜣ (Eb 284) und ỉwf ḏdꜣ n 𓃒𓏤 (Eb 192 b) und ỉwf n 𓃒𓏤 ḏdꜣ (Eb 635) alle drei das Gleiche bedeuten, nämlich „fettes Fleisch vom Rind". ỉwf wird bevorzugt in Behandlungen der mt.w-Gefässe genannt, ỉwf ḏdꜣ in Einnehmemitteln gegen innerliche Krankheiten und ỉwf wꜣḏ in Wundbehandlungen (vgl. L. Buchheim „Der Fleischverband im Alten Ägypten" in Sudhoffs Archiv für Geschichte der Medizin und der Naturwissenschaften 42, 1958, 98). Was ỉwf ꜥnḫ bedeutet ist nicht ganz klar; vielleicht ist es ein Synonym von ỉwf wꜣḏ „frisches Fleisch“.

ỉwrj.t

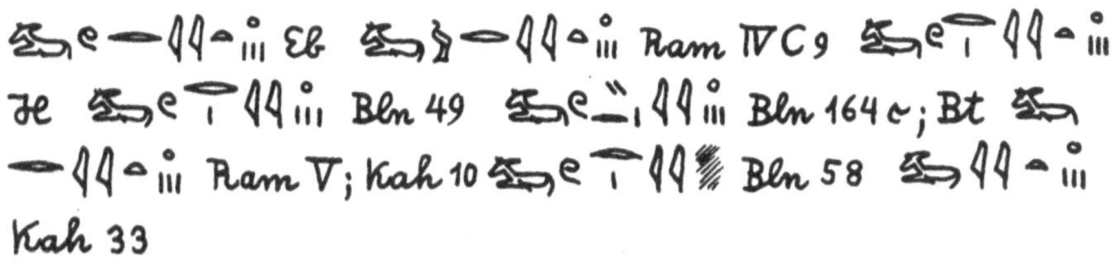

A ỉwrj.t

I in einem Einnehmemittel : Kah 10

II in einem Kaumittel : Eb 704

III in einem Räuchermittel : Bln 58

IV in einem Salbmittel (gs)

ỉwrj.t snwḫ : Eb 270

V in Verbänden (wt)

Eb 534; 591 (1) H 10 (2); 137

in der Behandlung der mt.w - Gefässe

Eb 640; 656 (= Ram V Nr II); 659 (= Bln 49); 663; 671; 672; 673; 678 Bln 49 (= Eb 659) Ram V Nr II (= Eb 656); Nr XVII

VI in Rezepten deren Applikation fehlt oder verderbt ist : Eb 877 e Ram IV C 9 Ram V fragm. 4,1

ỉwrj.t nḏ Eb 516

VII in Zahnmitteln : Eb 741 ỉwrj.t nḏ : Kah 33

B  n ỉwrj.t

I in Einläufen

Bt 28[3] nw ỉwrj.t nḳr.w m ḥbs.w : Bln 164c

II in Zäpfchen u. ä.

Eb 155; 164 Bt 9

III in einem Salbmittel (gs): Eb 107

IV in Verbänden (wt)

Eb 243 (= H 71); 562; 857c; 858c; 859c H 71 (= Eb 243); 217[2]

§1 ỉwrj.t Bohne nach Keimer (Anc Eg 1949, 47 ff und BIFAO 28, 1929, 77 ff) vigna sinensis Endl = Dolichos lubia Forsk.

Die ỉwrj.t-Bohnen werden vornehmlich äusserlich angewendet und zwar bevorzugt in der Behandlung von Versteifungen der mt.w-Gefässe.

Anm. (1) Eb 591 n ỉwrj.t ist wohl fehlerhaft (nach n Zeilenbruch); es müssten zwei Drogen sein, psd̲ und ỉwrj.t, wie in Eb 663; 671; 678; Ram IV C 9; Ram V Nr XVII, wo psd̲ und ỉwrj.t als zwei Drogen nebeneinander stehen. (2) H 10 ỉwrj.t = H 217 n ỉwrj.t (3) Bt 28 nw ỉwrj.t

ỉwḥw

Eb 154 Eb 204 f Kah 16

in Einnehmemitteln zum Kühlen

§1 ỉwḥw eine Körnerfrucht (vgl Gunn, Teti Pyr. Cemeteries I 120: ỉwḥw als Inhalt eines Kornspeichers).

ỉwḳ.t (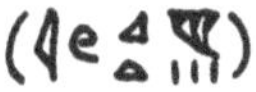) siehe ỉ3ḳ.t

ỉwtn

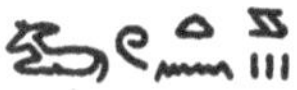 L 8 (2 mal)

in der Verbindung: ỉwtn n 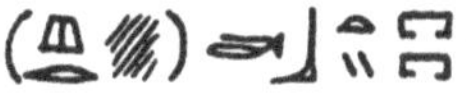

in einer Beschwörung mit anschliessender Behandlung der tmj.t-Krankheit (Applikation rdj r-s).

§1 ỉwtn Erde, Staub. Wreszinski übersetzt „Erde zweier Ziegel". Ziegel ist nicht sicher, da db.t sonst mit dem Stein determiniert wird. — vgl. ỉtnw n ḥ als Zaubermittel gegen die tmj.t-Krankheit im Med. W.B.

ỉb

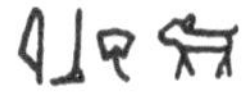 Bln 123

in der Verbindung sḫw n ỉb siehe bei sḫw

§1 ỉb Böckchen von dem einmal die Galle verwendet wird.

ỉb.t

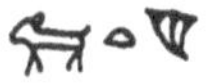 Eb

als Zauberdroge für 7 Knoten:

šnj n ỉb.t Eb 811 (95,10)

šnj n tp ỉb.t Eb 811 (95,13)

§ 1 ỉb.t ist ein Teil der sw.t-Pflanze. In diesem Zaubermittel sind verschiedene faserige Pflanzenteile (auch ein weiterer Teil der sw.t-Pflanze) daneben genannt. Was ỉb.t bedeutet ist unklar. Lefebvre übersetzt šnj n ỉb.t mit „Staubfäden". (vgl. auch bei sw.t-Binse).

ỉb.t (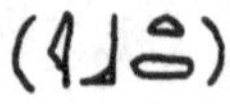) siehe bj.t „Fladen"

ỉbw

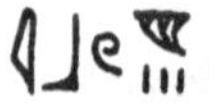 Eb; H; L 16 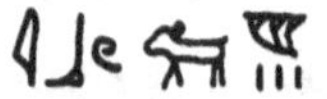 Eb 170; 228; 618; 758

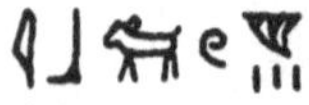 Eb 650 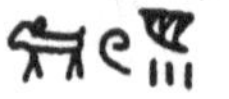 Eb 112; 495 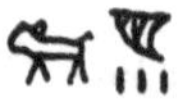 Eb 663

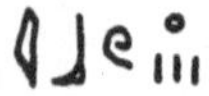 H 84; 87 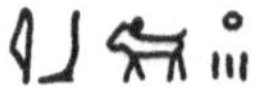 H 68; 76

A ỉbw

I in Einnehmemitteln gegen die ꜥꜣꜥ-Krankheit

Eb 168; 170; 174; 226 (= H 84); 228; 236; 237; 239[1] H 84 (= Eb 226); 87

II in einem Zäpfchen: Eb 139

III in Salbmitteln

a Applikation wrḥ: H 76[2]

b Applikation gs: Eb 708[3]

IV in Verbänden (wt)

Eb 242; 495 (= L 16); 618 (= H 177 = H 188); 677

H 177 = 188 (= Eb 618); 192 L 16 (= Eb 495)

V in einem Salbmittel oder Verband (Applikation

rdj) H 100

B ⟨hieroglyph⟩ n ỉbw

in einem Einnehmemittel gegen die ʿ3ʿ-Krankheit Eb 238

C pr.t ỉbw

I in Salbmitteln (gs): Eb 111; 112

II in einem Verband (wt): Eb 650

D šnj ỉbw

in einem Verband (wt): H 136

E dd3 n ỉbw

in einem Salbmittel (wrḥ): Eb 25?

F ỉbw mit Herkunftsangaben

I ỉbw mḥw

a. in Verbänden (wt): Eb 663 (4); 758

b. in einem Einnehmemittel neben ỉbw šmʿw: Eb 282 = H 68

II ỉbw šmʿw

in einem Einnehmemittel neben ỉbw mḥw: Eb 282 = H 68

§ 1 ỉbw eine noch nicht bestimmte Pflanze, von der, ausserhalb der offizinellen Verwendung, erwähnt wird, dass Brot aus ihr bereitet wird. Die von Loret (Flore[2] Nr 113) vermutete Bedeutung Lactuca sativa (Lattich) ist von Keimer (Gartenpfl. S. 126) abgelehnt worden.

ỉbw kommt innerlich und äusserlich zur Anwendung. Der innerliche Gebrauch ist ausschliesslich gegen die ꜥꜣꜥ-Krankheit. Als Teile der Pflanze werden Früchte (pr.t), Haar (šnj) und Fettes (ḏdꜣ) verwendet. Ausserdem wird die ober- und unterägyptische ỉbw-Pflanze unterschieden. Vgl. auch ỉbw ō.

Anm. ① Eb 239 ỉbw = Bln 115 ỉbsꜣ. ② H 76 ỉbw = Eb 248 ỉbr „Ladanum". ③ Eb 708 ỉbw = H 150 ỉbw ō = H 31 ỉbnw „Alaun". ④ Eb 663 ỉbw mḥj.t

ỉbw

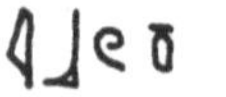 H

in einem Salbmittel (gs): H 150

§ 1 ỉbw H 150 hat zwei Parallelen: H 31 nennt dafür ỉbnw „Alaun" und Eb 708 ỉbw eine Pflanze, die auch sonst im Ebers und im Hearst vorkommt. Es lässt sich nicht entscheiden, für welche von den beiden in den Paralleltexten genannten Drogen diese mit dem Topf determinierte ỉbw-Droge vielleicht eine Fehlschreibung ist.

ỉbnw

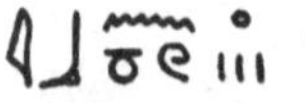 Eb 422; H 31; Bln 52 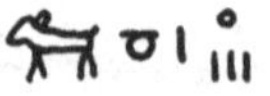 Eb 96

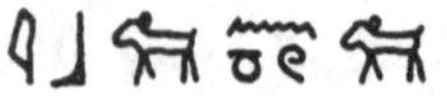 Bln 46

I in einem Inhalierungsmittel gegen Husten:
Bln 46

II in Salbmitteln (gs)
H 31[1] gs. ḫr-k sw m mrḥ.t tmt m ỉbnw: Bln 52

III in einem Salbmittel oder Verband (Applikation rdj): Eb 96

IV in einem Augenmittel: Eb 422

§ 1 ỉbnw Alaun auf Grund des Koptischen Derivats ⲱⲃⲉⲛ

Anm. [1] H 31 ỉbnw = H 150 ỉbw = Eb 708 ỉbw

ỉbr

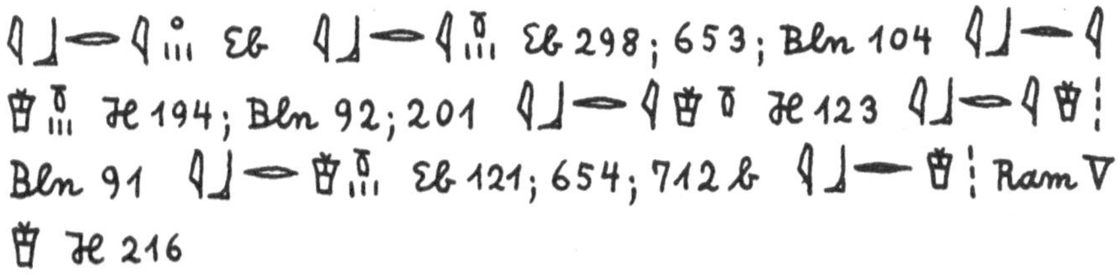

A ỉbr

I in Salbmitteln (gs)
Eb 653; 654 = H 123 Bln 104 neben mrḥ.t: Bln 92

II in einem Verband (wt)
neben b3ḳ: Eb 646

III in Salbmitteln oder Verbänden (Applikation rdj)
Eb 489 neben mrḥ.t: H 194 neben ʿḏ: Eb 121
in Verbindung mit Verbum der Drogenbereitung
Droge wrḥ m ỉbr: Bln 201

IV in einem Rezept mit verderbter Applikation (äusserlich) neben ˁḏ nrˀw; mrḥ.t 𓏊 Ram V Nr XIX

V in Kopf- und Haarmitteln

a. gegen Kopfkrankheiten

1. in einem Einnehmemittel
neben ˁḏ nrˀw; ˁḏ ˁš : Eb 299 ①

2. in Salbmitteln (wrḥ und rdj)
Eb 248 ②; 712 b (Einzeldroge) ③ neben ˁḏ : Eb 253
neben ˁḏ nrˀw : Eb 298

b gegen Haarkrankheiten
neben mrḥ.t : Eb 453 Droge ˀmj ḥr ỉbr : Eb 456
Droge ẖˀw ḥr ỉbr : Eb 467

VI in einem Augenmittel : Eb 350

B ỉbr mˀˁ
in Salbmitteln

I Applikation wrḥ
Droge rdj ḥr ỉbr mˀˁ : Eb 457 (Haarkrankheit)

II Applikation gs
neben sfṯ : Bln 91

C ỉbr im Zauber
im Spruch für das Bier : H 216

§ 1 ỉbr Ladanum das Harz von Cistus villosus var. creticus. Diese Bedeutung ist von Ebbell (ZÄS 64, 1929, 48 f) wahrscheinlich gemacht worden und Lefebvre schliesst sich dieser Ansicht an. Neben blossem Ladanum wird auch zweimal echtes Ladanum genannt. Ladanum wird bis auf eine wohl irrtümliche innere Anwendung (vgl. Anm 1) nur äusserlich gebraucht und zwar bevorzugt bei Erkrankungen des Kopfes und des Kopfhaares.

Anm. ① Eb 299 ist ein Kt-Rezept von Eb 298, einem Salbmittel gegen eine Kopfkrankheit. Die Applikation „werde getrunken" scheint ein Fehler zu sein, zumal dieses Rezept das einzige wäre, in dem ỉbr; ꜥḏ mrꜣw und ꜥḏ ꜥš innerlich verabfolgt würden. ② Eb 248 ỉbr = H 76 ỉbnw „Alaun". ③ Eb 712 = H 17 (hier Behandlung mit ỉbr ausgelassen).

ỉbḥ

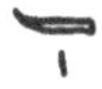 Eb

I ỉbḥ n ꜥꜣ

in einem Haarmittel (wrḥ)

ỉbḥ n ꜥꜣ ḫꜣw ḥr bj.t: Eb 470

II ỉbḥ n šꜣj

in einem Verband (wt): Eb 580

§ 1 ỉbḥ Zahn nur mit dem Ideogramm geschrieben, aber sicher ỉbḥ zu lesen, wegen der Genitivpartikel n, die doch ein männliches Wort für Zahn voraussetzt. Vom Esel und vom Schwein wird auch je einmal der nḥḏ.t-Zahn offizinell verwendet (siehe bei nḥḏ.t).

ỉbḥj

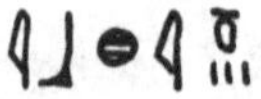 Eb

in einem Verband (wt): Eb 758

§1 ỉbḥj eine unbekannte flüssige Droge

ỉbsꜣ

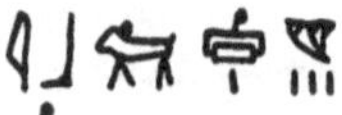 Eb; Bt Rs 2,1 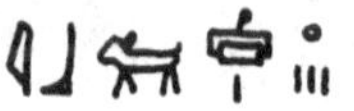 H; Bt 30 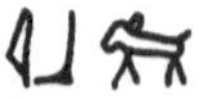 H 229 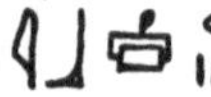 Ram V Nr XIV 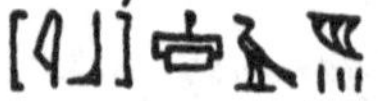 Ram V Nr V [1] 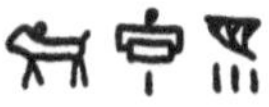 Eb 447 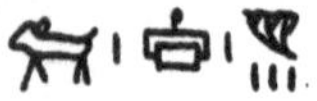 Eb 255  Bln 115

A ỉbsꜣ

I in Einnehmemitteln: Eb 695 = H 142 Bln 115 [2]

II in einem Einlauf: Bt 30

III in Salbmitteln

a. Applikation wrḥ: Eb 255

b. Applikation gs: Eb 110

IV in einem Verband (wt): H 242

V in einem Puder (tmt): Eb 448

VI in einem Rezept ohne Applikation: Eb 755

VII in Behandlungen der mt.w-Gefässe

a. in einem Salbmittel (gs): Ram V Nr V [3]

b. in Verbänden (wt)

Eb 675; 677 H 104; 109 (= H 231); 229; 231 (= H 109)
Ram V Nr XIV

B 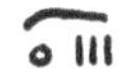 n ỉbsꜣ
in einem Salbmittel (wrḥ): Eb 447

C ỉbsꜣ n sḫ.t
in einem Verband (wt): Bt Rs 2,1

§1 ỉbsꜣ eine unbekannte Pflanze. Einmal wird Mehl aus ihr genannt und einmal wird ihr Herkunftsort „vom Felde" (oder „von der Oase"?) angegeben. ỉbsꜣ wird bevorzugt in Rezepten zur Behandlung der mt.w- Gefässe verwendet.

Anm. ① so ergänzt Barns. Aber wegen der Stellung des , das nicht in der Mitte der senkrechten Zeile steht, sondern seitlich verschoben erscheint, müsste wohl 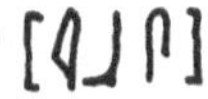 ergänzt werden, falls nicht die Zeichenstellung 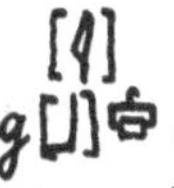 war.
② Bln 115 [x]ỉbnwsꜣ = Eb 239 ỉbw. Danach möchte Jéquier (BIFAO 19, 1922, 27 u. 30) [x]ỉbnwsꜣ nicht als Variante von ỉbsꜣ sondern von ỉbw ansehen. ③ Ram V Nr V ỉbsꜣ = Eb 657 ohne ỉbsꜣ = H 94 ohne ỉbsꜣ.

ỉbṯrsw

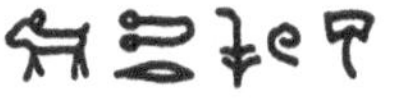 Eb
in der Verbindung mrḥ.t ỉbṯrsw

in einem Verband (wt) zur Behandlung der mt.w-Gefässe neben ʿḏ šꜣj; mrḥ.t ḥfꜣw; mrḥ.t pnw; mrḥ.t mjw: Eb 658

§ 1 <u>ỉbṯrsw</u> <u>ein unbekanntes Tier</u>, von dem das mrḥ.t-Fett verwendet wird.

Zur Behandlung der mt.w-Gefässe wird in Ram V Nr III ein Mittel angegeben, das unter seinen acht mrḥ.t-Fetten von verschiedenen Tieren ebenfalls Schlange und Maus nennt und auch ein unbekanntes Tier prṯrsw 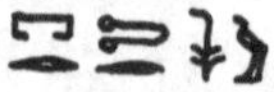. Man möchte nun ỉbṯrsw und prṯrsw wegen ihres Vorkommens in einander so verwandten Rezepten wie auch wegen ihres gleichen Bestandteils -ṯrsw gern gleichsetzen. Aber wenn man nicht eine Verschreibung in einem der Texte annehmen will, gelingt die Gleichsetzung vorläufig nicht, da  den Lautwert ỉb hat und mit dem pr des Ram nicht in Verbindung gebracht werden kann.

Es sei aber darauf hingewiesen, dass in der Magendiagnose Eb 197 in einer bisher noch unklaren Stelle ebenfalls eine Beziehung zwischen ỉb (Herz) und pr 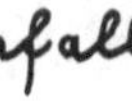 zu bestehen scheint.

ỉp.t

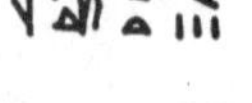 Bln 54

in einem Verband (wt)

§ 1 ỉp.t eine unbekannte Pflanze

ỉpšnn

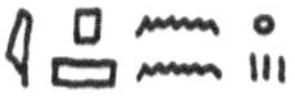 Eb 557 = H 140

in einem Verband (wt)

§ 1 ỉpšnn eine unbekannte Droge

ỉf.t

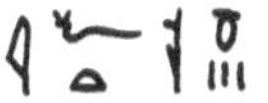 Eb 340 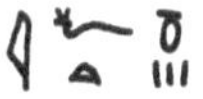 Eb 397

I ỉf.t

in einem Augenmittel: Eb 340

II ỉf.t nt 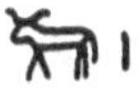

in einem Augenmittel: Eb 397

§ 1 ỉf.t Knochenmark (des Rindes). Die Determinierung mit dem Knochen und zugleich mit dem Topf als einer weichen Masse spricht für diese Bedeutung. Ebbell und Lefebvre übersetzen ỉf.t ebenfalls mit Knochenmark. Vgl auch bnf und ỉmꜣḫ.

ỉm

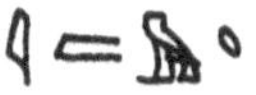 Eb 376; 511; H 142 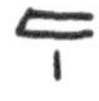 Eb 695

in der Verbindung ỉm n twt

I in einem Einnehmemittel: Eb 695 = He 142

II in einem Salbmittel (gs): Eb 511

III in einem Augenmittel: Eb 376

§1 ỉm Ton wird nur in der besonderen Sorte ỉm n twt „Statuenton" offizinell verwendet.

ỉmꜣ

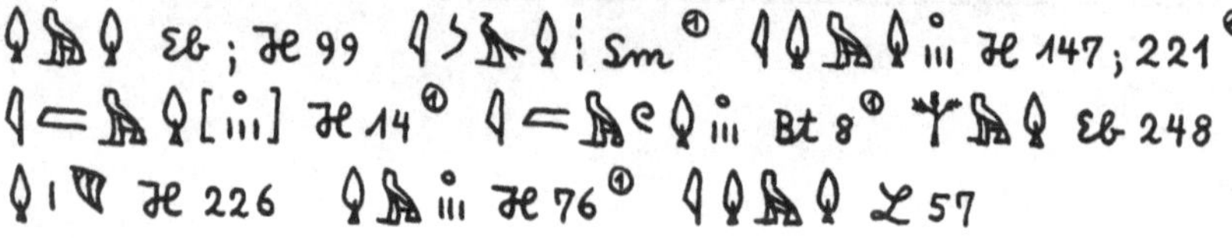

A ỉšd.t nt ỉmꜣ

in einem Verband (wt): He 14 (2)

B ꜥꜣgj.t nt ỉmꜣ

in einem Salbmittel (gs): Eb 539 = 710

C ꜥḫm.w nw ỉmꜣ

in einem Salbmittel oder Verband (rdj): Eb 535

D pr.t ỉmꜣ

in einem Verband (wt): neben ḏrḏ n ỉmꜣ Eb 663

E ḥs(ꜣ) n ỉmꜣ

I in Salbmitteln

a. Applikation wrḥ: Eb 248 = He 76; He 147

b. Applikation gs: He 99 (3) L 57 (4)

II in Verbänden (wt): Eb 472; 482e; 644 (3) Bt 8

F ḏrḏ n ỉmꜣ

I in Verbänden (wt)

a. H 221[2]; 226; [5] Sm 46 (16,9)

b. neben pr.t ỉm3 : Eb 663

II in Salbmitteln oder Verbänden (rdj)

Eb 764 Sm 41 (14, 4)

§1 ỉm3 ein Laubbaum; so nach Keimer (BIFAO 31, 1931, 196 Nr 3), der die Äg. W.B. gegebene Bedeutung „Dattelpalme" ablehnt. Keimer denkt zweifelnd an Brustbeerenbaum (Zizyphus vulgaris = Zizyphus sativa). Bemerkenswert ist in Eb 248 die Schreibung des Ideogramms ỉm3 mit einer ungewöhnlichen Form des Baumes: Möller (Paläographie I Nr 265) umschreibt das hieratische Zeichen mit einem Palmbaum (ohne Angabe seines Grundes dafür). — Die Teile des ỉm3-Baumes: ỉšd.t-Frucht; pr.t-Frucht; ḏrḏ-Blatt; ꜥḫm-Blätterzweig; ꜥ3gj.t-Harz und der ḥs-Teil kommen nur äusserlich zur Anwendung.

Anm. ① das Determinativ ⁞ oder ¦ ist bedingt durch die zusammengesetzte Verbindung. ② H 14 ỉšd.t nt ỉm3 = H 221 ḏrḏ n ỉm3 ③ H 99 gs ỉm = Eb 644 wt ḥr-s ④ L 57 = Eb 505 (verderbt) ⑤ in der verderbten Stelle ḏrḏ n [////] H 238 ist nicht, wie Wreszinski annimmt, ỉm3 zu ergänzen, sondern nach H 95 nbs.

ỉmꜣḫ

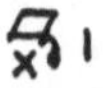 Eb 817; 141[1]; 162[1]

in der Verbindung: ỉmꜣḫ n 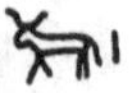

I in einem Einlauf: Eb 817

II in Zäpfchen: Eb 141; 162

§ 1 ỉmꜣḫ Rückenmark (des Rindes). Die Lesung ỉmꜣḫ ist nach Westcar 7,20 sicher; siehe auch ZÄS 47, 1910, 127 f. — Vgl für Knochenmark des Rindes auch ỉf.t und bnf.

Anm. ① für die eigentümliche Gestalt des hieratischen Zeichens Eb 141 (31,14) und Eb 162 (33,14) vgl. Möller, Paläographie I Nr. 610.

ỉmj

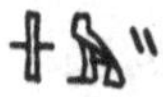 Eb; Pap Beatty XV 5-9 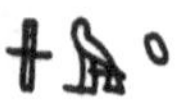 H 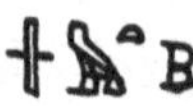 Bln

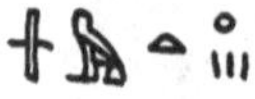 Eb 511 ỉḫ.t 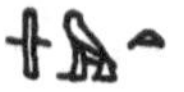 Eb 326

I ỉmj von Pflanzen

ḥmꜣj.t; ḥmm; šwꜣb; ksb.t; ḏꜣr.t

II ỉmj (ỉḫ.t ỉmj.t) von Tieren

wḏʿj.t; ḳꜣdj.t

III ỉmj (ỉmj.t) von einem mineralischen Stoff: šs

IV ỉmj n šb.t

Die Belege im Einzelnen siehe beim zweiten Bestandteil

§ 1 ỉmj und seine Varianten bezeichnet in I und II das Innere einer Pflanze (vielleicht das Mark) und eines Tieres. Was diese Bezeichnung bei dem mineralischen Stoff unter III und von šb.t unter IV bedeutet, ist unklar.

ỉmrw

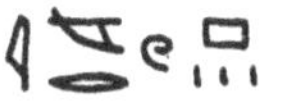 Sm  Sm 15 (6,17); 25 (9,6); 30 (10,11)

in der Behandlung verschiedener Verletzungen

I wt.ḫr-k sw ḫr ỉmrw

a. neben Honig: Sm 25 (9,6)

b. gefolgt von einer Nachbehandlung mit Honig: Sm 32 (11,6); 35 (12,8); 36 (12,14); 38 (13,2); 42 (14,20); 43 (15,2)

c. gefolgt von einer Nachbehandlung mit Öl/Fett; Honig; (Faserstoff) Sm 15 (6,17); 37 (12,17-18)

II srwḫ-k m-ḫt ỉmrw

neben Honig: Sm 30 (10,11)

§ 1 ỉmrw ein unbekanntes Mineral(?), das nur im Wundenbuch des Pap Smith verwendet wird. Breasted vermutet, dass ỉmrw eine desinfizierende Wirkung gehabt haben muss. Die Verbände mit dieser Droge sind wohl nicht gleichzusetzen mit den sonst üblichen wbnw-Behandlungen mit Verbänden mit frischem Fleisch. Denn die Anweisung hierzu wird in zwei Fällen (Sm 30 und 32) noch vor der Behandlung mit ỉmrw gegeben und ausserdem wird in allen Fällen, in denen ỉmrw verwendet wird, nur einmal (Sm 37) direkt von einer wbnw-Wunde gesprochen.

ỉms.t

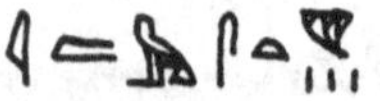 Eb 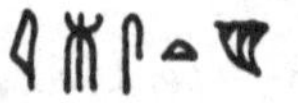 H 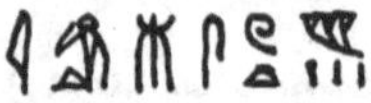 Bln
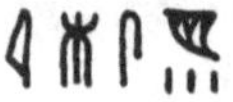 Ostr Berl 5570

A ỉms.t

I in einem Einnehmemittel: H 44

II in einem Rezept mit verderbter Applikation: Ostr Berl 5570

B pr.t ỉms.t

I in einem Salbmittel (wrḥ): Eb 249 = H 77

II in Verbänden (wt): Eb 650 Bln 163e[1]

§1 ỉms.t Dill (Anethum graveolens L.) nach Loret (Rec trav 7, 1886, 106 ff und Flore^2 Nr 120), dem sich Keimer (Gartenpfl S. 37 und 147) anschliesst. Der Dill (Kopt ЄΜΙCЄ) und der Dillsame werden auch noch in der Koptischen Medizin (vgl Till, Arzneikunde S. 53) verwendet.

Anm. ① Bln 163e pr.t ỉms.t = Eb 856e pr.t šꜣms

in.t

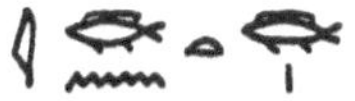 Eb 842 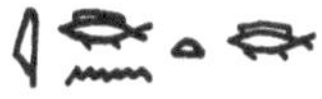 Eb 542; Ram III B 2
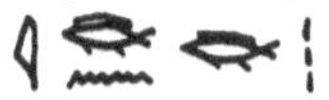 Bln 123

A in.t
in einem Verband (wt)
neben 7 tm.t-Fischen : Eb 542

B mḫtw in.t
in einem Verband (wt)
mḫtw in.t rdj ḥr-s : Ram III B 2

C sḫ.w n in.t
in einem Verband (wt)
neben sḫ.w eines ib-Böckchens : Bln 123

D in.t šw.t
in einem Hausmittel gegen Schlangen
in.t šw.t rdj.tj r rꜣ n bꜣbꜣ.w-f : Eb 842

§ 1 in.t der Nilfisch Tilapia nilotica, arab. bulti (vgl Gaillard, Mém Inst 51, 1923, 85 und Montet, BIFAO 11, 1913, 39). Bln nennt die Galle und Ram III die Eingeweide als Droge in einem Rezept gegen Beinleiden. In Eb 542 fehlt die Quantenangabe und die Angabe eines Körperteils des Fisches.

inj

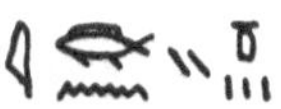 Eb 791

ḥˁ.t nt ỉnj

in einem Einnehmemittel

ḥˁ.t nt ỉnj, die im Holz eines Schiffes ist, sjn ḥr t3ḥ.t nt ḥḳ.t ỉḳr.t : Eb 791

§ 1 ỉnj kommt nur einmal in der Verbindung nt ỉnj vor. Ebbell denkt an „oakum-tar", mit Harz getränktes Werg zum Kalfatern der Holzschiffe, und möchte es mit Zopissa des Dioskurides (Materia medica I cap. 98) zusammenbringen. Diese Vermutung wird durch den Zusatz „im Holz eines Schiffes" gestützt.

ỉnj.t

Eb; H 187 Eb 94; 266; 557; 734; H 130; 235; 250; Pap Leid XXVI Recto 11 H 140; 233; Bln 25 Bln 2 Ram V Nr XVIII [1] [ ] Ram III A 29 [2]

I ỉnj.t nt bnr siehe bei bnr

II ỉnj.t nt mḥw siehe bei mḥw

§ 1 ỉnj.t ist ein Teil der Dattel und des Flachses. Wir vermuten „Kerne" der Dattel und „Samen" des Flachses. Massart und Lefebvre übersetzen ebenfalls mit Vorbehalt ỉnj.t nt bnr mit „Dattelkerne". Ebbell und Barns geben keine Übersetzung. — Vgl auch das hier anschliessend besprochene

Wort inj.t.

Anm. ① Ram V Nr XVIII schreibt nach bnr noch , die eigentlich nach der Anordnung der Schriftzeichen zusammengesetzter Drogenbezeichnungen in senkrechter Kolumne in diesem Papyrus noch zu inj.t gehören. ② Ram III A 29 ergänzt Barns in der Klammer . Aber die Schreibung mit zwei ist höchst unwahrscheinlich und das nur einmal geschriebene ist bedenklich. Der Zusatz nt bnr erlaubt aber dennoch in der verderbten Stelle inj.t zu lesen.

inj.t

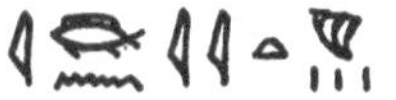 Eb 725

in einem Salbmittel oder Verband (rdj): Eb 725

§ 1 Eb 725 hat ein Parallel-Rezept H 130, in dem für dieses Wort vielmehr inj.t nt bnr „Kerne der Dattel" steht. Man möchte vermuten, dass inj.t trotz des Determinativs eine Abkürzung dafür ist oder dass eine Fehlschreibung vorliegt.

inwn

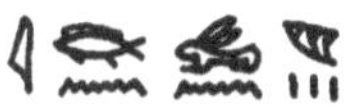 Eb 592

in einem Verband (wt): Eb 592

§ 1 <u>inwn</u> <u>eine unbekannte Pflanze</u>.

inb

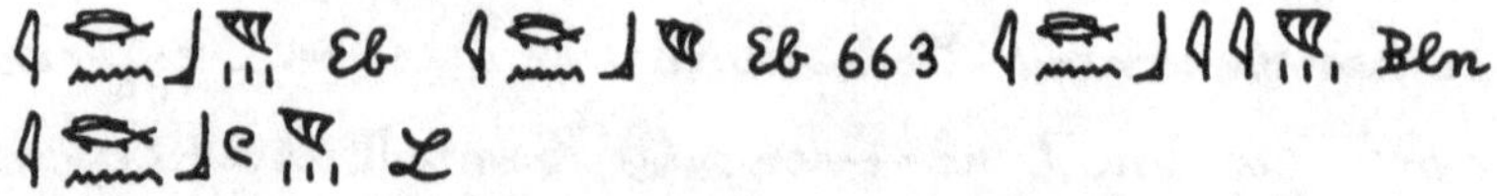

I in Einnehmemitteln: Eb 16; 69; 90; 91
II in einem Räuchermittel: Bln 77
III in einem Verband (wt): Eb 663
IV in einem Salbmittel oder Verband (rdj): Eb 535
V zur Behandlung einer Brandblase im Zauber: L 48

§ 1 <u>inb</u> <u>eine unbekannte Pflanze</u>, die auch ausserhalb der Medizin als Acker- oder Gartenpflanze mit ihren Früchten genannt wird.

inb

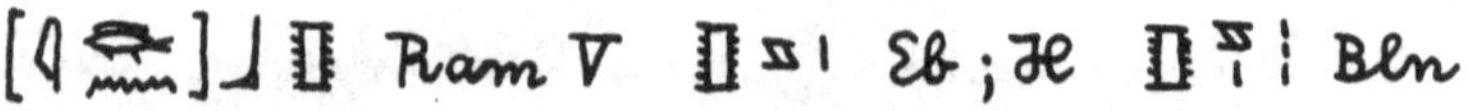

in den Verbindungen:
ḏʿb.t nt inb   ḏbꜣ.t nt inb
kꜣ.t-šw.t nt inb   ḥs ʿff wnn r inb
siehe beim ersten Bestandteil

§ 1 <u>inb</u> <u>Mauer</u>

i͗nm

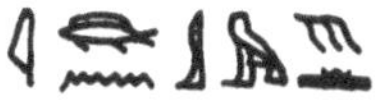 Eb 443 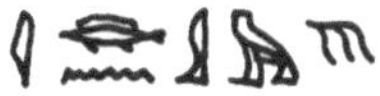 Pap Beatty XV 6

I i͗nm n 3bj
in einem Einnehmemittel : Pap Beatty XV 5-8

II i͗nm db
in einem Salbmittel (wrḥ):
i͗nm db snwḥ Eb 443

§ 1 i͗nm Haut (des Panthers und des Nilpferdes).

i͗nnk

 Eb; H; Ram III A 10 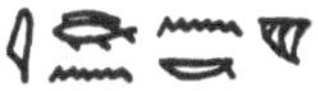 H 77
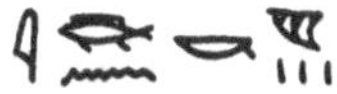 Bln 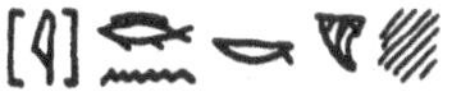 Pap Beatty XV 6
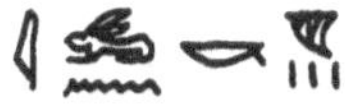 Bln 62; 64

I in Einnehmemitteln
a. Eb 69; 81; 99; 173; 191b = 194b H 42 Bln 118; 120; 153; 155; 157; 162 Pap Beatty XV 5-8
b. in Verbindung mit Verben der Drogenbereitung
i͗nnk gekocht : Ram III A 10 [1]
i͗nnk ps ḥr i͗rṯ.t ḥḳ.t r3-pw : Eb 20 [2]

II in einem Kaumittel : Eb 555

III in einem Einlauf : Eb 158

IV in Räuchermitteln : Bln 62; 64

V in einem Salbmittel (wrḥ): Eb 249 = H 77

VI in Salbmitteln oder Verbänden (rdj):

H 160 Bln 200

VII in einem Puder (tmt): Eb 766 d

§ 1 innk eine noch nicht mit Sicherheit bestimmte Pflanze. Für innk = Kopt[B] ENT hat Loret (Flore[2] Nr 112 zwei Deutungen vorgeschlagen: 1. Konyza (Erigeron aegyptiacus L) auf Grund von Jesaja 55,13 2. Thymian auf Grund der Kopt.-arab. Gleichsetzung ENT – saʿatar (Thymian). Für diese zweite Möglichkeit hat sich Jéquier (BIFAO 19, 1922, 139) entschieden, von dem Ebbell seine Übersetzung „Thymian (?)" übernommen haben wird. Lefebvre und auch Barns übersetzen innk nicht. Crum (Dict.), der für ENT ebenfalls beide Möglichkeiten anführt, denkt bei Konyza aber nicht, wie Loret, an Erigeron, sondern an Flohkraut. Dawson (bei Barns Ram III A 10) vermutet in innk „Mentha aquatica". Er hält bb.t für Konyza; siehe bb.t.

§ 2 innk wird bevorzugt innerlich angewendet; dabei in 7 Rezepten gegen die wḥdw-Schmerzstoffe und in 4 Rezepten gegen Eingeweidewürmer. In Einnehme- und Räuchermitteln wird innk in 4 Rezepten gegen die ʿȝʿ-Krankheit verordnet.

Anm. ① in Ram III A 10 ist die Droge, in der innk gekocht wird, verderbt und ebenfalls die

Applikation. Da es sich aber wie in Eb 20 um ein Rezept gegen Eingeweidewürmer handelt, ist es sicher ein Einnehmemittel. ② Eb 20 ỉnnk ps ḥr ỉrṯ.t 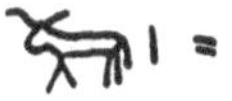 = Ram III A 26 [....] ps ḥr ỉrṯ.t ... (ein unleserliches Tier).

ỉnr

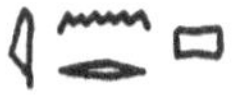 Eb; H; L

A ỉnr n rꜣ mw

I in einem Einlauf: Eb 813

II in Verbänden (wt): Eb 490 = L 17; 495 = L 16

B ỉnr n sp.tj mw

in einem Verband (wt): Eb 246 = H 74

C ỉnr spdw

ist im folgenden Artikel besonders aufgenommen

§ 1 ỉnr n rꜣ mw und ỉnr n sp.tj bezeichnen dieselbe Droge; wörtlich: Stein vom Rand (= Lippen) des Wassers. Ebbell (ZÄS 64, 1929, 49) denkt an Bruchstücke von Schalen kleiner Wassertiere (Muscheln und Schneckengehäuse).

ỉnr-spdw

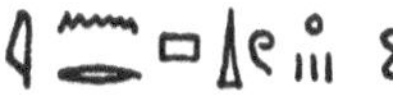 Eb; H 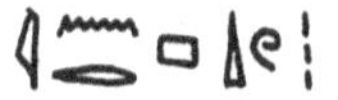 Bln 66 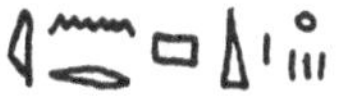 Bln 63 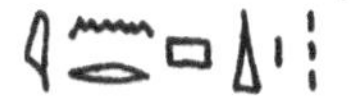 Bln 78 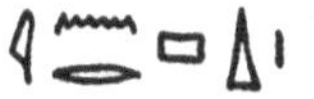 Bln 68

I in Räuchermitteln: Bln 63=66; 68; 78

II in einem Salbmittel (wrḥ): Eb 440

III in einem Puder (tmt): Eb 445

IV in einem Verband (wt): H 164

V in Rezepten zur Behandlung der wḥꜣ.w-Haut-Krankheit

a. in einem Einnehmemittel: Eb 91①

b. in Salbmitteln (gs): Eb 90; 104; 105; 109; 112

§ 1 ỉnr spdw ein Mineral. Dieser Droge muss eine ganz spezifische Wirkung eigen sein, da sie bevorzugt zur äusserlichen Behandlung von Hauterkrankungen verwendet wird. Bei ihrer einmaligen Nennung in einem Einnehmemittel, ebenfalls gegen die wḥꜣ.w-Hautkrankheit, wird sie in kleinster Dosierung angewandt.

Anm. ① Eb 91 ỉnr spdw in der kleinsten Menge $\frac{1}{64}$.

ỉnḥmn

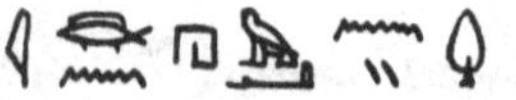 Eb 63 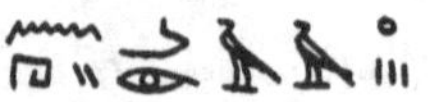 Eb 50①

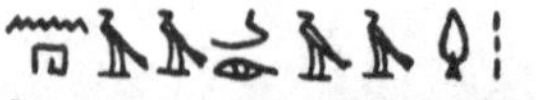 Bln 6① 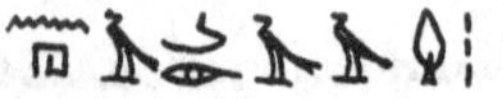 Bln 10 (1,8)①

[...] 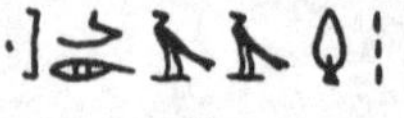 Bln 10 (1,7)①

in der Verbindung mnj.t (nt) ỉnḥmn

I in Einnehmemitteln gegen Eingeweidewürmer

Eb 50 (Einzeldroge) Bln 6

mnj.t nt ỉnḥmn ḥbḳ ḥr ḥḳ.t: Eb 63

II in einem Rezept mit verderbter Überschrift und Applikation:

Bln 10 (1,7) [mnj.t] inhmn mꜣꜥ šw②; (1,8)③

§1 <u>inhmn</u> ist nach Keimer (Gartenpfl. S 151) <u>der Granatapfelbaum</u>. So übersetzen auch Ebbell und Lefebvre.

Offizinell wird von ihm nur die mnj.t-Wurzel innerlich angewendet gegen Eingeweidewürmer.

Anm. ① ꜣꜣꜣ oder ¦ sind bedingt durch die zusammengesetzte Verbindung. ② Bln 1,7: ob „trockne Wurzel vom echten Granatapfelbaum"? ③ Bln 1,8: Vor mnj.t inhmn ist noch ein nw zu lesen, vor dem der Text verderbt ist. Es könnte also noch ein besonderer Teil o.ä. der Wurzel genannt gewesen sein, da die Wurzel in diesem Rezept schon einmal vorkommt. Oder es handelt sich um eine bestimmte Verarbeitungsart der anfangs bereits erwähnten Droge. Dieses Rezept kann seiner Umgebung nach ebenfalls ein Einnehmemittel gegen Eingeweidewürmer sein.

<u>ins.t</u>

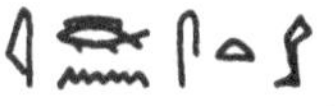 Eb 108; 476 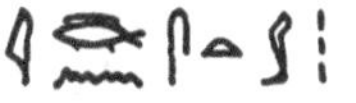 Eb 468

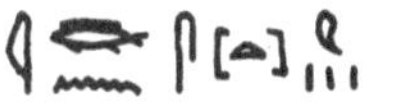 Kah 1

I ỉns.t nt ꜥꜣ

in einem Salbmittel (gs): Eb 108

II ỉns.t nt gnjw

in einem Räuchermittel

Kꜣp ỉr.tj-sj ḥr ỉns.t nt gnjw: Kah 1 (Einzeldroge)

III ỉns.t nt ṯsm

in einem Salbmittel (wrḥ): Eb 468

IV mrḥ.t nt ỉns.t nt db

in einem Salbmittel (wrḥ)

Droge snwḫ nḏ rdj ḥr mrḥ.t nt ỉns.t nt db: Eb 476

§1 <u>ỉns.t</u> <u>Bein oder Teil des Beines</u> (Unterschenkel?) wird in der Medizin vom Esel, vom gnjw-Vogel und vom Windhund verwendet. Ausserdem wird einmal das Fett (mrḥ.t) vom ỉns.t des Nilpferdes zur Bereitung eines Salbmittels genannt. Vgl. auch bei den einzelnen Tieren.

ỉns.t

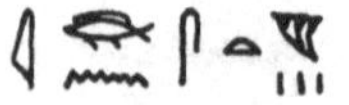 Eb 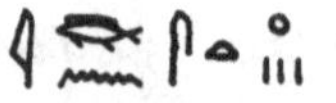 H; Eb 46 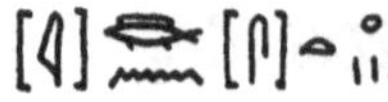 L 16

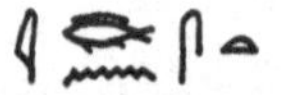 Eb 228 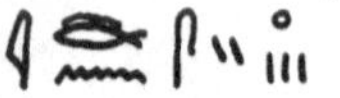 Bt 22; 32 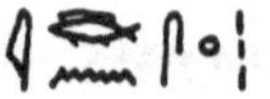 Bt 14

A ỉns.t

I in Einnehmemitteln

Eb 46; 210; 219; 226 (= H 84); 227; 228; 232; 235 (= H 50); 267; 480; 631; 632; 633 H 28; 50 (= Eb 235); 84 (= Eb 226) Bt 22

II in Kaumitteln gegen Zahnerkrankungen
Eb 554; 555; 747; 749 = H 9

III in einem Einlauf: Bt 32

IV in Verbänden (wt): Eb 490[1]; 495 = L 16

V in einem Rezept mit fehlender Applikation:
Bt 14

B ỉns.t im Zauber
im Spruch für das Bier: H 216

§ 1 <u>ỉns.t</u> <u>eine</u> noch nicht mit Sicherheit bestimmte <u>Pflanze</u>. Das Äg.W.B. gibt mit Vorbehalt die Bedeutung „Anis" (griech. ἄνισον) an. Lefebvre übersetzt ỉns.t mit Anis und meint dazu: sehr möglich, aber nicht sicher. Dagegen hält Gardiner (Onomastica p 21) die Bedeutung Anis für äusserst unsicher. Ebbell und Jonckheere übersetzen ỉns.t nicht. Loret (Flore[2] Nr 80) hält ỉns.t für Salvia aegyptiaca, eine Salbeiart.
ỉns.t wird bevorzugt innerlich gegen verschiedene Bauchkrankheiten verwendet und bei der Behandlung von Zahnerkrankungen wird es in vier Kaumitteln genannt.

Anm. ① Eb 490 = L 17 (verderbt).

ỉnsj

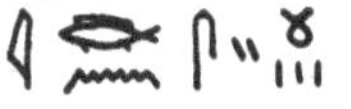 Pap Leid Recto XXVIII 4-5

in einer Beschwörung als Zauberdroge für einen Knoten

§ 1 <u>ỉnsj</u> <u>ein hellroter Leinenstoff</u>. Ob seiner Farbe wegen hier als sogenanntes Sympathiemittel für eine „Entzündung" am Bein?

<u>jnktwn</u>

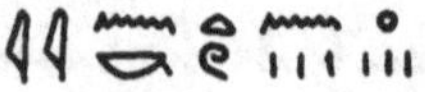 Eb 852

in einem Räuchermittel für Haus und Kleider

§ 1 <u>jnktwn</u> <u>eine unbekannte Droge</u>. — Ob ein Fremdwort?

<u>ỉr.t</u>

Dual:  Eb; Ostr Kairo (ODM 1062)

in Augenmitteln

I ỉr.tj msḥ

neben ỉr.tj nr.t: Ostr Kairo (ODM 1062)

II ỉr.tj nr.t

neben ỉr.tj msḥ: Ostr Kairo (ODM 1062)

III ỉr.tj šꜣj

ỉr.tj šꜣj ỉnj mw ỉrj: Eb 356 a

§ 1 <u>ỉr.t</u> <u>Auge</u>. Die Augen vom Krokodil, vom Geier und vom Schwein werden in Augenmitteln als sogenannte Sympathiemittel verwendet. Eb

356 nennt als Droge im Besonderen die Augen-Kammerflüssigkeit.

ỉr.t-p.t

Eb 776 ①

in einem Salbmittel oder Verband (wt)

§ 1 ỉr.t-p.t eine unbekannte Droge. Lefebvre übersetzt „Auge des Himmels" und denkt an eine Frucht. Aber ist wohl eine Form des Verbums ỉrj „machen". Da auch das Determinativ für mineralische Stoffe ist, könnte möglicherweise die Bezeichnung für einen Meteoriten vorliegen (vgl bjȝ n p.t „Eisen").

Anm. ① Wreszinski liest anstatt

ỉrp

Eb; H; Ram V Eb Bln; Carlsb; Pap Beatty VIII Vords 5,2; Pap Leid Recto VI 2; Pap Tur P u R 31+77 (Zeile 4) Bln Pap Leid Verso XIX 1

A ỉrp

I in Einnehmemitteln

a. Eb 12 (= Eb 552 = Bln 147)①; 42; 78; 80; 183; 214 (= Pap Beatty VIII Vords 5,2); 216; 287; 288; 292; 329

= 331; 552 (= Eb 12 = Bln 147)[1]; 804 H 44 Bln 7; 39; 110; 111; 147 (= Eb 12 = Eb 552)[1] Carlsb Nr VII Pap Beatty VIII Vords 5,2 (= Eb 214)

neben Bier: Eb 81; 98; 136 = 151; 193b; 210; 291; 327; 479; 631 Bln 120

neben ḏsr.t: Eb 332; 334; 335; 632

b. in Verbindung mit Verben der Drogenbereitung

Droge nḏ snʿʿ ḥr ỉrp: H 171; 208

Droge rdj ḥr ỉrp: Eb 756 H 20

Droge nḏ ḥr ḥḳ.t ỉrp rȝ-pw: Pap Tur P u R 31 + 77 (Zeile 4)

c. in Verbindung mit Verben des Einnehmens (als Nachtrank)

sʿm m ỉrp: Eb 27

sʿm m ḥḳ.t ỉrp rȝ-pw: Eb 9

II in Einläufen: Eb 828 Bln 183

III in Verbänden (wt)

Bln 51; 125; 127; 128 neben Bier: Eb 208; 213

IV in Salbmitteln oder Verbänden (rdj)

Drogen nḏ ḥr ỉrp: Pap Leid Verso XIX 1; Pap Leid Recto VI 2[2]

B ỉrp bnr

in einem Einnehmemittel als Nachtrank

sʿm m ỉrp bnr: Eb 28

C tȝḥ.t nt ỉrp

I in Zäpfchen: Eb 162; 163

II in einem Salbmittel (gs)
Eb 657 = Ram V Nr V [3]
III in Verbänden (wt)
Eb 592; 670 H 94[3]; 237
D ỉrp mit Herkunftsangabe
ỉrp d3hj in einem Verband (wt): Bln 126
§ 1 ỉrp Wein ist im Vergleich zu Bier offizinell nicht sehr häufig in Gebrauch. Seine Verwendung in innerlich verabreichten Mitteln (Einnehmemittel und Einläufe) überwiegt. Bei diesen übernimmt er zum Teil auch die Funktion einer Grundlagendroge, d. h. als Flüssigkeitsträger für die festen Drogen, wie Bier oder Wasser sonst. Dies zeigen auch die Stellen, in denen ỉrp im Wechsel mit Bier als Nachtrank verwendet wird, um die festen Drogen herunterzuspülen. Aber der Wein kommt ausser neben Bier und dsr.t-Bier auch noch öfters mit anderen flüssigen Drogen zusammen vor, die dann ebenfalls das Lösungsmittel sein können, sodass der Wein vielmehr als Wirkdroge zu bewerten ist und in den Einnehmemitteln wohl einen leichten Rausch hervorrufen soll.
t3h.t nt ỉrp, ein Bestandteil des Weines (Bodensatz), der auch von Bier vorkommt, wird

nur äusserlich angewendet. Bemerkenswert ist, dass diese Verbindung in den Rezepten des Pap Bln nicht erscheint. Die Rezepte Bln 125; 126; 127; 128 für Verbände gegen Schwellungen an den Beinen verordnen an Stelle von tꜣḥ.t nt ỉrp nur ỉrp.

§ 2 Unter den Krankheiten, zu deren Heilung der Wein in Einnehmemitteln verwendet wird, sind zwei besonders auffallend, da Wein oder Bier fast immer zu den Bestandteilen des Drogengemisches gehören: 1. Von den zehn Rezepten Eb 284–293 zur Appetitanregung (wörtlich „veranlassen dass das Herz Brot empfängt") nennen drei Wein, eines Wein und Bier, vier Bier unter den Drogen. 2. Von den zehn Rezepten Eb 326–335 gegen eine Krankheit gḥw, die sich an den Husten anschliesst, nennen fünf Wein, eines Wein und Bier, zwei Bier unter den Drogen.

Anm. ① Eb 12 ỉrp = Eb 552 ỉrp = Bln 147 ỉrp = Eb 9 sʿm m ḥḳ.t ỉrp rꜣ-pw ② Pap Leid Recto VI 2 ist das Verbum zerstört. ③ Eb 657 Verband = Ram V Nr V Verband = H 94 Salbe.

ỉrḥnn.t

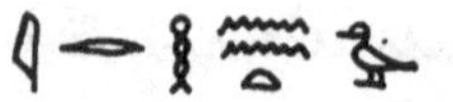 Eb

in einem Verband (wt)

Drogen ḳnḳn sj ḥr ỉrḫnn.t ḳnḳn sj ḥr šw.t-s: Eb 678

§ 1 ỉrḫnn.t ein unbekannter Vogel. Das Determinativ könnte auch auf ein Insekt hinweisen. Aber die gleichzeitige Erwähnung seiner šw.t-Feder passt besser für einen Vogel. Die Flügel eines Insekts (ḫprr-Käfer) in Eb 733 heissen ḏnḥ. Die zweifache Drogenanweisung: „Drogen zerstossen auf dem ỉrḫnn.t-Vogel, zerstossen auf seiner Feder" ist wohl nicht als Apposition (Badal) aufzufassen im Sinne von: Vogel, nämlich seine Feder; vielmehr wird gemeint sein: Körper und Federn des Vogels sollen zugleich als Drogen verwendet werden.

ỉrtj

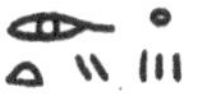 H 125

in einem Salbmittel (gs)

§ 1 ỉrtj. Das Parallel-Rezept Eb 563 hat statt dieser Droge ḏȝr.t und bnr ʿnḫ. Vielleicht ist ỉrtj überhaupt fehlerhaft. Aber man kann es weder zu ỉȝrr.t-Weinbeere noch zu ỉrtjw (vgl. den folgenden Artikel) stellen.

ỉrtjw

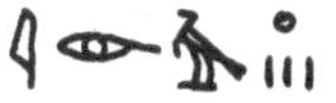 Eb; Bln; L

in Verbänden (wt): Eb 130 Bln 52 L 55

§ 1 <u>ỉrtjw</u> <u>ein Pflanzenfarbstoff</u> unbekannter Herkunft. Ebbell übersetzt das Wort mit Calotropis procera. Worauf diese Übersetzung beruht, ist nicht zu ersehen.

ỉrṯ.t

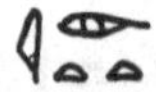 Eb; H; Kah; Ram IV; Pap Beatty XV 5-9; Mutt u Kind I 7,3-5; Bln 30; 116; Bt 11 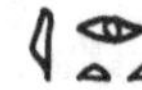 Ram III; H 127 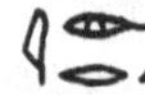 Bln; Bt 17; 26 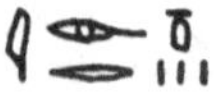 Bt 2; 13a 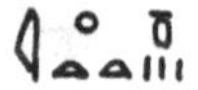 L 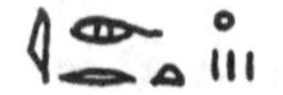 Bln 193

A animalische Milch

I ỉrṯ.t ohne Herkunftsangabe

a in Einnehmemitteln

1. in der Drogenaufzählung
Eb 5 (= H 55); 7 (= H 58)[1]; 39; 80; 132 = 147; 193; 202; 210; 218 (= H 49); 309 (vgl Bln 30); 479 H 30; 47; 49 (= Eb 218); 52; 55 (= Eb 5); 58 (= Eb 7)[1]; 61; 67[2] Bln 38[3]; 103

2. mit Verben der Drogenbereitung
Droge nḏ smʿʿ ḥr ḫnw ỉrṯ.t: Bln 30 (vgl Eb 309)
Droge sjn ḥr ỉrṯ.t: Ram IV C 18[4]
Droge sgn ḥr ỉrṯ.t: Ram III A 3

3. als Wiederholung der bereits genannten ỉrṯ.t 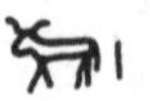
sʿm m ỉrṯ.t ntj ps: Eb 310 (gekochte Kuhmilch)

sꜥm m irṯ.t tn : Eb 314

Drogen rdj ḥr mn irṯ.t : Eb 833c

b. in Kaumitteln

Eb 697 (als Einzeldroge); 699[5]

c. in Einläufen

Eb 823 irṯ.t ps : Eb 157 Bt 26[6]

d. in einem Salbmittel (gs) : Eb 104

e. in Verbänden (wt) : Eb 623 H 127[7]

f. in Augenmitteln

1. in der Drogenaufzählung : Eb 378

2. neben irṯ.t nt ms.t ṯꜣj : Eb 384

neben smj : Eb 406

3. als Wiederholung der bereits genannten irṯ.t

iꜥ.ḥr-K ir.tj m mn irṯ.t : Eb 384

g. verderbte Stellen

Kah 18 Ram III frgm 10,2

iꜥ rꜣ-f m irṯ.t : Ram III frgm 3,1

II Frauenmilch

a. irṯ.t nt ms.t ṯꜣj[8]

1. in Einnehmemitteln

Drogen nḏ snꜥꜥ sꜣw ḥr irṯ.t nt ms.t ṯꜣj :

Mutt u Kind I (7,4)

Droge nḏ ḫtm ḥr irṯ.t nt ms.t ṯꜣj :

Bln 193[9]

2. in einem Einlauf

Droge ḫtm ḥr irṯ.t nt ms.t ṯꜣj : Bln 194[9]

3. in Salbmitteln (gs) : Eb 109; 111
ỉrṯ.t nt ms.t ṯȝj sḏr + ḫpr smj ỉrj : Eb 642 = H 111[10]
4. in Verbänden (wt)
Droge ẖȝw ḥr ỉrṯ.t nt ms.t ṯȝj : Eb 575 L 20
5. in Salbmitteln oder Verbänden (rdj)
Eb 499 (= L 47); 500 (Spruch zu 499); 763 (90,21-91,1 und 90,19-20) L 46; 47 (= Eb 499)
6. in Augenmitteln : Eb 408
neben ỉrṯ.t : Eb 384 neben smj : Eb 414
ḥr-tw ỉꜥ-tw-s Droge m ỉrṯ.t nt ms.t ṯȝj : Eb 368

b. ỉrṯ.t rmṯ[11]
1. in Einnehmemitteln
Eb 30 Bln 116 Pap Beatty XV 9
2. in Einläufen
Bln 163h (16,8 als Einzeldroge); 167; 172 Bt 11; 13a
3. in einem Salbmittel (gs)
Drogenteig ẖȝw ḥr ỉrṯ.t rmṯ : Eb 720
4. in Salbmitteln oder Verbänden (rdj)
Eb 734 Droge ḥr ỉrṯ.t rmṯ : Eb 569
5. Applikation verderbt : Bt 2

c. ỉrṯ.t der Amme (mnꜥ.t)
in einem Einnehmemittel für einen Säugling
Droge sjn-tw n-f ḥr ỉrṯ.t ỉn mnꜥ.t-f kff r-s : Eb 273

III ỉrṯ.t 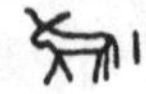 [12]
1. in Einnehmemitteln

Eb 18 [13]; 127; 310 [14]; 314 [15]; 833 c [16]   Bln 114; 163 h (16,6)

Kah 3

Droge ps ḥr irṯ.t ... ḥḳ.t nḏm.t rꜣ-pw : Eb 20 [17]

Droge ... ps ḥr irṯ.t ... : Kah 15

2. in Kaumitteln : Eb 698 [18]; 746

3. in Einläufen

Bln 179 [19]; 180   irṯ.t ... ps : Eb 815

Drogen nḏ snꜥꜥ ḥr irṯ.t ... : Eb 822

4. in einem Salbmittel (gs) : Eb 512

IV irṯ.t von anderen Tieren

a. irṯ.t ꜥꜣ

1. in Einnehmemitteln

Eb 98; 713 = H 152   Pap Beatty XV 8

2. in einem Einlauf : Eb 819

3. in einem Salbmittel oder Verband (rdj)

Droge ḥr irṯ.t ꜥꜣ : Eb 571 [20]

b. irṯ.t ꜥw.t

1. in einem Einnehmemittel

irṯ.t ꜥw.t mn.t ps : Bln 163 h (16,7)

2. in einem Einlauf : Bt 17

c. irṯ.t ... [21]

in einem Einnehmemittel : Eb 585

d. irṯ.t nt ... [22] : Ram III fragm 66

Droge ps ḥr irṯ.t nt ... : Ram III A 26-27 [17]

B . irṯ.t nh.t „Milchsaft der Sykomore"

1. in Salbmitteln (gs) : Bln 89

Droge nḏ smʿʿ ꜣbḫ ḥr ỉrṯ.t mḥ.t : Eb 505 (= L 57)
Droge nḏ ḥr ỉrṯ.t nt mḥ.t : L 57 (= Eb 505)

2. in einem Verband (wt)
Droge nḏ ḥr ỉrṯ.t mḥ.t : Eb 501
3. in Salbmitteln oder Verbänden (rdj)
H 38; 155 Droge ḥr ỉrṯ.t mḥ.t : Eb 570 [23]
4. in einem Wundverband für das Ohr
ʿrf ỉm-s ḥr ỉrṯ.t mḥ.t : Eb 766 f

§ 1 ỉrṯ.t Milch wird, ebenso wie sein Derivat ⲉⲣⲱⲧⲉ in der Koptischen Medizin, sowohl von der Milch der Frau und weiblicher Tiere wie auch von dem Milchsaft der Sykomore gebraucht.
Sehr oft fehlt die Herkunftsangabe. Doch zeigt eine Reihe von Parallelen, dass es sich bei der Nennung von „Milch" in der Regel um Milch des Rindes handeln wird: Eb 7 und H 58 ỉrṯ.t = Eb 18 ỉrṯ.t 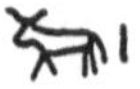 ; Bln 38 ỉrṯ.t = Eb 310 ỉrṯ.t 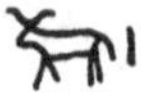 ; Bt 26 ỉrṯ.t = Bln 179 ỉrṯ.t 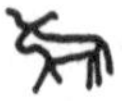. Auch Eb 310; 314; 833 c ỉrṯ.t 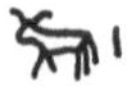, in der Wiederholung nur ỉrṯ.t, ist eine weitere Bestätigung dafür. Schliesslich kommt die Verbindung ỉrṯ.t 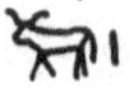 im Hearst überhaupt nicht vor, der andererseits eine ganze Anzahl von ỉrṯ.t aufweist. Eine Ausnahme zu diesem Befund ist das blosse ỉrṯ.t Ram IV C 18 in der Prognose für ein neugeborenes Kind: neben der Milch wird die Plazenta als Droge genannt und man muss

annehmen, dass hier Muttermilch gemeint ist.
Als Milch anderer Tiere wird nur noch vereinzelt genannt: Eselsmilch, Milch des Kleinviehs (Ziege, Schaf), einmal ỉrṯ.t ỉd.t (?), was wohl eine besondere Bezeichnung der Kuhmilch ist (vgl. Anm 21), und in Ram III die Milch eines nicht lesbaren Tieres.
Die Frauenmilch wird neben der allgemeinen Benennung ỉrṯ.t rmṯ „Menschenmilch" häufig ỉrṯ.t nt ms.t ṯꜣj „Milch einer, die einen Knaben geboren hat" bezeichnet. Diese Milch ist auch in der antiken Medizin und ebenso in der koptischen besonders bevorzugt worden. Die Literatur hierüber siehe bei Lefebvre (Seite 14). Lefebvre erwähnt dort auch ein Gefäss zur Aufbewahrung dieser Milch in Form einer Mutter mit ihrem Knaben.
Die aus Frauenmilch entstandene smj (Eb 642 = H 111) ist geronnene Milch = Dickmilch (vgl. smj).
Die Milch der Amme, die nur einmal speziell in einem Rezept für einen Säugling erwähnt wird, ist dort nur ein Hülfsmittel bei der Annahme eines Heilmittels durch das Kind.

Anm. ① Eb 7 ỉrṯ.t = H 58 ỉrṯ.t = Eb 18 ỉrṯ.t 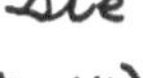 ② H 67 ỉrṯ.t = H 64 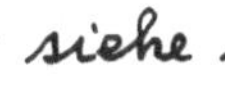 = Eb 278 ỉꜣrr.t „Weinbeere"; H 64 wohl ein Schreibfehler für ỉꜣrr.t, wo die

Stelle aufgenommen ist, da der Hearst diese Schreibung für ỉrṯ.t sonst nicht hat. Aber vgl Anm 7. ③ Bln 38 ỉrṯ.t = Eb 310 ỉrṯ.t 𓃒𓏤 ④ Ram IV C 18 hier wohl Muttermilch, die das Neugeborene mit einem Klümpchen der Plazenta einnehmen soll als Test. ⑤ Eb 699; vgl Eb 698 in dem gleichartigen Kaumittel für eine kranke Zunge ỉrṯ.t 𓃒𓏤 ⑥ Bt 26 ỉrṯ.t = Bln 179 ỉrṯ.t 𓃒; vgl Eb 157 ỉrṯ.t ⑦ H 127 ỉrṯ.t = Eb 566 ỉꜣrr.t „Weinbeere"; aber eher ein Irrtum im Ebers, da in den Rezepten gegen šfw.t-Schwellungen öfters Milch genannt wird, jedoch keine Weinbeeren. ⑧ ỉrṯ.t nt ms.t ṯꜣj „Milch einer, die einen Knaben geboren hat". ⑨ Bln 193 einnehmen = Bln 194 Einlauf. ⑩ smj „Dickmilch". H 111 hat noch zusätzlich ḥmꜣ.t „Salz" zum gerinnen lassen der Milch. ⑪ ỉrṯ.t rmṯ wörtlich „Menschenmilch" als Bezeichnung der Frauenmilch im allgemeinen. ⑫ ỉrṯ.t 𓃒𓏤 „Rindermilch". ⑬ Eb 18 ỉrṯ.t 𓃒𓏤 = Eb 7 ỉrṯ.t = H 58 ỉrṯ.t. ⑭ Eb 310 in der Wiederholung nur als ỉrṯ.t. ⑮ Eb 314 in der Wiederholung nur als ỉrṯ.t = Bln 38 ỉrṯ.t. ⑯ Eb 833c in der Wiederholung nur als ỉrṯ.t. ⑰ Eb 20 ỉrṯ.t 𓃒𓏤 = Ram III A 26-27 ỉrṯ.t . . . (Name des Tieres unlesbar) = Ram III A 10-11 (verderbt). ⑱ Eb 698: in den ähnlichen Kaumitteln für die kranke Zunge Eb 697;

699 nur ỉrṯ.t. (19) Bln 179 ỉrṯ.t 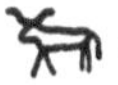 = Bt 26 ỉrṯ.t; vgl auch Eb 157 ỉrṯ.t. (20) Eb 571: vgl die gleichartigen Rezepte Eb 569 ỉrṯ.t rmṯ und Eb 570 ỉrṯ.t nh.t. (21) ỉrṯ.t 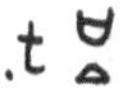 „Milch einer Milchkuh". Für die Lesung ỉd.t (?) siehe Gardiner, Onomastica Text vol II p 258*. (22) Der Name des Tieres ist unlesbar; vgl Barns, Kommentar. (23) Eb 570: vgl die gleichartigen Rezepte Eb 569 ỉrṯ.t rmṯ und Eb 571 ỉrṯ.t ꜥ3

ỉhm.t

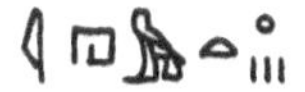 Eb 652; H 101 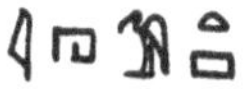 Eb 155

I in einem Zäpfchen: Eb 155

II in einem Verband (wt): Eb 652 = H 101

§ 1 ỉhm.t ein Harz oder Balsam. Ebbell übersetzt „benzoin = Benzoeharz". Loret (Flore[2] Nr 163) möchte ỉhm.t mit dem Balsam von Comiphora africana (Bdellium) oder mit dem Gileadbalsam von Comiphora Opobalsamum zusammenbringen. Ausserhalb der medizinischen Texte wird ỉhm.t neben anderen Harzen als Produkt aus Punt genannt.

ỉḫj

 H 250

in der Verbindung ḏrḏ n ỉḥj
in einem Verband (wt) zur Kühlung der mt.w-Gefässe

§1 ỉḥj wird wohl von ỉḥw (vgl den folgenden Artikel) verschieden sein und vielleicht mit dem ausserhalb der Medizin genannten ỉḥ-Baum zusammengehören.

ỉḥw

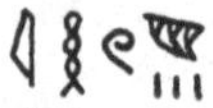 Eb 268; 485; 488; 751 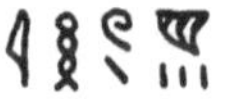 Bln 186
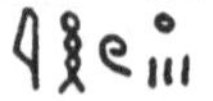 H; Eb 125; 772; Bln 16

A ỉḥw

I in Einnehmemitteln:
Eb 125; 268[1]; 751[2] H 69; 211 Bln 186

II in Salbmitteln oder Verbänden (rdj):
Eb 485[3]; 488[3]; 772

B ỉḥw mit Zusätzen

I ỉḥw w3ḏ
in einem Verband (wt): Bln 16

II ỉḥw šw
in einem Einnehmemittel: H 27

§1 ỉḥw eine unbekannte Frucht oder die ganze Pflanze. Der Wechsel mit wꜥḥ-Körnerfrucht (vgl Anm 3) könnte vermuten lassen, dass ỉḥw ebenfalls eine Körnerfrucht ist.

Anm. ① Eb 268 = Bln 185 ohne ỉḥw. ② Eb 751 = H 209 ohne ỉḥw. ③ Eb 485 ỉḥw = Eb 488 ỉḥw = Eb 498 wꜥḥ-Körnerfrucht.

ỉs (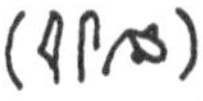) siehe ꜣjs

ỉsw

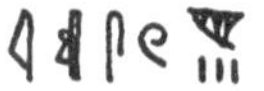 Eb 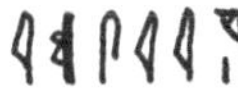 Bln; Bt 10 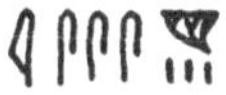 Eb 253
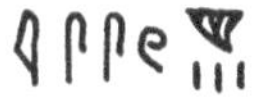 Ram IV C 10

I in Einnehmemitteln
Eb 61 = 62; 91; 478; 631

II in Salbmitteln
a. Applikation wrḥ: Eb 253
b. Applikation gs: Bln 87

III in einem Verband (wt): Bt 10

IV in einem Salbmittel oder Verband (rdj): Eb 257

V in einem Rezept ohne Applikation: Ram IV C 10

§1 ỉsw Schilfrohr. So übersetzen auch Lefebvre und Jonckheere. Ebbell übersetzt ỉsw nicht.

ỉsw.t

 H

in der Verbindung ỉsw.t nt šnj
in einem Rezept mit verderbter Applikation: H 257 (17,11)

in der verderbten Drogenbereitung noch einmal wiederholt als ỉsw.t tn : H 257 (17, 12)

§1 <u>ỉsw.t</u> nt šnj könnte mit dem ebenso geschriebenen ỉsw.t (Lit MR) zusammenhängen, das Lumpen (alte Kleider) bedeutet. Danach würde ỉsw.t nt šnj etwa <u>Abfall</u> von Haaren (Altes von Haaren) bezeichnen.

<u>ỉsr</u>

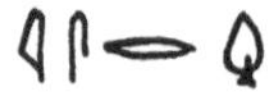 Eb; H; L 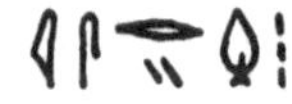 Ostr. Berl. 5570

I pr.t ỉsr

in einem Salbmittel oder Verband (rdj): Eb 96

II smꜣ.w nw ỉsr

in einem Verband (wt): H 102

III ḏrḏ n ỉsr

in einem Rezept mit verderbter Applikation: Ostr. Berl. 5570 (Zeile 4)

IV rꜣ-ꜥ n ỉsr ①

in einem Verband (wt) : L 24 (Einzeldroge)

§1 <u>ỉsr</u> <u>Tamariske</u>; vgl auch Keimer (Gartenpflanzen S. 155 : Tamarix nilotica).

Von der Tamariske werden Früchte, Zweige und Blätter offizinell verwendet.

Anm. ① Der rꜣ-ꜥ-Teil könnte ähnlich wie smꜣ.w Zweige bedeuten oder Zweigenden. In Bln 103 ist über der Räucherdroge smꜣ.w vom Schreiber am Rande rꜣ-ꜥ nachgetragen (allerdings ohne Verweiszeichen), sodass man vermuten könnte, rꜣ-ꜥ sei eine andere Bezeichnung für smꜣ.w-Zweige oder für einen bestimmten Teil derselben, etwa deren Enden.

iꜣšf

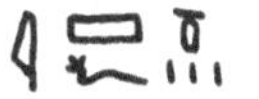 Eb 283

in der Verbindung iꜣšf n rtḥ.tj in einem Einnehmemittel.

§ 1 iꜣšf wird dem Determinativ nach eine Flüssigkeit oder eine flüssige Masse im Gebrauch des Bäckers sein.

iꜣšd

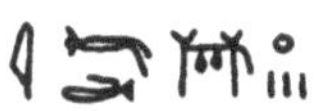 Eb  H; Bt 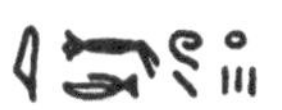 Bln 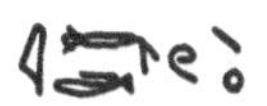 Bln 152; 158 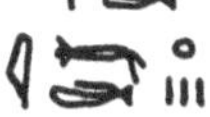 H 135; 137 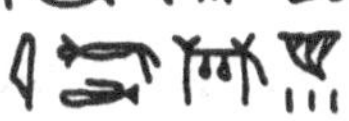 Eb 126; 177; 198b; 279; 593 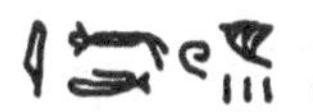 Bln 140 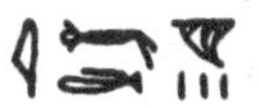 Bln 103 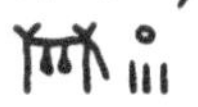 Eb 284; 678 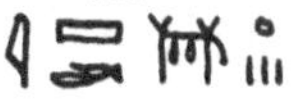 Eb 747 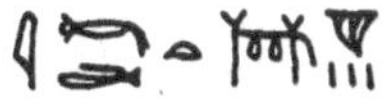 Eb 577 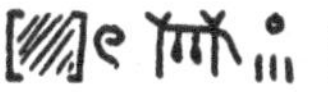 Kah 16 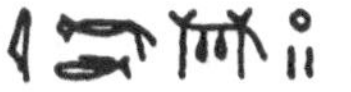 Eb 805

A iꜣšd

I in Einnehmemitteln

Eb 36; 79; 87; 88; 122 (= Bln 35); 198b (= Eb 593 = H 143);

219; 274; 279 (= H 66); 593 (= Eb 198 b = H 143)   H 66 (= Eb 279); 143 (= Eb 198 b = Eb 593)   Bln 35 (= Eb 122); 103; 152; 158   Bt 40

neben dꜣb: Eb 6 (= H 56); 17; 97; 126 = 229; 284; 777   H 29; 30; 56 (= Eb 6)   Bln 160   Bt 27

neben ỉꜣrr.t: Bln 154   Kah 16

neben wnšj: Eb 46

neben dꜣb ỉꜣrr.t: Eb 89; 186[1]; 327; 477[1]; 480[1]; 631; 633   Bln 155; 157

neben dꜣb wnšj: Eb 39; 152[2]; 210; 233; 297[3] (= Eb 321); 300; 321[3] (= Eb 297); 632; 754 (= H 207)   H 28; 207 (= Eb 754)

II in Kaumitteln: Eb 703; 747

III in Einläufen: Eb 805   neben dꜣb ỉꜣrr.t: Bt 32

IV in Verbänden (wt):

Eb 177; 678   H 135; 137; 236   Bln 140

V in einem Rezept dessen Applikation verderbt ist: Bt 29

B ỉšd wꜣḏ

in einem Verband (wt)

⌒III n ỉšd.t wꜣḏ.t: Eb 577

§1 <u>ỉšd</u> <u>eine</u> noch nicht bestimmte <u>Frucht</u>, die sonst noch in den alten Opferlisten erwähnt wird. Es ist unsicher, ob sie mit dem heiligen ỉšd-Baum in Verbindung gebracht werden muss. Für die verschiedenen Deutungsversuche vgl. Jéquier BIFAO 19, 1922, 221 ff. und Gardiner JEA 32, 1946, 32. Die von Maspero (PSBA 13, 1891, 498 ff) vorgeschlagene Deutung als Balanites aegyptiaca ist von Loret (Mél. Masp. 1935, Seite 876) wieder aufgegriffen worden und auch Keimer (Gartenpflanzen S. 36 und 160) schloss sich ihr an. Daraufhin übersetzt Jonckheere ỉšd mit Balanites. Sollte aber das ỉšd der Medizin die Frucht von Balanites sein, deren Kerne das Balanos-Öl enthalten (vgl Lucas, Materials[3] Seite 383), so würde man erwarten können, dass die Rezepte auch gelegentlich das Öl erwähnen.

Lefebvre (Seite 106 anm 11) übersetzt ỉšd nicht, weist aber auf Keimer (Kêmi 2, 1929, 92 anm 1) hin. Ebbell übersetzt ỉšd mit Sebesten Cordia Myxa. Diese Übersetzung geht wohl auf Loret (vgl. Flore[2] Nr 169) und Dümichen zurück.

Die ỉšd-Frucht ist zu unterscheiden von ỉšd.t als allgemeine Bezeichnung für Früchte verschiedener, ausdrücklich genannter Bäume (siehe den folgenden Artikel). ỉšd wird bevorzugt in Einnehmemitteln gebraucht und gern zusammen mit d3b, ỉ3rr.t, wnšj verwendet.

Anm. ① Eb 186; 477; 480 ššp.t mt ỉ3rr.t an Stelle von ỉ3rr.t. ② Eb 152 = Eb 137 ohne ỉšd. ③ Eb 297 = Eb 321 = Bln 136 ohne ỉšd.

ỉšd.t

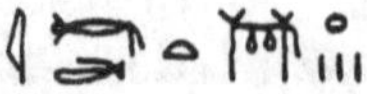 Eb 650 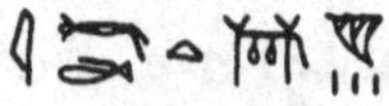 Eb 584 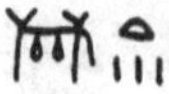 Eb 676; Sm 9 (5,4) 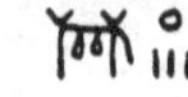 Eb 580; 582 (3mal); 683 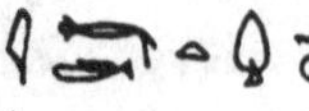 H 14 (3mal); 41 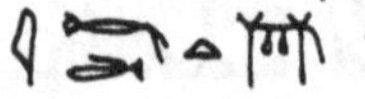 H 169 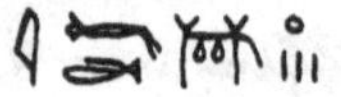 H 100
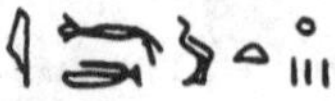 Ram IV C 5

Nur mit Genetiv des Baumes und nur in Verbänden (wt)

1. ỉšd.t nt ỉmꜣ
   neben ỉšd.t nt nbs, ỉšd.t nt nh.t : H 14
2. ỉšd.t nt nbs
   neben ỉšd.t nt ỉmꜣ, ỉšd.t nt nh.t : H 14
   neben ỉšd.t nt nh.t, ỉšd.t nt ṯr.t : Eb 582
3. ỉšd.t nt nh.t
   Eb 650; 676; 683 H 100[1]
   Droge ps ḥr mrḥ.t ḥr ỉšd.t nt nh.t : Ram IV C 5
   neben ỉšd.t nt ỉmꜣ, ỉšd.t nt nbs : H 14
   neben ỉšd.t nt nbs, ỉšd.t nt ṯr.t : Eb 582
4. ỉšd.t nt ḫt-ds
   Eb 580; 584 = H 41
5. ỉšd.t nt ṯr.t
   neben ỉšd.t nt nbs, ỉšd.t nt nh.t : Eb 582
6. ỉšd.t nt dgm : H 169
7. ỉšd.t nt dꜣb : Sm 9 (5,4)[1]

§1 <u>ỉšd.t</u> bedeutet im Unterschied zu ỉšd (siehe den vorhergehenden Artikel) ganz allgemein <u>Frucht</u> und wird daher nur in Verbindung mit dem

Namen eines Baumes oder Strauches gebraucht. Der Unterschied von ỉšd.t und ỉšd macht sich in den Rezepten auch darin bemerkbar, dass ỉšd.t ausschliesslich zur äusserlichen, ỉšd bevorzugt zur innerlichen Anwendung gelangt.

Bemerkt sei noch, dass die in H 14 genannten ỉšd.t nt nh.t, ỉšd.t nt nbs, ỉšd.t nt ỉmꜣ in dem sehr ähnlichen Rezept H 221 durch **ḏrḏ** derselben Bäume ersetzt ist.

Die maskuline Form in H 100 ỉšd n nh.t muss als fehlerhaft angesehen werden.

Im Einzelnen vgl. die zusammengesetzten Verbindungen auch beim zweiten Bestandteil.

Anm. ① Applikation rdj.

ỉḳrw

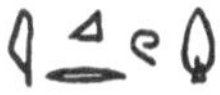 Eb 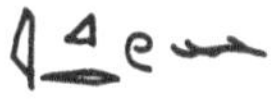 H

in der Verbindung ꜥꜣgj.t nt ỉḳrw

in einem Salbmittel (gs): Eb 627 = H 96 ①

§ 1 **ỉḳrw ein unbekannter Baum**, dessen ꜥꜣgj.t (Harz) in einer Behandlung der mt.w-Gefässe verwendet wird.

Vgl. auch bei ꜥꜣgj.t

Anm. ① H 96 ꜥgꜣj.t nt ỉḳrw

ỉḳdw

Eb 200 b; 259; 568 H 221 Sm 46 (16,5) Bln 90; 101 L 10 Eb 510

I ỉḳdw

a. bsn n ỉḳdw — siehe bsn

b. dbn n ỉḳdw — siehe dbn

c. ḏb.t n(t) tꜣf n ỉḳdw — siehe ḏb.t

II ỉḳdw nḏs.t

a. bsn n ỉḳdw nḏs.t — siehe bsn

b. ḏb.t n(t) tꜣf n ỉḳdw nḏs.t — siehe ḏb.t

§ 1 ỉḳdw Maurer und Töpfer; ỉḳdw nḏs.t Töpfer: wörtlich „Maurer (von) Kleinen (Dingen)". (Gardiner, Onomastica I 72* Nr. 184.

ỉkw

Eb

in der Verbindung

in einem Verband (wt)

neben 7 Fliegen und 7 ꜥpnn.t-Tieren: Eb 576

§ 1 ỉkw n tꜣ ein Käfer. So Sethe (Kommentar zu Pyr 959 b), der in ỉkw eine Bezeichnung für den Skarabäus vermutet auf Grund der Schreibung (Pyr 806 b als eine Personenbezeichnung);

Ebbell übersetzt ỉkw mit „Tausendfüssler ?".

ỉt

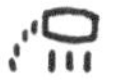 Eb; He; L  Bln; Bt; Carlsb 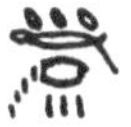 Ram IV C 6 (ỉt mḥ)[6]

A ỉt

I in einem Verband (wt)

Eb 531 Bln 15; 24

II in einem Salbmittel oder Verband (rdj): Eb 484[1]

III in einem Augenmittel neben ỉt wꜣḏ : Eb 422

IV in einer Geburtsprognose als Testmittel

ỉt bd.t ỉwḥ s.t m mwj.t-s : Bln 199[2]

ỉr rd ỉt das bedeutet einen Knaben : Bln 199[2]

rdj.ḥr-k ỉt bd.t m ʿrf nw ḥbs.w : Carlsb Nr III[3]

B ỉt mit Verben der Bereitung

I ỉt ʿwg

in einem Einnehmemittel

ỉt ḥnw ʿwg wꜣj ḥr ḳd : Eb 37

II ỉt ps

a. in einem Einnehmemittel

ỉt sḥm ps : Eb 240[4]

b. in einem Salbmittel (gs): Eb 736

c. in einem Verband (wt): Eb 532

d. in einem Salbmittel oder Verband (rdj): Eb 497 = L 18[1]

III ỉt nḏ

in einem Verband (wt)

ḥnw n ỉt sḥm nḏ : Eb 590

IV. ỉt snwḫ

in einem Verband (wt) : Eb 517

V ỉt sḥm

a. in Einnehmemitteln

Bln 138 ỉt sḥm ps : Eb 240[4] ỉt sḥm sšš : H 46

b. in einem Verband (wt)

ḥnw n ỉt sḥm nḏ : Eb 590

c. in der Drogenbereitung als Wiederholung der in der Drogenaufzählung genannten Droge

ỉꜥ nn ỉt sḥm : Bln 138

VI ỉt sšš

in einem Einnehmemittel

ỉt sḥm sšš : H 46

VII ỉt sk

in einem Einnehmemittel : Eb 184

C ⌢∘III n ỉt

I in Einnehmemitteln

Eb 133 = Eb 148 (neben ⌢∘III n sw.t); 526

⌢∘III n ỉt ps neben ⌢∘III n sw.t ps ; mjmj : H 70

II in einem Zäpfchen : Eb 163

III in Salbmitteln

a. Applikation wrḥ

⌢∘III n ỉt nḏ snwḫ neben ⌢∘III n mjmj (nḏ) snwḫ :

Eb 712 a = H 17

b. Applikation gs : Eb 512

IV in Verbänden (wt)

neben $\overline{\circ\,III}$ n sw.t, $\overline{\circ\,III}$ n mjmj : Eb 129

neben mjmj, sw.t ps, $\overline{\circ\,III}$ n sw.t : Eb 175

$\overline{\circ\,III}$ n ỉt ꜣmj ḥr Droge : Eb 579

D ỉt wꜣḏ

I ỉt wꜣḏ

a. in einem Einnehmemittel

ỉt wꜣḏ mn wꜣ.t-f : Eb 206b

b. in einem Augenmittel neben ỉt : Eb 422

II $\overline{\circ\,III}$ n ỉt wꜣḏ

in Verbänden (wt)

Eb 565 H 11 = 219 $\overline{\circ\,III}$ wꜣḏ n ỉt : H 191

E bj n ỉt

in einem Einnehmemittel

neben bj n sw.t : Eb 100

F mw nw ỉt

in Einnehmemitteln :

Bln 137 (Einzeldroge)

m-ḫt ỉnḳ-f m mw nw ỉt „nachdem sie (die Magenverstopfung) mit Gerstenschleim umschlossen ist": Eb 205a (Einzeldroge)

mw nw ỉt mit anschliessender Herstellungsangabe aus zerstampfter und gekochter Gerste: mw nw ỉt šdj ẖnw-sn ỉt sḫm ps : Eb 240

G ḥsꜣ n ỉt

I in einem Einnehmemittel :

ḥsꜣ n ỉt sḳr sꜥwꜣ ḥr Ḳd: Eb 696 (Einzeldroge) als Speimittel

II in einem Salbmittel oder Verband (rdj): Bt 9

H ḫnm.t nt ỉt ꜥwꜣ.t

in einem Einnehmemittel: Eb 837 (Einzeldroge)

J šꜥ.t nt ỉt

I in einem Salbmittel (gs)

šꜥ.t nt ỉt snwḫ neben mjmj snwḫ: Eb 109

II in einem Verband (wt)

Droge nḏ sj ḥr šꜥ.t nt ỉt: Eb 482 c

III in einem Salbmittel oder Verband (rdj): L 46

K t n ỉt

I t n ỉt

in Verbänden (wt): Eb 509 = L 53

t n ỉt ꜥwꜣ: Eb 522 a (Einzeldroge)

II bj.t nt t n ỉt

in einem Verband (wt): Eb 630

L ḏdm.t nt ỉt

in einem Einnehmemittel: Bln 161 (Einzeldroge)

M Teile von ỉt

I ꜥmꜥꜥ n ỉt

in Verbänden (wt)

Eb 759 neben ꜥmꜥꜥ n bd.t: Eb 648

II rwjw n ỉt als Brennmaterial

in einem Augenmittel: Droge gelegt auf das Feuer von rwjw n bd.t ỉt rꜣ-pw: L 35[5]

M ỉt mit Herkunftsangabe

I ỉt šmꜥ „oberägyptische Gerste"
in einem Einnehmemittel: Eb 51

II ỉt mḥ „unterägyptische Gerste"
in einem Einnehmemittel: Ram IV C 6 (6)

§1 ỉt Gerste wird in den medizinischen Texten nur mit dem Ideogramm des Kornmaßes geschrieben, auf das in den jüngeren Papyri noch drei Körner gesetzt sind. ỉt ohne Zusatz wird als Droge nur vereinzelt genannt. In den meisten Belegen erscheint ỉt entweder mit dem Zusatz eines Verbums der Bereitung oder einer bestimmten Verarbeitungsweise. Die verbalen Zusätze teilen sich in zwei Gruppen auf: 1. Verschiedene Zerkleinerungszustände: sḥm, nḏ, sk, sḳr; hierzu gehören die nominalen Ausdrücke ō III n ỉt „Mehl von Gerste" und bj n ỉt „Grütze von Gerste".
2. Verschiedene Röstzustände: ꜥwg, snwḫ, ps.
Unklar bleibt der einmal erwähnte Zusatz sšš.
Bei den verschiedenen Verarbeitungsweisen der Gerste kann man unterscheiden einmal gebackene Formen: šꜥ.t nt ỉt, t n ỉt, bj.t nt t n ỉt und zum anderen wässerige Auszüge oder wässerige Kochungen: mw nw ỉt und ḥsꜣ n ỉt, beide Bezeichnungen für Gerstenschleim; ḏdm.t nt ỉt „Gerstenbrei?".

Unklar bleibt die Verbindung ḥnm.t nt ỉt ꜥwꜣ.t. Der Zusatz ꜥwꜣ „gegoren" wird auch von den gebackenen Formen sowie von ḥsꜣ n ỉt gebraucht.
Die ausdrücklich als „frisch" bezeichnete Gerste ỉt wꜣḏ unterscheidet sich nach Eb 206 b darin, dass sie nicht gedörrt, sondern eben „frisch" verwendet werden soll: wird sie in Wasser gekocht, so darf sie nicht zu sehr erhitzt werden. Im Übrigen wird ỉt wꜣḏ auch in der Form von Mehl verwendet.
Von den unter M aufgeführten Teilen der Gerste wird das rwjw-Stroh nur als Brennmaterial für eine Räucherdroge benutzt. Der ꜥmꜥꜥ-Teil, der auch von Weizen und von der Dattel vorkommt, ist noch nicht bestimmbar (vgl bei ꜥmꜥꜥ).

§2 Die Anwendung von Gerste und ihrer verschiedenen Verarbeitungsformen erfolgt innerlich und äusserlich bei verschiedenen Krankheiten. Bemerkenswert ist ihre verhältnismässig häufige Anwendung (zwölf Rezepte) in Behandlungen von Wunden und Brandwunden.

Anm. ① Eb 484 ỉt = Eb 497 ỉt ps = L 18 ỉt ps. ② Bln 199 = Carlsb Nr III (verderbt). ③ Diese Formulierung hat Bln 199 nicht. ④ Eb 240: die Gerste ist nur das Ausgangsprodukt für die Herstellung von mw nw ỉt, das zuvor ebenfalls genannt wird; vgl bei mw nw ỉt unter F. ⑤ 𝓛 35 = Eb 351 ohne diese Angabe. ⑥ Barns: mḥ.tj, als Wort für unterägyptische Gerste.

ỉtrw

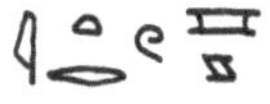 Eb; Sm  H

I ỉtrw als Spülmittel

eine Drogenmasse soll gewaschen werden ḥr ỉtrw: Sm 21,10

II ḥbb.t nt ỉtrw

in einem Verband (wt)

Drogen ḳnḳn ḥr ḥbb.t nt ỉtrw: Eb 566 = H 127

§1 ỉtrw Fluss; ḥbb.t nt ỉtrw „Trinkwasser des Flusses".

ỉṯꜣ

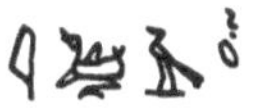 Ram IV C 17 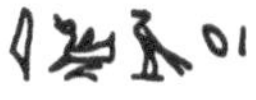 Ram IV C 16

in den Verbindungen

ỉṯꜣ n mw.t-rmṯ Ram IV C 17 siehe bei mw.t-rmṯ

ỉṯꜣ n ḥs Ram IV C 16 siehe bei ḥs

§1 ỉṯꜣ Klümpchen. Vgl. auch ṯꜣ

ỉṯw-mw

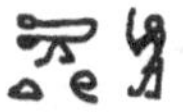 Eb 493; 831c 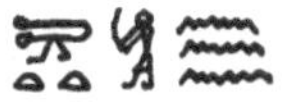 𝓛 50; 55

in der Verbindung

ḳꜣḥ n ỉṯw-mw siehe bei ḳꜣḥ

§ 1 <u>ỉṯw-mw</u> <u>Wasserholer</u>

ỉdw

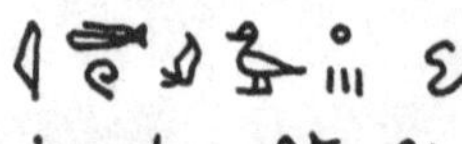 Eb[1]

in der Verbindung

ḥs n ỉdw in einem Einnehmemittel: Eb 326

§ 1 <u>ỉdw</u> ein <u>unbekannter Vogel</u> oder ein unbekanntes Insekt. Man könnte auch njdw lesen, da ḥs „Kot" sehr häufig mit dem direkten Genitiv gebraucht wird; vgl. bei ḥs.

Anm. ① Das Determinativ ist durch die Verbindung bedingt.

ꜥꜣ

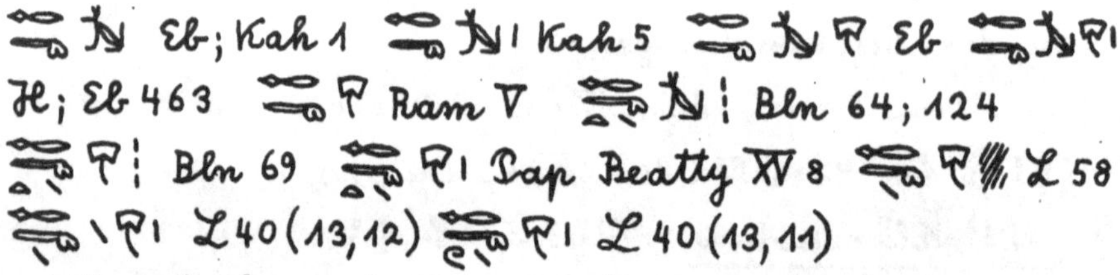

A Körperteile und Ausscheidungen des Esels

1. ỉbḥ „Zahn" : Eb 470
2. ỉws.t „Bein" : Eb 108
3. ỉrṯ.t „Milch" : Eb 98; 571; 713 (= H 152); 819

H 152 (= Eb 713) Pap Beatty XV 8

4. ꜥꜣg.t „Huf": Eb 460; 468
5. ꜥḏ „Fett": Eb 249 (= H 77); 693 (= H 121) H 77 (= Eb 249); 121 (= Eb 693)
6. wgj.t „Kinnbacken": tbn n wgj.t Eb 362
7. pḫ.t : Eb 334
8. mjs.t „Leber": Eb 463 H 148 Kah 1
9. mrḥ.t „Fett": Ram V Nr III; Nr XVI
10. msḏr „Ohr": Eb 770
11. nḥḏ.t „Zahn": Eb 364
12. ḥnn „Phallus": Bln 124
13. ḥs „Kot": Eb 640; 670; 691; 728 H 208 Bln 64 L 58
14. snf „Blut": Eb 425
15. šnj „Haar": Bln 69
16. tbn „Knochenmark": tbn n wgj.t Eb 362
17. ḏꜣḏꜣ „Kopf": Eb 106

B Körperteile und Ausscheidung eines „falben Esels" (ꜥꜣ ḳmꜣ)

1. mwj.t „Harn": Kah 5
2. smꜣ.tj „Hoden": Eb 756
3. sr „Haar": L 40 (13,11 und 13,12)

Siehe bei den einzelnen Körperteilen und Ausscheidungen

§1 ꜥꜣ der Esel. Es scheint sich auch bei den Schreibungen mit t um das männliche Tier zu handeln. Bei einigen der vielen Körperteile des Esels, die als Drogen genannt werden, besteht die Vermutung, dass sie nur bildliche Bezeichnungen für Pflanzen oder andere Stoffe sind. Eine klare Scheidung in dieser Richtung vorzunehmen ist jedoch nicht möglich. Es wird aber bei den einzelnen Körperteilen jeweils auf die Möglichkeit solcher Auffassung hingewiesen.

ꜥꜣ.t

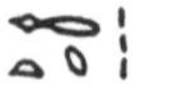 Eb

in einem Einnehmemittel: Eb 203e

§1 ꜥꜣ.t eine unbekannte Droge; vielleicht ein Mineral.

ꜥꜣ.t

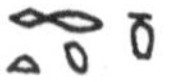 H

in der Verbindung tꜣḥ.t nt ꜥꜣ.t

in einem Verband (wt): H 168

§1 ꜥꜣ.t eine unbekannte Flüssigkeit. tꜣḥ.t „Bodensatz" wird sonst noch von Wein, Bier und zwei anderen Flüssigkeiten (pꜣwr und sḏr) genannt.

ꜥꜣb

 Ram IV

als Zauberdroge in einem verderbten Text Ram IV D V 2 (2 mal)

§ 1 <u>ꜥꜣb</u> <u>eine unbekannte Pflanze.</u> — Vgl auch die Erwähnung dieser Pflanze Mutt u Kind B 1,5

<u>ꜥꜣmw</u>

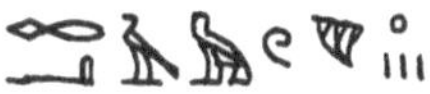 H 8 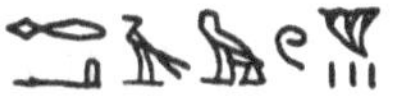 H 29; 75 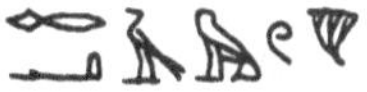 H 86 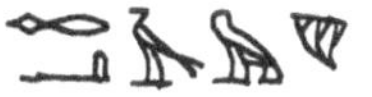 H 26

I in Einnehmemitteln: H 26; 29; 86

II in einem Verband (wt): H 75 ①

III in einem Zahnmittel (Applikation rdj r ibḥ): H 8

§ 1 <u>ꜥꜣmw</u> <u>eine unbekannte Pflanze</u>, die nur im Hearst als Droge erscheint. In einem Parallel-Rezept Eb 247 zu H 75 wird dafür die sꜥꜣm-Pflanze genannt. Ob die ꜥꜣmw-Pflanze mit der ꜥmꜣw-Pflanze (vgl dort) identisch ist, lässt sich nicht entscheiden, zumal die ꜥmꜣw-Pflanze ebenfalls einmal im Hearst vorkommt, sodass man für diese Vermutung das Argument nicht heranziehen kann, dass ꜥꜣmw nur eine besondere Schreibung des Pap. Hearst ist.

Anm. ① H 75 ꜥꜣmw = Eb 247 sꜥꜣm

<u>ꜥꜣg.t</u>

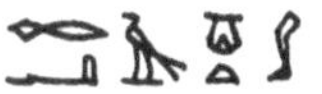 Eb

in der Verbindung: ꜥꜣg.t nt ꜥꜣ
in Haarmitteln: Eb 468 ꜥꜣg.t nt ꜥꜣ snwḫ.tj: Eb 460
§ 1 ꜥꜣg.t (nt ꜥꜣ) Huf (des Esels)

ꜥꜣgj.t

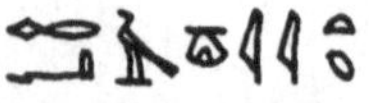 Eb 539; 710 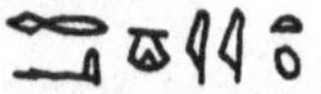 Eb 627 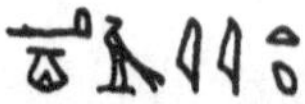 Eb 482 c 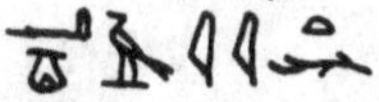 H 96; 182; L 46 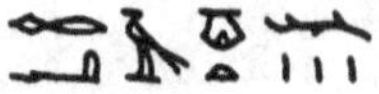 Eb 198 c 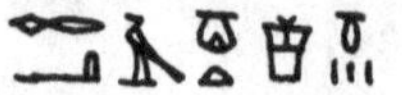 Eb 594

A ꜥꜣgj.t mit Angabe des Baumes
I ꜥꜣgj.t nt ỉmꜣ
in einem Salbmittel (gs): Eb 539 = 710
II ꜥꜣgj.t nt ỉḳrw
in einem Salbmittel (gs)
Eb 627 = H 96 (ꜥgꜣj.t nt ỉḳrw)
III ꜥgꜣj.t nt šnḏ.t
a. in Verbänden (wt)
ꜥgꜣj.t nt šnḏ.t nḏ snꜥꜥ: H 182 (Einzeldroge)
ꜥgꜣj.t nt šnḏ.t šw.t nḏ sj ḥr Droge: Eb 482 c
b. in einem Salbmittel oder Verband (rdj): L 46
B ꜥꜣg.t
in Verbänden (wt): Eb 198 c; 594
§ 1 ꜥꜣgj.t Harz von verschiedenen Bäumen. So auch Lefebvre, während Ebbell ꜥꜣgj.t mit „gallnut(?)" übersetzt. Die von Loret (Flore[2] Nr 91) vermutete Bedeutung „Sesamöl" für ꜥꜣg.t hält Keimer

(Gartenpfl. S 134) nicht für wahrscheinlich. Auch das mit dem grossen Salbgefäss determinierte ꜥꜣg.t in Eb 594 gehört hierher, da das Rezept eine erweiterte Variante von Eb 198 c ist, in dem ꜥꜣg.t mit dem Holz determiniert ist.

ꜥꜣgj.t „Harz" kommt nur äusserlich zur Anwendung. In Eb 539 erscheint ꜥꜣgj.t als sogenanntes Sympathiemittel für eine ꜥꜣgj.t-Ausscheidung einer Wunde.

ꜥꜥꜣm

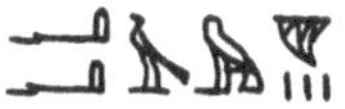 Eb 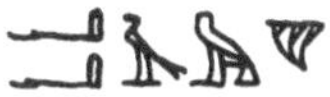 H 61 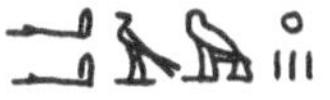 Eb 26
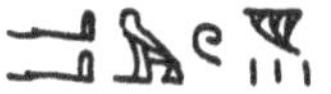 Bln 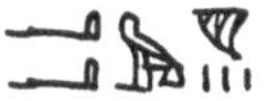 Eb 325 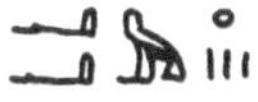 Eb 698
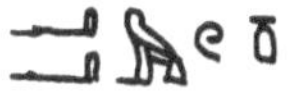 Bln 35

I in Einnehmemitteln:
Eb 10 (= Bln 146); 23; 97; 122 (= Bln 35) H 61 Bln 3; 35 (= Eb 122); 138; 146 (= Eb 10); 148; 150; 155; 158

II in einem Kaumittel: Eb 698

III in einem Inhaliermittel: Eb 325

IV in einem Zäpfchen: Eb 26

§ 1 <u>ꜥꜥꜣm eine unbekannte Pflanze</u>, die nur innerlich verabfolgt wird.

ꜥꜥf

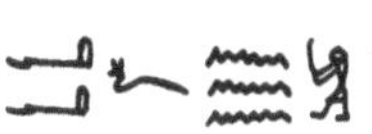 Eb

in der Verbindung ꜥꜥf n ḥḳ.t nḏm.t
in einem Verband neben ḥḳ.t nḏm.t: Eb 130
§ 1 ꜥꜥf Ausgepresstes von süssem Bier, als besonderer Bestandteil der Bierbereitung. Vgl. auch bei ḥḳ.t.

ꜥꜥm ( ) siehe bei ꜥꜥꜣm

ꜥꜥmj ( ) siehe bei ꜥmꜥꜥ

ꜥw.t

Eb 482 b; 634 Bln Bln 163 h (16,7) Bln 63 Bt 17
Teile und Ausscheidungen des Kleinviehs
1. irṯ.t „Milch": Bln 163 h (16,7) Bt 17
2. ꜥḏ „Fett": Eb 634 Bln 63; 66; 78
3. mrḥ.t „Fett": Bln 106; 113
4. ḥs „Kot": Eb 482 b
siehe bei den einzelnen Teilen und Ausscheidungen.
§ 1 ꜥw.t Kleinvieh (Schafe und Ziegen).

ꜥwj.t (ꜥwꜣj.t)

Kah Ram III A 22 Ram IV C 4 Eb; L; H 125; Pap Leid Recto XXVI 10 Eb 357; H 33

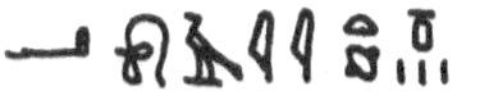 Eb 84; 809 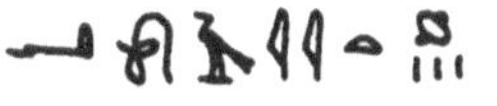 H 184

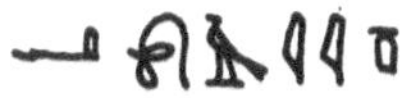 Bln 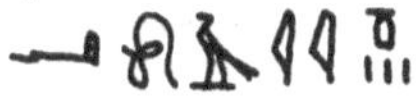 Bln 9

in den Verbindungen

I ḥsꜣ n ʿwj.t siehe bei ḥsꜣ

II gꜣš n ʿwj.t siehe bei gꜣš

§ 1 ʿwj.t Gegorenes von ḥsꜣ-Pflanzenschleim und von gꜣš-Flüssigkeit.

ʿwn.t

 Bt

in der Verbindung pr.t ʿwn.t

in einem Verband (wt): Bt 10

§ 1 ʿwn.t ein unbekannter Baum. Jonckheere übersetzt „Wacholder". Die Gleichsetzung ʿwn.t – wʿn (Wacholder), die wohl auf Loret (Flore² Nr 51) zurückgeht, ist unwahrscheinlich.

ʿbḫn

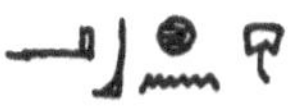 Eb

in einem Salbmittel (gs)

ʿbḫn snwḫ ḥr mrḥ.t: Eb 303

§ 1 ʿbḫn Frosch

ʿpnn.t

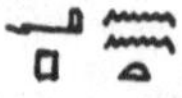 Eb 576; 733; H 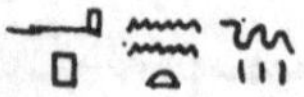 H 159 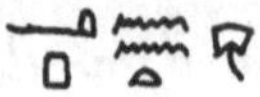 Eb 427; 727  Ram III B 2 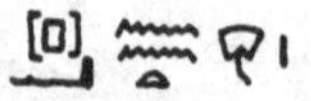 Ram III B 8

A ʿpnn.t

I in einem Salbmittel (wrḥ)

ʿpnn.t gelegt in eine Tonkugel; gelegt ins Feuer; nachdem es zerkocht ist, soll man es in Öl/Fett (mrḥ.t) geben: H 144

II in Verbänden (wt)

7 ʿpnn.t neben 7 Fliegen und 7 ỉkw n tȝ-Käfer: Eb 576

ʿpnn.t aufgeschnitten; sein Leib werde bestreut mit Salz: H 197

III in Salbmitteln oder Verbänden (rdj)

ʿpnn.t aufgeschnitten; zerkocht; eingeschlossen in Öl/Fett (mrḥ.t): Eb 727

ʿpnn.t werde zerkocht in Öl/Fett (mrḥ.t): H 157 [1]

ʿpnn.t gespalten in zwei Hälften: Ram III B 2

ʿpnn.t gespalten, zerkocht in Öl/Fett (mrḥ.t): Ram III B 8

B mrḥ.t ʿpnn.t

in einem Einnehmemittel

zwei Drogen rdj ḥr mrḥ.t ʿpnn.t: Eb 733 = H 159

C ʿmm n ʿpnn.t

in einem Salbmittel oder Verband (rdj): Eb 427

§1 <u>ʿpnn.t</u> <u>Wassermolch</u> (?). So vermutet Barns. Dafür, dass es ein Tier im Wasser ist, spricht in H 157 = Eb 474 der Wechsel von ʿpnn.t mit ʿnʿr.t, einem Gewürm im Wasser (vgl Wundenbuch Sm Fall 12 Glosse C). Barns betont mit Recht, was schon Dawson (JEA 18, 1932, 151) ausgesprochen hat, dass die beiden Schreibungen mit der Schlange oder mit dem Tierfell ein und dasselbe Tier bezeichnen müssen. Denn in Ram III wird ʿpnn.t (in der Form pʿnn.t), einmal mit der Schlange und einmal mit dem Fell determiniert, als Droge in derselben Weise zubereitet. Danach ist die Deutung von Chassinat (Pap médical copte 1921 p. 214-215) des mit dem Fell determinierten ʿpnn.t in der Verbindung ʿmm n ʿpnn.t „Gehirn des Fischotters", die Lefebvre (Grapow-Festschrift, 1955, 205) neuerdings wieder aufgreift, nicht haltbar. ʿpnn.t muss ein kleines Tier sein, weil es aufgespalten als Ganzes verwendet wird und weil es in der Anzahl von 7 neben zwei anderen kleinen Tieren, ebenfalls zu je 7 an der Zahl, als Droge genannt wird. Die von Dawson (JEA 18, 1932, 151) vorgeschlagene Bezeichnung „Nacktschnecke" für ʿpnn.t hängt von der Bedeutung von ʿmm ab, die noch nicht gesichert ist (vgl. ʿmm). Ebbell übersetzt ʿpnn.t nicht.

§ 2 ʿpnn.t wird ausser in einem Trankmittel (Eb 733

= H 159) nur äusserlich angewendet. Mehrere Bereitungsvorschriften geben an, dass ʿpnn.t in mrḥ.t gekocht oder gelegt werden soll. Dieses unterstützt die Vermutung, dass mrḥ.t ʿpnn.t nicht das Fett des ʿpnn.t-Tieres bedeutet, sondern das in Öl/Fett verarbeitete Tier. Diese Vermutung scheint sich bei der Verbindung von mrḥ.t mit anderen kleinen Tieren ebenfalls zu bestätigen. Siehe im Einzelnen bei mrḥ.t.

Anm. ① H 157 ʿpnn.t = Eb 474 ʿnʿr.t

ʿpšꜣj.t

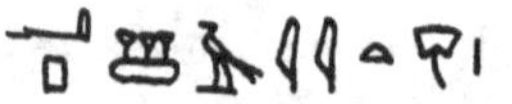 L 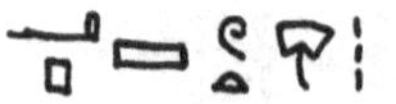 Bln

A in einem Räuchermittel: Bln 59

B in einem Zauberspruch (nicht als Droge): L 11

§ 1 ʿpšꜣj.t ein Tier, vielleicht eine Art Heuschrecke (nach Totb. des Nu Spruch 36). Dawson (JEA 20, 1934, 187) will das Wort mit dem männlichen Wort ʿpšꜣj „Käfer" zusammenbringen und daraufhin die in den medizinischen Texten nur mit dem Ideogramm des Käfers geschriebenen Wörter ʿpšꜣj und nicht ḫprr lesen. Siehe aber das bei ḫprr Bemerkte.

ʿfꜣ

Eb; Bln 36; Ram III fragm 21 H 42
H 209 H 34 Bln 157; 162
Bln 201 Bln 204

I in Einnehmemitteln
Eb 64; 86; 312 (= Bln 36); 751 (= H 209) H 42; 209 (= Eb 751)
Bln 36 (= Eb 312); 157; 162; 204

II in Verbänden (wt)
Eb 40; 67; 530; 608; 609; 640; 668; 670 H 34

III in Salbmitteln oder Verbänden (rdj)
ʿfꜣ wrḥ m ꜣbr : Bln 201
ʿfꜣ wgs : Eb 467 (Einzeldroge)

§ 1 ʿfꜣ Melilotus officinalis, Honigklee. Diese Bedeutung hat Dawson (JEA 20, 1934, 41) wahrscheinlich gemacht. Lefebvre schliesst sich Dawson an und übersetzt ʿfꜣ mit „mélilot". Loret (Flore[2] Nr. 113) hatte Lactuca sativa für ʿfꜣ vorgeschlagen. Diese Bedeutung hat aber schon Keimer (Gartenpfl. S 126) abgelehnt. Ebbell übersetzt ʿfꜣ nicht. — ʿfꜣ wird innerlich und äusserlich verabfolgt.

ʿff

Eb Eb; H; L [ ] Ram III A 13[1]
Bln 17

A ʿff

I in einem Verband (wt)

7 ʿff neben 7 ʿpnn.t-Tieren und 7 ỉkw n t3-Käfern: Eb 576

II in einem Wimperhaarmittel:

Ram III A 13 (verderbt)

B in den Verbindungen

1. snf (n) ʿff „Fliegenblut": Eb 857c; 858c②; 860c
siehe im Einzelnen bei snf

2. ḥs (n) ʿff „Fliegendreck": Eb 429; 521; 570; 572; 731; 774; 782; 802; 810 (= Bln 17); 877e H 136; 155
Bln 17 (= Eb 810) L 43
siehe im Einzelnen bei ḥs

§ 1 ʿff Fliege

Anm. ① Barns gibt das Determinativ mit [hieroglyph] wieder (der hieratische Text ist nicht veröffentlicht).
② Eb 858c snf ausgelassen.

ʿm3w

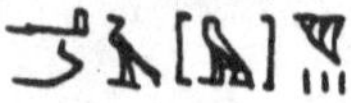 Eb; H 48 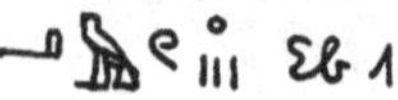 Eb; Bln 157

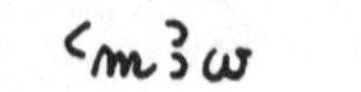 Bln 35 Eb 122

A ʿm3w

I in Einnehmemitteln

Eb 78; 79; 82; 83; 94; 122 (= Bln 35); 217 (= H 48); 328
H 48 (= Eb 217) Bln 35 (= Eb 122); 157

II in einem Inhaliermittel: Eb 320
III in einem Verband (wt): Eb 860c
IV in einem Rezept ohne Applikation (äusserlich)
Drogen sfj ḥr ʿmꜣw: Eb 877e

B ʿmꜣw
in einem Einnehmemittel: Eb 66

§ 1 <u>ʿmꜣw eine unbekannte Pflanze oder ihre Frucht.</u> Vgl dazu Jéquier (BIFAO 19, 1922, 114), der aber ʿmꜣmw liest, also mit zwei m. So liest auch Gardiner (Wilbour II 114 n. 6) und möchte dieses Wort für das Prototyp des griechischen ἄμμι „Kümmel" (Dioskurides ed. Berendes III Kap. 63) halten. Wir lesen ʿmꜣw mit nur einem m in Beurteilung derartiger Schreibungen sonst (vgl. z. B. ḳmꜣ > ḳꜣm) und wegen der Gleichheit Eb 122 = Bln 35.
ʿmꜣw wird bevorzugt in Einnehmemitteln verwendet. Dabei befinden sich fünf Rezepte gegen Eingeweidewürmer (Eb 66; 78; 79; 82; 83).
Man hat gelegentlich den Eindruck, dass diese Droge die Flüssigkeitsbasis des entsprechenden Trankmittels ist. So z. B. Eb 122, in dem sie am Schluss der Drogenaufzählung mit grosser Quantenangabe steht, oder Eb 328, in dem sie am Anfang der Drogenaufzählung in grösserer Dosis genannt wird. In beiden Trankmitteln sind sonst keine grösseren Mengen von Flüssigkeit

erwähnt. Dies lässt die Vermutung aufkommen, dass es sich vielleicht um eine sehr saftreiche Frucht handeln könnte.
Vgl auch die Pflanze ꜥꜣmw, die nur im Hearst genannt ist, die aber wohl doch verschieden von ꜥmꜣw ist.

ꜥmꜥ

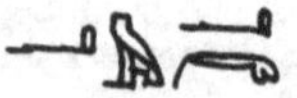 Eb 154
als Zustand der Dattel: bnr ꜥmꜥ siehe bei bnr
Vgl. auch ꜥmꜥꜥ n bnr

ꜥmꜥ (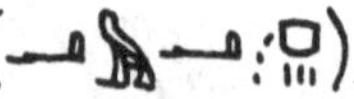) siehe bei ꜥmꜥꜥ

ꜥmꜥ.t

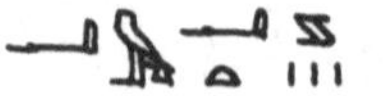 Eb; Kah

I ꜥmꜥ.t
in einem Salbmittel
ꜥmꜥ rd.wj sj wꜥr.tj sj m ꜥmꜥ.t : Kah 7

II ꜥmꜥ.t km.t
in einem Salbmittel oder Verband (rdj)
Eb 482 a (Einzeldroge)

§ 1 ꜥmꜥ.t Schlamm oder Lehm; Kopt. ⲟⲙⲉ, ⲟⲟⲙⲉ (vgl Gardiner, Onomastica I p. 11*).

ᶜmᶜ.t

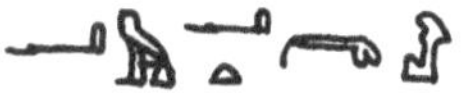 Eb 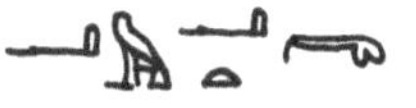 Bln

in den Verbindungen

I mwj.t nt ᶜmᶜ.t : Bln 60; 64; 109 siehe bei mwj.t

II mtw.t nt ᶜmᶜm nt ᶜmᶜ.t

in einem Mittel zum Herausnehmen eines Dornes: Eb 729 (Einzeldroge). Vgl. auch mtw.t

§1 ᶜmᶜ.t Jungfrau und ᶜmᶜm „Jüngling", das männliche Gegenstück dazu. So vermutet auch Ebbell.

ᶜmᶜᶜ

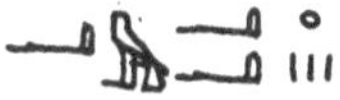 Eb 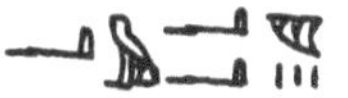 Eb 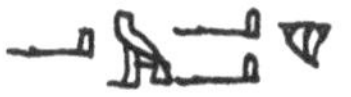 H 72

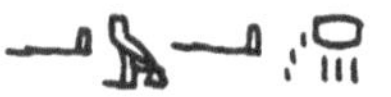 H 10; 12; 249 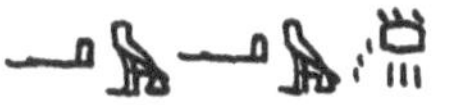 Bln 14

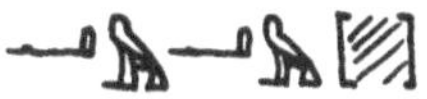 Bln 21 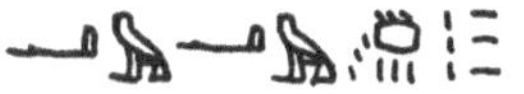 Bln 139

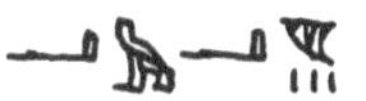 Pap Leid Verso VII 4 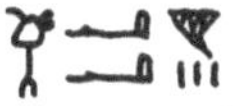 Ram V Nr IX

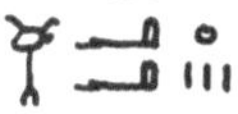 Ram V Nr XVIII 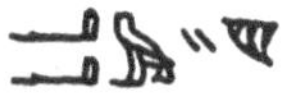 H 218[1] 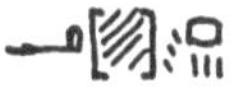 L 44

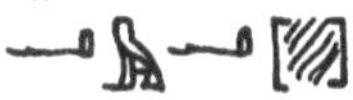 Pap Leid Recto IV 8

A

I ᶜmᶜᶜ

a. in Kaumitteln: Eb 555; 699[2]; 704; 745

b. in Verbänden (wt): Eb 590[3]; 592; 663

c. in Salbmitteln oder Verbänden (rdj): Pap Leid Verso VII 4[4] der Schnabel eines Ibis aus Ton gefüllt mit ˁmˁˁ: L 44

d. in einem Rezept mit verderbter Applikation: Bln 139

II ⌢ₒ||| n(w) ˁmˁˁ

in Verbänden (wt): Eb 244 (= H 72); 675; 722; 858

H 10 ⑤; 72 (= Eb 244); 218 ⑥; 249

B ˁmˁˁ n bd.t

I

a. in Verbänden (wt):

Eb 572; 666 H 12 ⑥ Ram V Nr IX; Nr XVIII

neben ˁmˁˁ n ỉt: Eb 648

b. in einem Salbmittel oder Verband (rdj):

ˁmˁˁ n bd.t nḏ ps ḥr Droge: Pap Leid Recto IV 8 ④

II ˁmˁˁ n bd.t ḥḏ.t

in Verbänden (wt): Eb 560 Bln 14

III ⌢ₒ||| n ˁmˁˁ n bd.t

in Verbänden (wt): Eb 568; 595

C ˁmˁˁ n ỉt

in Verbänden (wt):

Eb 759 eine verderbte unsichere Stelle: Bln 21

neben ˁmˁˁ n bd.t: Eb 648

D ˁmˁˁ n bnr ⑦

in einem Einnehmemittel: Eb 83

§1 ˁmˁˁ kommt als Teil von Emmer, Gerste und einmal als Teil der Dattel und auch selbständig als Droge vor. Ob die blossen ˁmˁˁ-Erwähnungen nur Verkürzungen für den ˁmˁˁ-Teil einer jener pflanzlichen Drogen sind, lässt sich nicht sicher entscheiden. Sollte es aber der Fall sein, so steht ʿmʿʿ wohl sicherlich nicht für ʿmʿʿ n bnr (das nur einmal erscheint), wie Lefebvre es mit Vorbehalt annimmt und ʿmʿʿ mit „pulpe (de dattes)" übersetzt. Lefebvre geht noch weiter und will auch ʿʿm und ʿm3w für identisch mit ʿmʿʿ halten und als Abkürzungen von ʿmʿʿ der Dattel „pulpe (de dattes)" auffassen. Vielmehr würde man bei ʿmʿʿ eher an eine Kurzschreibung von ʿmʿʿ n bd.t denken, eine Droge, die häufiger auftritt. Ausserdem besitzen wir eine Parallele zwischen ʿmʿʿ und ʿmʿʿ n bd.t (Pap Leid Verso VII 4 ʿmʿʿ = Pap Leid Recto IV 8 ʿmʿʿ n bd.t). Ebbell übersetzt ʿmʿʿ mit „Kleie (?)", während Massart für ʿmʿʿ „Halm" oder „Stiel" vorschlägt.

§ 2 ʿmʿʿ wird einige Male in Rezepten für Zungen- und Zahnleiden als Kaumittel genannt. Sonst wird ʿmʿʿ wie auch ʿmʿʿ n bd.t und ʿmʿʿ n ỉt nur äusserlich verwendet. ʿmʿʿ n bnr kommt einmal in einem Einnehmemittel vor.

Anm. ① H 218 ʿʿmj eine sehr ungewöhnliche Schreibung. Aber der Paralleltext H 12 nennt dafür ʿmʿʿ n bd.t, sodass man das Wort ʿʿmj lieber hierher stellen möchte als zu ʿʿ3m, zumal das Mehl davon genannt wird, das wiederum nur von ʿmʿʿ und nicht von ʿʿꜣm genannt wird. ② Eb 699 ʿmʿʿ = Eb 698 ʿʿ(ꜣ)m. ③ Eb 590 steht vor ʿmʿʿ: ḥnw n ỉt šḫm nḏ. Es besteht die Vermutung, dass ʿmʿʿ zu dieser Gerste hinzu gehört und in dem ganzen Ausdruck eine Herstellung von ʿmʿʿ steckt. Dann hätten wir hier als Droge ʿmʿʿ n ỉt (vgl diese Verbindung unter C). ④ Pap Leid Verso VII 4 ʿmʿʿ = Pap Leid Recto IV 8 ʿmʿʿ n bd.t. ⑤ H 10 = H 217 ohne nw ʿmʿʿ. ⑥ H 218 n ʿʿmj = H 12 ʿmʿʿ n bd.t. ⑦ Vgl für diese Verbindung auch bnr ʿmʿ bei bnr.

ʿmʿm (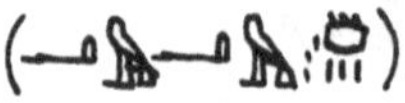) siehe bei ʿmʿʿ

ʿmʿm

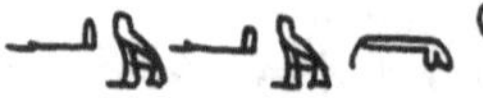 ① Eb

in der Verbindung

mtw.t nt ʿmʿm nt ʿmʿ.t

in einem Mittel zum Herausnehmen eines Dornes: Eb 729 (Einzeldroge) Vgl auch mtw.t

§ 1 ʿmʿm Jüngling als Bezeichnung für einen noch unschuldigen jungen Mann und ʿmʿ.t das weibliche Gegenstück dazu: Jungfrau. So vermutet auch Ebbell. Vgl auch bei ʿmʿ.t

Anm. ① vgl 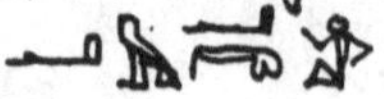 Pianchi 150

ʿmʿmw

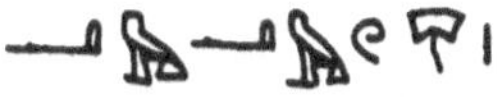 Eb 766 d

in der Verbindung ḏꜣḏꜣ n ʿmʿmw

in einem Pudermittel (tmt). Siehe auch bei ḏꜣḏꜣ

§ 1 ʿmʿmw Art Ratte oder Maus. Ebbell übersetzt ʿmʿmw mit „Spitzmaus". — Kah Vet 9 wird dasselbe Tier in einem Vergleich genannt: der Geruch des Atems eines kranken Hundes wird mit dem Geruch des ʿmʿmw.-Tieres gleichgesetzt. Griffith vermutet ein Ichneumon oder eine Ratte.

ʿmw (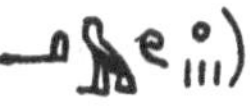) siehe bei ʿmꜣw

ʿmm

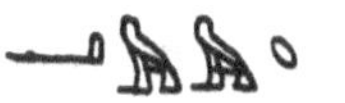 Eb; H 203 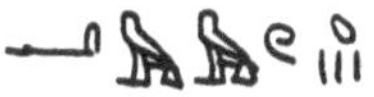 H 198

I ʿmm pgg.t

in einem Verband (wt): H 198

II ʿmm n nʿr

in Verbänden (wt):

H 203 [1] ʿmm n nʿr gm.tw-f ỉmj.tw ḏꜣḏꜣ-f: Eb 128 [1]

III ʿmm n ʿpnn.t

Applikation rdj r šnj: Eb 427

IV ʿmm n ṯrp

in einem Zäpfchen o.ä.: Eb 146

§ 1 <u>ʿmm ein Körperteil eines Tieres</u> ist noch nicht eindeutig bestimmt. Dawson (JEA 18, 1932, 150) vermutet in ʿmm folgende Bedeutungen: 1. ʿmm n nʿr „otolith" des Welses. 2. ʿmm n ʿpnn.t und ʿmm pgg.t das unter der Haut sitzende rudimentäre Gehäuse von Nacktschnecken (pgg.t bedeutet nach Gunn – siehe bei Iversen – „Kröte" oder „Frosch" und nicht eine Schneckenart). 3. ʿmm n ṯrp kleine Kieselsteine oder Muschelstücke im Magen der ṯrp-Ente.
Nun hat Iversen (JEA 33, 1947, 47 folg) ʿmm für die Bezeichnung des Gehirns erklärt und führte als Hauptargument zur Widerlegung der Ansicht von Dawson eine vermeintliche Erwähnung von ʿmm als Gehirn des Menschen in den Sargtexten an (Coffin Texts III 331). Der Text spricht aber von einem Vogel, der seine Jungen besucht. Neben ʿmm wird dort anscheinend ḳ3b „der Darm" erwähnt, was auch die Bedeutung von ʿmm als „Gehirn" an dieser Stelle sehr zweifelhaft macht.
ʿmm wird in Verbänden und einmal in einem Zäpfchen verwendet.

Anm. ① H 203 = Eb 128

ʿnʿr.t

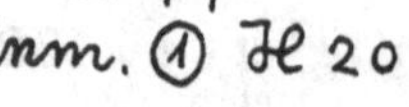 Eb

in einem Salbmittel (Applikation: rdj r tp)
ꜥnꜥr.t ps.tj snwḫ.tj ḥr mrḥ.t b3ḳ: Eb 474 [1]

§1 <u>ꜥnꜥr.t</u> <u>ein Wurm</u> der im Wasser lebt (vgl Wundenbuch Fall 12 Glosse C). Ebbell denkt an einen Borstenwurm (Chaetopoda).

Anm. ① Eb 474 ꜥnꜥr.t = H 157 ꜥpnn.t

ꜥnw

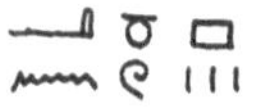 H

in einem Räuchermittel: H 7

§1 <u>ꜥnw</u> <u>Kalkstein</u>

ꜥnnw

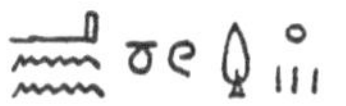 Eb 535 [1] 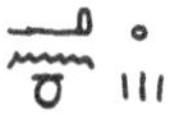 Ram V Nr XVI [1]

in der Verbindung pr.t ꜥnnw

I in einem Salbmittel oder Verband (rdj): Eb 535

II in einem Verband (wt): Ram V Nr XVI (pr.t ꜥnw)

§1 <u>ꜥnnw</u> <u>ein Baum</u>, dessen Früchte offizinell verwendet werden. Die Schreibung ꜥnw in Ram V, in der Barns eine Variante von ꜥnnw vermutet, könnte auch eine alte Schreibung für wꜥn „Wacholder" sein (vgl. Äg. W. B. I 285 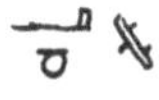: Petrie Medum 13). Loret (Flore[2] Nr 51) will auch ꜥnnw als eine Variante von wꜥn „Wacholder" ansehen.

Anm. ① Das Determinativ ııı ist bedingt durch die Verbindung.

ꜥnḫ

Bln 110 Pap Leid Verso X 1

in der Verbindung

snf (n) ꜥnḫ siehe bei snf

§ 1 ꜥnḫ Ziege

ꜥnḫ

Eb 734

in der Verbindung

m3d n ꜥnḫ siehe bei m3d

§ 1 ꜥnḫ Spiegel

ꜥnḫ-imj

Bln 53; Pharaobuch IV Bln 204

I in einem Einnehmemittel: Bln 204

II in einem Salbmittel (gs): Pharaobuch IV A 2; B 4

III in einem Verband (wt): Bln 53

§ 1 ꜥnḫ-imj unbekannte Pflanze, die ausserhalb der med. Texte als eine saftige wohlriechende Pflanze erwähnt wird (vgl. Äg. W.B. I 203).

ʿntjw

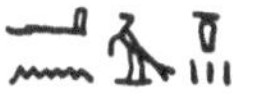 Eb; Ram V Nr V 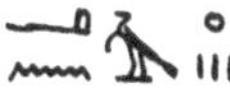 Eb; Bln 51; 95 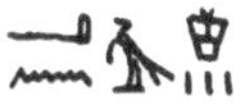 Ram V Nr II; Nr XVI 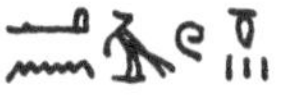 Kah 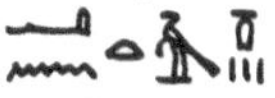 H; Sm; L; Bln 89; Pap Louvre E 4864 Rs 1,9 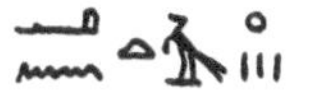 Bt; Eb 91 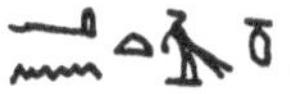 Bt 10 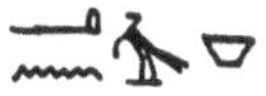 Ram V Nr XV

A ʿntjw

I in Einnehmemitteln: Eb 209; 299

II in Zäpfchen u. ä.: Eb 140; 145; 155

Drogen wšm ḥr ʿntjw: Eb 164

III in einem Räuchermittel

ʿntjw ḥr sn<u>t</u>r: Sm 21, 2

IV in Salbmitteln

a. Applikation wrḥ: Eb 447

b. Applikation gs: Eb 735; 708 = H 31 = H 150 Bln 95

V in Verbänden (wt):

Eb 198 c; 529; 564 = H 126; H 191 Bt 12

VI in Salbmitteln oder Verbänden (rdj)

a. Eb 258 Kah 12 (2,11)

b. in Verbindung mit Verben der Drogenbereitung

Droge n<u>d</u> snʿʿ ḥr ʿntjw: Eb 545

Verbandsstoff iwḥ m ʿntjw: Eb 792

Verbandsstoff ṯḥb m ʿntjw: Kah 12 (2,8)

VII in Pudermitteln (tmt): Eb 444; 445

VIII in Rezepten mit verderbten Applikationen:

H 259 Bt 2

IX in Augenmitteln: Eb 336b; 339; 377; 424

X in der Behandlung der mt.w-Gefässe

a. in Verbänden (wt) und Salbmitteln (gs):

Eb 637; 657 (1) (= H 94); 663 H 94 (1) (= Eb 657); 122; 231 (2)

b. in Verbänden (wt):

1. gs m ˁntjw (ẖr ḥ3.t): Eb 651; 652 (= H 101)

H 98; 101 (= Eb 652); 107 = 228 (3)

2. sgnn m ˁntjw: Eb 649 (3)

XI im Zauber als Schreibstoff: Sm 19,10

B ˁntjw nḏm

I in Salbmitteln (gs):

Eb 95; 116 Sm 20,17

neben ˁntjw šw: Eb 112

II in Verbänden (wt):

Eb 130; 491 = L 61

neben ˁntjw šw: Bt 10

III in der Behandlung der mt.w-Gefässe mit Verbänden (wt) und Salbmitteln (gs):

Eb 650; 656 (= Ram V Nr II); 679; 688 H 109 (4); 237 (5) (= Ram V Nr V) Ram V Nr II (= Eb 656); Nr V (5) (= H 237); Nr XV (6); Nr XVI neben ˁntjw šw: H 232

C ˁntjw šw

I in einem Einnehmemittel: Eb 91

II in einem Räuchermittel für Haus und Kleider: Eb 852

III in Salbmitteln

a. Applikation sdm: Eb 391

b. Applikation gs: H 161 neben ʿntjw nḏm: Eb 112

IV in Verbänden (wt): Eb 594; 613; 614 H 235
neben ʿntjw nḏm: Bt 10

V in Augenmitteln: Eb 387
ʿntjw šw nḏ ḥr Droge: Eb 357

VI in der Behandlung der mt.w-Gefässe mit Verbänden (wt): H 104 Pap Louvre E 4864 Rs 1,9
neben ʿntjw nḏm: H 232
neben tp.t nt ʿntjw: H 229

D ʿntjw w3ḏ

I in einem Salbmittel (gs): Bln 89

II in einem Verband (wt): Bln 51

III in einem Salbmittel oder Verband (rdj):
Droge smn ḥr ʿntjw w3ḏ: Eb 792

IV in einem Augenmittel: Eb 367

E ʿntjw in genitivischen Verbindungen

I bnn n ʿntjw
in einem Augenmittel:
rdj bnn n ʿntjw ḥr-s (Drogen) wḏ3: Eb 368 (7)

II tp.t nt ʿntjw
in einem Verband (wt) neben ʿntjw šw: H 229

§1 ʿntjw-Harz wird von Ebbell mit „myrrh" übersetzt und ebenso von Jonckheere („myrrhe") und neuerdings auch wieder von Barns („myrrh"). Dagegen hat sich Lefebvre für „oliban" (Weihrauch) entschieden unter Berufung auf Lieblein (Recherches sur l'histoire et la civilisation de l'anc. Egypte, 1910-1914, p. 220-227). Jéquier (BIFAO 19, 1922, 143) neigt ebenfalls zur Deutung „l'encens oliban", hält es aber auch für denkbar, dass ʿntjw ein allgemeinerer Name für ein duftendes Produkt aus Punt sein könnte: Weihrauch, Myrrhe oder sogar Gummi arabicum! In seiner eingehenden Studie „Myrrhe und Stakte" (Wien 1933) geht Steuer der in der griechischen Literatur häufig erwähnten Bezeichnung „Stakte" für ein öliges Verarbeitungsprodukt der griechischen Smyrna (= Myrrhenharz) nach und kommt zu dem Schluss, in ʿntjw eine nicht genau zu bestimmende „Myrrhenart" zu erkennen, aus der die md̲.t - Stakte gewonnen wurde.

§ 2 Im Unterschied zu snṯr, das häufig, aber nur in kleinster Dosierung, in Einnehmemitteln verabfolgt wird, ist ʿntjw nur dreimal (Eb 91; 209; 299) zur innerlichen Anwendung genannt.

Für eine weiche bis ölige Konsistenz von ʿntjw neben einer festen körnigen Form (z. B. sicherlich ʿntjw šw) spricht die sehr häufige Determinierung dieses Wortes mit dem Topf oder Salbengefäss, während snṯr immer nur mit dem Kügelchen determiniert wird. Auch die Stellen, an denen ʿntjw mit Verben der Drogenbereitung genannt wird, sprechen für einen weichen bzw flüssigen Charakter neben dem festen: Kah 12 „ein Zeugstück werde getaucht in ʿntjw"; Eb 792 „ein

Zeugstück werde befeuchtet mit ʿntjw"; Eb 164 „zwei feste Drogen werden angerührt mit ʿntjw"; Sm 19,10: ʿntjw wird als Tinte benutzt.
Die besondere Verordnung in Rezepten für Verbände, die erkrankte Körperstelle vor dem Verbinden mit ʿntjw zu salben (siehe bei A X b 1), ist allein auf diese Droge beschränkt und zeugt ebenfalls von ihrer weichen Konsistenz.
Schliesslich sei noch auf die unter E II angeführte Verbindung tp.t nt ʿntjw hingewiesen, die ähnlich wie das ausserhalb der med. Texte erwähnte ḥ3.t.t nt ʿntjw auf eine Art Öl schliessen lässt. Steuer (Myrrhe und Stakte S. 41) möchte gern in ʿntjw nḏm der med. Texte den pharmazeutischen Ausdruck für Stakte (sonst mḏ.t oder bš(š)) sehen als ein „flüssiges duftendes ʿntjw". Aber nḏm hat nicht eigentlich die Bedeutung „flüssig".

§ 3 Gemeinsam in der Verwendung von sntr und ʿntjw ist ihr häufiger Gebrauch in den Behandlungen der mt.w-Gefässe.
Endlich sei noch bemerkt, dass ʿntjw und sntr verschiedentlich im selben Rezept genannt werden.

Anm. ① Eb 657 ʿntjw = H 94 ʿntjw = H 237 ʿntjw nḏm = Ram V Nr V ʿntjw nḏm. ② H 231 ʿntjw = H 109 ʿntjw nḏm. ③ H 107 = 228 gs m ʿntjw ḫr ḥ3.t = Eb 649 sgnn m ʿntjw. ④ H 109 ʿntjw nḏm =

H 231 ʿntjw ⑤ H 237 ʿntjw nḏm = Ram V Nr V ʿntjw nḏm = Eb 657 ʿntjw = H 94 ʿntjw. ⑥ Ram V Nr XV = Eb 638 ohne ʿntjw nḏm. ⑦ Eb 368: vgl hierzu Eb 357 wo die Drogenaufzählung mit ʿntjw šw beginnt. Davor steht noch in der roten Überschrift m bnn „mit einem Kügelchen".

ʿnḏw

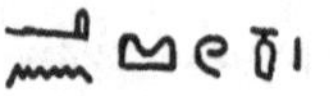 Eb; H

in der Verbindung

ẖʿʿw nw ʿnḏw Eb 432 = ẖʿʿw nw šd.t ntj m ʿnḏw H 21

§ 1 ʿnḏw ein Topf. Aber vielleicht nicht als Droge sondern nur als das Gefäss für den šd.t-Teig des H, der im Eb nicht erwähnt ist. — Für ẖʿʿw siehe dort.

ʿr

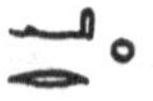 Eb 198 c

in der Verbindung

ʿr n mꜣt.t siehe bei mꜣt.t

§ 1 ʿr unbekannter Teil des Sellerie, vielleicht die Samenkörner. So vermuten auch Ebbell und Lefebvre.

ʿr

Eb Ram V

in den Verbindungen

I ʿḏ ʿr : Ram V Nr XIV siehe bei ʿḏ

II snf n ʿr : Eb 425 siehe bei snf

§ 1 ʿr Ziege/Ziegenbock.

ʿrw

Eb 127; 182; 225; Pap Beatty XV 5-8 Eb 99; 779[1] Eb 713; H 16; 152 H 83[1] H 83[1] Bln 121[1] Pap Beatty XV 8-9 Bln 188[1] Bln 204

A ws.t nt ʿrw

I in einem Salbmittel (gs):

Droge ḥr ws.t nt ʿrw : Bln 121

II in einem Verband (wt) : Eb 779

B pr.t ʿrw

in Einnehmemitteln : Bln 188; 204

C ḫr.w (ʿrw)

in einem Einnehmemittel:

drḏ n ʿrw ; ḫr.w-f ; ḳꜣꜣ-f : Eb 99[2]

D ḳꜣꜣ n ʿrw

in Einnehmemitteln:

Eb 182 (= H 16); 713 (= H 152) H 16[3] (= Eb 182); 152[4] (= Eb 713)

neben ḏrḏ n ʿrw: Eb 99② (ḏrḏ n ʿrw; ẖr.w-f; ḳꜣꜣ-f)
Eb 225 H 83

E ḏrḏ n ʿrw
in Einnehmemitteln:
Eb 127 Pap Beatty XV 5-8; 8-9
neben ḳꜣꜣ n ʿrw: Eb 99② (ḏrḏ n ʿrw; ẖr.w-f; ḳꜣꜣ-f)
Eb 225 H 83

§ 1 ʿrw ein unbekannter Baum. Ebbell übersetzt ʿrw mit „pistacia (atlantica ?)", aber, wie Jonckheere (Une Maladie p. 12,7) mit Recht bemerkt, ohne jede Begründung. Von den offizinell verwendeten Teilen dieses Baumes sind ws.t „Sägemehl" und ḏrḏ „Blätter" bekannt. Was ḳꜣꜣ und die einmal erwähnten ẖr.w sind, ist unklar. Sie werden beide nochmals von der šnḏ.t-Dornakazie in demselben Rezept genannt und kommen beide auch noch von anderen Bäumen vor (vgl bei ẖr.w und ḳꜣꜣ).
Ob die beiden Stellen in Bln 188 und 204 mit pr.t ʿrw hierher gehören, ist unsicher. Die pr.t-Früchte vom ʿrw-Baum erwähnen die anderen Texte nicht, und dazu kommt die Schreibung von ʿrw an beiden Stellen mit ◊, das in der Schreibung des wʿn-Wacholders bevorzugt gebraucht wird, den der Berliner Papyrus gern wʿr schreibt. So könnten diese beiden Erwähnungen vielleicht zu wʿn gehören. Loret (Flore[2] Nr. 51) vermutet, dass der ʿrw-Baum eine

Variante von wꜥn-Wacholder sei. Aber diese Vermutung bestätigt sich nicht.

§ 2 Das Sägemehl des ꜥrw-Baumes wird äusserlich verwendet, während dessen andere Teile nur in Einnehmemitteln zur Anwendung gelangen.

Anm. ① Die Determinative ⚬ııı und ¦ sind bedingt durch die jeweilige Verbindung. ② Eb 99 von der Dornakazie werden dieselben Teile im Rezept genannt. ③ H 16 ḳꜣḳꜣ n ꜥrw = Eb 182 ḳꜣꜣ n ꜥrw. ④ H 152 ḳꜣw n ꜥrw = Eb 713 ḳꜣꜣ n ꜥrw.

ꜥḥꜣ

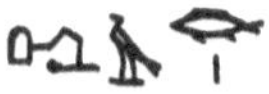 Eb 248; H 76 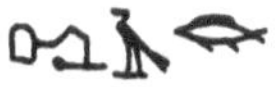 Eb 836

I ỉꜣ.t nt ꜥḥꜣ

in einem Salbmittel (gs):

ỉꜣ.t nt ꜥḥꜣ snwḫ ḥr mrḥ.t: Eb 836 Vgl auch bei ỉꜣ.t

II ḳs.w nw ꜥḥꜣ

in einem Salbmittel (wrḥ):

ḳs.w nw ꜥḥꜣ ps neben Körperteilen von anderen Fischen: Eb 248 = H 76 Vgl auch bei ḳs

§ 1 ꜥḥꜣ lates niloticus. Vom Nilbarsch werden die Rückengräte und andere Gräten offizinell verwendet.

ʿḫ

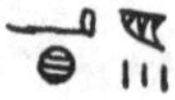 Eb 566; H 257 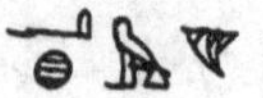 H 127

ʿḫ wꜣḏ

I in einem Verband (wt): Eb 566 = H 127 (ʿḫm wꜣḏ)

II in einem Rezept mit verderbter Applikation: H 257

§ 1 ʿḫ eine unbekannte Pflanze. ʿḫm H 127 (= Eb 566 ʿḫ) wird eine Schreibvariante sein, wie der Hearst in diesem Rezept auch bei anderen Drogen in der Schreibung vom Ebers abweicht.

ʿḫm (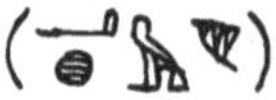) siehe bei ʿḫ

ʿẖm.w

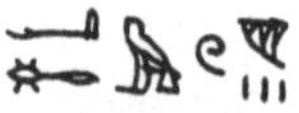 Eb 67; 535; Bln 87; Mutt. u. Kind K 7,5-6

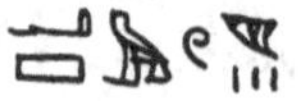 Pap Louvre E 4864 Rs 1,10 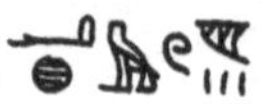 Eb 56

A ʿẖm.w nw ỉmꜣ

in einem Salbmittel oder Verband (rdj): Eb 535

B ʿẖm.w njꜣjw ①

in einem Verband (wt): Eb 67

C ʿẖm.w nw nb

in einem Einnehmemittel:

ʿẖm.w nw nb ḳnḳn ḥr mw: Mutt. u. Kind K 7,5-6

D ʿẖm.w nw nšꜣw

in einem Einnehmemittel: Eb 56

E ʿẖm.w šb.t

in einem Rezept mit verderbter Applikation:

Pap Louvre E 4864 Rs 1,10

F ʿẖm.w n ṯr.t

in einem Salbmittel (gs): Bln 87

§1 ʿẖm.w Blätterzweige. Wir haben diese Übersetzung gewählt, um anzudeuten, dass es sich vielleicht um Art Blattrispen handelt, bei denen die Blätter mit ihren Stielen noch am Stengel sitzen. Ebbell übersetzt ʿẖm.w mit „Blätter", Lefebvre mit „brindilles" (kleine Reiser). Die Blätterzweige werden von Bäumen und von anderen Pflanzen genannt; vgl auch beim zweiten Bestandteil der Verbindungen.

Anm. ① Ebbell und Lefebvre fassen die Verbindung auf als ʿẖm.w n ỉꜣjw. Dafür spricht, dass die ʿẖm.w-Verbindung meistens mit dem indirekten Genitiv gebildet ist. Aber siehe auch ʿẖm.w šb.t unter D.

ʿš

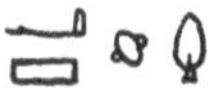 Eb; Sm 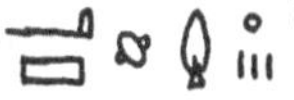 [1] Eb; H 138 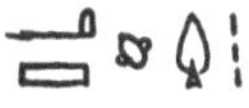 Bln 141

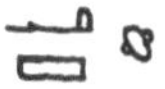 Ram V 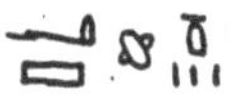 [2] Eb 299

A ʿḏ ʿš

I in einem Einnehmemittel: Eb 299 [2]

II in einem Zäpfchen: Eb 806

III in Salbmitteln

a. Applikation gs: Eb 546

b. Applikation rdj r tp: Eb 257

IV in Verbänden (wt):

Eb 487[4]; 490[5]; 675; 682; 690; 758 Sm 46 (16,10)[6]

B ws.t nt ʿš

I in Verbänden (wt):

Eb 594; 650; 663; 688; 832 c H 138 Bln 141

Ram V Nr XIII

II in einem Frauenmittel (Applikation rdj ḥms-s ḥr-s)

ws.t nt ʿš ẖꜣ.w ḥr Droge: Eb 789

C ḫt n ʿš

in einem Verband (wt):

ḫt n ʿš ẖꜣ.w ḥr Droge: Eb 574

D ẖpꜣ n ʿš

in Verbänden (wt): Eb 242; 614 Ram V Nr XVI

E ṯs n ʿš

in einem Verband (wt):

ṯs n ʿš ẖꜣ.w ḥr Droge: Eb 575

§ 1 ʿš Föhre (abies cilicica). Für die Literatur über die verschiedenen Deutungen siehe Gardiner, Onomastica I p. 8 Note. Ebbell und Lefebvre übersetzen ʿš ebenfalls mit Föhre.

Von der Föhre werden offizinell verwendet: ʿḏ „Harz"; ws.t „Sägemehl"; ḫt „Holz" und die noch unklaren Teile ẖpꜣ und ṯs. Vgl auch bei den einzelnen Teilen.

§ 2 sfṯ „Föhrenöl" wird in den med. Texten nicht ausdrücklich mit der ʿš-Föhre in Verbindung gebracht. Vgl aber das bei sfṯ Bemerkte.

Anm. ①  ist das Gesamtdeterminativ der Verbindungen ws.t nt ʿš und ʿḏ ʿš. ②  ist das Gesamtdeterminativ der Verbindung ʿḏ ʿš. ③ Eb 299 die Applikation swr ist vielleicht nicht richtig. Das vorhergehende Rezept, zu dem Eb 299 ein Kt-Rezept ist, ist ein Verband. ʿḏ ʿš sowie auch ʿḏ nrꜣw und ỉbr, die ebenfalls hier genannt werden, kommen sonst nur zur äusserlichen Verwendung. ④ Eb 487 = L 51 (ʿš ist verderbt). ⑤ Eb 490 = L 17 (ohne ʿḏ ʿš). ⑥ Sm 46 (16, 10) schreibt ʿš ʿḏ; Breasted hat irrtümlicherweise ʿš mit dem vorherstehenden ḏꜣr.t verbunden.

ʿšꜣ

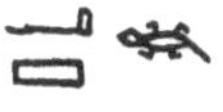 Ram V Nr III

in der Verbindung: mrḥ.t ʿšꜣ siehe bei mrḥ.t

§ 1 ʿšꜣ Eidechse. Es besteht die Vermutung, dass in der Verbindung mrḥ.t ʿšꜣ, wie bei der ḥntꜣsw-Eidechse, nicht das Fett des Tieres gemeint ist, sondern eine in Öl/Fett verarbeitete ʿšꜣ-Eidechse. Diese Vermutung scheint sich bei der mrḥ.t-Verbindung mit anderen

Kleinen Tieren ebenfalls zu bestätigen. Siehe im Einzelnen bei mrḥ.t

ꜥgꜣj.t ( ) siehe bei ꜥꜣgj.t

ꜥgj.t

Eb

in der Verbindung ꜥgj.t nt wꜣm

in einem Verband (wt): ꜥgj.t nt wꜣm ḳnḳn: Eb 503

§ 1 ꜥgj.t ein Teil der wꜣm-Pflanze. Ebbell stellt ꜥgj.t zu ꜥꜣgj.t und ꜥgꜣj.t, das er mit „gall-nut" übersetzt. Aber ꜥꜣgj.t (ꜥgꜣj.t) ist ein Harz von verschiedenen Bäumen und darum möchte man ꜥgj.t der wꜣm-Pflanze lieber davon trennen. Vgl. auch bei wꜣm.

ꜥḏ

Eb; H; Bln 102; Sm 41 (14, 6); Pap Louvre E 4864 Rs 1, 5 H; L Bln; Bt 6; Bt Rs 2, 1 Sm 46 (16, 10; 16, 11) Ram V; Ram IV C Ram V Nr XIV 16 Ram V Nr V 33; Nr XIII 11 Ram V Nr III 15; Nr XIV 14; 15 Bln 97 Bt 10 Sm 41 (14, 5)[1] Ostr Berlin 5570

A ꜥḏ ohne Angabe der Herkunft oder sonstige Zusätze

I in Einnehmemitteln

neben sfṯ : Eb 75 neben bj.t : Eb 148 [2] H 45

neben b3ḳ : Eb 526

Drogen ir m 3mʿ.t ḥr ʿḏ b3ḳ : Eb 308 [3]

II in einem Zäpfchen

neben mrḥ.t und b3ḳ : Eb 144

III in Salbmitteln

a. Applikation gs : neben b3ḳ und sfṯ : Bln 20

b. Applikation wrḥ :

neben mrḥ.t ; bj.t : Eb 620 = H 175 ; H 176

neben b3ḳ : Eb 437 = H 24 neben ỉbr : Eb 253

IV in Verbänden (wt)

Eb 161 (= H 180) ; 522 a [4] ; 522 e [5] ; 594 ; 659 [6] H 94 [7] (= H 237) ; 180 (= Eb 161) ; 228 [8] ; 231 [9] ; 237 [7] (= H 94)

Sm 41 (14,5) Pap Louvre E 4864 Rs 1,5

Droge ps ḥr ʿḏ : H 183

neben mrḥ.t : Eb 497 [10] (= L 18) ; 518 H 242 L 18 [11] (= Eb 497) neben bj.t : Eb 613 ; 636 H 186

neben bj.t und b3ḳ : Eb 517 neben b3ḳ : H 164

neben sfṯ : H 184 b

V in Verbänden oder Salbmitteln (rdj) :

Eb 731 Droge ḳnḳn ḥr ʿḏ : Eb 724 = H 129

neben bj.t ; ỉbr : Eb 121 neben b3ḳ : Eb 493 = L 50

neben ʿḏ ʿš : Eb 257

VI in verderbten Rezepten

H 251 [12] Ram IV C 8 Ostr Berl 5570

VII in einer Wundbehandlung

wt. ḫr-k sw ḥr ꜥḏ: Eb 866 c (Einzeldroge)

B ꜥḏ mit Zusätzen der besonderen Beschaffenheit

I ꜥḏ nḏm

a. in einem Salbmittel (gs): Bln 97

b. in Verbänden (wt): Bln 130

neben bj.t: Bt 10 neben bj.t; tp.t: Bt Rs 2,1

II ꜥḏ gnn

in einem Salbmittel (wrḥ): Eb 712 a = H 17

III ꜥḏ ḏdꜣ

in einem Verband (wt): Eb 528

C ꜥḏ mit Angabe des Tieres

I ꜥḏ 

a. in Einnehmemitteln

Eb 97; 147 [13]; 153; 285; 327

neben bj.t: Eb 103; 133 [14]; 134 (= Eb 149); 136 (= Eb 151); 149 (= Eb 134); 151 (= Eb 136); 266; 268 [15]

Drogen rdj n-sn bj.t ꜥḏ: Eb 212

neben ỉwf ḏdꜣ: Eb 284

b. in Kaumitteln: Eb 699 neben bj.t: Eb 700

c. in einem Augenmittel: Eb 401

d. in einem Verband (wt)

neben mrḥ.t ḥḏ.t; ꜥḏ nrꜣw; sfṯ: Eb 679

II ꜥḏ 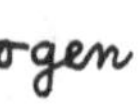 [16]

a. in Einnehmemitteln: Eb 698 neben bj.t: Eb 323

Drogen ỉr m ꜣmꜥ.t ḥr ꜥḏ  bj.t: Eb 313 [17]

b. in einem Salbmittel (gs): Eb 657 = Ram V Nr V (18)

c. in Verbänden (wt)

Eb 198c (19); 482d; 522a (20); 602; 615; 623; 637; 649 (21); 672; 686; 858c H 109 (22); 136; 245 Bln 141 Ram V Nr XIII; Nr XVIII

neben bj.t: Eb 533; 608; 641; 647 (= H 116); 651; 670; 680 H 116 (= Eb 647) Bln 54 Ram V Nr XX

neben b3ḳ: Eb 687 neben mrḥ.t; bj.t: Bln 55

neben mrḥ.t ḥḏ.t; mrḥ.t 𓅭: Eb 663

neben ꜥḏ ꜥ3: H 121 neben ꜥḏ ꜥ3; ꜥḏ sr: Eb 693

neben ꜥḏ š3j; sfṯ: Eb 652 (23) neben ꜥḏ nr3w; sfr; mrḥ.t ḥḏ.t; mrḥ.t 𓅭; mrḥ.t db; mrḥ.t ꜥ3: Ram V Nr XVI

neben ꜥḏ ꜥr; ꜥḏ sr; mrḥ.t; bj.t: Ram V Nr XIV

d. in Salbmitteln oder Verbänden (rdj)

Eb 520 neben mrḥ.t: Eb 484 = Eb 497 (24)

e. in einem verderbten Rezept

neben mrḥ.t; bj.t: Ram IV C 10

III ꜥḏ nr3w

a. in einem Einnehmemittel

neben ꜥḏ ꜥš; ỉbr: Eb 299

b. in einem Zäpfchen: Bt 6

c. in einem Salbmittel (gs)

neben b3ḳ: Bln 84 = Bln 102

d. in Verbänden (wt)

Eb 495 (= L 16); 525; 645 H 114; 185 L 16 (= Eb

495); 17 Sm 41 (14,6)

neben bj.t : Eb 638 (= Ram V Nr XV); 660 H 118

Ram V Nr XV (= Eb 638)

neben mrḥ.t : H 227 neben mrḥ.t ḥḏ.t : Eb 640

neben sfṯ : Eb 522 b[25]

neben ʿḏ ʿš ; mrḥ.t : Eb 490 Sm 46 (16,11)

neben ʿḏ  ; mrḥ.t ḥḏ.t ; sfṯ : Eb 679

neben ʿḏ 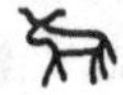 ; sfr ; mrḥ.t ḥḏ.t ; mrḥ.t  ; mrḥ.t db ; mrḥ.t ʿꜣ : Ram V Nr XVI

neben ʿḏ ʿw.t ; mrḥ.t ; bj.t : Eb 634

e. in einem Salbmittel oder Verband (rdj)

neben ỉbr : Eb 298

f. in einem verderbten Rezept

neben mrḥ.t  ; ỉbr : Ram V Nr XIX

IV ʿḏ von anderen Säugetieren

a. ʿḏ ʿꜣ

1. in einem Salbmittel (wrḥ) : Eb 249 = H 77

2. in Verbänden (wt)

neben ʿḏ 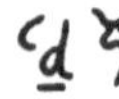 : H 121[26] neben ʿḏ 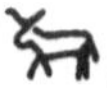 ; ʿḏ sr : Eb 693[26]

b. ʿḏ ʿw.t

1. in Räuchermitteln : Bln 63 = 66 ; 78

2. in einem Verband (wt)

neben ʿḏ mrꜣw ; mrḥ.t ; bj.t : Eb 634

c. ʿḏ ʿr

in einem Verband (wt)

neben ʿḏ 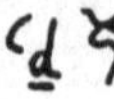 ; ʿḏ sr ; mrḥ.t ; bj.t : Ram V Nr XIV

d. ʿḏ n wʿtj

1. in einem Verband (wt)
   neben b3ḳ : Eb 540
2. in einem Salbmittel oder Verband (rdj)
   Drogen 3mj ḥr ʿḏ n wʿtj : H 34

e. ʿḏ sr
   in Verbänden (wt)
   neben ʿḏ ; ʿḏ ʿ3 : Eb 693 (26)
   neben ʿḏ ; ʿḏ ʿr ; mrḥ.t ; bj.t : Ram V Nr XIV (27)

f. ʿḏ š3j
   in einem Verband (wt)
   neben ʿḏ ; sfṯ : Eb 652

g. ʿḏ šs3w
   in einem Zäpfchen : Eb 142

h. ʿḏ k3
   in einem Verband (wt) neben mrḥ.t : Eb 861 c

i. ʿḏ gḥs
   in einem Salbmittel (mrḥ)
   neben mrḥ.t ḥf3.w ; mrḥ.t msḥ ; mrḥ.t db : H 146

D ʿḏ der Föhre (ʿš)

I in einem Einnehmemittel
   neben ʿḏ nr3w ; ỉbr : Eb 299

II in einem Zäpfchen : Eb 806

III in einem Salbmittel (gs) neben sfṯ : Eb 546

IV in Verbänden (wt)
   Eb 682 ; 690 neben bj.t : Eb 758

neben bj.t; mrḥ.t: Eb 675 neben sfṯ: Eb 487 = L 51 (verderbt)
neben ʿḏ nr³w; mrḥ.t: Eb 490 Sm 46 (16,10) (28)

V in einem Salbmittel oder Verband (rdj):
neben ʿḏ: Eb 257

E ʿḏ n .... (29)
in einem Salbmittel (gs)
neben mrḥ.t ḥḏ.t; b³k; mrḥ.t db; mrḥ.t m³j; mrḥ.t ʿ³; mrḥ.t msḥ; mrḥ.t ʿš³; mrḥ.t prṯrsw; mrḥ.t ḥf³w; mrḥ.t wʿḥ; sfr: Ram V Nr III

§ 1 ʿḏ bezeichnet wie sein koptisches Derivat ⲱⲧ (öfters in der koptischen Arzeneikunde verwendet) das Fett. Und zwar handelt es sich, abgesehen von ʿḏ ʿš „Harz der Föhre" (siehe unter D), immer um Fett von Tieren: von der Gans und von Säugetieren. Auf ʿḏ [illegible], das nur im Ebers genannt wird, wird weiter unten noch eingegangen. Von den Säugetieren wird besonders häufig das ʿḏ-Fett des Rindes und das des Steinbocks erwähnt. Das andere Wort für Fett von Tieren, mrḥ.t, wird vom Rind und vom Steinbock nur ganz vereinzelt gebraucht. Unter den Fetten von Säugetieren wird mit mrḥ.t dagegen sehr häufig das des Nilpferdes verwendet, das mit ʿḏ garnicht auftritt. Sonst ist mrḥ.t als tierisches Fett bemerkenswert häufig bei Geflügel; ausserdem bei verschiedenen Reptilien, Würmern und Fischen, die in Verbindung mit ʿḏ nicht vorkommen. Der Unterschied zwischen ʿḏ und mrḥ.t als Fett von Tieren könnte danach ein ähnlicher gewesen sein, wie der zwischen griechischem στέαρ „Fett, Talg", als dem festen Fett, und πιμελή als dem nicht kompakten, geschmolzenen Fett (vgl Aristoteles, Historia Animalium 3,17). Dieser Unterschied in der Konsistenz besteht auch bei ʿḏ und mrḥ.t ohne Angabe der Herkunft. mrḥ.t wird häufig gebraucht, um eine andere, feste Droge darin zu kochen, aufzulösen u.ä. Von ʿḏ ist dieser Gebrauch ganz selten. mrḥ.t hat auch die Bedeutung „Öl" (pflanzlicher Herkunft), während blosses ʿḏ immer tierisches Fett bezeichnet. Als Tier kommt für dieses Fett wohl nur das Rind in Betracht. Das lässt sich allerdings nicht streng beweisen, aber folgende Rezepte mit Wechsel von ʿḏ des Rindes und ʿḏ sprechen sehr dafür: Eb 308 ʿḏ = Eb 313 ʿḏ des Rindes; H 231 ʿḏ = H 109 ʿḏ des Rindes; H 228 ʿḏ = Eb 649 ʿḏ des Rindes; H 94 ʿḏ = H 237 ʿḏ = Eb 657 ʿḏ des Rindes = Ram V Nr. V ʿḏ des Rindes. Hierzu kommt noch Eb 497, in dem das ʿḏ des Rindes der Drogenaufzählung bei der Bereitung als ʿḏ wieder aufgenommen ist. In Eb 522a ist derselbe Wechsel zwischen ʿḏ des Rindes und ʿḏ in zwei aufeinander folgenden Behandlungen festzustellen. Auf dieser Beobachtung beruht unsere

Übersetzung von ᶜḏ mit (Rinder-)Fett.

ᶜḏ ist, wie bei mrḥ.t in § 3 gezeigt ist, nur eine Variante von mrḥ.t, wie die anderen Texte und auch der Ebers dieses Fett bezeichnen. Bemerkenswerterweise ist das in der altägyptischen Medizin auf den Ebers beschränkte ᶜḏ noch im Koptischen als ⲱⲧ ⲛ̄ⲱⲃ̄ⲧ erhalten.

Von nicht tierischem Fett kommt ᶜḏ nur in der Verbindung ᶜḏ ᶜš als Harz der Föhre vor.

§ 2 Für die Verwendung von tierischem ᶜḏ-Fett ist bemerkenswert, dass es überwiegend äusserlich gebraucht wird, abgesehen von ᶜḏ, dessen bevorzugte innerliche Anwendung der von mrḥ.t entspricht.

Anm. ① Breasted nimmt eine Fehlschreibung für ᶜḏ „Fett" an. Vgl aber Theb Grab 82 Amenemhet taf 1, Text 29: mit der Variante Nebunenef ② Eb 148 ᶜḏ = Eb 133 ᶜḏ ③ Eb 308: ᶜḏ; b3ḳ = Eb 313: bj.t; ᶜḏ ④ Eb 522 a (70,14) ᶜḏ = (70,12) ᶜḏ ⑤ Eb 522 e ᶜḏ = Eb 522 b ᶜḏ mr3w ⑥ Eb 659 = Bln 49 (ᶜḏ verderbt) ⑦ H 94 ᶜḏ = H 237 ᶜḏ = Eb 657 ᶜḏ = Ram V Nr V ᶜḏ ⑧ H 228 ᶜḏ = Eb 649 ᶜḏ ⑨ H 231 ᶜḏ = H 109 ᶜḏ ⑩ Eb 497 ist eine Parallele zu Eb 484. ᶜḏ in Eb 497 ist nur eine Wiederholung des in der Drogenaufzählung genannten ᶜḏ. Am Schluss heisst es: ps mnḥ ḥr ᶜḏ ⑪ L 18 ist verderbt und kann auch zu ᶜḏ gehören ⑫ H 251 ᶜḏ ḥnꜥ ꜥḏ und das Folgende ist verderbt. (13) Eb 147 ꜥḏ = Eb 132 mrḥ.t (14) Eb 133 ꜥḏ = Eb 148 ꜥḏ (15) Eb 268 ꜥḏ = Bln 185 mrḥ.t (16) Schreibung im Ram mit vorangestellten oder (17) Eb 313 bj.t; ꜥḏ = Eb 308 ꜥḏ; bꜣk (18) Eb 657 ꜥḏ = Ram V Nr V ꜥḏ = H 94 ꜥḏ = H 237 ꜥḏ (19) Eb 198c ꜥḏ n (20) Eb 522a ꜥḏ in der Wiederholung nur ꜥḏ (21) Eb 649 ꜥḏ = H 228 ꜥḏ (22) H 109 ꜥḏ = H 231 ꜥḏ (23) Eb 652 ꜥḏ = H 101 mrḥ.t (24) Eb 497 ꜥḏ in der Wiederholung nur ꜥḏ (25) Eb 522b ꜥḏ mrꜣw = Eb 522e ꜥḏ (26) H 121 (ohne ꜥḏ sr) = Eb 693 (27) Ram V schreibt (28) Sm 46 schreibt ꜥš ꜥḏ (29) Barns liest das Zeichen spꜣ und übersetzt „Tausendfuss". Aber die Verbindung: ꜥḏ n Tier ist sonst im Ram V nicht üblich. Oder ist vielleicht ꜥḏn zu lesen mit noch unerklärtem Determinativ ? Dann gehört diese Stelle nicht zu ꜥḏ

ꜥḏw

Eb 656 Ram V Nr II

in der Verbindung

mrḥ.t ꜥḏw

in einem Verband (wt), neben mrḥ.t nꜥr: Eb 656 • Ram V Nr II

§ 1 Für ꜥḏw gibt Gardiner (Grammar², Sign-list K 3) mugil cephalus, arab. bûri als Bedeutung an nach

Gaillard (Mém IFAO 51, 1923, 93) und Montet (BIFAO 11, 1913, 40). So übersetzt auch Barns ʿḏw mit „mullet" = Äsche oder Barbe. Ebbell übersetzt ʿḏw nicht.

mrḥ.t ʿḏw siehe auch bei mrḥ.t.

ʿḏrn

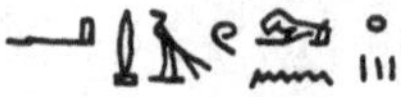 Eb

in einem Augenmittel: Eb 422

§ 1 ʿḏrn ein unbekannter Stoff, vielleicht fremder Herkunft. Das Rezept soll aus Byblos stammen.

w33 (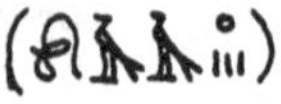) als Fehlschreibung für w3m, siehe dort

w3b

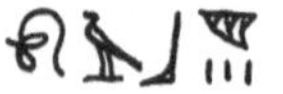 Eb 278 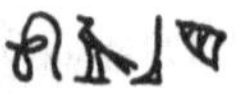 H 64 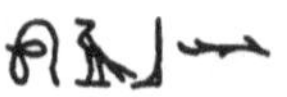 Eb 555

in den Verbindungen

I w3b n ḳ3d.t

in einem Einnehmemittel: Eb 278 = H 64

II w3b n tj-šps

in einem Kaumittel: Eb 555

§ 1 w3b Wurzel; siehe auch beim zweiten Bestandteil. Vgl. auch das andere Wort für „Wurzel": mnj.t

w3b (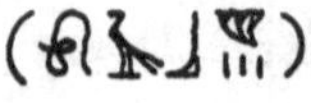) als Fehlschreibung für w3m, siehe dort.

w3m

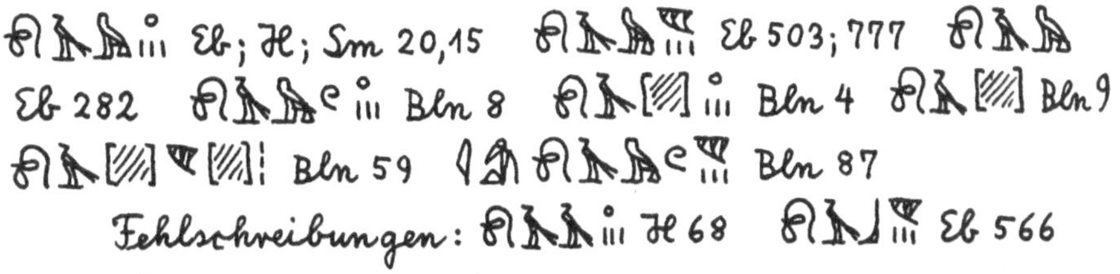

A w3m

I in Einnehmemitteln

a. Eb 16; 282 (= H 68)[1]; 777 H 68 (= Eb 282)[1] Sm 20,15

b. in Rezepten gegen Eingeweidewürmer

Eb 59 (= Bln 4); 60; 70; 73; 74 Bln 4 (= Eb 59); 8; 9[2]

II in einem Räuchermittel: Bln 59

III in einem Salbmittel (gs): Bln 87

IV in einem Verband (wt): H 102

B w3m w3d[3]

in einem Verband (wt): Eb 641

C k3w n w3m

in einem Verband (wt): H 127 = Eb 566[4]

D ꜥgj.t nt w3m

in einem Verband (wt):

ꜥgj.t nt w3m knkn: Eb 503

§ 1 w3m eine unbekannte Pflanze, von der wohl die Frucht (siehe die Schreibung mit ⁝) verwendet wird, bevorzugt in Einnehmemitteln und darin besonders gegen Eingeweidewürmer. Ebbell und Lefebvre übersetzen w3m ebenfalls nicht.

Anm. ① Eb 282 wꜣm = H 68 wꜣꜣ ② Bln 8 und 9 ist die Applikation verderbt; aber sicher innerlich. ③ fehlerhaft wꜣm wꜣḏ.t ④ H 127 ḳꜣw n wꜣm = Eb 566 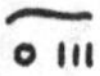 n wꜣb

wꜣnb

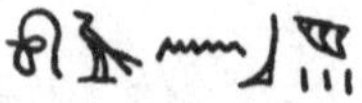 Eb

in einem Kopfmittel (rdj r tp): Eb 259

§ 1 wꜣnb eine unbekannte Pflanze, die nur einmal hier vorkommt. — Auf wꜣnb folgt im Rezept, allerdings durch den Einheitsquantenstrich getrennt, tj-šps, von dem in Eb 555 „wꜣb-Wurzel n tj-šps" genannt wird. Vielleicht ist auch in Eb 259 diese einheitliche Droge gemeint (zwischen ꜣ und n von wꜣnb ist ein Zeilenbruch); doch wäre die Verbesserung eine zu grosse, um diese Vermutung als sicher anzusehen.

wꜣḥ-mḥb.t

 Eb 260

in einem Kopfmittel (Applikation: rdj r smꜣ)

§ 1 wꜣḥ-mḥb.t eine unbekannte Droge. Vielleicht ein Mineral.

wꜣšb.t (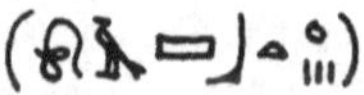) siehe bei wšb.t

wꜣdw

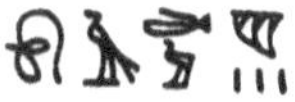 Eb

in einem Salbmittel (gs)

wꜣdw n sḫ.t neben „Kaulquappen vom Kanal": Eb 611

§ 1 wꜣdw eine unbekannte Pflanze.

wꜣḏw

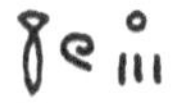 Eb; H; L ( verderbt); Ostr. Kairo (ODM 1062)

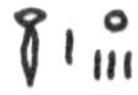 Eb 421; 613 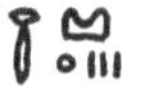 Eb 260; 408 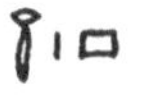 Eb 766 b; H 236

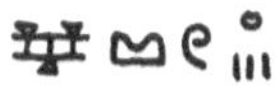 Kah; Sm 46 (16,10) 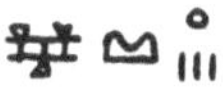 Sm 41 (14,5)

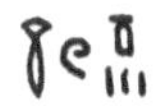 Eb 348

A wꜣḏw

I in Einnehmemitteln

a. Eb 33; 38; 58; 222 = H 80

b. in Verbindung mit Verben der Drogenbereitung

wꜣḏw nḏ sn‛‛ rdj m bj.t nt t: Eb 15

wꜣḏw nkt.w 4 rdj m fkꜣ.w 4: Eb 53

II in einem Salbmittel (gs): Eb 738

III in Verbänden (wt)

Eb 491 (= L 61); 861 c H 227; 236 L 61 (= Eb 491)

IV in Salbmitteln oder Verbänden (rdj)

Eb 260; 626; 741; 743

V in einem Rezept, dessen Applikation verderbt ist

wꜣḏw nḏ sn‛‛ ps ḥr irṯ.t 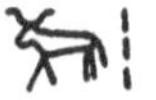 : Kah 15

VI in Augenmitteln

a. Eb 336c; 337; 338; 339; 348; 354; 355; 378; 380; 387; 390 = 400; 408; 415; 416; 419; 421; 425 Ostr. Kairo (ODM 1062)

b. in Verbindung mit Verbum der Drogenbereitung
wꜣḏw ẖꜣw ḥr bj.t nt ẖprj : Eb 385

c. im Zauberspruch : Eb 385 ③

B wꜣḏw mit Zusätzen

I wꜣḏw n [hieroglyphs]
in einem Einnehmemittel : Eb 209

II wꜣḏw [hieroglyphs]

a. in einem Salbmittel oder Verband (rdj) : Eb 625

b. in Augenmitteln : Eb 369b; 372

III ẖpꜣ.w n wꜣḏw

a. [hieroglyphs] n wꜣḏw
in einem Verband (wt) : Eb 533

b. [hieroglyphs] ② n wꜣḏw
in einem Verband (wt) : Eb 613

c. [hieroglyphs] ② n wꜣḏw
in einem Salbmittel oder Verband (rdj)
[hieroglyphs] n wꜣḏw mḏ : Eb 766b (Einzeldroge)

IV Pulver (?) von wꜣḏw

a. [hieroglyphs] nt wꜣḏw
in einem Verband (wt) : Eb 616 = H 173b

b. [hieroglyphs] nt wꜣḏw
in einem Verband (wt) : Sm 46 (16,10)

c. [hieroglyphs] nt wꜣḏw

in einem Verband (wt): Sm 41 (14,5)

§ 1 <u>wꜣḏw</u> ein mineralischer grüner Farbstoff, besonders als <u>grüne Augenschminke</u> aus <u>Malachit</u>. So zuletzt Iversen (Paints and Pigments p. 6 folg). Auch Ebbell übersetzt „Malachit". Lefebvre und Jonckheere (Une Maladie p. 16) übersetzen nach Loret (Kêmi 1, 1928, 104) „Chrysocolle", das auch ein dem Malachit verwandtes grünes Kupfersalz bezeichnet und nach Lucas (Materials[3] p 242) gelegentlich als Augenschminke verwendet wurde.

Die Bedeutung „Grünspan" liegt wohl sicherlich in der unter B II angeführten Verbindung vor (vgl auch Iversen p. 17). wꜣḏw vom Schiff (B I) ist vielleicht die grüne Farbe. Der ḫpꜣ.w-Teil ist unbekannt. Die grüne Augenschminke wird bevorzugt in Augenmitteln verwendet. Bei den Einnehmemitteln fällt auf, dass die Droge entweder in Backwerk eingeschlossen verabreicht oder, bis auf den Fall Eb 58, gegenüber den anderen Drogen in kleinster Dosierung genannt wird.

Anm. ① Als Zauberdroge; das Rezept am Schluss des Spruches nennt wꜣḏw dann als Droge. ② Für die Lesung gibt Iversen (Paints and Pigments p. 17) ḥsb an nach Totenbuch des Nu Kap. 133 (ḥsb n wꜣḏ). Er vergleicht damit ḥsb.t „Würmer" (Eb 102 = 296) und möchte die wꜣḏw-Verbindung mit dem „wurmartigen Grünspan" des Dioskurides (V 92) zusammenbringen. Iversen berücksichtigt dabei aber nicht die ausgeschriebene Stelle ẖpꜣ.w n wꜣḏw in Eb 533.

wjꜣ.t

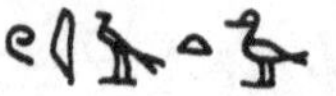 Eb

in der Verbindung wdd n wjꜣ.t

in einem Wimperhaarmittel: Eb 428 (Einzeldroge)

§ 1 wjꜣ.t ein unbekannter Vogel, dessen Galle offizinell verwendet wird, um zuvor ausgezogene Wimperhaare nicht wieder wachsen zu lassen. Vgl auch wdd.

wꜥ.tj

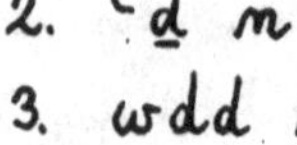 Eb 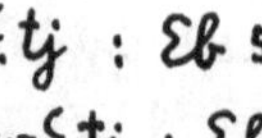 H 34 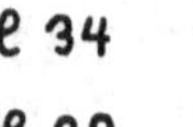 Bln 121

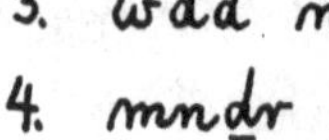 H 22 ①

in den Verbindungen

1. ꜣfd nt wꜥ.tj : Bln 121
2. ꜥḏ n wꜥ.tj : Eb 540 H 34
3. wdd n wꜥ.tj : Eb 433 = H 22
4. mnḏr n wꜥ.tj : Eb 766 d

siehe bei den einzelnen Körperteilen

§ 1 wꜥ.tj Ziege

Anm. ① Das Determinativ ist eine Fehlschreibung.

wʿwj.t

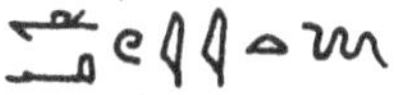 Eb

in einem Salbmittel (wrḥ)

wʿwj.t gmm.t m ḥs ps ḥr mrḥ.t neben mrḥ.t vom schwarzen ḥfȝ.t-Wurm: Eb 461

§ 1 wʿwj.t Art Wurm der sich im Kot findet. Ebbell übersetzt „Made".

wʿm

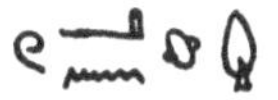 Eb; H 52; 67; Bt 14 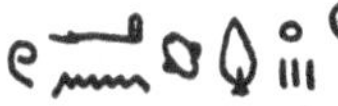[1] Eb; H; L 61 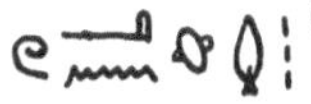[1] Bln 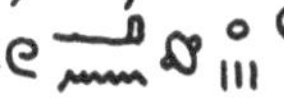[1] Eb; H 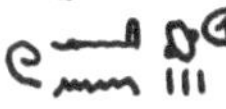[1] H 101; 147 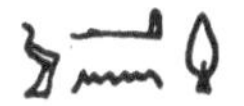 Bt 6 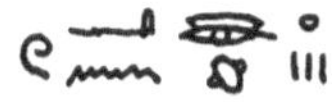[1] Eb 23 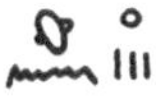[1] H 103 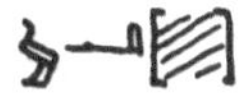 Ram IV C 9 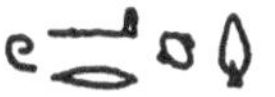 Bln 35; 155 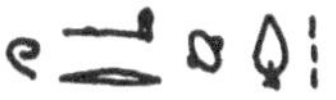[1] Bln 138 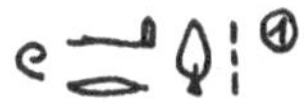[1] Bln 154; 157

A pr.t wʿm

I in Einnehmemitteln

Eb 23; 31; 46; 85; 86; 88; 89; 101; 122 (= Bln 35); 137 (= Eb 152); 138; 152 (= Eb 137); 184; 186; 209; 210; 263; 266; 278 (= H 64); 282 (= H 68); 284; 285; 299; 327; 328; 334; 479; 481; 585; 631; 752 (= H 206); 754 (= H 207); 833c H 29; 42; 46; 52; 59; 64 (= Eb 278); 67; 68 (= Eb 282); 70; 206 (= Eb 752); 207 (= Eb 754) Bln 35 (= Eb 122); 120; 138; 148; 154; 155; 157; 162 Bt 14[2]

II in Zäpfchen: Eb 26; 140; 144[3]; 164; 806

III in Salbmitteln gegen Kopfleiden
a. Applikation wrḥ: Eb 254 H 147
b. Applikation rdj r tp: Eb 257 (4); 258

IV in Verbänden (wt):
Eb 177; 675; 686; 758 H 103
neben ḫpꜣ n wʿn: Eb 614 H 124 (5)
neben tpꜣw n wʿn: Eb 655 (5)

V in Rezepten mit verderbter oder unklarer Applikation
H 259 (6) Bt 6 (Einzeldroge) (7)

B wst nt wʿn
in Verbänden (wt)
Eb 652 (= H 101); 663 H 101 (8) (= Eb 652)

C ḫpꜣ n wʿn
I in Verbänden (wt): Eb 242; 679 L 61 (9)
neben pr.t wʿn: Eb 614 H 124 (5)
II in einem Rezept mit verderbter Applikation:
Ram IV C 9

D tpꜣw n wʿn
in einem Verband (wt): neben pr.t wʿn Eb 655 (5)

E ḏʿʿ n wʿn
in einem Kopfmittel (rdj r tp): Eb 298

§ 1 wʿn Wacholder nach Loret (Flore [2] Nr 51). So übersetzen auch Ebbell, Lefebvre und Jonckheere.
Weitaus am häufigsten werden vom Wacholder die Früchte verwendet und zwar überwiegend in Einnehmemitteln und auch in Zäpfchen, in denen sie bei den ver-

schiedensten inneren Krankheiten abführend wirken sollen. Unter diesen Krankheiten werden besonders oft erwähnt: die wḫdw-Schmerzstoffe (14 Rezepte), Harnleiden (11 Rezepte) und After- und Bauchleiden (10 Rezepte). Sonst treten verschiedentlich Magen- und Leberleiden auf und eine weitere Anzahl von inneren Erkrankungen, die dann immer mit einem Abführmittel behandelt werden. — Zu bemerken wären noch zwei Rezepte für Frauen: Eb 833 ein Abführtrank bei Menstruationsbeschwerden und Eb 806 ein Vaginalzäpfchen zur Einleitung der Geburt.

Die äusserliche Anwendung von pr.t wʿn, die dem gegenüber beschränkt ist, zeigt nichts Besonderes. Die anderen Teile vom Wacholder, die, verglichen mit den Früchten, nicht häufig genannt werden, kommen nur zur äusserlichen Verwendung in Verbänden und Salbmitteln. Von ihnen sind ws.t „Sägemehl" und ḏʿʿ „Zweige" bekannt, während ẖp3 und tp3w, die einmal in einer Parallele miteinander wechseln (Eb 655 tp3w n wʿn = H 124 ẖp3 n wʿn), noch nicht bestimmt sind (vgl. bei ẖp3 und tp3w).

Anm. ① Die Determinative ⁰ı oder ⁝ erklären sich aus den Verbindungen. ② Bt 14: die Applikation fehlt, aber sicher innerlich. ③ Eb 144 nur wʿn, aber nach Eb 140 und den anderen Zäpfchenmitteln sicherlich pr.t zu ergänzen. ④ Eb 257 nur wꜥn, aber nach dem Kt-Rezept Eb 258 sicher pr.t zu ergänzen. ⑤ H 124 ḫpꜣ n wꜥn = Eb 655 tpꜣw n wꜥn. ⑥ H 259: pr.t ist ergänzt. Wohl ein äusserliches Mittel. ⑦ Bt 6: pr.t wꜥn sḫm rdj.w n iꜣd.t wd.tw ꜥ.t nb.t im-f; also äusserlich. ⑧ H 101 nur: nt wꜥn; entweder ist ws.t ausgelassen oder es wurde nicht wiederholt, da vorher ws.t nt tj-šps steht. ⑨ L 61 = Eb 491 ohne ḫpꜣ n wꜥn.

wꜥḥ

 Eb; H; Sm; Kah; Bt; L; Mutt. u. Kind I 7,3-5.
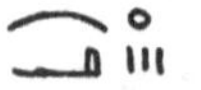 Bln 77 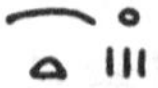 Bln 154; 186 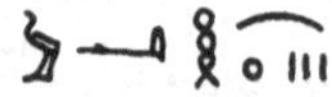 H 93
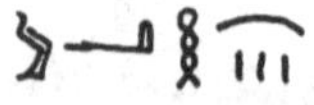 Ram V Nr III  Ram III B 4

A wꜥḥ

I in Einnehmemitteln

Eb 22; 43; 205 b; 212; 226 (= H 84); 228; 231; 266; 288; 289; 290; 293; 833 c H 30; 47; 52; 70; 84 (= Eb 226) Bln 186 Kah 3 Bt 14 ①; 16; 22; 31; 33 Mutt. u. Kind I 7,3-5 — sḫbw n wꜥḥ: Sm 7 (3,15) (Einzeldroge) ②

II in Kaumitteln

a. Applikation wšꜥ: Eb 314 ③

b. Applikation wgꜣ: Eb 684 (Einzeldroge)

c. Applikation ḫpꜥ: Eb 746

d. als Wiederholung des wꜥḥ der Drogenaufzählung in

der Applikation: wšꜥ.ḫr s nȝ n wꜥḥ: Eb 314 [3]

III in einem Einlauf: Eb 819

IV in einem Räuchermittel: Bln 77

V in einem Verband (wt): ps Droge ḥr wꜥḥ: Eb 482 d

VI in Salbmitteln oder Verbänden (rdj): Eb 484 [4]; 498 [5]

VII verderbte Stellen: L 18 [4] Ram III B 4

B 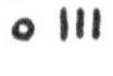 n wꜥḥ

I in Einnehmemitteln

Eb 132 = 147; 232 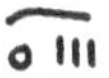 wꜥḥ ps: Eb 103

II in einem Verband (wt): Eb 176

C wꜥḥ mit Zusätzen der Bereitung

I wꜥḥ ps

a. in einem Einnehmemittel: Eb 261

b. in einem Verband (wt): Eb 483 (Einzeldroge)

c. in Salbmitteln oder Verbänden (rdj): Eb 497 [4] L 46

II wꜥḥ nꜥgw

in Einnehmemitteln: Eb 49 = H 18; H 27; 62; 93

III wꜥḥ nḏ

a. in Einnehmemitteln

Eb 224 [6] wꜥḥ nḏ ḥr mw: Bln 154 [7]

b. in einem Verband (wt): Eb 178

IV wꜥḥ 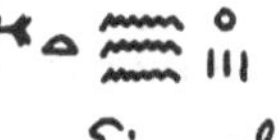

in einem Einnehmemittel: Eb 91

V wꜥḥ 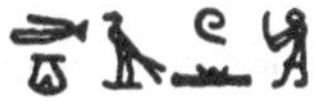

in einem Einnehmemittel

Bt 18.

D mrḥ.t wʿḥ

in einem Salbmittel (gs): Ram V Nr III

§ 1 wʿḥ eine Hülsenfrucht, die noch nicht eindeutig bestimmt ist. Loret (Rec. Trav. 15, 1893, 122 folg) hat in wʿḥ die Bezeichnung für die getrocknete Schote des Johannisbrotbaumes (Ceratonia siliqua) gesehen und in ḏ3r.t die Bezeichnung für die frische Frucht. Für ḏ3r.t hat nun inzwischen Dawson die Bedeutung „Koloquinthe" wahrscheinlich gemacht (vgl. bei ḏ3r.t). Die Bedeutung von wʿḥ als Frucht des Johannisbrotbaumes hat neuerdings Keimer (Ann Serv 42, 1943, 280) entschieden abgelehnt. Lefebvre und Jonckheere übersetzen wʿḥ nach Loret mit „caroube séchée", Breasted gibt keine Übersetzung und Ebbell übersetzt wʿḥ mit „manna", allerdings ohne Begründung.

Die Zusätze nʿgw, nḏ, dg3w bezeichnen, wie das ⚬III Mehl von wʿḥ, nur den Zermahlungszustand, den man wohl auch bei den blossen wʿḥ-Erwähnungen annehmen muss. Was wʿḥ stj bedeutet ist unklar: Ein Vergleich von guter Milch mit nʿgw nw wʿḥ in Eb 796 lässt auf einen angenehmen Geruch dieser Frucht schliessen. Für die weiteren Deutungsversuche von wʿḥ ist die jetzt erst aus dem Pap Ram V bekannt gewordene Verbindung mrḥ.t wʿḥ wichtig. Sie ist neben mrḥ.t der dgm-Pflanze (vgl bei dgm) ein weiteres pflanzliches Öl mit Angabe der Herkunft. Sonst sind die Angaben der Herkunft bei mrḥ.t immer Tiere.

Der Gebrauch von wʿḥ ist vorwiegend innerlich.

Anm. ① Bt 14: es fehlt die Applikation; aber sicher innerlich. ② Sm 7 (3,15) sḫbw n wʿḥ ist ein Schlürftrank von wʿḥ, also ein schon mit Wasser o. ä. verarbeitetes Getränk. ③ Eb 314 es wird wʿḥ mit Milch in einem rmn.t-Krug gekocht, wie man ἰwrj.t-Bohnen kocht. Hernach sollen diese wʿḥ vom Patienten gekaut werden und diese Milch nachgetrunken werden. ④ Eb 484 wʿḥ = Eb 497 wʿḥ ps = L 18 verderbt. ⑤ Eb 498 wʿḥ = Eb 488 ἰḥw. ⑥ Eb 224 = H 82 ohne wʿḥ. ⑦ Bln 154 es fehlt die Applikation; aber sicher innerlich.

wbd

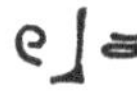 Eb

in Salbmitteln (gs): Eb 546; 549 ①

§ 1 wbd eine unbekannte Droge.

Anm. ① Die sehr verderbte Parallele L 19 lässt keine wbd-Droge erkennen. Dagegen hat sie aber den Zusatz wbd.t-Brandblase zur Krankheitserscheinung in der Überschrift, während Eb 549 die Drogenaufzählung mit der wbd-Droge beginnen lässt. In Eb 546 steht wbd aber innerhalb der Drogenaufzählung. — Das in L 58 genannte wbd.w wird wohl, wie auch Wreszinski annimmt, ein Verbum der Drogenbereitung sein.

wmw (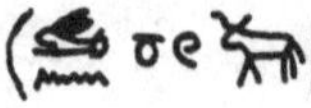) als Schreibung des Pap Bln für ṯwn siehe dort

wnšj

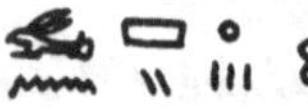 Eb; H 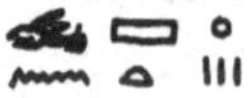 Bln 77 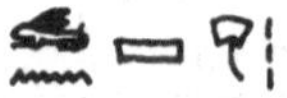 Bln 119; 136

I in Einnehmemitteln

a. Eb 99; 132 = 147

b. neben irp: Eb 210; 291; 632 H 44

c. neben išd: Eb 46

d. neben d3b

1. Eb 137[1]; 212; 285; 291; 478 Bln 119; 136[2]

2. in besonderer Bereitung
d3b 3šr thb m b3k w3d wnšj mj.t.t: Eb 41; 42

e. neben išd; d3b: Eb 39; 152[1]; 210; 233; 297[2] (= Eb 321); 300; 321[2] (= Eb 297); 632; 754 (= H 207) H 28; 207 (= Eb 754)

II in einem Räuchermittel: Bln 77

III in einem Verband (wt): Eb 759

§ 1 wnšj bezeichnet ebenso wie i3rr.t die Weinbeere oder, wie Ebbell annimmt, die Rosine. Beide Drogen werden bevorzugt in Einnehmemitteln verwendet, aber beide werden nicht zugleich in demselben Rezept genannt. In der Rezeptgruppe Eb 631–633 steht Eb 632 wnšj an Stelle von ỉꜣrr.t in Eb 631 und 633. Dazu vgl. auch die Folge dꜣb; ỉšd; ỉꜣrr.t mit der Folge dꜣb; ỉšd; wnšj.

§ 2 Die Bezeichnung „Coriander" für wnšj (Loret, Rec. Trav. 15, 1893, 105 folg.), die neuerdings Jonckheere (Une Maladie p. 12, 9) wieder aufgreift, ist als irrtümlich abzulehnen, wie es bereits Keimer (Gartenpflanzen S. 159) und Breasted (Edw. Smith p. 422) getan haben.

§ 3 In Sm 47 (17, 10) werden die kühlen Tropfen, die aus einer Wunde fallen, mit mw nw wnšj „Wasser von Rosinen" verglichen. Wir vermuten, dass es sich dabei um in Wasser gelegte Rosinen handelt, die in Gärung geraten sind und Alkohol entwickelt haben, dessen Verdunstung das Wasser kühl werden lässt.

Anm. ① Eb 137 = Eb 152 mit ỉšd. ② Bln 136 = Eb 297 mit ỉšd = Eb 321 mit ỉšd.

wḥꜣ.t

 Eb 212 Bt 5

in den Verbindungen

gjw n wḥꜣ.t siehe bei gjw

ḏꜣr.t nt wḥꜣ.t siehe bei ḏꜣr.t

§ 1 wḥꜣ.t die Oase.

wḥꜥ.w

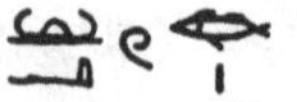 Eb 248; H 76 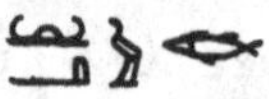 Ram III A 16

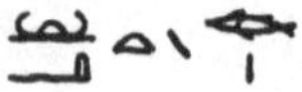 Bln 71 Plural 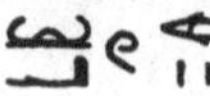 Eb 455

in den Verbindungen

I ꜣjs n wḥꜥ.w

in einem Haarmittel (rdj r tp)

ꜣjs n wḥꜥ.w ꜥšꜣ.w: Eb 455 (Einzeldroge)

II snf n wḥꜥ.w

in einem Wimperhaarmittel

snf n ḫꜣ.t wḥꜥ.w rꜣ-pw: Ram III A 16 (Einzeldroge)

III tnw ḥrj sꜣ wḥꜥ.w

in einem Räuchermittel

neben ḥnsk.t nt wḥꜥ.t: Bln 71

IV ḏnn.t nt wḥꜥ.w

in einem Kopfmittel (wrḥ)

ḏnn.t nt wḥꜥ.w ps neben Körperteilen von anderen Fischen: Eb 248 = H 76

§ 1 wḥꜥ.w Synodontis Schall; vgl. Gaillard (Mém IFAO 51, 1923, 67 folg.) und Montet (BIFAO 11, 1913, 45). Von diesem Fisch werden ꜣjs „Gehirn"; snf „Blut"; tnw „Flosse (?)" und ḏnn.t „Schädel" offizinell verwendet (vgl. auch bei diesen Wörtern). Die Verwendung von Kopf und Gehirn des Synodontis in Kopf- und

Kopfhaarmitteln lässt jeweils wieder ein sogenanntes Sympathiemittel erkennen.

wḥꜥ.t

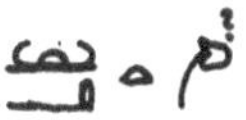 Bln 71 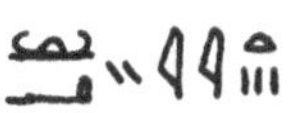 Bln 93

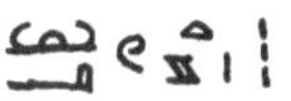 Pap Tur P u R 31+77, 4-5

A das Tier

I wḥꜥ.t

in einem Salbmittel (gs)

wḥꜥ.t snwḫ.tj ḥr mrḥ.t : Bln 93

II ḥnsk.t nt wḥꜥ.t

in einem Räuchermittel

neben tnw ḥrj sꜣ wḥꜥ.w : Bln 71

B in einem Pflanzennamen

sm wḥꜥ.t[1] : Pap Tur P u R 31+77, 4-5 siehe bei sm

§ 1 wḥꜥ.t in Bln 71 mit nicht sicher lesbarem Determinativ, das vielleicht der speiende Mund sein könnte, wird nicht der wḥꜥ.w-Fisch (Synodontis Schall) sein, wie Wreszinski meint, sondern ein Tier, als dessen Teil ḥnsk.t genannt wird. Im Hinblick darauf, dass dieses Wort für „Haarflechte" mit seinem Zeichen § (vgl Äg. W. B. III 116) dem Stachelschwanz des Skorpions sehr ähnlich sieht, und darauf, dass ein Wort wḥꜥ.t „Skorpion" aus späterer Zeit belegt ist, möchte man das wḥꜥ.t in Bln 71 für eine entstellte Schreibung von wḥꜥ.t Skorpion halten.

Ebenso steht es mit dem Wort wḥꜥj.t in Bln 93. Auch in dieser Schreibung könnte eine sehr verderbte Wiedergabe des Wortes wḥꜥ.t - Skorpion vorliegen. Jedenfalls spricht die Angabe snwḫ.tj ḥr mrḥ.t in diesem Salbmittel für ein kleines „Tier", da diese Bereitungsart gerade von kleinen Tieren auch sonst vorkommt: vgl z.B. Bln 85 ḥnt3sw; H 157 ꜥpnn.t; Eb 474 ꜥnꜥr.t; Tiere, die in der Bereitung snwḫ(.tj) ḥr mrḥ.t genannt werden.

Anm. ① „Skorpionskraut"; vgl dazu Dioskurides IV 192 (nach Berendes).

ws.t

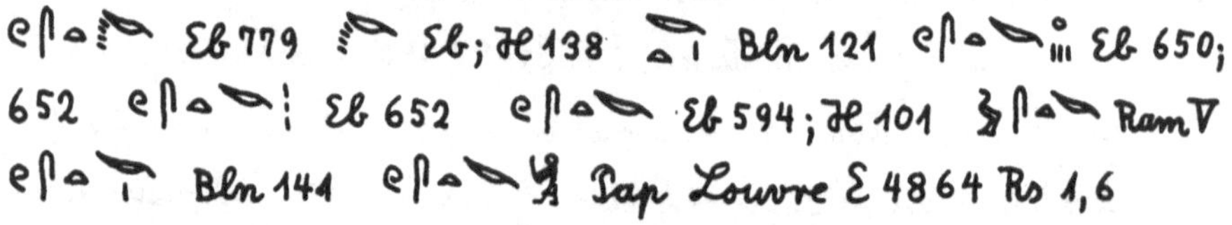

A in Verbindung mit folgenden Bäumen:
ꜥrw; ꜥš; wꜥn; mrj; nbs; nh.t; tj-šps; ṯr.t
vgl. bei diesen Wörtern.

B Verwendung bei Krankheiten

I in der Behandlung der mt.w-Gefässe mit Verbänden (wt)

ws.t nt ꜥš: Eb 650; 688 Ram V Nr XIII

ws.t nt wꜥn; ws.t nt tj-šps: Eb 652 = H 101 ①

ws.t nt ꜥš; ws.t nt mrj; ws.t nt ṯr.t; ws.t nt nbs;
ws.t nt nh.t; ws.t nt wꜥn : Eb 663
ws.t nt [▨] : Pap Louvre E 4864 Rs 1,6[2]

II in der Behandlung von wḫdw - Schmerzstoffen

a. in einem Salbmittel (gs)
ws.t nt ꜥrw : Bln 121

b. in einem Verband (wt)
ws.t nt ꜥš : H 138

III in der Behandlung von st.t - Schleimstoff
mit einem Verband (wt)
ws.t nt ꜥš : Bln 141

IV in der Behandlung eines Blutnestes
mit einem Verband (wt)
ws.t nt ꜥš : Eb 594

V in der Behandlung von Frauenleiden

a. mit einem Verband (wt)
ws.t nt ꜥš : Eb 832c

b. Applikation : rdj ḥms-s ḥr-s
ws.t nt ꜥš rdj ḥr Droge : Eb 789

VI in der Behandlung der msḥ - Kopfkrankheit
mit einem Verband (wt)
ws.t nt ꜥrw : Eb 779

§1 <u>ws.t</u> ist <u>das Sägemehl</u> vom Holz verschiedener Bäume, das nur äusserlich verwendet wird und bevorzugt in Verbänden zur Behandlung der mt.w - Gefässe.

Anm. ① H 101: ws.t vor nt wꜥn ausgelassen. ② Pap Louvre E 4864 Rs 1, 6: der Name des Baumes ist verderbt und ebenfalls die Überschrift des Rezeptes. Aber wohl eine Behandlung der mt.w-Gefässe.

wsfꜣw

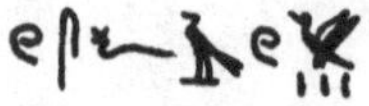 Eb

in der Verbindung 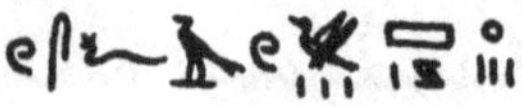

in einem Augenmittel: Eb 340

§ 1 wsfꜣw eine unbekannte Droge (vom Teich); vgl. šfšf.t nt š. Danach ist wsfꜣw-š eine zusammengesetzte Drogenbezeichnung (Gesamtdeterminativ ııı) nach Art von ms-š.

wsš.t

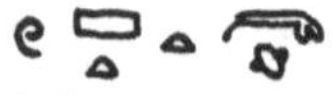 Pap Leid.

in der Verbindung: wsš.t nt rmṯ

in einem Verband (wt): Pap Leid Recto XXVI 9-10

§ 1 wsš.t Urin. Der hier einmal genannte Urin des Menschen wird sonst als mwj.t nt rmṯ erwähnt. Vgl bei mwj.t „Harn", der auch vom Esel verwendet wird. Da wsš.t sonst in den med. Texten wohl eine allgemeine Bezeichnung für „Ausscheidung", also für Harn oder Kot, ist, könnte hier natürlich auch der Kot des Menschen gemeint sein (vgl bei ḥs und š3w).

wš.t

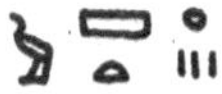 Ram III

in einem Rezept, dessen Überschrift und Applikation verderbt sind: Ram III B 12.

§ 1 Die Stelle ist zu verderbt, um irgend eine Deutung des Wortes vermuten zu können; die Lesung ist wohl sicher.

wšˁ

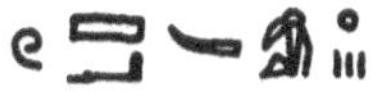 Eb 519 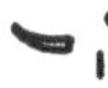 Eb 577

in der Verbindung šnj n wšˁ

I šnj n wšˁ

in einem Verband (wt): Eb 519

II 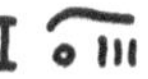 n šnj n wšˁ

in einem Verband (wt): Eb 577

§ 1 wšˁ ist unbekannt, und auch die Erwähnung des Haares dieses Stoffes lässt vorläufig keine Deutung zu.

wšb.t

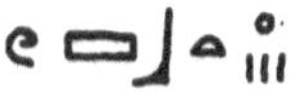 Eb; Sm 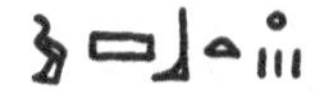 Ram V 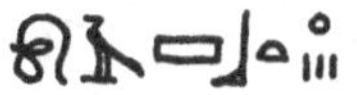 Eb 636

in Verbänden (wt): Eb 528; 636; 640 Sm 41(14,5) Ram V Nr IX

§ 1 <u>wšb.t</u> <u>ein unbekanntes Mineral</u>, das äusserlich bei Wunden und in der Behandlung der mt.w-Gefässe verwendet wird.

<u>wgꜣj.t</u>

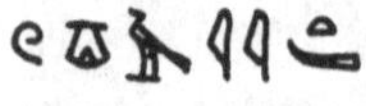 Eb

in der Verbindung: tbn n wgꜣj.t nt ꜥꜣ

in einem Augenmittel

tbn n wgꜣj.t nt ꜥꜣ ẖꜣw ḥr mw ḳbw: Eb 362 (Einzeldroge)

§ 1 <u>wgꜣj.t</u> <u>Unterkiefer</u>. Als Droge wird das Knochenmark des Unterkiefers eines Esels genannt.

<u>wtj.t</u>

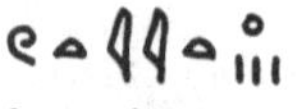 Eb 122; 565 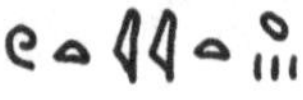 Eb 184 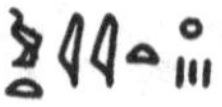 Eb 501

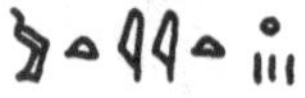 H 187

A wtj.t

in einem Verband (wt): Eb 565

B wtj.t nt nh.t

I in Einnehmemitteln: Eb 122 (1); 184

II in einem Verband (wt): H 187

C wtj.t nt ḏꜣr.t

in einem Verband (wt), neben ḏꜣr.t: Eb 501

§ 1 <u>wtj.t</u> <u>ein Pflanzenteil</u>, genannt von der Sykomore und von der Koloquinthe; einmal auch ohne Nennung der Herkunft.

Anm. ① Eb 122 wtj.t nt nh.t = Bln 35 ḥrj.t mit folgendem zerstörten Wort (ḥrj.t vielleicht ein Schreibfehler).

wtjw

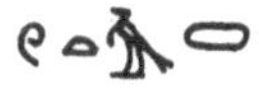 Eb

in einem Einnehmemittel: Eb 292

§ 1 Die Lesung wtjw ist nicht ganz sicher; vielleicht auch wwtjw (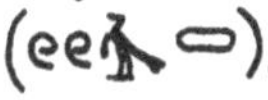). Diese Droge kommt nur einmal hier vor.

wdd

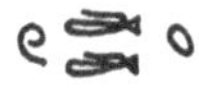 Eb  H 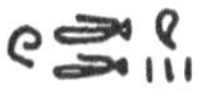 Bln 17 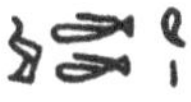 Ram III

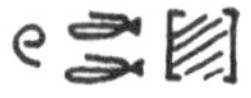 Bt 38

I wdd

in der Verbindung: mw nw wdd

in einem Haarwuchsmittel

Droge ẖ3w ḥr mw nw wdd: Eb 467

II wdd (n) 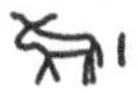

a. in Salbmitteln (gs): Eb 113 ①; 810 = Bln 17

b. in Verbänden (wt): Eb 510 Ram III B 2

III wdd n wj3.t-Vogel

in einem Wimperhaarmittel

Eb 428 (Einzeldroge)

IV wdd n wᶜ.tj

in einem Verband (wt): Eb 433 = H 22

V wdd n rr

in einem Augenmittel

wdd n rr pśš m gs.wj (Die eine Hälfte mit Honig als Schminkmittel für den Abend; die andere Hälfte getrocknet, fein zerrieben als Schminkmittel für den Morgen): Eb 392 ②

VI wdd n štjw

in Augenmitteln: Eb 347 ③; 350

wdd n štjw ḫ3w ḥr bj.t: Eb 360 ③

VII verderbte Stelle

in einem Einlauf: Bt 38

§ 1 <u>wdd</u> <u>Galle</u>: sie wird vom Rind, vom Schwein, von der Ziege, von der Schildkröte und vom wj3.t-Vogel genannt. Einmal wird Eb 467 ausdrücklich die Gallenflüssigkeit verwendet, allerdings ohne Herkunftsangabe. Die Galle der Schildkröte und des Schweines werden ausschliesslich in Augenmitteln gebraucht. Vgl auch das andere Wort für „Galle" bnf, das einmal mit wdd wechselt (Eb 113 wdd des Rindes = Eb 117 bnf des Rindes).

Anm. ① Eb 113 wdd = Eb 117 bnf. ② Eb 392 Der Text schreibt wdd n rmṯ „Galle des Menschen", das gewiss nach Dawson (ZÄS 62, 1927, 21) in wdd n rr „Galle des Schweines" zu verbessern ist. ③ Eb 347 = Eb 360.

wḏʿ

 Eb; H; Bln  Eb 100 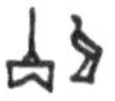 Kah 24 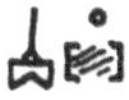 Ram V Nr XIX

in der Verbindung

wḏʿ n bnr

I in Einnehmemitteln: Eb 186; 292; 293 H 54; 93 Bln 155

neben ỉnj.t nt bnr: Eb 100

II in einem Rezept für ein Frauenleiden (Applikation rdj ḥms-s ḥr-s): Kah 24

III in einem Rezept mit verderbter Applikation Ram V Nr XIX

§ 1 wḏʿ ist ein Teil (der Dattel), der ausser in Kah 24 und Ram V Nr XIX in Einnehmemitteln verabfolgt wird.

wḏʿj.t

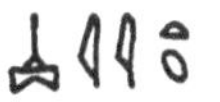 Eb; H 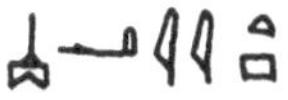 Ram III A 22

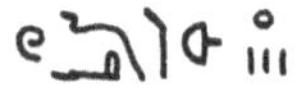 Pap Beatty XV 5-9

A wḏʿj.t

I in einem Salbmittel (sjn): Eb 119

II in einem Verband (wt): H 120 [1]

III in einem Salbmittel oder Verband (rdj)

wḏʿj.t ps.tj: Eb 496 (Einzeldroge)

B ỉmj n wḏʿj.t

I in Einnehmemitteln: Eb 165; 182 (= H 16); 225

H 16 (= Eb 182); 36; 83 Pap Beatty XV 5-8; 8-9

II in einem Zäpfchen: Eb 26

III in einem Salbmittel (rdj)

ỉmj n wḏꜥj.t ẖ3w ḥr ỉbr: Eb 467c

IV in Verbänden (wt)

Eb 616 (= H 173b); 723 H 173b (= Eb 616)

V in einem Augenmittel: Eb 343

C ỉẖ.t ỉmj.t wḏꜥj.t Vgl auch unter B III

in einem Einnehmemittel: Eb 326

D ṯs n wḏꜥj.t

in einem Augenmittel

ṯs n wḏꜥj.t ẖ3w ḥr Droge: Ram III A 22

§ 1 wḏꜥj.t soll nach Dawson (JEA 18, 1932, 153 folg) eine Frischwassermuschel sein und der ṯs-Teil das Scharnier der beiden Muschelschalen.

Anm. ① H 120 wḏꜥj.t = Eb 662 ḏꜥ.t

b3j

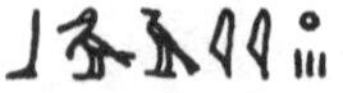 Bln

in der Verbindung  n b3j

in einem Verband (wt): Bln 51

§ 1 b3j eine Frucht. Vgl hierzu die ausserhalb der Medizin erwähnte Frucht b3j von scharfem oder bitterem Geschmack (Äg. W.B. I 417, 9).

b3ḳ

[Hieroglyphen] Eb; H 24; 162 [Hieroglyphen] H 170; 258; 260; Eb 106; 109; 437; Bln 163 h (17,1) [Hieroglyphen] Bln [Hieroglyphen] Bln 51; 202; Bt 26 [Hieroglyphen] Bln [Hieroglyphen] Bln [Hieroglyphen] Bln 176 [Hieroglyphen] Bln 163 h (16,9) [Hieroglyphen] Bln 64; 167; 170 [Hieroglyphen] Bt 15 [Hieroglyphen] Ram V Nr III [Hieroglyphen] Ram IV C 12 [Hieroglyphen] Bln 159 [Hieroglyphen] Bt 19 [Hieroglyphen] Bln 6 [Hieroglyphen] Pap Beatty VIII Vords 5,2 [Hieroglyphen] Pharaobuch IV B 11

A b3ḳ

I in Einnehmemitteln: Eb 214 (1); 326; 526

Droge ỉrj m 3mˁ.t ḥr ˁḏ b3ḳ: Eb 308 (2)

II in einem Kaumittel: Eb 747

III in Einläufen

a. Eb 265; 707 Bln 159; 163 h (17,1) = 164 a = 174 (18,9) (3); 164 b (4); 170; 175; 177

b. neben mrḥ.t: Eb 143 = 785 Bln 167; 174 (18,8)

c. neben mrḥ.t šw: Eb 829

IV in einem Zäpfchen, neben mrḥ.t: Eb 144

V in Salbmitteln

a. Applikation wrḥ: Eb 437 = H 24

b. Applikation gs:

Bln 20; 102 (5) neben mrḥ.t wˁb.t: Eb 106; 107; 110

neben mrḥ.t ḥḏ.t: Ram V Nr III (6)

neben mrḥ.t: Eb 111

gs m mrḥ.t b3ḳ : Eb 597 (7) Ram IV C 12

VI in Verbänden (wt): Eb 211; 517; 646

VII in Salbmitteln oder Verbänden (rdj)

a. Eb 258; 427; 493 (8)

b. neben mrḥ.t: Droge snwḫ.tj ḥr mrḥ.t b3ḳ: Eb 474 (9)

VIII in Ohrenmitteln (Applikation stj): Eb 768; 770

B b3ḳ w3ḏ

I in Einnehmemitteln

a. Pap Beatty VIII Vords 5,2 (10)

b. in Verbindung mit Verben der Drogenbereitung

Droge tḫb m b3ḳ w3ḏ : Eb 41=42

II in Einläufen

a. Bln 163h (16,9) (11); 163h (16,10); 163h (16,12); 165 (12) (= Bt 19); 166; 168; 169; 171; 176; 179 (= Bt 26) Bt 15; 19 (12) (= Bln 165); 26 (= Bln 179)

b. neben mrḥ.t: Bln 172

III in einem Räuchermittel: Bln 64

IV in Salbmitteln (gs)

a. Eb 124; 846 (Einzeldroge) Pharaobuch IV B 11

b. neben mrḥ.t: Eb 109

c. in Verbindung mit Verben der Drogenbereitung

Droge(n) nḏ ḥr b3ḳ w3ḏ : H 162 Bln 86

Droge nḏ snʿʿ ḥr b3ḳ w3ḏ : Bln 65

Droge ḥr b3ḳ w3ḏ : Bln 113

V in einem Verband (wt): Eb 614

VI in Salbmitteln oder Verbänden (rdj)

Eb 540; 716 H 260

VII in Rezepten mit unklarer oder verderbter Applikation: H 170; 258

VIII in Ohrenmitteln (rdj): Bln 202

Drogen nḏ snʿʿ ḥr bꜣḳ wꜣḏ: Eb 764

IX in einem Augenmittel: Eb 422

C bꜣḳ nḏm

I in Salbmitteln (gs): Bln 84 (13); 98

II in Verbänden (wt): Eb 687 Bln 51

D 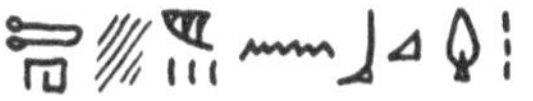

in einem Einnehmemittel: Bln 6

§ 1 <u>bꜣḳ</u> ist das aus den Nüssen des Moringa-Baumes (Moringa aptera) gewonnene <u>„Behenöl“.</u> So übersetzen Lefebvre und Jonckheere, die sich auf Loret (Flore[2] Nr 145) und Keimer (Kêmi 2, 1929, 93) berufen.

Ebbell übersetzt bꜣḳ mit Öl von Balanites aegyptiaca. Vgl. aber hierzu ỉšd, das von anderer Seite als Balanites erklärt wird.

Die unter D aufgeführte Verbindung „... von bꜣḳ“ muss das Wort für den Moringabaum enthalten, falls die von Wreszinski gegebene Umschreibung der schwer lesbaren Zeichenspuren richtig ist.

§ 2 In den parallelen Rezepten wechseln bꜣḳ und bꜣḳ wꜣḏ häufig miteinander. Das seltene bꜣḳ nḏm wechselt ebenfalls einmal mit bꜣḳ. Der Unterschied zwischen den Sorten kann danach nur gering gewesen sein.

Die häufigste Verwendung ist die in Einläufen und dabei bemerkenswerter Weise oft am Anfang der Drogenaufzählung mit Honig daneben.

§ 3 Neben bꜣḳ wird in mehreren Rezepten auch mrḥ.t genannt in der Folge mrḥ.t bꜣḳ (z.B. Eb 111). Barns übersetzt Ram IV C 12 und Lefebvre Eb 474 „moringa (?)-oil" bzw. „huile de ben", sie betrachten also beide Wörter als einen einheitlichen Ausdruck, in welchem bꜣḳ den Moringabaum bezeichnen würde. Diese Auffassung ist wohl nicht richtig; beide Wörter mrḥ.t und bꜣḳ gehören nicht zusammen. Das zeigt schon die Parallele H 157 zu Eb 474, die nur mrḥ.t nennt an Stelle von mrḥ.t und bꜣḳ. Auch in der Gruppe von Salbmitteln, in denen die Drogen nicht durch Quantenangaben getrennt sind, Eb 104–112, und in denen mrḥ.t mit mrḥ.t wʿb.t mehrfach wechselt, wird bꜣḳ folgendermaßen genannt: Eb 106: bꜣḳ mrḥ.t wʿb.t; Eb 107: bꜣḳ mrḥ.t wʿb.t; Eb 109: bꜣḳ wꜣḏ mrḥ.t; Eb 110: mrḥ.t wʿb.t bꜣḳ; Eb 111: mrḥ.t bꜣḳ. Danach ist mrḥ.t zweifellos eine Droge für sich und bꜣḳ die Bezeichnung des Moringaöls. Auch in Eb 597 muss die Folge mrḥ.t bꜣḳ als Zweidrogenbezeichnung aufgefasst werden.

Anm. ① Eb 214 bꜣḳ = Pap Beatty VIII Vords 5,2 bꜣḳ wꜣḏ.
② Eb 308 ʿḏ bꜣḳ = Eb 313 ʿḏ bj.t. ③ Bln 163h

(17,1) bꜣḳ = Bln 164 a bꜣḳ = Bln 174 (18,9) bꜣḳ = Bln 165 bꜣḳ wꜣḏ = Bt 19 bꜣḳ wꜣḏ ④ Bln 164 b bꜣḳ = Bln 163 h (16,9) bꜣḳ wꜣḏ. ⑤ Bln 102 bꜣḳ = Bln 84 bꜣḳ nḏm. ⑥ Ram V Nr III daneben noch mrḥ.t wꜥḥ und mrḥ.t verschiedener Tiere. ⑦ Eb 597 Drogen gs m mrḥ.t bꜣḳ wt ẖr-s = Eb 211 Drogen bꜣḳ wt ẖr-s. ⑧ Eb 493 = L 50 bꜣḳ verderbt. ⑨ Eb 474 ẖr mrḥ.t bꜣḳ = H 157 ẖr mrḥ.t. ⑩ Pap Beatty VIII Vords 5,2 bꜣḳ wꜣḏ = Eb 214 bꜣḳ. ⑪ Bln 163 h (16,9) bꜣḳ wꜣḏ = Bln 164 b bꜣḳ. ⑫ Bln 165 bꜣḳ wꜣḏ = Bt 19 bꜣḳ wꜣḏ = Bln 163 h (17,1) bꜣḳ = Bln 164 a bꜣḳ = Bln 174 (18,9) bꜣḳ. ⑬ Bln 84 bꜣḳ nḏm = Bln 102 bꜣḳ.

bꜣgs.w

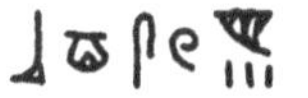 Eb

in der Verbindung pr.t bꜣgs.w

in einem Einnehmemittel: Eb 78

§ 1 Die Lesung bꜣgs.w beruht auf der Vermutung, die offizinell verwendete unbekannte Pflanze sei identisch mit einer Pflanze bꜣgs, die Pyr 1083, weil hinderlich, aus dem Wege zu entfernen ist. Sethe dachte an „Dornbusch“.

bj

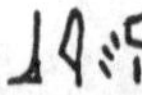 Eb 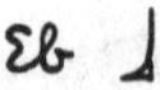 H; Bt; Eb 219 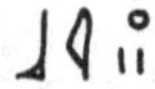 Ram V Nr X [1]

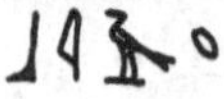 Bln

A bj n ỉt

in einem Einnehmemittel

neben bj n sw.t : Eb 100

B bj n sw.t

I in Einnehmemitteln

a. Eb 219; 229[2]; 233; 234; 287 Bln 184; 185[3]

Bt 27; 29; 33; 34

b. neben bj n ỉt : Eb 100

c. gegen Harnleiden : Eb 274; 275; 277 (= H 63); 279 (= H 66)

H 63 (= Eb 277); 66 (= Eb 279)

d. in der Drogenbereitung als Wiederholung des bj n sw.t der Drogenaufzählung : Bln 184

II in Verbänden (wt)

Eb 645 = H 114 Ram V Nr X

§ 1 bj Grütze kommt einmal in Verbindung mit Gerste und sonst nur in Verbindung mit Weizen vor. Es muss etwa dem grob zermahlenen Zustand des Getreides entsprechen. Dafür spricht ein sw.t sḫm.t(j) „zerstampfter Weizen" Eb 268 als Parallele zu bj n sw.t Bln 185. In H 25 ist dasselbe bj erwähnt als Bereitungsform des Weizens : sw.t ỉr.w m bj „Weizen werde gemacht zu Grütze".

Die Weizengrütze wird bevorzugt in Einnehmemitteln verwendet und dort besonders gegen Harnleiden.

Anm. ① iii in der Verbindung bj n sw.t (geschrieben: sw.t bj) als Gesamtdeterminativ. ② Eb 229 bj n sw.t = Eb 126 bj.t nt sw.t. ③ Bln 185 bj n sw.t = Eb 268 sw.t šḥm.t(j).

bj.t

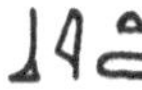 Eb; H 27 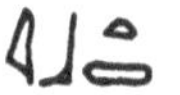 H; Eb 712; 567 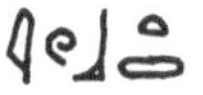 Eb 45; 47

I ỉb.t nt bj.t
in einem Verband (wt): Eb 567 = H 128 (nur ỉb.t)

II bj.t nt šns
a. in Einnehmemitteln: ỉwb.t nt šns Eb 45; 47
b. in einem Verband (wt): Eb 246 = H 74 (ỉb.t nt šns)

III bj.t nt t
in einem Einnehmemittel
Droge ... rdj m bj.t nt t: Eb 15

IV bj.t nt t n ỉt
in einem Verband (wt): Eb 630

V bj.t nt t n sw.t
in einem Salbmittel (wrḥ)
ỉb.t nt t ꜥwꜣ n sw.t: Eb 712 b = H 17 (Einzeldroge)

VI bj.t nt sw.t
in Einnehmemitteln: Eb 126 ① H 27 (bj.t sw.t)

§1 bj.t; ỉb.t; ỉwb.t Fladen; Teig o.ä. Es ist dasselbe

Wort, das in der Drogenbereitung in dem Ausdruck: ỉr.w m bj.t „werde zu einem Fladen o.ä. gemacht" auftritt (z.B. Eb 322) und dort eine bestimmte Verarbeitungsform der Drogen bedeutet. Als Droge selbst erscheint bj.t immer mit genitivischen Zusätzen: bj.t von šms-Kuchen; bj.t von Brot; bj.t von Gerstenbrot; bj.t von Weizenbrot. Was ỉb.t nt bj.t Eb 567 (die Parallele H 128 hat nur ỉb.t) bedeutet, ist unklar; vielleicht eine ähnliche Bildung wie t-t.wj zur Bezeichnung eines zweifach gebackenen Fladens?

bj.t nt sw.t „Fladen von Weizen", der zweimal genannt wird, könnte eine Verkürzung aus ỉb.t nt t n sw.t sein. Aber Eb 126 bj.t nt sw.t hat eine Parallele Eb 229, in der dafür bj n sw.t „Grütze von Weizen" steht. Da bj n sw.t öfters belegt ist (siehe bei bj), so möchte man die beiden Erwähnungen von bj.t (nt) sw.t (H 27 und Eb 126) gerne zu bj n sw.t stellen.

Anm. ① Eb 126 bj.t nt sw.t = Eb 229 bj n sw.t.

bj.t

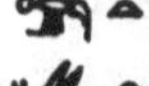 Eb; Kah; Ram V Nr XV; Ram III A 25 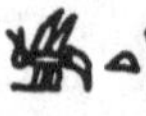 Ram V 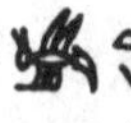 H; Bln; Sm; L; Bt; Pap Beatty VIII Vords 5,2; Pap Leid; Ram III A 18; Ram III frgm 5; Pap Louvre E 4864

Rs 1 Bln; Bt; Pharaobuch IV Bln 156; Pap Leid Verso IV 7–8 Bln 129 Ram V Nr XII Ram III frgm 1 Ram IV C 10 Ram IV B 2; E I 3 Ram V frgm 8,4

An Stelle des gewöhnlichen hieratischen Zeichens für die Biene wird in einigen Papyri ein abgekürztes Zeichen verwendet, das dem hieratischen Zeichen für gleicht. Die verkürzte Form wird gebraucht:

a. in der Schreibung (also mit unter der Biene): H 152; 188; Sm 17 (7,6); 27 (9,17); 30 (10,11); 32 (11,6); 37 (12,18); 40 (13,16); L 59

b. an zwei Stellen des Eb mit neben der Biene: Eb 246; 317 (beidemal mit Zeilenbruch nach der Biene).

c. Eb 755 (innerhalb derselben Zeile).

A bj.t ohne Zusätze

I in Einnehmemitteln

a. in der Drogenaufzählung

Eb 7 (= Eb 18 = H 58); 9 (= Eb 12 = Eb 14 = Eb 552 = Bln 147 = Bln 156); 10 (= Bln 146); 11; 12 (= Eb 9 = Eb 552 = Bln 147); 14 (= Eb 9 = Bln 156); 16; 18 (= Eb 7 = H 58); 22; 29; 33; 34; 38; 44; 46; 49 (= H 18); 59 (= Bln 4); 69; 70; 73; 80; 81; 91; 92; 101; 103; 125; 133 (= Eb 148); 134 (= Eb 149); 135 (= Eb 150); 136 (= Eb 151); 137 (= Eb 152); 138; 148 (= Eb 133); 149 (= Eb 134); 150 (= Eb 135); 151 (= Eb 136); 152 (= Eb 137); 160; 171; 172; 173; 209; 210; 214 (= Pap Beatty VIII Verso 5,2); 215; 216; 218 (= H 49);

219; 220; 221 (= H 79); 222 (= H 80); 223 (= H 81); 225; 226 (= H 84); 227; 231; 232; 234; 235 (= H 50); 239 [1]; 240; 263; 266; 268; 277 [2]; 278 (= H 64); 280 (= H 65 = Bln 33); 283; 289; 290; 292; 300; 315 (= Bln 29); 317 (= Bln 34); 318; 323; 335; 552 (= Eb 9 = Eb 12 = Bln 147); 587; 713 (= H 152); 754 (= H 207); 801   H 18 (= Eb 49); 27; 43; 45; 49 (= Eb 218); 50 (= Eb 235); 57; 58 (= Eb 7 = Eb 18); 59; 64 (= Eb 278); 65 (= Eb 280 = Bln 33); 67; 70; 79 (= Eb 221); 80 (= Eb 222); 81 (= Eb 223); 83; 84 (= Eb 226); 86; 152 (= Eb 713); 207 (= Eb 754)   Bln 4 (= Eb 59); 7; 29 (= Eb 315); 33 (= Eb 280 = H 65); 34 (= Eb 317); 37; 40; 43; 103; 114; 116; 117; 118; 144; 145; 146 (= Eb 10); 147 (= Eb 12 = Eb 9); 152; 154; 156 (= Eb 14 = Eb 9); 163 h (16,8) [3]; 184; 185; 188; 204   Bt 14; 16; 18; 22; 25; 31; 33; 34; 35   Pap Beatty VIII Vords 5,2 (= Eb 214)

b. in Verbindung mit Verben der Drogenbereitung

1. ỉwj sw (Droge) m ꜣmꜥ.t ḥr bj.t; ᶜḏ : Eb 313
2. Drogen ps ḥr bj.t: Eb 61 = 62; 174   Bln 115 [1]
   Droge(n) ps ḥr mrḥ.t bj.t: Eb 190 b; 193 b [4]; 197 b; 199 b; 203 b; 204 b; 205 b
3. Droge mḏ ḥr bj.t: Eb 43; 302 = H 131
4. Drogen … rdj m-f bj.t: Bln 163 h (16,7)
   Drogen rdj ḥr bj.t: Eb 28
   Droge rdj bj.t ḥr-s: H 25
   rdj n-sn (Drogen) bj.t; ᶜḏ : Eb 212

5. rdj h3j bj.t tp-ˁ šd.t-f (vom Feuer): Eb 23
6. Droge(n) tḫb m bj.t: Eb 32 (= H 3); 514 (= H 1); H 1 (= Eb 514); 2; 3 (= Eb 32) Bln 31 = 47

c. in Verbindung mit Verben der Applikation
sdb ḥr bj.t: Eb 182 = H 16
sdb m ḏbˁ n bj.t ḥr s3: H 3 (5)

d. in der Drogenbereitung als Wiederholung des in der Drogenaufzählung bereits genannten Honigs:
ỉr r s3 ps bj.t ḥr ḥ3.t: Eb 215
dd-k h3j bj.t tp-ˁ šd.t-s (vom Feuer): H 45 — Bln 184; 185
Drogen sḏr ḥr bj.t: Eb 59 = Bln 4 sḏr šbn ḥr bj.t

II in Kaumitteln
Eb 554; 700; 702; 703; 704

III in Einläufen

a. in der Drogenaufzählung
Eb 143 (= Eb 785); 156; 157; 265; 707; 784; 785 (= Eb 143); 823; 829; 830 Bln 159; 163 h (16,9) (= Bln 164 b); 163 h (16,10); 163 h (17,1) (= Bln 164 a = Bln 165 = Bln 174 (18,9) = Bt 19); 164 a (= Bln 163 h (17,1) = Bln 165 = Bln 174 (18,9) = Bt 19); 164 b (= 163 h (16,9)); 165 (= Bln 163 h (17,1) = Bln 164 a = Bln 174 (18,9) = Bt 19); 168; 169; 171; 172; 174 (18,8); 174 (18,9) (= Bln 163 h (17,1) = Bln 164 a = Bln 165 = Bt 19); 175; 176; 177; 178; 179 (= Bt 26); 181
Bt 11; 13 a (6,6); 17 (6); 19 (= Bln 163 h (17,1) = Bln 164 a =

Bln 165 = Bln 174 (18,9)); 20; 26 (= Bln 179); 28

b. in Verbindung mit Verben der Drogenbereitung

Droge nḏ ḥr bj.t : Eb 821

Droge ḥr bj.t : Ram IV B 2

IV in Zäpfchen u. ä.

a. in der Drogenaufzählung

Eb 8; 26; 139; 140; 163; 164 Bt 1; 6

b. in Verbindung mit Verben der Drogenbereitung

Drogen nḏ snʿʿ ḥr hnw n bj.t : Eb 783

Droge ẖ3w ḥr bj.t ḥr Droge : Eb 831 c

c. in der Drogenbereitung als Wiederholung des in der Drogenaufzählung bereits genannten Honigs

Droge 3mj ḥr nn bj.t : Eb 164

V in Salbmitteln

a. Applikation gs

1. in der Drogenaufzählung

Eb 95; 105; 113; 114; 116; 117; 441; 504 (= L 52 = L 56); 508 (= L 59); 513 (Einzeldroge); 551; 714 (= H 153 = Sm 21,4); 715 (= H 154 = Sm 21,7); 781 H 153 (= Eb 714 = Sm 21,4); 154 (= Eb 715 = Sm 21,7) Bln 83; 91; 95; 104; 106 L 52 (= L 56 = Eb 504); 56 (= L 52 = Eb 504); 59 (= Eb 508) Sm 21,4 (= Eb 714 = H 153); 21,7 (= Eb 715 = H 154) Pharaobuch IV A 8

2. in Verbindung mit Verben der Drogenbereitung

Droge(n) 3mj ḥr bj.t : Eb 720 L 60(?)

Drogen iwḥ m bj.t : Bln 87

Droge ps ḥr bj.t : Bln 18
Droge nḏ ḥr bj.t : Bln 80
Droge smn ḥr bj.t : Eb 790
rdj bj.t ḥr ẖ.t : Pharaobuch IV C 2

3. in der Drogenbereitung als Wiederholung des in der Drogenaufzählung bereits genannten Honigs
Drogen ꜣmj m ỉẖ.t wꜥ.t ḥr nn bj.t : Eb 715 = H 154

b. Applikation wrḥ

1. in der Drogenaufzählung
Eb 440; 248 = H 76

2. in Verbindung mit Verbum der Drogenbereitung
Droge ẖꜣw ḥr bj.t : Eb 470

c. Applikation sdm : Eb 418

VI in Verbänden (wt)

a. in der Drogenaufzählung
Eb 129; 175; 176; 178; 246 (= H 74); 247 (= H 75); 439; 472; 491; 492 Einzeldroge (= L 49 verderbt); 510; 517; 519; 533; 534; 541; 542; 553; 558 (= H 141); 581; 583; 613; 618 (= H 177 = H 188); 619 (= H 178); 624; 636; 758; 760; 859c; 860c H 74 (= Eb 246); 75 (= Eb 247); 132; 135; 141 (= Eb 558); 169; 177 (= H 188 = Eb 618); 178 (= Eb 619); 186; 187; 188 (= H 177 = Eb 618); 190; 191; 192; 193; 202; 204; 220; 221; 222; 233; 248 Bln 15; 16; 53; 54; 55; 125; 127; 129; 131; 133; 134; 140 L 14 Bt 8; 10; 12; Rs 2,2 Pap Louvre E 4864 Rs 1,6; Rs 1,8

b. in Verbindung mit Verben der Drogenbereitung

1. Drogen ꜣmj ḥr bj.t: Eb 506[7]; 856 e (= Bln 163 e); H 13 Bln 163 e (= Eb 856 e)
2. Droge ꜣbḫ ḥr bj.t: Eb 524
3. Drogen ỉwḥ d͟bꜥ.w r-s m bj.t: H 14
4. Drogen nd͟ ḥr bj.t: H 199; 200
   Drogen nd͟ ḥr mrḥ.t bj.t mnḥ: Eb 252
   Drogen nd͟ snꜥꜥ ḥr bj.t: Bln 28
5. Droge rdj ḥr bj.t: Eb 601
6. Drogen ḫtm ḥr bj.t: H 201
7. Droge ḳnḳn ḥr bj.t: Eb 438
8. Droge tḫb m bj.t: Eb 128 = H 203 (Droge ḥr bj.t)
9. Drogen [////] m ỉḫ.t wꜥ.t ḥr bj.t: Pap Leid Recto XXVI 7–9

c. in der Drogenbereitung als Wiederholung des in der Drogenaufzählung bereits genannten Honigs
   Drogen ꜣmj ḥr mn bj.t: Eb 247 = H 75
d. mit besonderer Angabe des Wärmegrades
   bj.t ỉmjtw srf.wj: Eb 242

VII in Salbmitteln oder Verbänden (rdj)
a. in der Drogenaufzählung
   Eb 121; 426; 543; 544; 620 b (= H 175 b); 625; 701; 726; 732; 741; 776 H 175 b (= Eb 620 b); 176; 179[8] Sm 9 (5,4) Bt 9 Pap Leid Verso IV 7–8 = Recto II 13–III 2
b. in Verbindung mit Verben der Drogenbereitung
   Zeugstück ỉwḥ m snṯr bj.t: Eb 515
   rdj Droge ḥr mrḥ.t bj.t: H 145

bj.t ḥr Droge : Eb 462

VIII in Räuchermitteln

a. in der Drogenaufzählung : Bln 62; 64

b. in Verbindung mit Verbum der Drogenbereitung

rdj mn pḫr.t .... ḥr bj.t : Eb 853

IX in Rezepten mit verschiedenen Applikationen

a. ỉꜥ (waschen) ḥr ỉm : Eb 719

b. ỉwḥ (eingiessen) m Kꜣ.t-s : Kah 22

c. wšꜣ (ausstopfen) ỉbḥ ỉm : Eb 739; 740

X in Rezepten mit verderbter Applikation oder ohne Applikation

a. in der Drogenaufzählung

Eb 755 Bln 12; 13 L 6 Bt 2; 3; 7 Ram IV C 10

Pap Louvre E 4864 Rs 1,12 Ram V frgm 8,4

Ram III frgm 1

b. in Verbindung mit Verben der Drogenbereitung

Droge nḏ ḥr bj.t : Pap Louvre E 4864 Rs 1,11

Droge ḫꜣ.t ḥr bj.t : Ram III A 18

Droge snwḫ.tj ḥr mrḥ.t ḥr bj.t : Ram IV E I 3

Droge ꜣmj ḥr bj.t : H 6

XI in Augenmitteln

a. in der Drogenaufzählung

Eb 336 a; 336 c; 337 (56,7); 337 (56,8); 344; 347 [9];
349; 354; 372; 374; 375; 376; 381; 386; 390; 395;
398; 400; 410; 412

b. in Verbindung mit Verben der Drogenbereitung

rdj Droge ḥr bj.t: Eb 392

Droge ẖ3w ḥr bj.t: Eb 358; 360 (9)

XII spezíell in Wundverbänden

a. mrḥ.t bj.t

1. Sm 10 (5,8); 15 (6,17); 18 (7,11); 26 (9,11); 34 (11,20) Eb 435 Bln 52

2. n rdj mrḥ.t bj.t: Eb 766f

b. mrḥ.t bj.t ftt

1. Sm 3 (1,23); 7 (3,8); 11 (5,13); 12 (5,20); 14 (6,12); 16 (6,21); 17 (7,6); 19 (7,19); 23 (8,22); 27 (9,17); 28 (10,1); 37 (12,18); 40 (13,16); 47 (17,5); 47 (17,15) Eb 766b; 767

2. Droge 3mj ḥr mrḥ.t bj.t ftt nw dbj.t: Eb 516

c. ỉmrw bj.t

1. Sm 25 (9,6); 30 (10,11)

2. bj.t allein, aber vorher Verband mit ỉmrw: Sm 32 (11,6); 35 (12,8); 36 (12,14); 38 (13,2); 42 (14,20); 43 (15,3)

XIII speziell in Behandlungen der mt.w-Gefässe der Gliedmaßen und Gelenke mit Salbmitteln und Verbänden

a. in der Drogenaufzählung

Eb 603; 608; 610; 634; 638 (= Ram V Nr XV); 639; 641; 646; 647 (= H 116); 651; 654 (= H 123); 656 (= Ram V Nr II); 660 (= H 117+118); 664; 667; 670; 671; 673; 675; 680; 685; 691; 692 H 98; 103; 104; 108; 115; 117 (10) (+118 = Eb 660); 123 (= Eb 654); 229; 230 Bln 51;

122 Ram V Nr II (= Eb 656); Nr XII; Nr XIV; Nr XV (= Eb 638); Nr XVII; Nr XX Pap Louvre E 4864 Rs 1,8

b. in der Drogenbereitung als Wiederholung des in der Drogenaufzählung bereits genannten Honigs
Drogen ḳnḳn ḥr nn bj.t: Ram V Nr XII

XIV im Zauber
rꜣ n bj.t H 215 (als Überschrift) und noch zweimal im Spruch selbst genannt

B bj.t mit Zusätzen

Ia ḫpr ḏs-f n bj.t

1. in einem Einnehmemittel: Eb 167
2. in Salbmitteln
Applikation wrḥ: Eb 778 (Einzeldroge)
Applikation gs: H 99 [11]; 161
3. in Verbänden (wt)
Eb 621 [12]; 644 [11]; 722
Drogen ꜣmj ḥr ḫpr ḏs-f (n) bj.t: Bln 21; 23
Drogen nḏ snꜥꜥ ḥr ḫpr ḏs-f n bj.t: H 173a [12]
4. in Augenmitteln
Eb 356; 399; 411; 413; 419 Ram III frgm 5
Droge ḫtm ḥr ḫpr ḏs-f n bj.t: Eb 420
Droge nḏ snꜥꜥ ḥr ḫpr ḏs-f n bj.t: Ram III fr 25

Ib ḫpr n bj.t
nur in Augenmitteln: Eb 370; 371; 373; 379

II bj.t nt 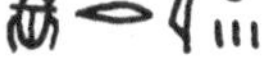
nur in Augenmitteln: Eb 369a [13] (Einzeldroge)

Droge ẖ3w ḥr bj.t nt ḫprj: Eb 385

III ꜥ... n bj.t

in einem Augenmittel: Eb 369a [13] (Einzeldroge)

IV bj.t ỉs.t

a. in einem Salbmittel (gs): Eb 114 [14]

b. in einem Einlauf: Bt 15 [15]

§1 bj.t bezeichnet wie sein Koptisches Derivat ЄΒΙω den Honig. Die Koptische Arzeneikunde nennt auch im Besonderen den „Honig" der Sykomore und der Dattel (vgl. Till, Arzneikunde Seite 66).
Der Honig ist mit seinen rund 500 Belegstellen weitaus die am häufigsten verwendete Droge. Seine Funktion wird je nach der Art der Anwendung des Medikaments verschieden gewesen sein.
In den vielen Einnehmemitteln könnte der Honig neben seiner therapeutischen Wirkung auch als Süßstoff gebraucht worden sein, um den bitteren Geschmack einer Droge zu verdecken. Hierfür sprechen solche Stellen, in denen ausdrücklich erwähnt wird, dass die Droge oder das verarbeitete Drogengemisch in Honig eingetaucht werden sollen.
Auch das häufig gleichzeitige Vorkommen von mrḥ.t und bj.t und von ꜥd und bj.t in Einnehmemitteln ist bemerkenswert, ohne dass im Einzelnen die Wirkung dieser Verbindungen gedeutet werden

Kann (vgl hierzu die Stellen bei mrḥ.t und ʿḏ).
Aus den vielen Rezepten zur äusserlichen Anwendung, die Honig nennen, heben sich besonders drei Gruppen deutlich hervor: 1. Augenmittel 2. Wundverbände und 3. die Mittel zum Erweichen der mt.w-Gefässe der Gliedmaßen.

§ 2 Die Verbindung ḫpr ḏs-f n bj.t und ihre Verkürzung ḫpr n bj.t „das (von selbst) Entstandene des Honigs", die ebenso auch vom Dattelsaft (vgl bnr) vorkommt, könnte ein Gärungsprodukt des Honigs bezeichnen oder durch Verzuckerung entstandenen Bodensatz. Man möchte vermuten, dass auch die genitivische Verbindung bj.t nt ḫprj (ḫprj kommt nur hier vor) mit den vorstehend genannten Ausdrücken zusammenzubringen ist. In Eb 369a wird gw n bj.t „oder" bj.t nt ḫprj verwendet. Vielleicht handelt es sich bei gw um eine Überkrustung (vgl das Determinativ).
Bemerkenswert ist die verhältnismässig häufige Verwendung des Honigs in seinen besonderen Zuständen in den Augenmitteln (vgl B I a 4; b; II; III).

Anm. ① Eb 239 bj.t = Bln 115: Drogen ps ḥr bj.t.
② Eb 277 = H 63 ohne bj.t. ③ Bln 163 h (16,8) hat als Applikation mj.t.t und ist nach dem vorhergehenden Trinkrezept ebenfalls ein Trankmittel.

Es ist aber identisch mit Bt 17, das ein Einlauf ist. ④ Eb 193 hat ps mrḥ.t ḥr bj.t, was entweder in ps ḥr mrḥ.t bj.t, wie die anderen Stellen, oder in ps ḥr mrḥ.t ḥr bj.t, eine Konstruktion wie z.B. Eb 577 mit anderen Drogen, zu verbessern ist. ⑤ H 3 = Eb 32 (ohne diesen Zusatz). ⑥ Bt 17 = Bln 163h (16,8); siehe Anm. 3 ⑦ L 60 gs ỉm = Eb 506 wt ḥr-s. ⑧ H 179 = Eb 622 (ohne bj.t). ⑨ Eb 347 = Eb 360: Drogen ḫꜣw ḥr bj.t ⑩ H 117 = Bln 50 (verderbt). ⑪ H 99 gs ỉm = Eb 644 wt ḥr-s. ⑫ Eb 621 = H 173a: Drogen nḏ snꜥꜥ ḥr ḫpr ḏs-f n bj.t ⑬ Eb 369a: bj.t nt ḫprj gw n bj.t rꜣ-pw ⑭ ỉs.t ist mit Buchrolle geschrieben wie das Wort für „alt". Ob „alter Honig" gemeint ist? ⑮ ỉsj mit dem Haus determiniert. Jonckheere liest es getrennt von bj.t, als selbständige Droge „Schilfrohr". Bei Honig würde dann aber die Quantenangabe fehlen.

<u>bjꜣ</u>

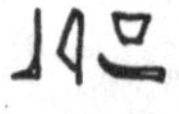 Eb 260 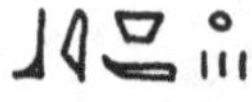 Eb 374

in der Verbindung: bjꜣ ḳjs

I in einem Kopfmittel (Applikation: rdj r smꜣ): Eb 260

II in einem Augenmittel: Eb 374

§ 1 <u>bjꜣ</u> <u>ein Metall</u> von Kusae. Ebbell übersetzt „magnetite".

bjꜣ n p.t

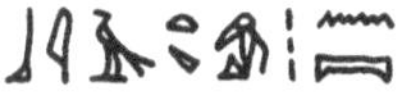 Bln

in einem Salbmittel (gs)

bjꜣ n p.t ẖꜣw ḥr mw nw ḥwj.t: Bln 88

§ 1 bjꜣ n p.t Eisen

bjbjw

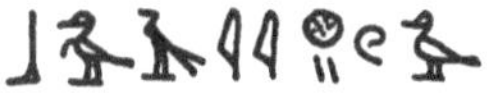 Eb

in der Verbindung: pr bjbjw

in einem Mittel, um einen Dorn auszuziehen (Applikation rdj): Eb 726

§ 1 bjbjw ein Insekt, dessen „Nest" als Droge verwendet wird. Ob bjbjw eine Wespenart?

bb.t

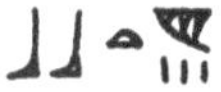 Eb

in einem Hausmittel gegen Flöhe

bb.t nḏ ḥr Droge: Eb 841

§ 1 bb.t nach Dawson (JEA 20, 1934, 45) Inula graveolens, die Konyza des Dioskurides (III 136), das dem Flohkraut verwandt sein soll. Lefebvre übersetzt nach Dawson bb.t mit „Conyze". Ebbell gibt keine Übersetzung.

bnjw (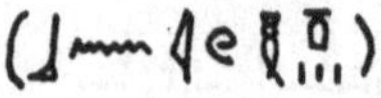) siehe bei bnr

bnw.t

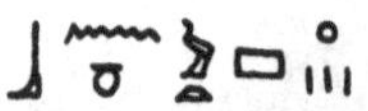 ① Eb

in der Verbindung: ḥwj.t nt bnw.t

in einem Zahnmittel (Applikation wšꜣ ỉbḥ ỉm): Eb 740

§ 1 bnw.t Mahlstein. ḥwj.t „Abgeschlagenes": gemeint ist wohl das Steinmehl, das beim Aufschlagen des Reibsteins auf den Mahlstein entsteht.

Anm. ①  als Gesamtdeterminativ der Verbindung.

bnf

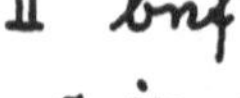 Eb 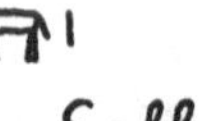 Bln Sm

A bnf des Rindes

I bnf n gw

in einem Einnehmemittel: Eb 75

II bnf n 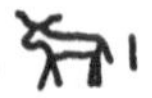

a. in einem Salbmittel: Eb 117 ①

b. in einem Verband (wt): Eb 857 c

c. in Kühlmitteln zur Wundbehandlung

Sm 41 (14,4) ②; 46 (16,9)

d. in einem Ohrenmittel (Applikation: rdj) Bln 200

e. in einer Hautbehandlung (Applikation: ỉꜥ)

Eb 718

B bnf n ꜣbḏw-Fisch

a. in einem Augenmittel: Eb 405

b. in einem Salbmittel (wrḥ): Eb 449

§ 1 <u>bnf</u> <u>Galle.</u> Nach Dawson (JEA 19, 1933, 136) ist bnf ein Synonym von wdd-Galle. Diese Auffassung wird gestützt durch die Parallel-Rezepte Eb 117 bnf des Rindes = Eb 113 wdd des Rindes. Die bnf-Galle wird vom gw-Stier, vom Rind und vom ꜣbḏw-Fisch genannt. bnf n gw wird in einem Einnehmemittel verabfolgt. Die übrigen Anwendungen der bnf-Galle sind äusserliche.

Vgl. auch bei wdd.

Anm. ① Eb 117: bnf des Rindes = Eb 113: wdd des Rindes.

② Sm 41 (14,4) nur bnf; aber nach Sm 46 (16,9) ist „des Rindes" zu ergänzen.

<u>bnn.t</u>

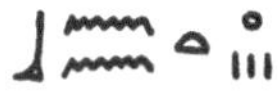 Eb

in der Verbindung

bnn.t nt kfꜣ.w nw mḥj

in einem Verband (Applikation rdj): Eb 179

§ 1 <u>bnn.t</u> „Kügelchen". In dieser Verbindung wohl eine Bezeichnung für die kleinen <u>Samenkapseln</u> des Flachses.

bnr

Schreibung zu A bnr: Eb; H; Pap Leid Recto XXVI 7-12 Bln; Bt 16 Eb 563 Bln 187; Carlsb Nr II Bt Kah Ram V Nr VII Ram V Nr IV Ram V Nr XVIII (verderbt); Ram V Nr XIX (verderbt) Ram III A 29 Eb 263 Eb 19 Bln 199 Mutt. u. Kind H (7,2) [] Carlsb Nr III Eb 65 Schreibung zu B bnjw: Eb; H; Bln 120 L 10 Kah Eb 11; 674 Ram III N I; fragm 6,1 (verderbt) — Bln 14 (in: ḫpr ḏs-f n bnjw); Bln 25 (in: bnjw mšš)

A bnr

I bnr ohne Zusätze

a. in Einnehmemitteln

Eb 22; 98; 261; 263 H 44; 47 Bln 119

b. in einem Zäpfchen o.ä.: Eb 783

c. in einem Räuchermittel: Kah 20

d. in Verbänden (wt)

Eb 177; 661 [1] H 103; 169 Ram V Nr VII Pap Leid Recto XXVI 8

e. in einem Salbmittel (Applikation rdj)

Droge sjn ḥr bnr: Eb 762

f. in einem Augenmittel: Eb 422

g. in Rezepten, deren Applikation fehlt oder verderbt ist

Ram V Nr IV; Nr XIX

neben ḫpr ḏs-f n bnjw: Eb 755

h. in Schwangerschaftstesten

Carlsb Nr II — nur im Vergleich genannt: Bln 199; Carlsb Nr III

II Bereitungsarten von bnr

a. ⌒ǀǀǀ n bnr

1. in Einnehmemitteln

Eb 103; 133 = 148; 169; 217 (= H 48); 285; 308 = 313; 319; 750 (Einzeldroge) H 48 (= Eb 217) Eb 93

2. in einem Zäpfchen: Eb 163

3. in Verbänden (wt)

Eb 595; 688 neben ḫpr ḏs-f n bnjw: Bln 14

4. in einem Räuchermittel: Kah 27 (dḳw) vgl S. 611 ⌒ǀǀǀ nḏm

b. bnr ꜥꜣg

in Einnehmemitteln: Eb 309 Bln 30 (bnr šw ꜥꜣg)

c. [Hieroglyphen] nt bnr

in einem Einnehmemittel neben tmm n bnr: Bln 162

III Zustände von bnr

a. bnr wꜣḏ

1. in Einnehmemitteln

Eb 13; 71; 220; 224 (= H 82); 271; 283; 856c (= Bln 163c) H 82 (= Eb 224) Bln 163c (= Eb 856c); 186 Bt 16; 18; 23 Mutt. u. Kind H (7,2)

neben ỉnj.t nt bnr: Eb 266

2. in einem Kaumittel: Eb 746

3. in Einläufen
Eb 813; 814; 816; 819   Bt 20
4. in Verbänden (wt): Eb 641
neben ỉnj.t nt bnr: H 235
5. in einem Rezept ohne Applikation: Bt 14

b. bnr ꜥnḫ
in einem Salbmittel (gs): Eb 563

c. bnr šw
in Einnehmemitteln: Bln 30 [2]; 108

d. bnr šꜣꜥ.n-f rd [3]
in einem Einnehmemittel: H 62

IV Teile von bnr

a. ỉnj.t nt bnr
1. in Einnehmemitteln
Eb 55 (= Bln 2); 94; 188 b; 199 b   Bln 2 (= Eb 55)
Ram III A 29
neben bnr wꜣḏ: Eb 266
neben wḏꜥ n bnr: Eb 100
ỉnj.t nt bnr hbḳ: Eb 311 (Einzeldroge)
ỉnj.t nt bnr ꜥtḫ ḥr ḥḳ.t nt ꜣḳ: Eb 189 b
Droge ꜣmj ḥr ỉnj.t nt bnr: Eb 206 b
2. in einem Salbmittel (wrḥ): Eb 468
3. in Verbänden (wt)
Eb 557 (= H 140)   H 130 [4]; 140 (= Eb 557); 233; 250
Ram V Nr XVIII   Pap Leid Recto XXVI 11
neben bnr wꜣḏ: H 235

neben ḫpr ḏs-f n bnjw: Eb 571

ỉnj.t nt bnr ꜣmj ḥr bnjw mšš: Bln 25

b. ꜥmꜥꜥ n bnr

in einem Einnehmemittel: Eb 83 (vgl bnr ꜥmꜥ bei V a)

c. wḏꜥ n bnr

1. in Einnehmemitteln

Eb 186; 292; 293   H 54; 93   Bln 155

neben ỉnj.t nt bnr: Eb 100

2. in einem Rezept bei Frauenleiden: Kah 24

d. tmm n bnr

in einem Einnehmemittel neben sꜣw nt bnr: Bln 162

e. ḥnn bnr

in Einnehmemitteln: Bln 150; 187

f. *| n bnr

in einem Einnehmemittel: Eb 333

V unklare Zusätze

a. bnr 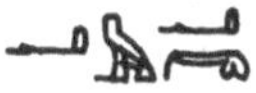 [5]

in einem Einnehmemittel: Eb 154

b. bnr m ḥḏ.t-f

in einem Einnehmemittel: Bln 154

c. bnr 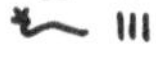

in einem Einnehmemittel: Eb 19 [6]

d. bnr tp mw.t-f

in einem Einnehmemittel

Eb 65 [7]

B bnjw

I bnjw ohne Zusätze

a. in Einnehmemitteln: Eb 11 Bln 120

b. in Salbmitteln

Applikation wrḥ: Eb 440

Applikation gs: Eb 441

c. in Verbänden (wt)

Eb 40; 510; 564 (= H 126); 670; 674; 680; 689; 723; 859c

H 119⑧; 120; 126 (= Eb 564); 139; 246 L 10

d. in einem Salbmittel oder Verband (rdj): Eb 543

e. in einem Schnupfenmittel

Applikation mḥ r3-f ỉm: Eb 761 (Einzeldroge)

f. in einem Rezeptfragment: Ram III fragm 6,1

II a. ḫpr ḏs-f n bnjw

1. in Verbänden (wt)

Eb 592; 608; 722 (neben ḫpr ḏs-f n bj.t)

neben ⌒ııı n bnr: Bln 14

Drogen 3mj ḥr ḫpr ḏs-f n bnjw: Eb 607

Drogen nḏ snᶜᶜ ḥr ḫpr ḏs-f n bnjw: Eb 245 = H 73

[Droge] ḳnḳn m ỉḫ.t wᶜ.t ḥr ḫpr ḏs-f n bnjw

Ram III N I

2. in einem Salbmittel oder Verband (rdj): Eb 589

3. in einem Rezept mit verderbter Applikation

neben bnr: Eb 755

II b. ḫpr n bnjw

in einem Verband (wt)

Droge ꜣmj ḥr ḫpr n bnjw : Eb 561

III bnjw sšr

in einem Verband (wt) : Eb 662 (9)

IVa. bnjw mšš

in einem Rezept gegen Frauenleiden : Kah 17

IVb. bnjw mšš

1. in einem Einnehmemittel : Eb 799
2. in einem Verband (wt)

ꞽnj.t nt bnr nḏ ꜣmj ḥr bnjw mšš : Bln 25

§ 1 bnr Dattel und bnjw Dattelsaft.

Neben der unter A. besprochenen Dattel verwenden die Rezepte auch eine aus der Dattel gewonnene Flüssigkeit, einen Dattelsaft (vgl unter B), dessen Bezeichnung sich ausserhalb der medizinischen Texte nicht findet. Beide Wörter unterscheiden sich sowohl in ihrer Schreibung, die nur in Bln z.T. verwirrt wird, als auch im Gebrauch. Die vom Dattelsaft unter B II, III, IV aufgeführten Verbindungen finden sich nicht auch von der Dattel, deren vielfache Teile und Zustände wiederum vom Saft nicht vorkommen.

Der Dattelsaft wird nur dreimal in Einnehmemitteln gebraucht, die Dattel dagegen sehr oft. Im Ram V allerdings wird in den Mitteln gegen Versteifung der mt.w - Gefässe nicht der Dattelsaft, wie in ähnlichen Rezepten im Ebers, sondern die Dattel selbst genannt. Auch Eb 661 nennt die Dattel im Gegensatz zum parallelen Rezept H 119, wo Dattelsaft angegeben ist.

Das gelegentliche Eintreten beider Drogen für einander zeigt wohl deutlich, dass unter dem Dattelsaft nicht der Dattelpalmenwein verstanden werden darf, der ja nicht aus der Dattelfrucht hergestellt wird.

§ 2 Die meisten Zustände und Teile der Dattel sind unbekannt ausser „frischer (w3ḏ, ꜥnḫ) D."; „trockener (šw) D."; „Mehl (◌͡ııı) von D."; „zerquetschter (ꜥ3g) D."; „Kerne (ỉnj.t) der D.".

Die Verbindung ḫpr ḏs-f n bnjw (verkürzt: ḫpr n bnjw), die ebenso auch von bj.t „Honig" vorkommt, wird ein Gärungsprodukt des Dattelsaftes bezeichnen.

Anm. ① Eb 661 Dattel = H 119 Dattelsaft. ② Bln 30 bnr šw ꜥ3g ③ H 62 „Dattel die angefangen hat zu wachsen" falls nicht statt rd „wachsen" besser rwḏ „fest werden" zu lesen ist. ④ H 130 ỉnj.t nt bnr = Eb 725 ỉnj.t. ⑤ vgl ꜥmꜥꜥ n bnr (A IV b) als Teil der Dattel. Oder ist ꜥmꜥ ein Zustand der Dattel? vgl ꜥmꜥ „Jüngling" (Äg. W.B. I 185,13) und ḥs3 ṯ3j „männlicher Pflanzenschleim". ⑥ Eb 19 ob tf Rest einer weiteren Droge? oder ỉtf „Vater"? vgl bnr tp mw.t-f unter A V d. ⑦ Eb 65 wörtlich „Dattel auf ihrer Mutter"; vgl Eb 71, wo dafür bnr w3ḏ „frische Dattel" zu stehen scheint.

⑧ H 119 Dattelsaft = Eb 661 Dattel. ⑨ Eb 662 bnjw sšr = H 120 bnjw und als weitere Droge sḵ.t „Körnerfrucht".

bḥḥ

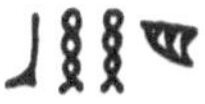 Eb

in der Verbindung: mnj.t nt bḥḥ

in einem Einnehmemittel: Eb 264

§ 1 bḥḥ eine unbekannte Pflanze, deren Wurzel als Droge verwendet wird.

bḥs

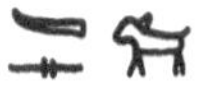 Eb

in der Verbindung: snf n bḥs km

in einem Haarmittel (Applikation wrḥ)

snf n bḥs km ps ḥr mrḥ.t : Eb 451 ①

§ 1 bḥs Kalb. Das Blut eines „schwarzen" Kalbes gegen die skm-Haarkrankheit als sogenanntes Sympathiemittel.

Anm. ① Eb 451 snf n bḥs km = Eb 459 snf n km.

bḫb

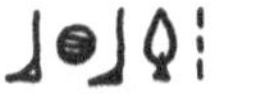 Bln ①

in der Verbindung: ẖr bḫb

in einem Einnehmemittel: Bln 5

§ 1 bḫb ist als Baum unbekannt und vielleicht überhaupt eine Verschreibung. Der ẖr-Teil wird auch von anderen Bäumen erwähnt (vgl bei ẖr).

Anm. ① Die Pluralstriche sind bedingt durch die Verbindung.

bsbs

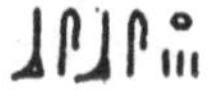 Eb; H 211; Bln 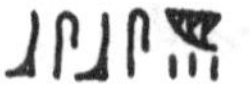 Bln 175 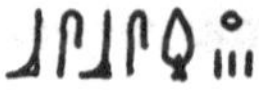 H 184; 209

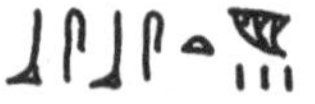 Bt 6 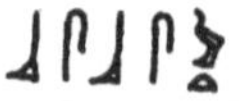 Eb 106

A bsbs

I in Einnehmemitteln

Eb 751 = H 209 H 211

II in Kaumitteln

Eb 554; 747

III in Einläufen

Eb 830 bsbs nḏ ḥr mw sẖnk: Bln 175

IV in Zäpfchen o. ä.

Eb 802 Bt 6

V in einem Räuchermittel: Bln 58

VI in Salbmitteln (gs) gegen die wḥꜣ.w-Hautkrankheit: Eb 90; 106; 110; 112; 114

VII in Verbänden (wt)

Eb 614; 663 bsbs nḏ: Bln 135

B pr.t bsbs

in einem Verband (wt): H 184 b

§ 1 bsbs eine unbekannte Pflanze oder deren Frucht (vgl das so häufige Determinativ ⁞⁞). Lefebvre übersetzt bsbs mit „fenouil" (Anethum foeniculum L.). Er folgt damit Loret (Flore[2] Nr 121), der bsbs zusammenstellen wollte mit arab. bisbaš, das er als eine Bezeichnung für Fenchel angab. Dagegen weist Keimer (Gartenpfl. S. 150) darauf hin, dass arab. bisbaš nicht Fenchel ist, sondern nach Schweinfurth (Arab. Pflanzen S. 55) „Myristica". Ebbell übersetzt bsbs nicht. Jonckheere weist ebenfalls auf Loret hin.

§ 2 bsbs wird innerlich gegen die nsj.t-Krankheit verwendet. In äusserlicher Anwendung wird bsbs bevorzugt in Salbmitteln gegen die wḥ3.w-Haut-Krankheit genannt.

bsm

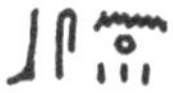 Eb; H 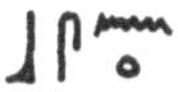 H 140; L 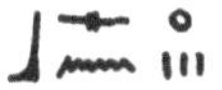 Eb 676 (1)

I bsm

in einem Verband (wt): Eb 676

II bsm des Maurers

a. bsm n ỉḳd.w

in Verbänden (wt)

Eb 200 b; 568 L 10

b. bsn n ỉḳd.w nḏs.t
in Verbänden
Eb 510 (Applikation: wt) H 89 (Applikation: dꜣr)

III bsn n tꜣ(f) (Töpferofen)
in Verbänden (wt)
Eb 557 (= H 140); 571 H 140 (= Eb 557)

IV bsn n ṯḥn.t
in einem Verband (wt): Eb 861 c

§ 1 bsn Ton, der für die Verbindung unter IV als Ausgangsprodukt für ṯḥn.t „Glasfluss" gut passen würde. bsn wird nur äusserlich in Verbänden verwendet. Ebbell übersetzt bsn mit „Gips".

Anm. ① Das n ist so gestaltet: 

bšꜣ

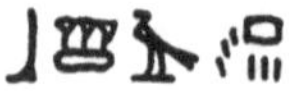 Eb 650; 682  Eb 556  Bln 135
in der Verbindung: ns.tj n bšꜣ
in Verbänden (wt): Eb 556 ①; 650; 682 Bln 135 ②

§ 1 bšꜣ eine Körnerfrucht. Vgl Struve (Pap Math Moskau S.59 folg), der eine eingehende Analyse zu bšꜣ gibt und zu dem Ergebnis kommt, dass es sich bei bšꜣ um „Spelt/Spelz" handelt; (vgl aber auch Nimes JEA 44, 1958, 62 folg). Auch Gardiner (Onomastica II p 223* f) sieht in bšꜣ ebenfalls eine Getreideart.

§ 2 Von bšꜣ wird offizinell nur der ns.tj-Teil äusserlich in Verbänden verwendet. Für ns.tj gibt Ebbell fragend die Übersetzung „Stärke" (vgl bei ns.tj).

Anm. ① Eb 556 schreibt bšꜣ nur mit dem Ideogramm , das aber wohl bšꜣ zu lesen ist. Ebbell liest ỉt-Gerste. ② Bln 135 schreibt sowohl ns.tj wie auch bšꜣ nur mit dem Ideogramm . Es ist aber wohl ns.tj n bšꜣ zu lesen und nicht mit Wreszinski ns.tj n ỉt.

bḳs.w

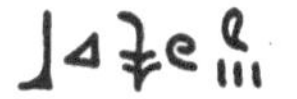 Eb

in der Verbindung: bḳs.w n gꜣbgw

in Salbmitteln (wrḥ)

Eb 452

snf n bḳs.w nw gꜣbgw rdj ḥr ỉbr mꜣʿ: Eb 457

§1 bḳs.w Wirbelsäule, Wirbelsäulenkanal des gꜣbgw-Vogels. Die Wirbelsäule sowie das Blut des Wirbelsäulenkanals werden beidemal in Mitteln gegen die skm-Haarkrankheit genannt.

bkꜣ.t

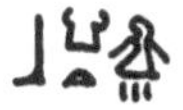 Eb

in der Verbindung: bkꜣ.t nt sw.t

in einem Zaubermittel: Eb 811 (95,9 und 95,13)

§ 1 <u>bk3.t</u> ist <u>ein Teil</u> der sw.t - Binse. Lefebvre vermutet den Blütengriffel. Derselbe Pflanzenteil wird ebenfalls zweimal im Pap Beatty VII Recto 5,7 und 6,1 genannt. Dawson (JEA 22, 1936, 107) vermutet in dem Wort eine Bezeichnung für das Mark der Binse. Eb 811 ist ein Zauberspruch für die weibliche Brust, in dem dieser Teil der Binse mit anderen pflanzlichen Fasern zu 7 Knoten gemacht werden soll.

<u>bt.t</u>

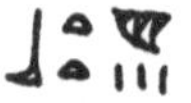 Pharaobuch IV B 9

in einem Salbmittel (gs)

§ 1 <u>bt.t</u> eine <u>unbekannte Pflanze</u>. Auch die Lesung ist nicht sicher. Vgl aber auch 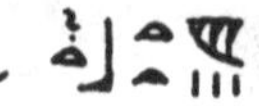; vielleicht gehören beide Wörter zusammen.

<u>bd.t</u>

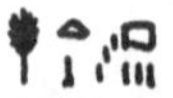 Eb 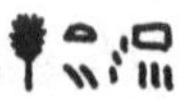 H; L; Ram III B 8; Pap Leid Recto IV 8

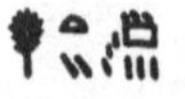 Bln 14; Carlsb Nr III 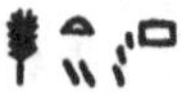 Ram V 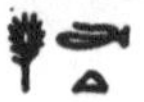 Bln 199

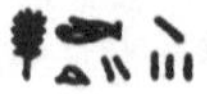 H 168

A I bd.t

in einem Verband (wt): H 168

II bd.t ḥḏ.t

in einem Verband (wt): Eb 800
siehe auch ʿmʿʿ n bd.t ḥḏ.t unter B III

III bd.t km.t
in einem Einnehmemittel: H 51 (Einzeldroge)
siehe auch ṯḥf.tj n bd.t km.t unter C

IV bd.t 
in einem Salbmittel oder Verband (rdj)
bd.t ʿnẖ.t snwẖ.tj ḥr Droge: Ram III B 8 (1)

B I ʿmʿʿ n bd.t
a. in Verbänden (wt)
Eb 572; 666 H 12 (2) Ram V Nr IX; Nr XVIII
neben ʿmʿʿ n ỉt: Eb 648
b. in einem Salbmittel oder Verband (rdj)
ʿmʿ n bd.t nḏ ps ḥr Droge: Pap Leid Recto IV 8 (3)

II  n ʿmʿʿ n bd.t
in Verbänden (wt): Eb 568; 595

III ʿmʿʿ n bd.t ḥḏ.t
in Verbänden (wt): Bln 14
ʿmʿʿ n bd.t ḥḏ.t wꜣm sḥm sꜣ.w m ḥbs.w rdj
ḥr Droge: Eb 560

C ṯḥf.tj n bd.t km.t
in einem Haarwuchsmittel (Applikation: rdj)
ṯḥf.tj n bd.t km.t sḥm.tj m šd n ỉnr ʿʿf.w
m ḥbs.w rdj mw ỉrj ḥr Drogen: H 145

D bd.t als Testdroge in einer Geburtsprognose
ỉt bd.t ỉwḥ s.t m mwj.t-s: Bln 199 (4)

ỉr rd bd.t das bedeutet ein Mädchen : Bln 199[4]
rdj . ḥr-k ỉt bd.t m ꜥrf nw ḥbs.w : Carlsb Nr III[5]

ε rwjw n bd.t
als Räucherungsmittel einer Droge in einem Augenmittel: Droge gelegt aufs Feuer von rwjw n bd.t ỉt r3-pw : L 35[6]

§ 1 <u>bd.t</u> <u>Emmer</u>. Vgl Gardiner (Onomastica II p 221*ff), der ebenfalls „emmer" (triticum dicoccum) als Bedeutung für bd.t angibt und auf die Literatur bei Wainwright (Sky-religion 12) hinweist. Gardiner fügt aber hinzu, dass sich in Anbetracht der verschiedenen Sorten keine bestimmte botanische Species in bd.t erkennen lässt, sodass auch vielleicht manchmal der Spelt (triticum spelta) gemeint sein könnte, eine Bedeutung, die Loret (Flore^2 Nr 17) für bd.t angibt. Barns und Dawson übersetzen bd.t mit „Emmer", Ebbell und Massart mit „Spelt" und Lefebvre nur mit „Getreide"; er weist aber auf Loret hin.

§ 2 Der Emmer und seine Teile werden ausser in einem Einnehmemittel (H 51) äusserlich angewendet. Von den einzelnen Arten werden weisser und schwarzer Emmer genannt und einmal bd.t ꜥnḫ.t (vgl. die Anm. zu dieser Stelle). ꜥmꜥꜥ von Emmer ist noch nicht eindeutig bestimmt (vgl bei ꜥmꜥꜥ). rwjw ist das Stroh des Getreides, das zur Räucherung benutzt wird. ṯḥf.tj von schwarzem Emmer muss ein saftiger Teil des Getreides sein, da der mw-Saft davon in der Drogenbereitung erwähnt wird. Das Äg.W.B. hat dabei an „Mutterkorn" gedacht. — Vgl auch mjmj, das mit Gardiner (Pap Wilbour II Commentary p.111) als Synonym zu bd.t aufgefasst wird und zwar speziell für das Samenkorn des Emmers gebraucht zu sein scheint. Denn bd.t wird nicht mit Gerste und Weizen zusammen im Rezept genannt, während die Erwähnung von Gerste, Weizen und mjmj des öfteren vorkommt.

Anm. ① Ram III B 8 wegen des Determinativs von ʿnḫ.t vermutet Dawson (bei Barns) in bd.t ʿnḫ.t eine besondere Emmersorte „goats emmer" und nicht eine Verschreibung für ʿnḫ „lebend" = „frisch." ʿnḫ.t könnte aber auch eine weitere Getreideart bezeichnen, die auch sonst neben Emmer genannt wird; vgl Äg.W.B. I 205,10. ② H 12 ʿmʿʿ n bd.t = H 218 ⌒III n ʿʿmj. ③ Pap Leid Recto IV 8 ʿmʿ n bd.t = Pap Leid Verso VII 4 ʿmʿ. ④ Bln 199 = Carlsb Nr III (verderbt). ⑤ Diese Formulierung ist in Bln 199 anders gefasst. ⑥ L 35 = Eb 351 ohne diese Räucherungsangabe.

bd.t

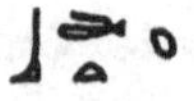 Eb 722[1]; Bln 18

I bd.t

in einem Salbmittel (gs): Bln 18[2]

II 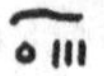 n bd.t

in einem Verband (wt): Eb 722

§ 1 bd.t ist unbekannt.

Anm. ① Das  ist hinein verbessert, sodass die Lesung des Wortes nicht gesichert ist. ② Bln 18 es folgt ḥmꜣ.t-Salz. Wreszinski zieht diese beiden Bestandteile zu einer Drogenbezeichnung zusammen und übersetzt „Klumpen Salz". Aber auch die Lesung von bd.t ist etwas unsicher.

bd.t-ḥꜣwr.t

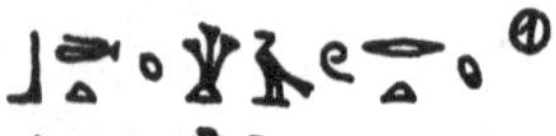 Eb 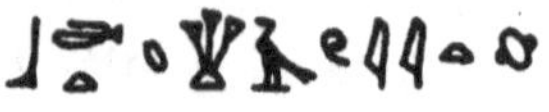 Eb 765

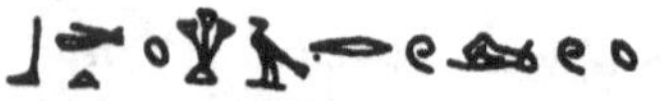 H 194

I in Salbmitteln oder Verbänden (rdj)

Eb 543; 765 H 194

II in Mitteln zur Gesichtsbehandlung (Applikation: ỉꜥ ḥr ỉm): Eb 718; 719

§ 1 bd.t-ḥꜣwr.t ist unbekannt.

Anm. ① Wreszinski liest ḥꜣwt.t, was palaeographisch möglich ist. Aber die Formen ḥꜣwj.t und ḥꜣrwrw

= ḥꜣrr resp. ḥꜣ(w)rr weisen nicht auf t.t sondern auf r.t als Auslaut.

bddw-kꜣ

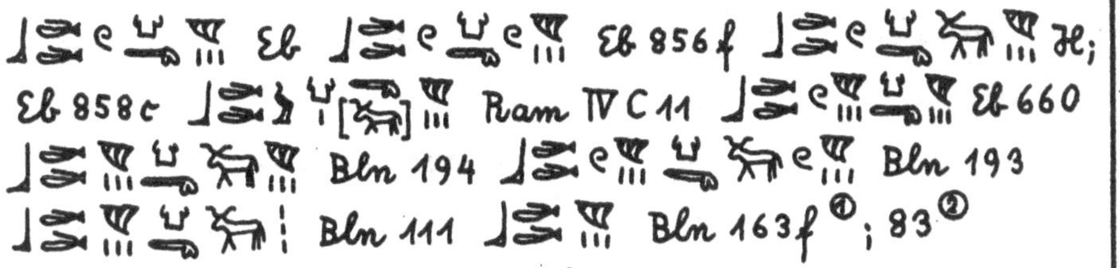

I in einem Einnehmemittel: Bln 111

II in einem Zäpfchen: Eb 139

III in einem Salbmittel (gs): Bln 83

IV in Verbänden (wt)

Eb 208; 213; 660 (= H 117 + 118); 663; 856f (Einzeldroge)[3]; 858c H 117[4] (+ 118 = Eb 660); 205 (Einzeldroge)[3] bdd ḥr ḏsr.t: Bln 163f[3]

V in einem Rezept ohne Applikation: Ram IV C 11

VI als Testdroge in Geburtsprognosen

a. in einem Einnehmemittel

bddw-kꜣ nḏ ḫtm ḥr irṯ.t nt ms.t ṯꜣj: Bln 193[5]

b. in einem Einlauf

bddw-kꜣ ḫtm ḥr irṯ.t nt ms.t ṯꜣj: Bln 194[6]

§ 1 bddw-kꜣ eine noch nicht bestimmte Pflanze. Loret (Flore[2] Nr 125) vermutet in bddw-kꜣ eine Wassermelone (citrillus vulgaris Schrad). Danach übersetzen Ebbell und Lefebvre bddw-kꜣ mit

Wassermelone. Keimer (Gartenpfl. S. 18 und 133) lehnt aber die von Loret vorgeschlagene Gleichung: äg. bddw-kꜣ = arab. battikh „Wassermelone" entschieden ab und sagt, dass die hieroglyphische Bezeichnung für die Wassermelone, von deren Vorhandensein im alten Ägypten Gräberfunde und Darstellungen auf Denkmälern Zeugnis ablegen, noch unbekannt sei.

§ 2 bddw-kꜣ wird als Einzeldroge in drei Verbänden gegen das Zittern der Finger genannt. Bemerkenswert ist ebenfalls der Gebrauch als Testdroge in den beiden Geburtsprognosen (Bln 193 und 194), in denen durch bddw-kꜣ Erbrechen bewirkt wird als günstiges Zeichen der Gebärfähigkeit.

Anm. ① Bln 163f eine Verkürzung aus bddw-kꜣ; denn der Paralleltext Eb 856f hat bddw-kꜣ ② Bln 83 wohl auch wie Bln 163f eine verkürzte Form von bddw-kꜣ. Wreszinski liest bdd.t; aber das t ist keineswegs sicher. ③ Eb 856f bddw-kꜣ = Bln 163f bdd ḥr ḏsr.t = H 205 bddw-kꜣ ④ H 117 = Bln 50 verderbt. ⑤ Bln 193 vgl Carlsb Nr VII; dort möchte Iversen vielleicht in der Lücke auch bddw-kꜣ ergänzen. ⑥ Bln 194 Applikation wdḥ m kꜣ.t = Bln 193 ꜥm ỉn s.t.

bḏꜣ

 Eb

in der Verbindung: ḥns.t nt bḏꜣ
in Salbmitteln (gs): Eb 95; 116
§ 1 bḏꜣ ein Topf.

pꜣj.t

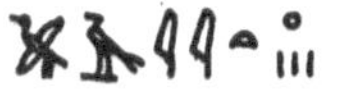 H 135
in einem Verband (wt)
§ 1 pꜣj.t ist unbekannt. Wreszinski will (mit ... als ...) Ḳmj.t „Gummi" lesen, was aber die Schreibung mit ... nicht erlaubt.

pꜣ-ỉb

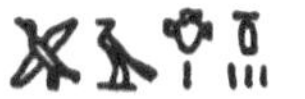 Eb
in einem Einnehmemittel: Eb 42 (neben ỉrp-Wein)
§ 1 pꜣ-ỉb eine unbekannte Flüssigkeit.

pꜣꜥr.t

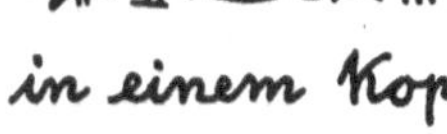 Eb 257
in einem Kopfmittel (Applikation: rdj r tp)
§ 1 pꜣꜥr.t ist unbekannt. Ebbell übersetzt „bayberry (?)" (Beere des Lorbeerbaumes), ebenso Lefebvre, aber beide unbegründet.

pꜣw-ꜥ

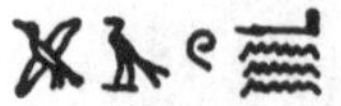 Eb 366; 464 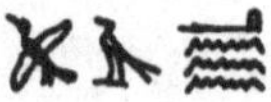 Eb 736

in der Verbindung

mw n(w) pꜣw-ꜥ

I in einem Salbmittel (gs): Eb 736

II in einem Augenmittel

Droge rdj ḥr mw n pꜣw-ꜥ: Eb 366

III in einem Haarwuchsmittel (Applikation wrḥ)

Drogen rdj ḥr mw n pꜣw-ꜥ: Eb 464

§ 1 Ob pꜣw-ꜥ ein Gewässer als Herkunft des Wassers oder eine bestimmte Flüssigkeit bezeichnet, lässt sich nicht feststellen.

pꜣ-wr

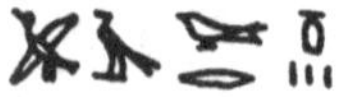 H; Bln; L

A pꜣ-wr

I in einem Einnehmemittel

Droge ... nḫf (hinzufüllen o.ä.) pꜣ-wr: Bln 163h (16,7)

II in Verbänden (wt): H 236

Drogen nḏ ḥr pꜣ-wr: Bln 126

III in einem Rezept ohne Applikation: L 6

B tꜣḥ.t nt pꜣ-wr

in einem Salbmittel (gs)

Drogen nḏ ḥr tꜣḥ.t nt pꜣ-wr: H 161

§ 1 p3-wr eine Flüssigkeit, von der auch einmal t3ḥ.t-Bodensatz genannt wird. In den neuägyptischen Texten wird p3-wr als ein Getränk geringer Qualität erwähnt.

p3ḫ

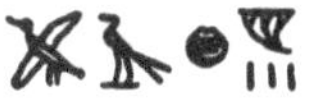 Eb

in einem Salbmittel (gs) gegen die wḥ3.w-Hautkrankheit: Eb 114

§ 1 p3ḫ eine unbekannte Pflanze.

p3ḫ-srj.t

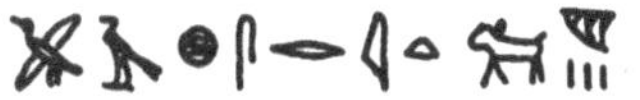 Eb 829 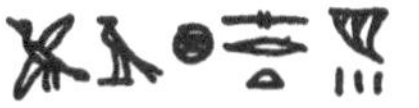 Eb 188 b

I in einem Einnehmemittel: Eb 188 b

II in einem Einlauf: Eb 829

§ 1 p3ḫ-srj.t eine unbekannte Pflanze.

p3ḳ.t

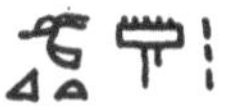 Eb 130 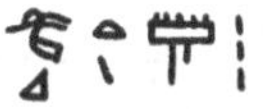 Eb 507

in der Verbindung: k3p.w nw p3ḳ.t

I in einem Verband (wt): Eb 130

II in einem Salbmittel (gs)

k3p.w nw p3ḳ.t ḳnḳn ḥr mrḥ.t: Eb 507

§ 1 pꜣḳ.t feinster Leinenstoff. kꜣp m pꜣḳ.t ist eine Leinenbinde. Ebbell übersetzt: lint (?) of fine linen, also „Fasern (Charpie) aus feinstem Leinen". Beide Mittel sind Wundbehandlungen.

pꜣḳj.t

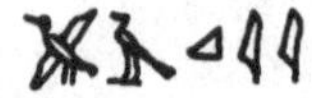 Eb 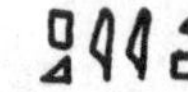 Eb 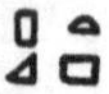 H 193; Ostrakon Louvre
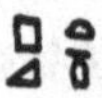 H 173 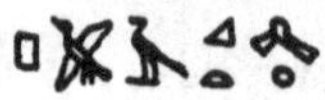 KV 55

A pꜣḳj.t ohne Zusatz

I pꜣḳj.t

a. in einem Verband (wt): Eb 723

b. in einem Augenmittel beim männlichen Rind
šm. ḥr-k ir.tj-f m pꜣḳ.t stꜣ[.t] m ḥ.t: KV 55

II 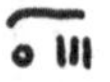 n pꜣḳj.t
in einem Verband (wt): Eb 722

B pꜣḳj.t nt hnw mꜣ

I in einem Einlauf
pꜣḳj.t nt hnw mꜣ nḏ ḥr mrḥ.t: Eb 798

II in Verbänden (wt): Eb 621 = H 173 a; H 193

III in einem Augenmittel
pꜣḳj.t nt hnw mꜣ kꜣp.tj ḥr ḥsꜣ: Eb 396 (1)

C pꜣḳj.t nt štjw

I in einem Räuchermittel: Ostr Louvre

II in Salbmitteln

a. Applikation wrḥ

pꜣḳj.t nt štjw snwḫ nḏ rdj ḥr Droge: Eb 476

b. Applikation gs: Eb 124; 710[2]

pꜣḳj.t nt štjw snwḫ.tj: Eb 539[2]

III in einem Pulvermittel (tmt): Eb 766d

IV in einem Rezept ohne Applikation (äusserlich): Eb 734

§1 pꜣḳj.t Scherbe. Sie wird allein genannt und als Scherbe eines neuen Topfes, wozu wohl auch die blossen pꜣḳj.t-Stellen gehören. In der speziellen Bezeichnung pꜣḳj.t nt štjw bedeutet sie die „Schale" der Schildkröte.

Anm. ① Eb 396 Die Drogenanweisung wird bedeuten, dass die Scherbe (die vorher erhitzt wird) mit ḥsꜣ-Pflanzenschleim abgelöscht wird und dass sich dadurch Dampf entwickelt (vgl dazu Bln 60). Die Scherbe ist also wahrscheinlich hier eher ein Gerät als eine Droge. ② Eb 710 = Eb 539.

pꜣdw

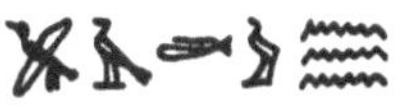 Eb

in der Verbindung

mw nw pꜣdw

in einem Salbmittel (gs): Eb 717

§1 Ob pꜣdw ein Gewässer als Herkunft des Wassers oder eine bestimmte Flüssigkeit bezeichnet, lässt sich nicht feststellen.

pꜣḏt.t

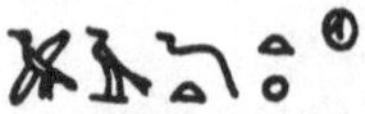 [1] Eb

in der Verbindung: pꜣḏt.t nt nh.t

in einem Salbmittel (gs) gegen die wḥꜣ.w-Haut-Krankheit: Eb 110

§ 1 pꜣḏt.t unbekannter Pflanzenteil (der Sykomore).

Anm. ① Man könnte auch pꜣḏr.t lesen, aber sicher nicht (wie Wreszinski) pꜣḏrd wegen der folgenden femininen Genitivpartikel.

pjs.t

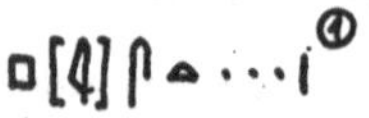 [1] Bln 200

in einem Ohrmittel (Applikation rdj)

§ 1 pjs.t vielleicht eine Variante von psn-Brot. Aber die Stelle ist zu verderbt, um als sicher zu gelten.

Anm ① Das hieratische Zeichen zwischen ⌂ und ı ist nicht deutbar.

pꜥnn.t () siehe bei ꜥpnn.t

pꜥr.t

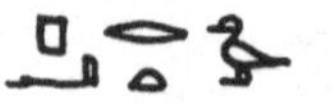 Bln

in der Verbindung: ḫpd pꜥr.t

in einem Räuchermittel neben Körperteilen von anderen Tieren : Bln 69

§ 1 p'r.t die Wachtel. So Loret (ZÄS 30, 1892, 25 f); vgl auch Caminos (Late-Egyptian Miscellanies 1954, p 212). Was der hpd-Körperteil der Wachtel bezeichnet, ist nicht ganz sicher: Wreszinski übersetzt „Bürzel (?)", was durch hpd „Hinterteil" gestützt wird.

pp.t

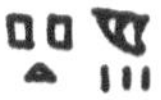 Bln 104 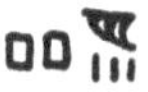 Bln 105

in Salbmitteln (gs)

§ 1 pp.t eine unbekannte Pflanze.

pnw

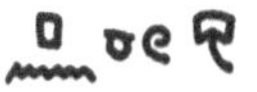 Eb 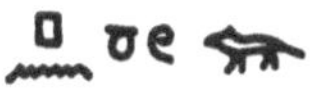 H 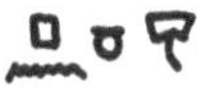 Ram V

A pnw
in einem Salbmittel
pnw ps rdj hr mrh.t r hw3-f : H 149

B mrh.t pnw
I in einem Salbmittel (gs)
neben 7 mrh.t von anderen Tieren : Ram V Nr III
II in einem Verband (wt)
neben 3 mrh.t von anderen Tieren : Eb 658 (1)

C in dem zusammengesetzten Pflanzennamen sd-pnw

„Mauseschwanz" siehe dort.

§ 1 <u>pnw</u> <u>die Maus</u>. In H 149 wird eine ganze Maus gekocht in Öl/Fett. Dies führt zu der Vermutung, dass mrḥ.t pnw nicht Mäusefett bezeichnet, sondern das in Öl/Fett verarbeitete Tier. Diese Vermutung scheint sich auch bei der Verbindung von mrḥ.t mit anderen kleinen Tieren zu bestätigen. Siehe im Einzelnen bei mrḥ.t.

Anm. ① Eb 658 scheint ein stark verkürztes Parallel-Rezept zu Ram V Nr III zu sein.

<u>pns</u>

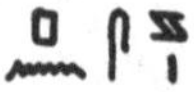 Eb 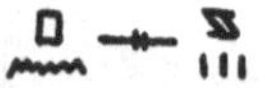 Ram V

in der Verbindung ṯ3 (n) pns

in Verbänden (wt): Ram V Nr VII

ṯ3 n pns rdj ḥr mw: Eb 559

§ 1 <u>pns</u> <u>Erde</u>. ṯ3 n pns „Klümpchen Erde"; vgl auch ṯ3 „Erde".

<u>pr</u>

 Eb 726

in der Verbindung

pr bjbjw siehe bei bjbjw

§ 1 <u>pr</u> „Haus", hier wohl das <u>Nest</u> des bjbjw-Insekts.

pr.t

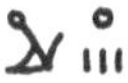 Eb; L; H 86; 94; Bln 15; 35; 57; 120 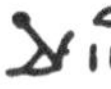 Eb; Ram V; Bln 127 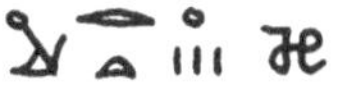 H 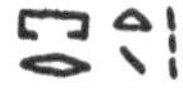 Bln 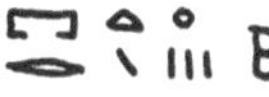 Bt; Bln 202; 204 (3 mal); Pap Leid Verso IV 7; Pap Leid Verso XIX 1 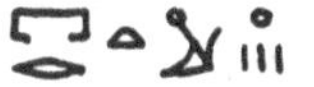 Kah; Ram III; Ram IV C 8; Sm; Pap Louvre E 4864 Rs 1 und 2; Eb 123; 251; 856 e 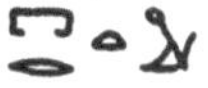 Ram IV C 9  Bln 35; 148; 157; Bt 34  Bln 59; 162 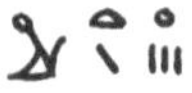 Bln 188 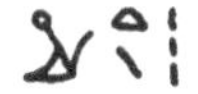 Bln 108 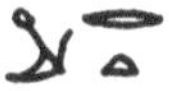 H 70; 75 Bt 10 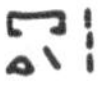 Bln 133

I pr.t mit Herkunftsangabe

Diese Verbindungen siehe beim zweiten Bestandteil: ỉꜣḳ.t ỉbw ỉmꜣ ỉms.t ỉnhmn ỉsr ꜥwn.t ꜥmnw ꜥrw wꜥn bꜣgs.w bsbs mꜣt.t mnwḥ nšꜣ nḏm nḏḥꜥḏḥꜥ.t rn.t ḥbt ḥmꜣj.t ẖꜣsj.t ḫnš sꜣrj sn-wt.t šꜣw šꜣms šb.t tntj tntm tḥwj tḫw ṯwn ṯr.t dgm ḏꜣr.t ḏꜣs

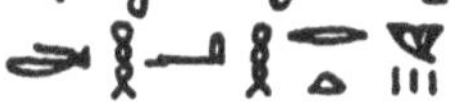 ①

II pr.t-šmj

ist als einheitliche Droge im folgenden Artikel behandelt

III pr.t mit fehlendem zweiten Bestandteil

verderbt: Ram IV C 8 Pap Louvre E 4864 Rs 1,12; Rs 2,2

Auslassung: Eb 861 c Bln 15

§1 pr.t bezeichnet bei Pflanzen und Bäumen deren Frucht bzw. Samen (vgl Keimer BIFAO 31, 1931, 193).

Anm. ① siehe Seite 615.

pr.t-šnj ①

pr.t Eb; H; Ram IV C 9 pr.t Eb 23 pr.t Eb
pr.t Bln; L 61; Eb 472; 708; H 62 pr.t Bt
pr.t Pap Leid Verso IV 7; H 36; 135; 201 pr.t
Eb 485 pr.t H 31; 222; 228 pr.t
Bln 204 pr.t Bln 116 pr.t Pap Louvre E 4864 Rs1
pr.t [..] Kah 16 pr.t [...] Kah 10 pr.t
Pap Leid Verso XIX 1 pr.t Kah 13

A pr.t-šnj

I in Einnehmemitteln

a. in der Drogenaufzählung

Eb 23; 29; 34; 48; 101; 154; 167; 173; 190b; 193b; 198b (= Eb 593 = H 143); 204b; 216; 222 (= H 80); 232; 264; 271; 276 = 281; 283; 478; 593 (= H 143 = Eb 198b) H 36; 54; 62; 70; 80 (= Eb 222); 86; 143 (= Eb 593 = Eb 198b) Bln 107; 108; 115②; 116 (9,12); 116 (10,2); 138; 204 Bt 18; 34 Kah 10; 16

b. in der Drogenbereitung

Droge ṯḥb m b3ḳ w3ḏ ... pr.t-šnj mj.t.t: Eb 41 = 42

II in einem Einlauf: Bt 30

III in Zäpfchen: Eb 26; 140; 164

IV in Räuchermitteln: Bln 61

für Haus und Kleider: Eb 852

V in Salbmitteln (gs)

Eb 116; 708 = H 31 = H 150

VI in Verbänden (wt)
Eb 247 (= H 75); 472; 592; 614; 615; 649 (= H 228 = H 107);
651; 663; 856e [3] H 75 (= Eb 247); 107 (= H 228 = Eb 649);
122; 133; 135; 201; 222; 228 (= H 107 = Eb 649) L 61 [4]
Bt 10 Pap Louvre E 4864 Rs 1,5; Rs 1,9

VII in Salbmitteln oder Verbänden (rdj)
Eb 485; 488 = 498 Pap Leid Verso IV 7 Pap Leid Verso XIX 1

VIII in Rezepten ohne Applikation
Ram IV C 9 Kah 13

B pr.t-šnj mit Herkunftsangabe
pr.t-šnj n Kpnj nd snʿʿ ḥr mw
in einem Augenmittel: Eb 361 (Einzeldroge)

§ 1 Die Deutung der auch ausserhalb der Medizin vorkommenden Frucht pr.t-šnj, für die Eb 361 Kpnj-Byblos als Herkunftsort genannt wird, ist noch nicht gelungen. Ebbell gibt die Bedeutung „Pinus Pinea" an. Lefebvre übersetzt nach Ebbell. Jonckheere übersetzt pr.t-šnj nicht, weist aber auf die unterschiedliche Auffassung von Ebbell und Loret hin. Loret hat aber seine in der ersten Auflage der „Flore" geäusserte Deutung als Acacia farnesiana selbst in der zweiten Auflage zurückgezogen auf Grund eines Einspruchs von Schweinfurth.

§ 2 Der Gebrauch von pr.t-šnj in der Medizin verteilt sich über eine solche Breite der innerlichen und äusserlichen Anwendungen, dass sich keine besonderen Anwendungsgebiete hervorheben. In Augenmitteln wird pr.t-šnj nur einmal und zwar als Einzeldroge genannt.

Anm. ① Die Schreibung von pr.t in pr.t-šnj siehe bei pr.t. ② Bln 115 = Eb 239 ohne pr.t-šnj. ③ Eb 856e = Bln 163e ohne pr.t-šnj. ④ L 61 = Eb 491 ohne pr.t-šnj.

prj ḥr ḫꜣs.t-f

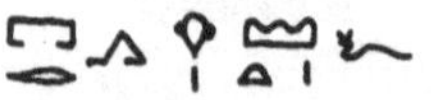 Eb

in einem Augenmittel: Eb 380

§ 1 prj ḥr ḫꜣs.t-f wörtlich „das was herauskommt auf seinem Bergland" ist einmalig. Ebbell (ZÄS 64, 1929, 120) vermutet „Petroleum" = νάφθα des Dioskurides (I 101), das gegen Augenkrankheiten empfohlen wird. Lefebvre schliesst sich Ebbell an.

prsn

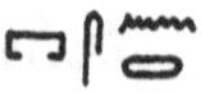 H

in der Verbindung ḥsꜣ n prsn

in Verbänden (wt): H 218①; 220②

§ 1 prsn Art Brot: eine Variante von psn-Brot. ḥsꜣ n prsn vgl. bei ḥsꜣ

Anm. ① H 218 = H 12 verderbt. ② H 220 = H 13 verderbt.

prš

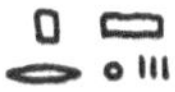 Eb; H 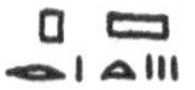 Eb 242 ① 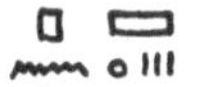 Eb 448 ② 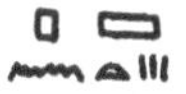 Eb 610 ③

I in einem Pudermittel (tmt): Eb 448

II in Verbänden (wt)

Eb 242; 610; 637; 640; 655 (= H 124) H 104; 124 (= Eb 655); 229

§ 1 prš Koptisch ⲡⲏⲣϣ, das nach Crum (Dict 269) „rote Erde" bezeichnet und mit griechischem μίλτος „Rötel" (Eisenoxyd-haltiger Ton oder aus Eisenpyrit hergestelltes Eisenoxyd) gleichgesetzt wird. So auch Till (Arzneikunde S. 89). Dawson (JEA 21, 1935, 39) vermutet in prš „Mennige", also ein Bleioxyd. So auch Chassinat (Pap med copte p. 281 ff). Griffith-Thompson (London-Leiden Magical Papyrus p. 44, 1) geben für prš beide Bedeutungen an: „red earth" oder „red lead". Eine klare Entscheidung lässt sich nicht treffen.

§ 2 prš wird nur äusserlich angewendet und bevorzugt in Verbänden zur Behandlung der mt.w-Gefässe und Gelenke.

Diese nur äusserliche Applikation hat Dawson darin unterstützt, in prš „Mennige" zu sehen, die für innere Verabfolgung viel zu giftig ist.

Anm. ① Das ⌓ könnte auch ○ sein. ② Das n könnte, da in Ligatur mit p, ein r sein. ③ Das ⌓ könnte auch ○ sein; das n, hier nicht in Ligatur mit p, ist nicht als r zu lesen.

prṯrsw

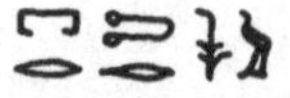 Ram V

in der Verbindung mrḥ.t prṯrsw
in einem Salbmittel (gs)
neben 7 mrḥ.t von anderen Tieren: Ram V Nr III

§ 1 prṯrsw ein unbekanntes Tier, dessen Fett offizinell verwendet wird. Man möchte es gern zusammenbringen mit dem ꞽbṯrsw-Tier in Eb 658, das eine stark verkürzte Variante von Ram V Nr III zu sein scheint. Vgl hierzu § 1 bei ꞽbṯrsw.

pḥwj

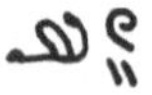 Eb

in der Verbindung
pḥwj nwj hnw mꜣ
in einem Verband (wt): Eb 574

§ 1 pḥwj in dieser Verbindung „Boden" (eines Topfes).

pḥ.t-ꜥꜣ

 Eb

in einem Einnehmemittel: Eb 334

§ 1 pḫ.t-ꜥꜣ wohl bildliche Bezeichnung für eine Pflanze oder deren Frucht. Eb 334 nennt als Drogen nur pflanzliche Stoffe. Vgl dazu pꜣḫ-srj.t.

pḫḫ

H

in der Verbindung pḫḫ n srm.t
in einem Salbmittel (gs)
neben šfw n ḥḳ.t : H 112 ①

§ 1 pḫḫ ist ein unbekannter Bestandteil der srm.t-Hefe (?). Die Parallele im Ebers nennt nur srm.t dafür.

Anm. ① H 112 pḫḫ n srm.t = Eb 643 srm.t.

psḏ

Eb; H; L; Bln 162 — Bln 48; 155 — Eb 98; 571; Bln 120 — Ram V — Ram IV C 9 — Eb 204d — Eb 222; H 121 — Bln 28; 157 — Ram IV C 6

A psḏ

I in Einnehmemitteln

a. Eb 173; 222 = H 80

b. in der Behandlung der wḫdw-Schmerzstoffe
Eb 98 Bln 157

c. mit Verben der Drogenbereitung

psḏ nḏ : Eb 204 b

psḏ ps ḥr ḳd : Eb 204 d (Einzeldroge)

II in Verbänden (wt)

a. Eb 758 H 204 Bln 28

b. in der Behandlung der mt.w – Gefässe

Eb 640; 663; 671; 673; 677; 678; 693[1] Ram V Nr XVII; Nr XIX

III in Rezepten deren Applikation fehlt oder verderbt ist: L 7 Ram IV C 9

IV Unklares

pst : Ram IV C 6[2]

B 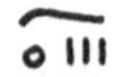 n psḏ

in einem Einnehmemittel : Eb 66

C 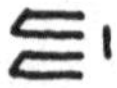 n psḏ

I in Einnehmemitteln

a. Bln 48

b. in der Behandlung der wḫdw – Schmerzstoffe

Eb 100 H 42[3]; 46 Bln 120; 155; 162

II in einem Verband (wt) eines mt – Gefässes : H 121[1]

D psḏ als Teil (?) anderer Drogen

I psḏ n ḳmj.t

in einem Verband (wt): Eb 571

II psḏ n ỉwrj.t

in einem Verband (wt): Eb 591[4]

§ 1 psḏ ist noch nicht sicher bestimmt. Ebbell übersetzt mit „hyoscyamus", ebenso Lefebvre mit Vorbehalt „jusquiame". Barns teilt mit, dass Dawson die Bedeutung hyoscyamus ablehnt, da die häufige innerliche Verwendung von psd sich nicht mit der Eigenschaft des Bilsenkrautes verträgt als eines gefährlichen Narkotikums. Dawson vermutet in psd etwas Zweihälftiges wegen der Verbindung gs.wj n psd und hält es für möglich, dass psd vielleicht keine spezielle Pflanze sei, sondern einem Drogenbereitungszustand von Pflanzen entspricht. Dabei weist er auf die Verbindung psd n ỉwrj.t hin. Da aber psd und ebenso gs.wj n psd in der Drogenaufzählung Quantenangaben erhalten, muss psd doch wohl eine spezielle Droge bezeichnen, zumal die Verbindung psd n ỉwrj.t fehlerhaft zu sein scheint.

Besondere Anwendungsbereiche von psd sowie von gs.wj n psd sind einmal die Einnehmemittel gegen die wḥdw-Schmerzstoffe und zweitens die Verbände für die Behandlung der mt.w-Gefässe. Ein Unterschied zwischen psd und gs.wj n psd in ihrer Verwendung ist nicht zu erkennen. Der Eb nennt in seinen beiden Rezepten gegen die wḥdw einmal psd und einmal gs.wj n psd. Ausserdem besitzen wir eine Parallele für ein Rezept zur Behandlung der mt.w-Gefässe: Eb 692 psd = H 121 gs.wj n psd.

psḏ als Teil einmal der Bohne und einmal des Gummi ist wohl für ỉwrj.t als Fehler anzusehen und für ḳmj.t ebenfalls zweifelhaft.

Anm. ① Eb 693 psḏ = H 121 gs.wj n psḏ. ② Ram IV C 6 pst hat Barns mit Fragezeichen in seinem Glossar bei psḏ aufgenommen. In Ram IV C 9 ist psḏ mit d geschrieben. ③ H 42 gs.wj psḏ ④ Eb 591 psḏ n ỉwrj.t scheint fehlerhaft zu sein. Es sind wohl zwei Drogen psḏ und ỉwrj.t; vgl bei ỉwrj.t die Anm 1.

psḏn

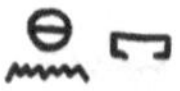 Eb; H; Bln; L; Sm 21,13① 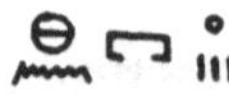 ② Eb 551; 607; H 89
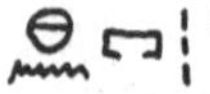 ③ Bln 101

I in den Verbindungen
  a. sḳj n psḏn : Eb; H; Bln; L
  b. sẖr.w n psḏn : Sm 21,13
  c. ẖʿʿ.w nw psḏn : Bln 21
    siehe beim ersten Bestandteil

II in der unklaren Verbindung 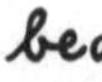 psḏn in einem Verband (wt): Bln 22

§1 psḏn die Tenne.

Anm. ① Breasted ⬭ anstatt ⊖ ② ııı bedingt durch die Verbindung sḳj n psḏn. ③ ¦ bedingt durch die Verbindung sḳj n psḏn.

pšn.t

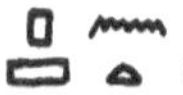 Eb 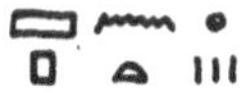 H 68

I in einem Einnehmemittel
  Eb 282 = H 68 (špn.t)[1]

II in Verbänden (wt) : Eb 675; 758

§ 1 pšn.t ist unbekannt; vielleicht ein Mineral.

Anm. [1] H 68 špn.t ist eine Metathese; die Parallele Eb 282 hat pšn.t.

pḳrw

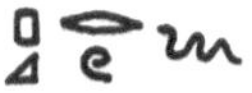 H

in der Verbindung pḳrw n mrḥ.t
in einem Verband (wt) bei Knochenbruch
H 225 (Einzeldroge)

§ 1 pḳrw ein unbekannter Bestandteil von mrḥ.t-Öl.
  Siehe auch bei mrḥ.t

pgg.t

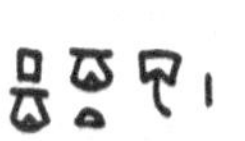 H

in der Verbindung ʿmm pgg.t
in einem Verband (wt): H 198

§ 1 pgg.t der Frosch. Für die Bedeutung von ʿmm pgg.t siehe bei ʿmm pddw (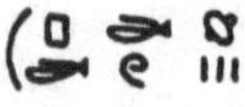) siehe bei ẖrj n pddw

ftt

 Sm; Mutt. u. Kind H 7, 1-3; Eb 522 c; 783 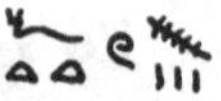 Eb 516; 565; 766 b; 767 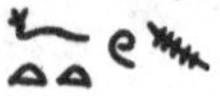 Eb 145 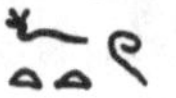 Ram IV C 3 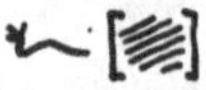 Kah 25

A ftt

I als Tampon-Zäpfchen

a. Drogen ỉrj m ftt rdj m pḥwj: Eb 145

b. in Schwangerschaftsverhütungsmitteln
Drogen ỉwḥ ftt ỉm rdj m ỉwf-s: Eb 783
Drogen ỉwḥ ftt ỉm rdj m rꜣ n ḥm.t-s: Ram IV C 3

II in der Wundbehandlung
in Verbänden (wt) mit mrḥ.t und bj.t

a. srwḫ-k sw m-ḫt m mrḥ.t bj.t ftt rꜥ nb
Sm 1 (1, 3); 2 (1, 15 verderbt); 3 (1, 23); 11 (5, 13); 12 (5, 20); 16 (6, 21); 17 (7, 7); 19 (7, 19); 23 (8, 22); 27 (9, 18); 28 (10, 1); 37 (12, 18); 40 (13, 16); 47 (17, 5); 47 (17, 15)

b. wt. ḥr-k sw ḥr mrḥ.t bj.t ftt rꜥ nb
Sm 7 (3, 8); 14 (6, 12)

c. ỉr m-ḫt ỉrr-k ftt mrḥ.t bj.t rdj ḥr-f sp.w ꜥšꜣ.w: Eb 766 b

d. ỉr.ḫr-k n-f mrḥ.t bj.t rdj m ẖnw-f ftt rdj m mḏḥ n ḥbs.w wt ḥr-s: Eb 767

III verderbt und unklar: Drogen ỉwḥ f[tt ...]: Kah 25

B ftt šw

in einer Wundbehandlung

wꜣḥ. ḫr-K n-f ftt šw m rꜣ n wbnw-f

Sm 28 (10,2) (Einzeldroge)

C ftt(.w) n(w) dbj.t

I in einem Einnehmemittel: Mutt. u. Kind H 7,1-3

II in einem Verband (wt): Eb 565

III in Wundbehandlungen zum Schliessen der Wunde

Droge ... ꜣmj ḥr mrḥ.t bj.t; ftt.w nw dbj.t m gs ḥrj-sn: Eb 516

ỉr m-ḫt ḫr-K wt-K sw m ftt n dbj.t ḥr flüssige Droge: Eb 522c

§ 1 ftt ein pflanzlicher Faserstoff von der Pflanze unbekannter Art dbj.t (vgl Breasted S. 101). Als Droge wird ftt nur in dem Einnehmemittel Mutt. u. Kind H 7,1-3 und in dem Verbandsrezept gegen Schwellungen Eb 565 verwendet. Sonst wird ftt wie Charpie oder Mull in Suppositorien und vor allem in Wundverbänden gebraucht.

mꜣ.t

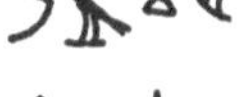 Eb 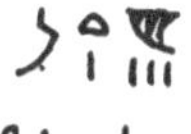 Ram III

in den Verbindungen

I mꜣ.t sw.t [1]

in einem Salbmittel (gs): Eb 270

II mꜣ.t nt ḥḏw

als Zauberdroge für ein Knotenamulett

mꜣ.t nt ḥḏw ỉwḥ m ḥsꜣ : Ram III A 5

§ 1 mꜣ.t Halm, Rohr, Stengel. mꜣ.t wird einmal von der Binse und einmal von der Zwiebel genannt.

Anm. ① Dawson (JEA 19, 1933, 137) erwähnt ein mꜣt.t nt sw.t aus einem magisch-medizinischen Papyrus in Budapest (der demnächst von L. Kákosy veröffentlicht wird), das wohl hierher gehört.

mꜣꜣ

 Ram V ①

in der Verbindung pr.t mꜣꜣ

in einem Verband (wt): Ram V Nr VIII

§ 1 mꜣꜣ ein Baum, dessen Früchte offizinell verwendet werden. Dawson (bei Barns) möchte mꜣꜣ als eine Variante oder eine Fehlschreibung für mꜣmꜣ „Dumpalme" ansehen.

Anm. ① iii als Gesamtdeterminativ der Verbindung.

mꜣj

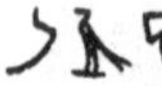 Ram V 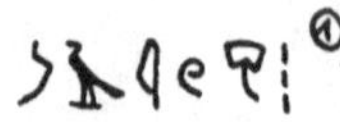 ① Bln

in den Verbindungen

I mrḥ.t mꜣj

in einem Salbmittel (gs)

neben 7 mrḥ.t anderer Tiere: Ram V Nr III

II ḥs m³j

in einem Räuchermittel

neben 4 ḥs von anderen Tieren: Bln 68

§1 m³j der Löwe, von dem Fett und Kot offizinell verwendet werden (vgl auch bei mrḥ.t und ḥs).

Siehe auch m³j-ḥs³ im folgenden Artikel.

Anm. ① ¦ als Gesamtdeterminativ der Verbindung ḥs m³j.

m³j-ḥs³

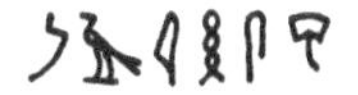 Eb

in der Verbindung mrḥ.t m³j-ḥs³

in einem Haarwuchsmittel (Applikation wrḥ)

neben 5 mrḥ.t anderer Tiere: Eb 465

§1 m³j-ḥs³ der Löwe, von dem das Fett offizinell verwendet wird; vgl auch bei mrḥ.t.

Siehe auch m³j im vorstehenden Artikel.

m³f.t

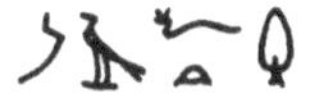 Eb

in der Verbindung drd n m³f.t

in einem Verband (wt): Eb 614

§1 m³f.t ein unbekannter Baum, dessen Blätter offizinell verwendet werden.

m³t

Eb H 60

I in einem Einnehmemittel: H 60 ①

II in einem Verband (wt): Eb 723

III in Augenmitteln: Eb 383

m³t nḏ sn": Eb 382 (Einzeldroge)

§ 1 m³t Granit. So auch Ebbell und Lefebvre. Allerdings ist die Belegstelle in dem Einnehmemittel H 60 wegen des Determinativs und wegen der innerlichen Applikation unsicher; siehe hierzu auch die Anmerkung.

Anm. ① H 60 m³t | mit Quantenstrich nur bei m³t, sodass möglicherweise ḥrš̆w m³t eine einheitliche Drogenbezeichnung sein könnte und m³t dann garnicht hierher gehört.

m³t.t

Eb; Ram V Nr VIII; Pap Beatty XV 7; H 113; 135; Bln 157; 192; 200 Ram III A 26; H 68; 124 Bln 87 Bln 153 Bln 94 Bln 157

A m³t.t

I in Einnehmemitteln

Eb 227; 228; 236; 237; 291; 334 Bln 192 Pap Beatty XV 5-8

II in Kaumitteln

a. Applikation wg3: Eb 748

b. Applikation ḫpꜥ: Eb 555

III in einem Einlauf: Eb 822

IV in einem Zäpfchen o. ä.: Eb 145

V in Salbmitteln (gs)

a. Eb 111; 112 Bln 87

b. Droge wdj ḥr m3t.t: Bln 94

m3t.t nḏ ḥr mrḥ.t: H 113

VI in Verbänden (wt)

Eb 487 (1); 594; 634; 682 H 135 Ram V Nr VIII

VII in Salbmitteln oder Verbänden (rdj)

Eb 701 Bln 200

VIII in Augenmitteln

a. Eb 352 Ram III A 26

b. m3t.t ḳnḳn ḥr mw ḳbw: Eb 363 (Einzeldroge)

B m3t.t mḥj.t

I in Einnehmemitteln

a. Eb 226 (2); 231

b. neben m3t.t ḫ3s.t: Eb 209; 282 = H 68 Bln 157

II in Verbänden (wt)

a. m3t.t mḥj.t ḳnḳn: Eb 502 (Einzeldroge)

b. neben m3t.t ḫ3s.t: Eb 758

C m3t.t ḫ3s.t

I in Einnehmemitteln

a. Bln 153

b. neben m³t.t mḥj.t: Eb 209; 282 = H 68 Bln 157

II in einem Verband (wt)

neben m³t.t mḥj.t: Eb 758

D pr.t m³t.t

I in einem Einnehmemittel: Eb 182 (3)

II in Verbänden (wt)

Eb 610; 655 (= H 124); 675; 677 H 124 (= Eb 655)

E ʿr n m³t.t

in einem Verband (wt): Eb 198c

§1 m³t.t Sellerie/Petersilie. So auch Lefebvre, der sich eng an Loret (Rec Trav 16, 1894, 4 ff) anschliesst; nur in der Bezeichnung der einzelnen Sorten, einschliesslich der Petersilie, kommt er zu neueren Deutungsversuchen. Wie Loret bringt Lefebvre m³t.t mit koptischem ⲘⲒⲦ zusammen, das nach Crum (Dict 188) Petersilie oder Sellerie bedeutet. Lefebvre weist weiterhin auf eine Stelle bei Dioskurides (III 64 RV ed Wellmann), die auch Keimer (Gartenpflanzen S 40) heranzieht, in der für griechisch σέλινον κηπαῖον als ägyptischer Name μιϑ angegeben wird. Dieses μιϑ setzt Lefebvre m³t.t gleich. Im Einzelnen kommt Lefebvre für m³t.t zu folgenden Bedeutungen: 1. m³t.t „céleri cultivé" (Apium graveolens L.); 2. m³t.t mḥj.t „céleri du Nord" als Variante von „céleri du Delta" (Apium dulce Mill.?); 3. m³t.t ḫ³s.t „céleri du désert = persil" (Apium petroselinum L.). Jonckheere (Une Maladie p 18 note 4; p 19 note 2) hat sich bei seiner Übersetzung an Loret angeschlossen und übersetzt daher mꜣt.t mḥj.t mit „persil". Ebbell übersetzt mꜣt.t immer mit „celeri". Barns gibt keine Übersetzung, weist aber auf Lefebvre und auch auf Dawson hin. Dawson (JEA 19, 1933, 133 ff) hat für mꜣt.t die Bedeutung „Mandragora" vermutet, die aber von Lefebvre (Festschrift Grapow 1955 S. 208) abgelehnt wird.

§2 mꜣt.t wird innerlich und äusserlich angewendet. Von den Einnehmemitteln sind bemerkenswert 6 Rezepte gegen die ꜥꜣꜥ-Krankheit (die Rezepte aus Eb bei A I) und von den äusserlichen Anwendungen 9 Verbände zur Behandlung der mt.w-Gefässe und Gelenke. In diesen werden bevorzugt die pr.t-Früchte des Sellerie genannt.

Das wiederholte Vorkommen von mꜣt.t mḥj.t und mꜣt.t ḫꜣs.t im selben Rezept unterstützt die Annahme, dass beide Arten verschieden von einander sind (vgl §1).

Anm. ① Eb 487 = L 51 (verderbt). ② Eb 226 mꜣt.t = H 84 ḥmꜣ.t. ③ Eb 182 = H 16 (verderbt).

mꜣd

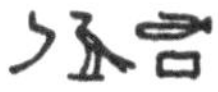 Eb 734 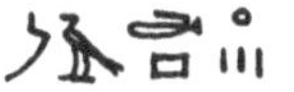 Eb 511 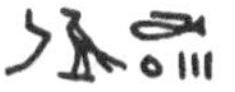 Eb 545

A mꜣd

I in einem Salbmittel (gs): Eb 511

II in einem Salbmittel oder Verband (rdj)

mꜣd nḏ snꜥꜥ ḥr Droge: Eb 545

B mꜣd n 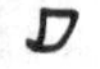

in einem äusserlichen Mittel ohne Applikation

Eb 734

§ 1 mꜣd ein Mineral. Ebbell übersetzt mꜣd mit „Bimsstein". Dann würde die Verbindung mꜣd n ꜥnḫ bedeuten: Bimsstein (als Poliermittel) „für" einen (Metall-) Spiegel.

mjw

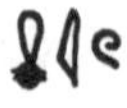 Eb 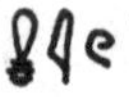 H 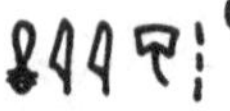 (1) Bln 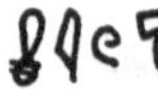 (1) Eb 488

A mrḥ.t mjw

I in Salbmitteln

a. Applikation wrḥ

neben 5 mrḥ.t von anderen Tieren: Eb 465

b. Applikation gs: Eb 627 = H 96

c. Applikation rdj

in einem Hausmittel gegen Mäuse: Eb 847 (Einzeldroge)

II in einem Verband (wt)

neben 3 mrḥ.t von anderen Tieren: Eb 658

B rj.t mjw

in einem Verband (wt): Eb 208 (2)

C ḥs (n) mjw

I in Räuchermitteln

neben 2 ḥs von anderen Tieren: Bln 64; 70

II in Verbänden (wt)

Eb 213②; 578; 580; 584 = H 41

III in einem Salbmittel oder Verband (rdj): Eb 488 = 498

D šnj n mjw

in einem Salbmittel oder Verband (rdj): Eb 486

§ 1 mjw der Kater, von dem Fett, Kot, Haare offizinell verwendet werden und einmal rj.t-Ausscheidung (Eb 208), die parallel zu Kot (Eb 213) steht. Vgl. auch beim ersten Bestandteil und mj.t „Katze".

Anm. ① ¦ und ııı sind die Determinative der Verbindung ḥs mjw. ② Eb 208 rj.t mjw = Eb 213 ḥs mjw.

mj.t

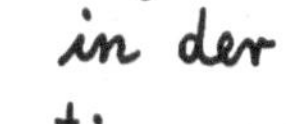 Eb 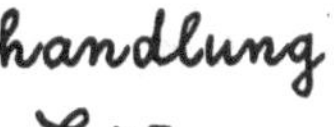 L

in den Verbindungen

I mw.t-rmṯ nt mj.t

in der Behandlung einer Haarerkrankung (Applikation rdj r tp): Eb 453

II šnj n mj.t

in der Behandlung einer Brandwunde (Applikation rdj): L 47

§ 1 mj.t die Katze, von der einmal die Plazenta und

einmal Haare offizinell verwendet werden. Vgl auch beim ersten Bestandteil und mjw „Kater".

mjm.t

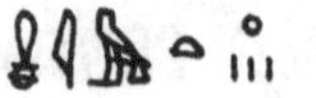 Eb

I mjm.t

in einem Einnehmemittel. Eb 781

II g3b.t nt mjm.t

in einem Salbmittel (gs)

g3b.t nt mjm.t ḳnḳn ḥr mw ỉrj: Eb 782

§ 1 mjm.t eine unbekannte Pflanze. Die Blätter (g3b.t) dieser Pflanze müssen saftig sein; denn ihr Saft (mw) wird Eb 782 erwähnt. Eb 781 und 782 sind ein kombiniertes Rezept gegen die sr-Krankheit.

mjmj

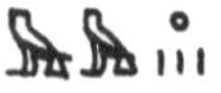 Eb; Ram V Nr XIV; H 88; 93 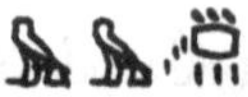 Ram III A 25

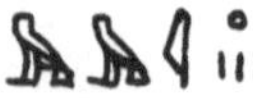 Eb 173 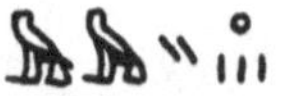 H 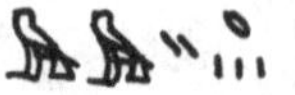 H 226; 234

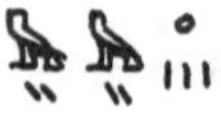 Bln; Bt; Pap Beatty XV 5-8

A mjmj

I in Einnehmemitteln

a. Eb 125; 173; 174; 199 b; 203 b (Einzeldroge); 204 f; 231; 239 (= Bln 115) H 88; 93 Bln 115 (= Eb 239); 186 Bt 16 Pap Beatty XV 5-8

b. neben o||| n sw.t ps o||| n ỉt ps : H 70

II in einem Zäpfchen o.ä.: Bt 6

III in einem Räuchermittel: Bln 192 (Einzeldroge)

IV in Verbänden (wt)

a. Eb 472; 582 H 108; 226; 230; 234 Bln 125 Ram V Nr XIV

b. neben o||| n sw.t : H 105

neben sw.t ps o||| n sw.t o||| n ỉt : Eb 175

neben ʿmʿʿ n ỉt : Eb 759

neben ʿmʿʿ n bd.t : Eb 572

c. in verderbter Stelle: mjmj ꜣmj ḥr Droge : Bln 23[1]

V in Salbmitteln oder Verbänden (rdj)

Eb 121; 625; 626

VI in Augenmitteln

a. mjmj rdj ḥr mw : Ram III A 25 (Einzeldroge)

b. als Wiederholung von o||| n mjmj in der Applikation : Eb 384 (nn n mjmj)

B o||| n mjmj (siehe auch C II b und C III b)

I in Einnehmemitteln

a. Eb 215; 318

b. in der Wiederholung der in der Aufzählung bereits genannten Droge bei der Drogenbereitung: Eb 215

II in Verbänden (wt)

a. Eb 130

b. neben o||| n sw.t o||| n ỉt : Eb 129

III in einem Augenmittel: Eb 384[2]

IV in einer Zahnbehandlung (Applikation wšꜣ ỉbḥ

ỉm): Eb 739

C mjmj mit verschiedenen Zusätzen der Bereitung

I mjmj ʿwg

in Einnehmemitteln: Eb 323

mjmj ʿwg ꜣmj ḥr ḥḳ.t: Eb 322

II a. mjmj nḏ

in einem Einlauf: Eb 820

b. ⊙ııı n mjmj nḏ snwḫ

in einem Salbmittel (wrḥ)

neben ⊙ııı n ỉt nḏ snwḫ: H 17 [1]

III a. mjmj snwḫ

in einem Salbmittel (gs)

neben šʿ.t nt ỉt snwḫ: Eb 109

b. ⊙ııı n mjmj snwḫ

in einem Salbmittel (wrḥ)

neben ⊙ııı n ỉt nḏ snwḫ: Eb 712 a = H 17 ⊙ııı n mjmj nḏ snwḫ

D mw n mjmj

in einem Einlauf: Bt 13 b

§ 1 mjmj sicher eine Körnerfrucht und wohl den „Emmer" bezeichnend. Diese Bedeutung hat neuerdings Gardiner (Wilbour Papyrus II Comm. p. 113 ff) wahrscheinlich gemacht. Und zwar nimmt Gardiner an, dass es sich bei mjmj speziell um das Samenkorn des Emmer handelt. Die von Dawson (JEA 21, 1935, 37 f) wieder aufgegriffene Identifikation von Brugsch

(ZÄS 29, 1891, 26 ff) mit äthiopischem Kümmel (= ἄμμι des Dioskurides) hatte Keimer (Gartenpflanzen S. 149) bereits abgelehnt. Ebbell und Jonckheere übersetzen mjmj mit „Ammi" nach Brugsch und Dawson. Lefebvre gibt keine Übersetzung; er hält die Bedeutung von mjmj noch nicht für gesichert und weist nur auf Dawson und Gardiner hin. Er schlägt seinerseits Durra (Sorghum) vor.

§ 2 Der Gebrauch von mjmj ist innerlich und äusserlich, während bd.t-Emmer nur einmal innerlich, sonst äusserlich verwendet wird. mjmj und das Mehl davon erscheint öfters in Rezepten neben Weizen und Gerste oder deren Mehl. bd.t wird nicht neben Weizen oder Gerste genannt.

Einmal Bt 13b wird mw n mjmj in einem Einlauf genannt, das nicht wohl den Saft bedeuten kann, sondern den wässrigen Auszug des Getreidekornes bezeichnet wie derselbe Ausdruck mit ỉt-Gerste.

Anm. ① Bln 23 Wreszinski liest ʿmʿm statt mjmj.
② Eb 384 in der Applikation ist das Mehl von mjmj mit nn n mjmj wieder aufgenommen.
③ H 17 n mjmj nḏ snwḥ = Eb 712 a  n mjmj snwḥ.

<u>mj s.t</u>

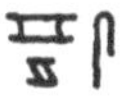 Eb; H; L 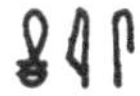 Kah

A mjs.t nt ꜥꜣ

I in einem Einnehmemittel

mjs.t nt ꜥꜣ wꜣḏ.t : Kah 1 (Einzeldroge)

II in einem Salbmittel (wrḥ) : Eb 463 = H 148 ①

B mjs.t (nt) 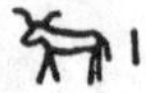

I in einem Einnehmemittel : Eb 267

II in einem Augenmittel : Eb 351 = L 35 ②

C mjs.t nt mn.t

in einem Salbmittel (Applikation rdj)

mjs.t nt mn.t sšr.tj ẖꜣw ḥr Droge : Eb 809

D mjs.t nt šꜣj

in einem Mittel gegen Frauenleiden

4 Knoten aus Tierhaaren wrḥ m mjs.t nt šꜣj rdj r pḥwj-s : L 40 ③

E mjs.t nt štjw

in einem Zauberspruch, am Schluss durch mjs.t nt šꜣj als Droge ersetzt : L 40

§ 1 mjs.t die Leber von Esel, Rind, Schwein und von der Schwalbe und der Schildkröte genannt. Kah 1 erwähnt ausdrücklich die frische Leber eines Esels und L 35 nennt die ausgepresste Leberflüssigkeit (vgl Anm 2). Siehe auch bei den einzelnen Tieren.

Anm. ① H 148 mjs.t nt ꜥꜣ rdj.tj m ḏꜣḏꜣ-Topf r ḥwꜣ-s snwḫ.tj rdj.tj ḥr mrḥ.t = Eb 463 das eine Droge mehr nennt und die Bereitung der Eselleber noch ausführlicher angibt. ② Eb 351 mjs.t des Rindes sšr.tj ʿʿf.tj = L 35 das den Röstprozess der Leber ausführlicher angibt und ausserdem beim Auspressen die Leberflüssigkeit (mw) erwähnt. ③ L 40 mjs.t nt šꜣj wird in dem vorhergehenden Zauberspruch durch mjs.t nt štjw ersetzt.

mjkꜣ.t

Eb
in einem Verband (wt)
mjkꜣ.t sšr nḏ ꜣmj : Eb 199 b (Einzeldroge)
§ 1 mjkꜣ.t ist unbekannt.

mw

Eb; H; Bln; Sm; Kah; Bt; L; Ostr. Berlin 5570; Pap Leid Verso X 1; Mutt. u. Kind K (7,5); Ram III; KV
H; Bt 14 H 27; Bt 18; 33; 35 Pharaob. IV

A mw ohne Zusätze

I in Einnehmemitteln

a. am Schluss der Drogenaufzählung genannt ohne oder mit grosser Quantenangabe

Eb 39; 44; 45; 46; 47; 50; 51; 52; 54; 58; 60; 101; 125; 126 (= Eb 229); 153; 160; 184; 204 f; 218 (= H 49); 219; 220; 224 (= H 82); 227; 228; 229 (= Eb 126); 230; 231; 232; 233; 234; 235 (= H 50); 261; 263; 268; 274; 279 (= H 66); 280 (= H 65);

289; 290; 477; 481; 633; 750 H 27; 28; 46; 49 (= Eb 218); 50 (= Eb 235); 51; 52; 57; 63 ①; 65 (= Eb 280); 66 (= Eb 279); 69; 70; 82 (= Eb 224); 88; 93 Bln 117; 119; 138; 163c ②; 185; 186 Bt 14; 16 ③; 18; 22; 23; 27; 31; 33; 34; 35; 36; 40

b. innerhalb der Drogenaufzählung mit grosser Quantenangabe: Eb 277 ① H 84 Bln 184

c. am Schluss der Drogenaufzählung mit kleiner Quantenangabe: Eb 478; 282 = H 68 Bt 25

d. in der Drogenbereitung

1 in Verbindung mit Verben der Drogenbereitung

Drogen ꜣmj ḥr mw: Eb 13

Drogen ꜥtḫ ḥr mw: Eb 188b

Droge ps ḥr mw: Eb 206b Bln 48

Droge nḏ ḥr mw: Bln 154; 191

Droge rdj ḥr mw: Eb 68; 305; 313; 559 — rdj m-s (Droge) mw: Eb 311

Drogen hbḳ ḥr mw: Eb 856c ② Bln 6

Drogen sjp m mw: Eb 48

Drogen sḏr ḥr mw: Eb 63 Ram III B 19 — Eb 166 ④

Droge ḳnḳn ḥr mw: Mutt. u. Kind K (7,5)

Droge ḥr mw: Kah 6

2 besondere Bereitungsangabe

rdj rmn.t-Krug gs-s m mw gs m Droge: Eb 324; 307

e. in der Drogenbereitung als Wiederholung des in der Drogenaufzählung genannten Wassers

Bln 138; 184; 185 (S)

II in Kaumitteln (immer am Schluss der Drogenaufzählung): Eb 554; 555; 700; 702; 703; 747; 749 = H 9

III in Einläufen

a. am Schluss der Drogenaufzählung
Eb 158; 814; 816; 817 — Bln 164 c (mw ps)

b. innerhalb der Drogenaufzählung mit grosser Quantenangabe: Eb 819

c. in Verbindung mit Verben der Drogenbereitung
Droge nḏ ḥr mw: Bln 175
Drogen ẖ3w ḥr mw: Eb 813; 818
Drogen ḳnḳn ḥr mw: Bln 159

IV in Augenmitteln

a. am Schluss der Drogenaufzählung
Eb 338; 342; 348; 401; 403; 404

b. in Verbindung mit Verben der Drogenbereitung
Drogen 3mj ḥr mw: Eb 355 Ram III A 24-25
Drogen nḏ ḥr mw: Eb 416
Droge nḏ snʿʿ ḥr mw: Eb 361
Droge(n) rdj ḥr mw: Eb 339; 368 Ram III A 25
Drogen ẖ3w ḥr mw: Eb 345; 364; 415

V in Rezepten zur äusserlichen Anwendung

a. am Schluss der Drogenaufzählung
Eb 113; 259; 260; 546; 549 H 223; 226 Sm 46 (16,5)

b. innerhalb der Drogenaufzählung
Eb 744 Sm 46 (16,8)

c. in Verbindung mit Verben der Drogenbereitung

ꜣmj mw ḥr Droge: Bln 24

Drogenmasse ʿḫḫ mw ỉrj: Sm 21,17

Droge ps ḥr mw: Eb 536 (6)

Droge ntš m mw: Eb 786

Drogen nḏ ḥr mw: L 19

Droge rdj ḥr mw: H 172

Droge ẖꜣw ḥr mw: Eb 251; 773

Droge sfj ḥr mw: Eb 604 Ram III A 4

Drogenmasse smn ḥr mw: Sm 22,2; 21,16

Droge ḥr mw: H 134 (6)

d. in der Drogenbereitung als Wiederholung des schon genannten Wassers: Sm 21,17 (7)

VI in verderbten Rezepten

Kah 25 L 36 Ostr. Berlin 5570

Droge ẖꜣw ḥr mw: Ram III fragm 4

VII in einem Hausmittel gegen Ungeziefer

sẖr Wände und Fussboden ... ḥr mw: Eb 849

VIII Verschiedenes

Rezeptbereitung ohne Zugabe von Wasser: mn rdj.t mw n-f: Eb 877e

Wasser zum Auswaschen einer Drogenmasse, um deren bitteren Geschmack zu beseitigen: Sm 21,21

Kochen eines Drogengemisches bis zu einem bestimmten Rest von Flüssigkeit (mw): Eb 93 (8)

Trinken eines bestimmten Quantums der Flüssigkeit (mw): Eb 166 [8]

B mw mit Zusätzen

I Wasser

a. besonderer Beschaffenheit

1. mw nw ỉꜣd.t nt p.t: Eb 614

2. mw nw ḥwj: Bln 88

3. mw nw sš: Eb 271; 337 (Einzeldroge)

4. mw ḳbw: Eb 362; 363 KV 40-41

b. Wasser von Flüssigkeiten = verdünnte Flüssigkeiten [9]

1. mw n pꜣw-ꜥ: Eb 366; 464; 736 [10]

2. mw nw pꜣdw: Eb 717 [10]

3. mw nw mstꜣ: Eb 612 = H 247 Bln 101 Bt 5; 24

mw nw mstj: Eb 824 (Einzeldroge) H 217

in einem Vergleich nicht als Droge: Eb 767

mw nw mstꜣnj: Pap Leid Verso X 1

mw nw mstnw: Pharaobuch IV A 10; C 3

4. mw nw srm.t: Eb 317; 323 Bln 122; 130

c. Wasser von festen Substanzen = deren wässrige Auflösung

1. mw nw ḥsmn [11]: Eb 840 (Einzeldroge)

2. mw nw ḳmj.t [12]: Eb 485; 488; 498; 582 H 224; 234

in einem Vergleich nicht als Droge: Eb 871c

II Saft von Pflanzen [13]

a. 1. mw nw ỉt: Eb 205a (Einzeldroge); 240 Bln 137 (Einzeldroge)

2. mw nw mjmj : Bt 13b
3. mw nw nj³j³ : Eb 827 (Einzeldroge)
4. mw nw nš³ : Eb 825 (Einzeldroge)
5. mw nw s³r : Eb 510
6. mw (nw) šmšm : Bt 13b
7. mw nw ḳbw : Eb 415; 720 Bt 13b (ḳbj.t)
8. mw nw ḳtḳt.w : Eb 826
9. mw nw ḏ³r.t : Eb 135 (= Eb 150); 136 (= Eb 151); 143 (= Eb 785); 150 (= Eb 135); 151 (= Eb 136); 159; 399 (ḏ³r.t w³ḏ.t); 462; 785 (= Eb 143); 823 H 45 Bln 43; 173 (= Bln 182); 176; 182 (= Bln 173) Bt 21

b.1. mw ỉrj von ṯḥf.tj n bd.t km.t : H 145
2. mw ỉrj von g³b.t nt mjm.t : Eb 781
3. mw-s von pr.t 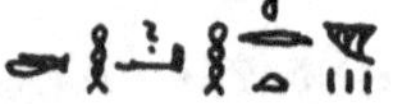 : Ram III B 10 (14)

III Flüssigkeit von Körperorganen
a. mw nw wdd : Eb 467
b. mw ỉrj von ỉr.tj š³j : Eb 356
mw-s von mjs.t 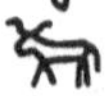 : L 35

IV unklare und verderbte Stellen
Bln 22 L 55 (mw nw mw dšr.t) Kah 25 (2 mal)

§ 1 mw Wasser, das in der Regel am Schluss der Drogenaufzählung genannt wird, entweder ohne Quantenangabe oder gegenüber den anderen Drogen mit grosser Quantenangabe, ist nicht eigentlich als Droge zu bewerten, sondern bei den vielen Trankmitteln und Einlaufmitteln ist es die Basisdroge d. h. die Flüssigkeit, um das Drogengemisch zu trinken oder einzugiessen. Das Wasser in den Mitteln zur äusserlichen Anwendung dient sicherlich auch nur dazu, um die eine oder andere Droge auflösen zu können. Auch das Wasser in geringer Dosis in den drei Einnehmemitteln unter A I c scheint auch nur zur Auflösung bestimmter Medikamente gedient zu haben. Die häufigen quantenlosen Wasserangaben bei sonst genauer Dosierung der Wirkdrogen lassen die Vermutung zu, dass in einer Anzahl von Trankmitteln, die keine Flüssigkeit unter den Drogen erkennen lassen, der Bestandteil „Wasser", als selbstverständlich vorausgesetzt, fortgelassen ist.

§ 2 Wie das am Schluss der Drogenaufzählung genannte Wasser in der Rezeptbereitung zur Anwendung kam, zeigen besonders deutlich die Rezepte Bln 184, 185 und 138. Zunächst wird das Wasser auf dem Ofen zum Kochen gebracht und dann werden nacheinander die einzelnen Drogen hinzugefügt, um sie kochend zu lösen (Bln 184; 185). Oder die Wirkdrogen werden, wie in Bln 138, erst mit einem Teil des Wassers angesetzt. Wenn sie eingekocht sind, werden sie mit dem Rest des Wassers von Neuem gekocht und zur Eindickung gebracht.

§ 3 Die unter B II als „Saft von Pflanzen" bezeichnete zusammengesetzte Verbindung ist in den meisten Fällen nur eine Mutmaßung. Sie kann den Saft von

Pflanzen oder von deren Früchten bedeuten, wie es die unter B II b 1-3 genannten Stellen wahrscheinlich machen. Aber ebenso können diese mit mw zusammengesetzten Verbindungen zum Teil eine wässerige Extraktion des Pflanzenteils beinhalten, was sich vielleicht nur von Fall zu Fall entscheiden lässt. Im Einzelnen vgl bei den verschiedenen Pflanzen.

§ 4 Die unter B I b aufgeführten Stellen als „Wasser von Flüssigkeiten" = verdünnte Flüssigkeiten oder nur die vollere Form der auch allein vorkommenden Flüssigkeiten können in einzelnen Fällen auch noch anders aufgefasst werden. So z. B. die bei 1 und 2 genannten Verbindungen mw n p3w-ˁ und mw nw p3dw, bei denen der zweite Bestandteil vielleicht ein Gewässer als Herkunft des Wassers bezeichnen wird (vgl bei p3w-ˁ und p3dw).

Anm. ① H 63 Wasser am Schluss der Drogenaufzählung = Eb 277 Wasser innerhalb der Drogenaufzählung. ② Bln 163 c Drogen, als letzte Wasser, hbḳ m ỉḫ.t wˁ.t = Eb 856 c Drogen hbḳ m ỉḫ.t wˁ.t ḥr mw. ③ Bt 16 Honig, Wasser und die Applikation sind noch einmal fehlerhaft zwischen Bt 29 und 30 wiederholt. ④ Eb 166 Droge sḏr 20 ro n mw n ỉ3d.t. Vielleicht ist nach sḏr ein ḥr ausgelassen oder es ist der Saft der Pflanze gemeint, der nachts dem Tau ausgesetzt wird. ⑤ Siehe § 2 ⑥ Eb 536 Droge ps ḥr mw = H 134 Droge ḥr mw. ⑦ Die zuvor mit Wasser behandelte

Droge soll gekocht werden: ḥr ʿḫḫ mw ỉwj. (8) Eb 93 und Eb 166 nennen je eine flüssige Droge neben festen Drogen, sodass die Erwähnung von mw ganz allgemein „Flüssigkeit" bedeutet. (9) Da die Flüssigkeiten auch allein vorkommen, kann die zusammengesetzte Verbindung mit Wasser auch nur eine Variante sein, ohne eine wässerige Verdünnung andeuten zu sollen. (10) pꜣw-ʿ und pꜣdw vielleicht auch Gewässer als Herkunftsorte. (11) Sodalauge. (12) wässerige Gummilösung. (13) Siehe § 3 (14) Barns vermutet in der Pflanze eine Fehlschreibung für dḥʿʿ; vgl dort.

mw.t

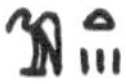 Eb; Kah 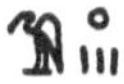 Eb 58; 655; 675 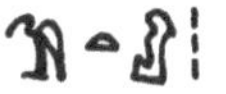 H 124 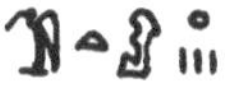 Eb 65 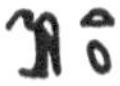 Bln 59

in den Verbindungen

A mw.t nt gjw

I in Einnehmemitteln

Eb 58; 101; 184 Kah 10

II in Verbänden (wt)

Eb 242; 565; 675 Kah 13 (Applikation verderbt)

B mw.t nt rkrk

I in Einnehmemitteln: Eb 154; 240

II in Verbänden (wt): Eb 655 = H 124

C mw.t hm.t nt 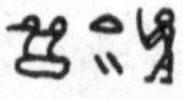
in einem Räuchermittel: Bln 59

D bnr tp mw.t-f
in einem Einnehmemittel: Eb 65 vgl bei bnr

§ 1 In den unter A und B aufgeführten Stellen ist mw.t ein unbekannter Teil des gjw-Zyperngrases und der rkrk-Pflanze (vgl bei gjw und rkrk). Die einmal Bln 59 unter C angegebene Verbindung mw.t ḥm.t des Wäschers könnte aufgefasst werden als mw.t-Teil der Keule des Wäschers. Die unter D genannte Verbindung scheint einen besonderen Zustand der Dattel zu beinhalten (vgl bei bnr).

<u>mw.t-rmṯ</u>

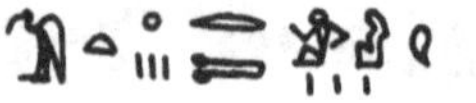 Eb 453 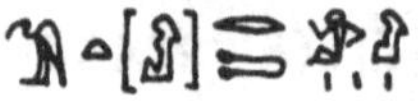 Ram IV C 17

I mw.t-rmṯ der Frau
in einer Prognose über die Lebensfähigkeit des Neugeborenen als Testdroge
iṯ3 n mw.t-f rmṯ ··· sjn ḥr irṯ.t: Ram IV C 17

II mw.t-rmṯ der Katze
in einem Mittel gegen eine Haarerkrankung (Applikation rdj r tp): Eb 453

§ 1 <u>mw.t-rmṯ</u> <u>die Plazenta</u> (vgl H. v. Deines, MIO IV 1956, 27). In der Prognose Ram IV wird dem Neugeborenen ein Klümpchen seiner Plazenta in Milch ver-

rieben eingegeben. Wenn er es ausspuckt, wird er sterben; wenn er es schluckt, wird er leben. Die beiden Testdrogen entsprechen seiner Nahrung als Embryo und als Säugling.
Eb 453 nennt neben der Katzenplazenta ausser zwei fetthaltigen Drogen als Medikamentträgern noch das Ei des g³bgw-Vogels. Da es sich in diesem Vorbeugungsmittel um skm, vielleicht Ergrauen oder Haarausfall, handelt, also um eine Alternserscheinung, so könnten die beiden hier genannten Wirkdrogen, Plazenta und Ei, als eine Art Verjüngungsmittel aufgefasst werden.

mwj.t

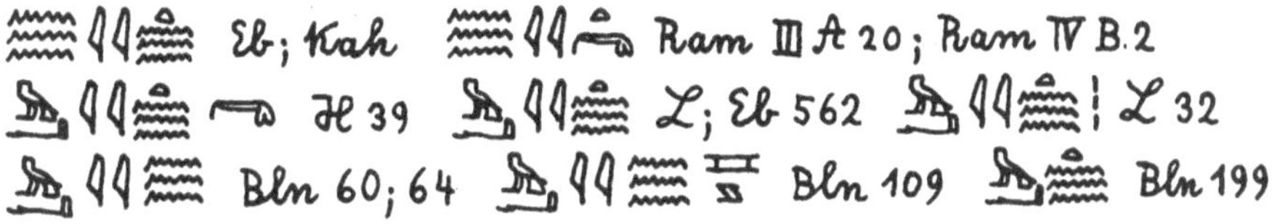

A mwj.t

I in Einläufen

Eb 706 mwj.t ḥr bj.t: Ram IV B 2

II in äusserlichen Anwendungen

a. Applikation ı͗ʿ

L 3 (Einzeldroge); L 21 (Einzeldroge)

b. Applikation rdj

Eb 429 L 28; 32 Drogen ps ḥr mwj.t: Eb 537 = H 39

B mwj.t nt rmṯ

I in einem Verband (wt): Eb 562

II in einem Augenmittel: Ram III A 20

C mwj.t nt ʿmʿ.t

I in Räuchermitteln: Bln 64

Drogen auf erhitzten Platten ablöschen mit ḥsꜣ

mwj.t nt ʿmʿ.t: Bln 60

II in einem Salbmittel (gs): Bln 109

D mwj.t (der Frau)

in einer Schwangerschaftsprognose

ỉt bd.t ỉwḥ s.t m mwj.t: Bln 199 (1)

E mwj.t nt ʿꜣ

in einem Mittel gegen Frauenleiden (Applikation: ỉwḥ m [kꜣ.t]-s)

mwj.t nt ʿꜣ ḳmꜣj: Kah 5 (Einzeldroge)

§1 mwj.t Harn. Die mwj.t-Stellen ohne Herkunftsangabe können sehr wohl Menschenharn meinen, der Eb 562 und Ram III A 20 als mwj.t nt rmṯ verwendet wird. Hierzu gehört auch der Ausdruck wsš.t nt rmṯ „Ausscheidung des Menschen", der einmal in Pap Leid Recto XXVI 9-10 erwähnt wird (vgl bei wsš.t). Eine dritte Bezeichnung für den menschlichen Harn ist die unter C aufgeführte Verbindung mwj.t nt ʿmʿ.t „Harn einer Jungfrau" (vgl bei ʿmʿ.t). Von tierischem Harn wird nur einmal der eines falben Esels genannt mit dem Zusatz „an seinem zweiten Tage da er ihn ausgeschieden hat" (Kah 5). Der Harn wird nicht in Einnehmemitteln verwendet.

Anm. ① Bln 199 = Carlsberg Nr III verderbt.

mm (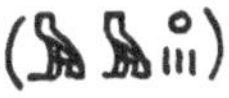) siehe bei mjmj

mn.t

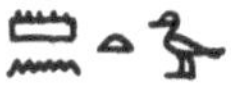 Eb; Bln; Ram III B

A Teile der mn.t

I mjs.t nt mn.t

in einem Mittel gegen Frauenleiden (Applikation rdj)

mjs.t nt mn.t sšr.tj ẖꜣw ḥr ḥsꜣ n ꜥwꜣj.t : Eb 809

II ḥs mn.t

in Räuchermitteln

neben ḥs 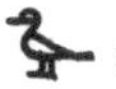 : Bln 69 ① neben ḥs mjw; ḥs msḥ : Bln 70

III snf n mn.t

in einem Salbmittel (gs)

neben snf n mnj.t; snf n smn; snf n nr.t : Eb 737

B mn.t als Zaubermittel, auf das die Krankheit übergehen soll

I in der Behandlung einer Haarerkrankung

Der Kranke soll seine Hand streichen über den Rükken einer lebenden Weihe und seinen Kopf an eine lebende mn.t legen : Eb 457

II im Zauberspruch und in der Behandlung der bꜥꜥ-

Krankheit

ỉnj. ḫr.tw mn.t ỉmj.t sš-s: Ram III B 32 ②

ỉnj. ḫr.tw mn.t: Ram III B 34

Auf diese Schwalbe soll die bʿʿ-Krankheit des Kindes übergehen: ỉw bʿʿ-f n mn.t: Ram III B 33

§ 1 mn.t die Schwalbe, von der Leber, Kot und Blut offizinell verwendet werden (vgl auch bei den einzelnen Teilen). Eb 737 verwendet Blut von 4 Vögeln gegen einen Bluterguss (wꜣšš) als sogenanntes Sympathiemittel. Die Schwalbe selbst wird zweimal genannt nicht als Droge, sondern als Übernehmer der Krankheit, mit der sie wahrscheinlich davon fliegen soll. Diese Vorstellung von Transplanationen einer Krankheit auf Vögel, die mit ihr dann fortfliegen, findet man auch später in der okkulten Medizin (vgl. E. Stemplinger, Antike und moderne Volksmedizin 1925).

Anm. ① Bln 69 ḥs ist vom Schreiber ausgelassen: ḥs [Hieroglyphe]; mn.t. Der ḥs-Kot der Gans wird sich auch auf die Schwalbe beziehen. ② Ram III B 32-34 Dawson (bei Barns) hält die Schwalbe nur für ein Abbild, also Amulettfigur. Aber der Ausdruck mn.t ỉmj.t sš-s passt schlecht dazu, sondern viel besser zu einer lebenden jungen Schwalbe. Ausserdem wird sich das anschliessende sdm kaum auf die Schwalbe beziehen (so Barns), sondern auf das Kind und die Mutter. Wichtig dagegen ist der Hinweis von Dawson auf Schwalben als „Sündenböcke" bei Frazer, The Golden Bough IX 35.

mnj

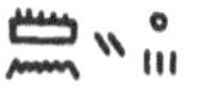 Eb 325

in einem Inhalationsmittel gegen Husten

§ 1 mnj ist unbekannt. Vielleicht ist es ein Harz. So übersetzt Lefebvre, Lüring folgend, „résine aromatique (?)". Ebbell übersetzt mnj mit „bitumen (?)".

mnj.t

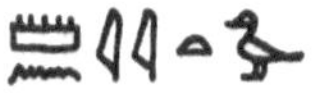 Eb

in der Verbindung: snf n mnj.t

in einem Salbmittel (gs)

neben snf n smn; snf n mn.t; snf n nr.t: Eb 737

§ 1 mnj.t die Taube, von der einmal das Blut neben Blut von drei anderen Vögeln offizinell gegen Bluterguss (wꜣšš) verwendet wird als ein sogenanntes Sympathiemittel.

mnj.t

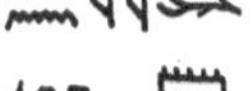 Eb 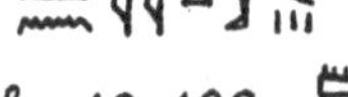 H 163 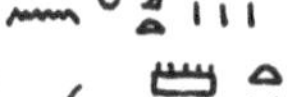 Eb 251 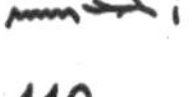 Bln 107 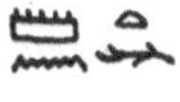 Bln 10; 108 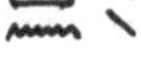 Bln 6 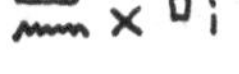 Bln 112

A mnj.t nt ỉnhmn
in Einnehmemitteln gegen Eingeweidewürmer
Eb 50 (Einzeldroge)
mnj.t nt ỉnhmn hbḳ ḥr ḥḳ.t : Eb 63
als Wiederholung der bereits in der Drogenaufzählung genannten Droge in der Drogenbereitung : Bln 6 [1]

B mnj.t nt bḥḥ
in einem Einnehmemittel : Eb 264

C mnj.t nt ḫ3sj.t
in Einnehmemitteln
Bln 107; 108 neben mnj.t nt K3K3 : Eb 283

D mnj.t nt š3ms
in einem Salbmittel oder Verband (Applikation rdj)
H 163 (Einzeldroge)

E mnj.t nt š3s
in einem Salbmittel (gs) : Bln 112

F mnj.t nt K3K3
in einem Einnehmemittel
neben mnj.t nt ḫ3sj.t : Eb 283

G mnj.t der dgm-Pflanze
in einem Kopfmittel (Applikation rdj r tp)
ỉw ḫ3.tw mnj.t-f ḥr mw : Eb 251 a (Einzeldroge)

§ 1 mnj.t die Wurzel von Pflanzen (siehe auch bei den einzelnen Pflanzen). Vgl auch das andere Wort für Wurzel: w3b
Lefebvre übersetzt mnj.t zweifelnd mit „Rinde" und

beruft sich dabei auf Chassinat, Pap médical 69 No. 5

Anm. ① Bln 6 Die Belegstelle in der Drogenaufzählung ist zum Teil verderbt und auch die Überschrift und die Applikation sind es. Aber das Rezept gehört sicher hierher.

mnw

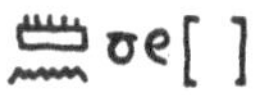 L

in der Verbindung: šntj nt mnw km

in einem Mittel gegen Frauenleiden (Applikation rdj r pḥwj-s) neben einem feinen Faden und Haar (sr) eines falben Esels, die zu 4 Knoten gedreht werden und mit Schweineleber gesalbt werden L 40 (13,12). Dieselben Drogen sind schon im Zauberspruch genannt: L 40 (13,10).

§ 1 šntj nt mnw km: Haar eines schwarzen Fadens o. ä. Diese Verbindung kommt ausserhalb der medizinischen Texte auch im Apophisbuch 26,3 vor. Dort ist mnw mit 8 determiniert. Ein 8 möchte man auch hier in der verderbten Stelle ergänzen und nicht 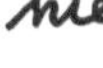, wie Wreszinski, der mnw mit „Taube" übersetzt.

mnww (mntw)

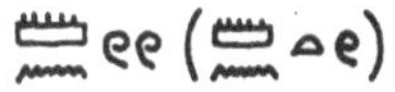 Eb

in der Verbindung mnww (mntw) n šb.t
in einem Augenmittel: Eb 378
§ 1 mnww oder mntw ist unklar und schon die Lesung der Endung ist unsicher; ausserdem fehlt ein Determinativ (vgl auch bei šb.t).

mnwḥ

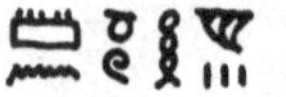 Eb
in der Verbindung pr.t mnwḥ
in einem Einnehmemittel
pr.t mnwḥ ḫr.tw r-s šnj-tꜣ: Eb 28
§ 1 mnwḥ eine Pflanze, deren Früchte šnj-tꜣ genannt werden. Nach Loret (Mél. Maspero p. 866 f) ist sie eine Variante von mnḥ-Papyrus, Cyperus esculentus L; er versucht mit Hilfe dieser Stelle šnj-tꜣ als Samen von Cyperus zu erklären (vgl. auch šnj-tꜣ). Lefebvre übersetzt, auf Loret hinweisend, mnwḥ mit „souchet comestible". Ebbell gibt keine Übersetzung.

mnḥ

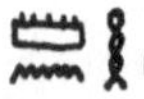 Eb; Ram IV; Ram III 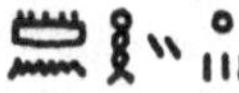 H 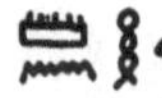 Bln; L;
Ostr Kairo ODM 1091 Rs 1-4; Pap Louvre E 4864 Rs 1,5
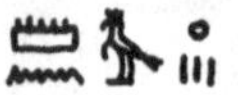 Ram V
A in Rezepten verschiedener Anwendungen

I in Einnehmemitteln

neben mrḥ.t : Eb 44; 695 = H 142

neben ˁḏ [hieroglyph] : Eb 153

II in Räuchermitteln

Bln 77 neben ˁḏ : Bln 78 (1)

als Einzeldroge : hbj n mnḥ : Eb 795

III in Salbmitteln (gs)

Bln 95 Ostr Kairo ODM 1091 Rs 1–4

neben ˁḏ; b3ḳ; sfṯ : Bln 20

neben mrḥ.t; b3ḳ : Eb 111

neben mrḥ.t; sfṯ : Eb 114 (2)

neben sfṯ : Eb 90

neben ỉbr : Eb 654 = H 123

IV in Verbänden (wt)

Eb 242; 624 H 137; 235 Bln 52

neben ˁḏ : Eb 858c H 185 (3) Bln 54 Pap Louvre E 4864 Rs 1,5

neben mrḥ.t : Eb 252 H 224

neben ˁḏ; mrḥ.t : Eb 861c (4) H 227 (5)

neben b3ḳ : Eb 614

V in Salbmitteln oder Verbänden (Applikation rdj)

neben ˁḏ : Eb 731 neben b3ḳ : Eb 716

VI in einem verderbten Rezept

neben ˁḏ; mrḥ.t : Ram IV C 10

B in Rezepten für spezielle Erkrankungen

I in Augenmitteln

Eb 336 d; 340

II in der Behandlung verschiedenartiger Wunden

Eb 521; 523; 542

mnḥ snwḫ [ ]: Ram III B 5

mrḥ.t; mnḥ: Eb 435; 766 g

neben ꜥḏ: Eb 482 d; 525 (6) H 245 L 17 (7); 55

neben ꜥḏ; mrḥ.t: Eb 484 (= Eb 497); 490 (8); 497 (= Eb 484); 518 L 18

neben ꜥḏ; sfṯ: H 184 b

neben ꜥḏ; bꜣḳ: Eb 517; 540 (9)

neben sfṯ: Eb 491; 535 L 61

neben sfṯ; bꜣḳ: H 260

III in der Behandlung der mt-Gefässe (Applikation wt)

Eb 667; 685 Ram V Nr IX; Nr X H 107

neben ꜥḏ: Eb 637; 647 (= H 116); 649 (= H 228); 651; 686 H 109 (= H 231); 116 (= Eb 647); 228 (= Eb 649); 231 (= H 109) Ram V Nr XX

neben ꜥḏ; sfṯ: Eb 652 (10)

neben bꜣḳ; ꜥḏ: Eb 687

neben mrḥ.t: Eb 675 H 101 (11); 229 (12) Ram V Nr II (13); Nr XI

neben ꜥḏ; mrḥ.t: Ram V Nr XIV (14)

neben ꜥḏ; mrḥ.t; sfṯ: Eb 679 (15)

neben ꜥḏ; mrḥ.t; bꜣḳ; sfr: Ram V Nr III (16)

§ 1 <u>mnḥ</u> <u>das Wachs</u> (Bienenwachs) wird ausser in zwei Rezepten mit ihren beiden Parallelen zur inneren

Anwendung und in drei Räuchermitteln sonst ausschliesslich in Salbmitteln und Verbänden gebraucht. Die besonders häufige gleichzeitige Nennung von Fett und Öl in diesen Mitteln und die mehrfache Rezeptanweisung: „werde gekocht" lässt erkennen, dass das feste Wachs in erwärmtem Öl oder Fett aufgelöst wurde. Dafür spricht auch in der Aufzählung der Drogen die ebenfalls häufige benachbarte Stellung von mnḥ mit ᶜḏ oder mrḥ.t, die dann am Anfang oder am Schluss der Drogenfolge genannt sind. Besonders deutlich ist diese Verarbeitung des Wachses in dem Rezept Eb 497: In der Drogenaufzählung ist Fett vom Rind mit Quantenangabe genannt; in der Bereitung am Schluss, bevor alles „zu einer Masse gemacht" wird, wird dieses Fett noch einmal erwähnt: „werde Wachs in Fett gekocht".

Zu erwähnen ist noch, dass die Angabe ᶜḏ oben in den Belegstellen, wenn nicht eine Anmerkung beigefügt ist, ᶜḏ oder ᶜḏ des Rindes bedeuten kann, da, wie sich bei ᶜḏ gezeigt hat, ᶜḏ ohne Zusatz wohl in den meisten Fällen Fett des Rindes ist.

§2 Sehr bemerkenswert ist, dass Wachs bei ganz bestimmten Krankheiten besonders häufig zur Anwendung kommt. Das ist vor allem der Fall bei den verschiedenen Wundbehandlungen: Brandwunden; Bisswunden; Wunden, die zum Schliessen gebracht werden sollen u.s.w. Die andere sehr häufige Anwendung betrifft Erkrankungen der mt-Gefässe, insbesondere Versteifungen der mt-Muskelstränge.

Anm. ① Bln 78 ʿḏ ʿw.t ② Eb 114 mrḥ.t ḥḏ.t; mrḥ.t db ③ H 185 ʿḏ mrȝw ④ Eb 861c ʿḏ kȝ; mrḥ.t ⑤ H 227 ʿḏ mrȝw ⑥ Eb 525 ʿḏ mrȝw ⑦ L 17 ʿḏ mrȝw ⑧ Eb 490 ʿḏ mrȝw ⑨ Eb 540 ʿḏ wʿtj ⑩ Eb 652 ʿḏ; ʿḏ m šȝj ⑪ H 101 mrḥ.t = Eb 652 ʿḏ ⑫ H 229 mrḥ.t ⑬ Ram V Nr II mrḥ.t ḥḏ.t und vier mrḥ.t von Tieren ⑭ Ram V Nr XIV ʿḏ; ʿḏ ʿr; ʿḏ sr ⑮ Eb 679 ʿḏ mrȝw; ʿḏ; mrḥ.t ḥḏ.t ⑯ Ram V Nr III mrḥ.t ḥḏ.t; neun mrḥ.t verschiedener Herkunft; ʿḏ unbekannter Herkunft.

mnḥ

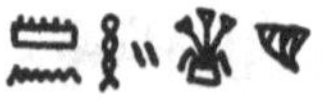 Mutt. u. Kind I 7, 3-5

in der Verbindung kfȝ.w nw mnḥ

in einem Einnehmemittel

§ 1 mnḥ Papyruspflanze, deren kfȝ.w-Blattspitzen offizinell verwendet werden. Vgl auch mḥj.t „Papyrus" von dem ebenfalls die kfȝ.w-Blattspitzen in einem Augenmittel verwendet werden. – Vgl auch bei mnwḥ.

mnš.t

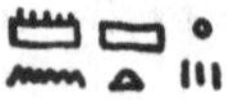 Eb; H; L; Ram V 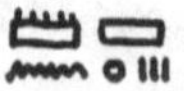 Bt 10 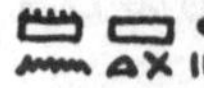 Pap Leid

Recto XXVI 10 Fehlschreibung: 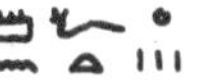 Pap Leid Recto XXVI 12

A mnš.t

I in Einnehmemitteln: Eb 76; 84

II in Salbmitteln

a. Applikation wrḥ: Eb 442 = 450

b. Applikation gs: Eb 505 = L 57

III in Verbänden (wt)

Eb 213; 439 (= H 190); 482c; 501; 621 (= H 173a); 624 [1]; 638 (= Ram V Nr XV); 663 [2]; 673 H 166; 173a (= Eb 621); 175 [3]; 184a; 190 (= Eb 439); 193; 196; 202 Bt 10 Ram V Nr XV (= Eb 638); Nr XVII Pap Leid Recto XXVI 9–10; 11–12

IV in Salbmitteln oder Verbänden (Applikation rdj)

Eb 96; 121 [4]; 429 [5]; 521; 731; 772; 776 L 28 [5]; 43

Droge ꜣmj ḥr mnš.t: Eb 721

V in einem Pudermittel (tmt): Eb 620a [3]

VI in einem Rezept dessen Applikation fehlt: L 7

VII in Augenmitteln

Eb 336c; 346 [6] (= Eb 407); 354; 356; 371; 373; 374; 407 [6] (= Eb 346); 410 = 411 = 413 [6]; 417; 419; 421; 422

VIII in Ohrenmitteln: Eb 764; 770

B mnš.t wꜣḏ.t

in einem Verband (wt): H 242

§ 1 mnš.t roter Ocker. Iversen (Paints and Pigments p. 28 ff) identifiziert mnš.t als roten Ocker und nimmt für stj die Bedeutung gelber Ocker (mit all seinen Farbnuancen bis zum braun hin) an. Die Übersetzung von mnš.t mit „roter Ocker" und von stj mit „gelber Ocker" gibt auch schon Ebbell. Dawson (JEA 20, 1934, 188) dagegen deutet mnš.t als gelben Ocker. Dieser Bedeutung schliessen sich Lefebvre und Massart an.

mnš.t wird fast nur äusserlich angewendet und besonders häufig in Augenmitteln. Und ebenso wie stj wird mnš.t oft in Rezepten für die Behandlung von Fingern und Zehen genannt (Eb 620a; 621; 624; H 173a; 175; 184; 190; 193; 196; 202).

Anm. ① Eb 624 neben stj. ② Eb 663 neben stj. ③ H 175 wt = Eb 620a tmt. ④ Eb 121 neben stj. ⑤ In L 28 und in Eb 429 folgt auf mnš.t ein mwj.t. Iversen (Paints and Pigments p 33) will „befeuchteten Ocker" und nicht zwei Drogen lesen. Es liegt dafür aber kein zwingender Grund vor. Denn z.B. Pap Leid Recto XXVI 9-10 nennt vor mnš.t den „Harn der Menschen" und Eb 429 hat eine Entsprechung L 43 ohne mwj.t. ⑥ Eb 346 = 407; 410 = 411 = 413 neben stj.

mnḳ

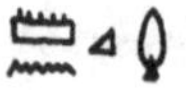 Eb; H

in den Verbindungen

I ḥt n mnḳ

in einem Verband (wt)

ḫt n mnḳ ḳnḳn : Eb 503

II šmꜣ.w nw mnḳ

in einem Verband (wt): H 236

§ 1 mnḳ ein unbekannter Baum, dessen Holz und Blüten offizinell verwendet werden.

mnḏj

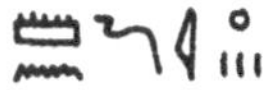 Eb

in der Verbindung dšr.w nw mnḏj

in einem Einnehmemittel

dšr.w nw mnḏj ps mrḥ.t ḥr bj.t: Eb 193b

§ 1 mnḏj ist unbekannt.

mnḏr

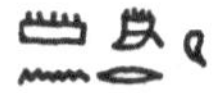 Eb

in der Verbindung

mnḏr n wꜥtj-Ziege

in einem Pudermittel (tmt): Eb 766d

§ 1 mnḏr ein inneres Organ, das in einem Vergleich (Eb 875c) auch von der Maus genannt wird (siehe Med. W.B.). Gardiner erwähnt Onomastica I p 18, dass Dawson in mnḏr die Bezeichnung für die Gallenblase vermutet.

mrj

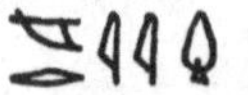 Eb

in der Verbindung ws.t nt mrj

in einem Verband (wt)

neben ws.t nt ˁš; ws.t nt ṯr.t; ws.t nt nbs; ws.t nt nh.t; ws.t nt wˁn und Blättern und Früchten verschiedener Bäume: Eb 663

§ 1 <u>mrj</u> <u>ein</u> aus Syrien stammender <u>Nadelbaum</u>, von dem das Sägemehl offizinell verwendet wird.

m.rw

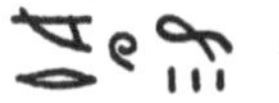 H

in einem Verband (Applikation dꜣr)

H 92 (Einzeldroge)

§ 1 <u>mrw</u> könnte der Schreibung nach ein Zeugstreifen oder eine Binde sein. Dafür, dass Faserstoffe auch gelegentlich als Droge gebraucht werden, vgl. ftt in Eb 565; in dem Rezept wird ftt.w nt dbj.t als Droge in der Drogenaufzählung genannt.

mrḥ.t

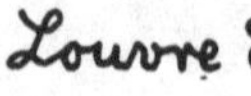 Eb; Kah; Sm; Ram IV; Ram V; Ram III; H; L; Pap. Louvre E 4864 Rs; Bln 82; 192; 196 Bln; Sm 22,4

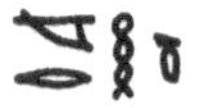 Bln 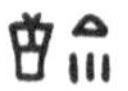 Sm 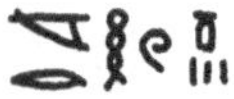 Bt 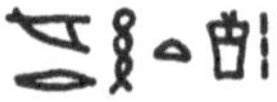 Ram V 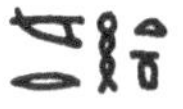
Sm 3(1,23); 17(7,6); H 71 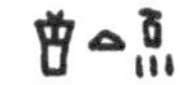 Eb 132; 859c 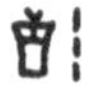 Sm 4(2,8)
 Pap Louvre E 4864 Rs 1,6 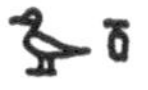 Pharaobuch IV A 9 (1)

A mrḥ.t ohne Angabe der Herkunft oder sonstige Zusätze

I in Einnehmemitteln

a.1. Eb 17; 94; 312 (= Bln 36); 328; 593 (2); 695 (= H 142); 799 H 29; 142 (= Eb 695) Bln 36 (= Eb 312); 150; 192 Sm 20,15 Kah 9 (Einzeldroge); 16

a.2. in Verbindung mit Verben der Drogenbereitung
Drogen ps ḥr mrḥ.t : Eb 191b (3)
rdj ḥr mrḥ.t : Eb 37; 169

b. neben bj.t

1. Eb 11; 43; 44; 49 = H 18; H 27 Bln 184; 185 (4)

2. in Verbindung mit Verben der Drogenbereitung
Drogen ps ḥr mrḥ.t bj.t : Eb 190b; 193b (5); 197b; 199b; 203e; 204b; 205b —— Eb 325 ỉwf ḏdꜣ mrḥ.t rꜣ-pw essen nach einer Inhalation

II in Einläufen

a. Eb 706; 834

b. in Verbindung mit Verbum der Drogenbereitung
Drogen nḏ ḥr mrḥ.t : Eb 798; 820

c. neben bꜣḳ : Bln 167
neben bꜣḳ und bj.t : Eb 143 = 785 Bln 174
neben bj.t : Bln 181 Bt 28
neben mrḥ.t ḥḏ.t : Eb 816
neben mhwj n mrḥ.t; bꜣḳ; bj.t : Bln 172

neben nḥḥ und bj.t: Bt 11

III in Zäpfchen o.ä.

Eb 145 Sm 22,12 neben ʿd̠ und b3ḳ: Eb 144

IV in der Behandlung von Frauenleiden

Kah 5 (als Räuchermittel)

Eb 787 (als Einzeldroge in einem Topf auf den sich die Frau setzen soll)

V in Salbmitteln

a. Applikation wrḥ

1. Eb 442 = 450; 443; 803

2. neben ʿd̠ und bj.t: Eb 620b = H 175b; H 176

neben mrḥ.t ḥf3.t km.t: Eb 461

neben mrḥ.t db: Eb 471

neben sft̠: Eb 473

3. in Verbindung mit Verben der Drogenbereitung

Droge(n) 3mj ḥr mrḥ.t: Eb 458 (5) H 147

iwḥ m d̠bʿ n mrḥ.t: H 147

ps ḥr mrḥ.t: Eb 451; 452; 461; 468; 469

rdj ḥr mrḥ.t: Eb 459 H 144; 148; 149

ẖtb ḥr mrḥ.t: Eb 463

snwḫ ḥr mrḥ.t: Eb 454; 458 (6); 466 Ram III B 8

ḳnḳn ḥr mrḥ.t: Eb 464

b. Applikation gs

1. Eb 115; 118; 547 = 550 Bln 52; 105

2. neben bj.t: Eb 105; 116 Pharaobuch IV A 9

neben bꜣḳ: Eb 109; 111

neben ỉbr: Bln 92

3. in Verbindung mit Verben der Drogenbereitung

Droge(n) nḏ ḥr mrḥ.t: H 113

rdj ḥr mrḥ.t: Eb 270 Sm 20,18

ḫtm ḥr mrḥ.t: Bln 90

snwḫ ḥr mrḥ.t: Eb 250; 262; 303; 611; 836
Bln 85; 93

ḳnḳn ḥr mrḥ.t: Eb 507

[ ] ḥr mrḥ.t: Ram III A 12

c. Applikation sjn

Eb 119 H 205 (Einzeldroge)

d. Applikation sgnn

Sm 4 (2,8) (Einzeldroge); Sm 20 (8,5) (Einzeldroge)

e. Applikation nsr

Sm 6 (2,23) (Einzeldroge)

VI in Verbänden (wt)

a. Eb 120; 177; 243 (= H 71); 509 (= L 53); 532; 588; 648; 689
H 71 (= Eb 243); 72 [7]; 189 Bln 132 L 53 (= Eb 509)
Ram V Nr XI

b. neben ʿḏ: Eb 518 H 242

neben ʿḏ 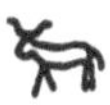; bj.t: Bln 55

neben ʿḏ nrꜣw: H 227

neben ʿḏ nrꜣw und ʿḏ ʿw.t: Eb 634

neben ʿḏ nrꜣw und ʿḏ ʿš: Eb 490 Sm 46 (16,11)

neben ʿḏ 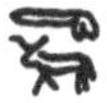; ʿḏ ʿr; ʿḏ sr und bj.t: Ram V Nr XIV

neben ᶜḏ ᶜš und bj.t: Eb 675
neben bꜣḳ: Eb 597
neben bj.t: Eb 178; 252; 472; 534; 553; 610; 619 (= H 178); 634; 671; 692; 859c H 104; 178 (= Eb 619); 187; 193 Bln 140; 21 (ḫpr ḏs-f bj.t) Pap Louvre E 4864 Rs 1,8
neben bj.t und mrḥ.t ḥḏ.t: Pap Louvre E 4864 Rs 1,7
neben bj.t und sfṯ: Eb 246 (= H 74); 519 H 74 (= Eb 246)
neben sfṯ: Eb 807

c. in Verbindung mit Verben der Drogenbereitung
Droge(n) ꜣmj ḥr mrḥ.t: Eb 560 Bln 124; 151
ps ḥr mrḥ.t: Eb 40; 494 (= L 15); 576 H 181; 195 L 15 (= Eb 494) Ram IV C 5
nḏ ḥr mrḥ.t: Eb 252; 530
rdj ḥr mrḥ.t: Eb 482c
srf ḥr mrḥ.t: Eb 599
gs m mrḥ.t: Eb 597
Drain rdj mrḥ.t ḥr-f: Eb 571

VII in Verbänden oder Salbmitteln (Applikation rdj)
a. Eb 622 H 155 Sm 32 (11,5) (Einzeldroge)
b. neben ᶜḏ 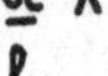: Eb 484 = 497 = L 18 (ᶜḏ)
neben ỉbr: Eb 453 H 194
neben bꜣḳ: Eb 474
neben bj.t: H 145 ®; 179 Sm 9 (5,4)
c. in Verbindung mit Verben der Drogenbereitung
Droge(n) wbd ḥr mrḥ.t: H 159a

nḏ ḥr mrḥ.t: Eb 727 H 37 Sm 9 (4,20)
rdj ḥr mrḥ.t: Eb 475; 527; 733 H 145 (8)
ḫtm ḥr mrḥ.t: Eb 727
ḫtb ḥr mrḥ.t: Eb 771; 774
snwḥ ḥr mrḥ.t: Eb 241; 304; 474; 730; 773
H 157; 158
snwḥ ḥr mrḥ.t ḥr bj.t: Ram IV E I 3

Verbandstoff ỉwḥ m mrḥ.t: Sm 11 (5,12); 12 (5,19)

VIII in Waschmittel (Applikation ỉʿḥ): Eb 718

IX in Pudermittel (tmt): Eb 862 c

X in Wundbehandlungen

mrḥ.t bj.t: Eb 435 Bln 52 Sm 10 (5,8); 15 (6,17); 18 (7,11); 26 (9,10); 34 (11,20) —— Eb 766 f: ~ rdj mrḥ.t bj.t r-f

mrḥ.t bj.t ft t: Eb 516; 766 b; 767 Sm 1 (1,3); 3 (1,23); 7 (3,8); 11 (5,13); 12 (5,20); 14 (6,12); 16 (6,21); 17 (7,6); 19 (7,19); 23 (8,22); 27 (9,17); 28 (10,1); 37 (12,18); 40 (13,16); 47 (17,4; 17,14)

mrḥ.t mnḥ: Eb 435; 766 g

XI in Augenmitteln

Eb 336 d (56,3; 56,5-6)

in Verbindung mit Verbum der Drogenbereitung

Drogen ꜣbḥ ḥr mrḥ.t: Eb 343

XII in Rezepten, deren Applikation fehlt oder verderbt ist

Ram IV C 11 Ram V fragm 1,2; fragm 8,2

neben bꜣḳ: Ram IV C 12

neben ʿḏ und bj.t: Ram IV C 10
neben sfṯ: Eb 877 c
neben bꜣḳ und sfṯ: H 258

XIII Verschiedenes

a. als Zusatzdroge zu einem Pudermittel
ỉr ḫm.w-s (die ḫnsj.t-Kopfkrankheit) rdj.ẖr-k mrḥ.t: Eb 448

b. in der Drogenbereitung
Bln 184; 185: „du sollst veranlassen, dass sein mrḥ.t herabfällt, damit es gekocht wird" [9]

c. in der Überschrift eines Zauberspruches
H 214: rꜣ n mrḥ.t n pẖr.t nb.t

B Teile von mrḥ.t

I pḳrw n mrḥ.t
H 225 (Einzeldroge für einen Verband)

II mhwj n mrḥ.t [10]

a. in Einläufen
Bln 163 h (16,8) (Einzeldroge); 173 = 182 [11]
neben bꜣḳ und bj.t: Bln 171 [12]
neben mrḥ.t, bꜣḳ und bj.t: Bln 172

b. in einem Mittel gegen Frauenleiden (Applikation ỉwḥ)
mhwj n mrḥ.t mꜣ.t: Kah 12 (Einzeldroge)

III [Hieroglyphen] n mrḥ.t [Hieroglyphe]
in einem Zäpfchen: Eb 162

C mrḥ.t mit Zusätzen besonderer Beschaffenheit

I mrḥ.t wʿb.t

in Salbmitteln (gs) (13)
Eb 104; 108 neben b3k: Eb 106; 107; 110

II a. mrḥ.t m3.t
1. in einem Verband (wt)
Eb 565 neben mrḥ.t 𓅭
2. in einem Salbmittel (gs)
Bln 196 = Kah 26 (Schwangerschaftsprognose)
3. in der Behandlung von Frauenleiden
Kah 4 (ỉwḥ m k3.t-. ; Einzeldroge)
Kah 1; 20 (als Räuchermittel)
b. mhwj n mrḥ.t m3.t
in der Behandlung von Frauenleiden: Kah 12

III mrḥ.t ḥd.t
a. in Einnehmemitteln
Eb 84; 85 neben bj.t: Eb 754 = H 207
b. in einem Einlauf
neben mrḥ.t: Eb 816
c. in Salbmitteln (gs)
Bln 81 neben mrḥ.t db, bj.t und sft: Eb 114
neben 9 mrḥ.t verschiedener Herkunft, b3k und sfr: Ram V Nr III
d. in Verbänden (wt)
neben ʿd 𓅭; ʿd nr3w; sft: Eb 679
neben ʿd nr3w: Eb 640
neben mrḥ.t: Pap Louvre E 4864 Rs 1,6
neben mrḥ.t 𓅭; ʿd 𓃒: Eb 663

neben 3 mrḥ.t verschiedener Herkunft, 2 ꜥd verschiedener Herkunft: Ram V Nr XVI

neben 4 mrḥ.t verschiedener Herkunft und bj.t: Ram V Nr II [14]

e. in einem Augenmittel: Eb 339

IV a. mrḥ.t [15]

in einem Einlauf

neben bꜣḳ: Eb 829

b. n mrḥ.t [15]

in einem Zäpfchen: Eb 162

V mrḥ.t [16]

in einem Verband (wt)

neben 4 mrḥ.t verschiedener Herkunft und bj.t

Eb 656 [26] :

D mrḥ.t mit Angabe der Herkunft von Tieren

I mrḥ.t von Vögeln

a. mrḥ.t [17]

1. in Einnehmemitteln

Eb 5 (= H 55); 27; 66; 88; 89; 132 [18]; 330; 777 H 47; 52; 55 (= Eb 5); 69; 143 [19] Bln 155; 157; 158; 187 [20]

neben bj.t: Eb 34; 101; 216; 318 H 43; 70 Bln 152

neben mrḥ.t šꜣj: Bln 42

2. in Einläufen

Bt 13b neben bj.t: Bt 13a

3. in Zäpfchen

neben bj.t: Bt 6; 9

4. innere Anwendung (Applikation verderbt)
neben bj.t : Bt 2; 3
5. in einem Salbmittel (wrḥ) : Eb 254
6. in Verbänden (wt)
Eb 244[21] H 224; 232
neben bj.t : Eb 760 H 229 Bt 12
neben mrḥ.t m3.t : Eb 565
neben mrḥ.t ḥḏ.t : Eb 663
neben mrḥ.t ḥḏ.t; mrḥ.t ᶜ3; mrḥ.t db; ᶜḏ 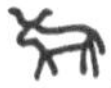;
ᶜḏ nr3w; sfr : Ram V Nr XVI[22]
neben ᶜḏ nr3w; ỉbr : Ram V Nr XIX
neben ᶜḏ k3 : Eb 861c
7. in einem Salbmittel oder Verband (Applikation rdj)
Eb 765
8. in Augenmitteln
Eb 336d; 417 neben bj.t : Eb 386 neben ḫpr n bj.t : Eb 379

b. mrḥ.t njw
in einem Salbmittel (wrḥ) neben sfṯ : Eb 449

c. mrḥ.t s.t
1. in einem Einnehmemittel
neben bj.t und sfṯ : Eb 209
2. in einem Augenmittel : Eb 368

d. mrḥ.t gnw
in einem Salbmittel (wrḥ)
Eb 845 (Einzeldroge)

e. mrḥ.t ṯrp

in einem Augenmittel
Droge nḏ ḥr mrḥ.t ṯrp : Eb 389

II mrḥ.t von Säugetieren

a. mrḥ.t 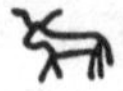 [23]

1. in einem Verband (wt)
neben sfṯ : H 101 [24]

2. in einem Haarmittel (Applikation rdj)
neben bꜣḳ : Eb 427

b. mrḥ.t ꜥꜣ

1. in einem Salbmittel (gs)
neben mrḥ.t ḥḏ.t ; mrḥ.t db ; mrḥ.t mꜣj ; mrḥ.t msḥ ; mrḥ.t pnw ; mrḥ.t ꜥšꜣ ; mrḥ.t prṯrsw ; mrḥ.t ḥfꜣw ; mrḥ.t wꜥḥ ; ꜥḏ ; bꜣḳ ; sfr : Ram V Nr III

2. in einem Verband (wt)
neben mrḥ.t ḥḏ.t ; ꜥḏ nrꜣw ; ꜥḏ 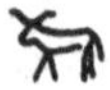 ; sfr ; mrḥ.t 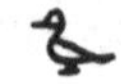 ; mrḥ.t db : Ram V Nr XVI

c. mrḥ.t ꜥw.t
in Salbmitteln (gs)
neben bj.t : Bln 106
neben bꜣḳ : Bln 113 (mrḥ(.t) tp(.t) n(t) ꜥw.t)

d. mrḥ.t pnw

1. in einem Salbmittel (gs)
neben mrḥ.t ḥḏ.t ; mrḥ.t db ; mrḥ.t mꜣj ; mrḥ.t ꜥꜣ ; mrḥ.t msḥ ; mrḥ.t ꜥšꜣ ; mrḥ.t prṯrsw ; mrḥ.t ḥfꜣw ; mrḥ.t wꜥḥ ; ꜥḏ ; bꜣḳ ; sfr :

Ram V Nr III

2. in einem Verband (wt)

neben mrḥ.t ḥfȝw; mrḥ.t ỉbṯrsw; mrḥ.t mjw; ᶜḏ šȝj: Eb 658

e. mrḥ.t mȝj

in einem Salbmittel (gs)

neben mrḥ.t ḥḏ.t; mrḥ.t db; mrḥ.t ᶜȝ; mrḥ.t msḥ mrḥ.t pnw; mrḥ.t ᶜšȝ; mrḥ.t pṯrsw; mrḥ.t ḥfȝw; mrḥ.t wᶜḥ; bȝḳ; ᶜḏ; sfr: Ram V Nr III

mrḥ.t mȝj ḥsȝ

e. in einem Salbmittel (wrḥ)

neben mrḥ.t db; mrḥ.t msḥ; mrḥ.t nrȝw; mrḥ.t mjw; mrḥ.t ḥfȝw: Eb 465

f. mrḥ.t mjw

1. in Salbmitteln

Applikation gs: Eb 627 = H 96

Applikation wrḥ: neben mrḥ.t db; mrḥ.t mȝj ḥsȝ; mrḥ.t msḥ; mrḥ.t nrȝw; mrḥ.t ḥfȝw: Eb 465

in einem Hausmittel gegen Mäuse: Eb 847 (Einzeldroge)

2. in einem Verband (wt)

neben mrḥ.t ḥfȝw; mrḥ.t ỉbṯrsw; mrḥ.t pnw; ᶜḏ šȝj: Eb 658

g. mrḥ.t nrȝw

in einem Salbmittel (wrḥ)

neben mrḥ.t db; mrḥ.t mꜣj ḥsꜣ; mrḥ.t msḥ; mrḥ.t mjw; mrḥ.t ḥfꜣw: Eb 465

h. mrḥ.t šꜣj

1. in einem Einnehmemittel
neben mrḥ.t 𓅭: Bln 42

2. in Salbmitteln (gs)
Bln 100 (Einzeldroge) Droge ps ḥr mrḥ.t šꜣj: Bln 109

3. in einem Verband (wt)
Droge nḏ ḥr mrḥ.t šꜣj: Eb 531 [25]

4. mrḥ.t šꜣj ḥm.t
in einem Verband (wt)
Droge ps ḥr mrḥ.t šꜣj ḥm.t: Bln 26

i. mrḥ.t db

1. in Salbmitteln (gs)
neben mrḥ.t ḥḏ.t; bj.t; sfṯ: Eb 114
neben mrḥ.t ḥḏ.t; mrḥ.t mꜣj; mrḥ.t ꜥꜣ; mrḥ.t msḥ; mrḥ.t ꜥšꜣ; mrḥ.t prṯrsw; mrḥ.t ḥfꜣw; mrḥ.t pnw; mrḥ.t wꜥḥ; ꜥḏ; sfr: Ram V Nr III

2. in Salbmitteln (wrḥ)
Eb 447; 712 b (Einzeldroge) = H 17 (Einzeldroge)
neben mrḥ.t: Eb 471
neben mrḥ.t ḥfꜣw; mrḥ.t msḥ; ꜥḏ gḥs: H 146
neben mrḥ.t mꜣj ḥsꜣ; mrḥ.t msḥ; mrḥ.t nrꜣw; mrḥ.t mjw; mrḥ.t ḥfꜣw: Eb 465
Droge rdj ḥr mrḥ.t nt ins.t nt db: Eb 476

3. in Verbänden (wt)

Eb 677 H 165 Drogen nḏ ḥr mrḥ.t db : Eb 531 [25]

neben mrḥ.t ḥḏ.t; mrḥ.t ꜥꜣ; mrḥ.t 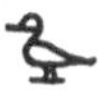; ꜥḏ 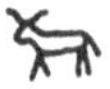; ꜥḏ nrꜣw; sfr: Ram V Nr XVI

neben mrḥ.t ḥḏ.t; mrḥ.t msḥ; mrḥ.t nꜥr; mrḥ.t ꜥḏw; bj.t: Ram V Nr II = Eb 656 [26]

III mrḥ.t von Fischen

a. mrḥ.t rmw

in einem Salbmittel (wrḥ)

Eb 712 b = H 17 (Einzeldroge)

b. mrḥ.t ꜥḏw

in einem Verband (wt)

neben mrḥ.t ḥḏ.t; mrḥ.t msḥ; mrḥ.t db; mrḥ.t nꜥr; bj.t: Ram V Nr II = Eb 656 [26]

c. mrḥ.t nꜥr

in einem Verband (wt)

neben mrḥ.t ḥḏ.t; mrḥ.t db; mrḥ.t msḥ; mrḥ.t ꜥḏw; bj.t: Ram V Nr II = Eb 656 [26]

IV mrḥ.t von Reptilien

a. mrḥ.t von Eidechsen

1. mrḥ.t ꜥšꜣ

in einem Salbmittel (gs)

neben mrḥ.t ḥḏ.t; mrḥ.t db; mrḥ.t mꜣj; mrḥ.t ꜥꜣ; mrḥ.t msḥ; mrḥ.t pnw; mrḥ.t prṯrsw; mrḥ.t ḥfꜣw; mrḥ.t wꜥḥ; ꜥḏ; sfr: Ram V Nr III

2. mrḥ.t ḥntꜣsw

in einem Salbmittel (gs)
Bln 82 (Einzeldroge)

b. mrḥ.t msḥ (Krokodil)

1. in einem Salbmittel (gs)
neben mrḥ.t ḥḏ.t; mrḥ.t db; mrḥ.t m3j; mrḥ.t ꜥ3; mrḥ.t pnw; mrḥ.t ꜥš3; mrḥ.t prṯrsw; mrḥ.t ḥf3w; mrḥ.t wꜥḥ; ꜥḏ; sfr: Ram V Nr III

2. in Salbmitteln (wrḥ)
neben mrḥ.t ḥf3w; mrḥ.t db; ꜥḏ gḥs: H 146
neben mrḥ.t m3j ḥs3; mrḥ.t db; mrḥ.t mjw; mrḥ.t ḥf3w; mrḥ.t nr3w: Eb 465

3. in einem Verband (wt)
neben mrḥ.t ḥḏ.t; mrḥ.t db; mrḥ.t nꜥr; mrḥ.t ꜥḏw; bj.t: Ram V Nr II = Eb 656 (26)

c. mrḥ.t von Schlangen und Würmern

1. mrḥ.t ḥf3w (27)

aa. in Salbmitteln (gs)
Eb 629 (Einzeldroge)
neben mrḥ.t ḥḏ.t; mrḥ.t db; mrḥ.t m3j; mrḥ.t msḥ; mrḥ.t ꜥ3; mrḥ.t pnw; mrḥ.t ꜥš3; mrḥ.t prṯrsw; mrḥ.t wꜥḥ; ꜥḏ; sfr: Ram V Nr III

bb. in Salbmitteln (wrḥ)
neben mrḥ.t msḥ; mrḥ.t db; ꜥḏ gḥs: H 146
neben mrḥ.t m3j ḥs3; mrḥ.t db; mrḥ.t msḥ;

mrḥ.t mjw; mrḥ.t nrꜣw: Eb 465

cc. in Verbänden (wt)

neben mrḥ.t ꞽbṯrsw; mrḥ.t pnw; mrḥ.t mjw; ꜥḏ šꜣj: Eb 658

neben bj.t: H 98

2. mrḥ.t ḥfꜣ.t Km.t

in einem Salbmittel (wrḥ)

neben mrḥ.t: Eb 461

d. mrḥ.t ꜥpnn.t (Wassermolch ?)

in einem Einnehmemittel

Droge rdj ḥr mrḥ.t ꜥpnn.t: Eb 733 = H 159 b

V mrḥ.t von unbekannten Tieren

a. mrḥ.t ꞽbṯrsw (28)

in einem Verband (wt)

neben mrḥ.t ḥfꜣw; mrḥ.t pnw; mrḥ.t mjw; ꜥḏ šꜣj: Eb 658

b. mrḥ.t prṯrsw (29)

in einem Salbmittel (gs)

neben mrḥ.t ḥḏ.t; mrḥ.t db; mrḥ.t mꜣj; mrḥ.t msḥ; mrḥ.t ꜥꜣ; mrḥ.t pnw; mrḥ.t ꜥšꜣ; mrḥ.t ḥfꜣw; mrḥ.t wꜥḥ; ꜥḏ; sfr: Ram V Nr III

E mrḥ.t mit Angabe der Herkunft von Pflanzen

I mrḥ.t wꜥḥ

in einem Salbmittel (gs)

neben mrḥ.t ḥḏ.t; mrḥ.t db; mrḥ.t mꜣj; mrḥ.t

ꜥꜣ; mrḥ.t msḥ; mrḥ.t pnw; mrḥ.t ꜥšꜣ; mrḥ.t prṯrsw; mrḥ.t ḥfꜣw; ꜥḏ; sfr: Ram V Nr III

II mrḥ.t aus den Früchten von ḥmꜣj.t
in einem Salbmittel (wrḥ)
Sm 22,4; 22,6 pns.t nt mrḥ(.t): Sm 22,4

III mrḥ.t aus den Früchten der dgm-Pflanze
in Salbmitteln (gs)
mrḥ.t ỉrr.t m pr.t dgm: Eb 123
ỉw grt ỉr.tw mrḥ.t-f m tꜣj-f pr.t: Eb 251d
tꜣj-f pr.t nḏ ỉrj m ỉẖ.t wꜥ.t rdj ḥr mrḥ.t: Eb 251c [30]

F mrḥ.t verschiedener Herkunft

I mrḥ.t rẖtj (Wäscher)
in einem Verband (wt): Eb 688

II mrḥ.t ẖꜣs.t
in einem Einnehmemittel: Eb 76

III mrḥ.t nt tp ds
in einem Salbmittel oder Verband (Applikation rdj)
Eb 180 (Einzeldroge)

G mrḥ.t als Rezeptbezeichnung (nicht als Droge)

I mrḥ.t
sp.w šsm.w n mrḥ.t: Eb 203e
— H 175 mrḥ.t-Salbmittel (= Eb 620 wrḥ.t-Salbmittel)

II mrḥ(.t) wꜣḏ(.t): Bln 186 [31]

III mrḥ(.t) dšr(.t): Bln 185 [31]

§1 mrḥ.t Öl und Fett. Für die Bestimmung der verschiedenen Arten von mrḥ.t liegt die eingehende Untersuchung von Chassinat (Le Mot mrḥ.t dans les Textes Médicaux in der Champollion-Festschrift 1922, 445-465) vor mit dem grundsätzlich gesicherten Ergebnis: mrḥ.t von Tieren = Fett und mrḥ.t von Pflanzen = Öl. Anders steht es mit den so häufigen Erwähnungen von blossem mrḥ.t, die Chassinat ebenfalls als allgemeine Bezeichnung für Öl, also pflanzlicher Herkunft, ansehen möchte. Aber hier tritt die Schwierigkeit ähnlich wie im Griechischen auf, wo ein und dasselbe Wort ἔλαιον sowohl für „Olivenöl (Baumöl)" oder „Rosenöl" als auch für das „Fett des Schweines" und noch weitergehend für „Fettiges" im allgemeinen verwendet wird. Für mrḥ.t ohne Herkunftsangabe lässt sich nur durch vergleichende Betrachtung von Parallelen von blossem mrḥ.t mit mrḥ.t mit Herkunftsangaben etwas darüber aussagen, ob tierisches Fett oder ob pflanzliches Öl gemeint ist.

Wir besitzen einige Hinweise durch Rezepte, die direkte Parallelen oder einander sehr ähnlich sind, in denen mrḥ.t mit mrḥ.t 𓅭 wechselt: Eb 593 mrḥ.t = H 143 mrḥ.t 𓅭; H 72 mrḥ.t = Eb 244 mrḥ.t 𓅭; Bln 150 mrḥ.t ~ Bln 187 mrḥ.t 𓅭; H 27 mrḥ.t ~ H 69 mrḥ.t 𓅭. Das lässt vermuten, dass mrḥ.t verschiedentlich eine verkürzte Schreibung für mrḥ.t 𓅭 sein wird, zumal mrḥ.t und mrḥ.t 𓅭 niemals in einem Rezept gleichzeitig genannt werden.

Dass mrḥ.t nicht notwendig „Öl“, also eine Flüssigkeit, zu sein braucht, zeigt eine Zusammenstellung der Verwendung von mrḥ.t in Einnehmemitteln. Von den 30 Belegstellen finden sich 15 in Rezepten mit der Applikation wnm „essen“, 11 in Rezepten mit der Applikation swr „trinken“, in denen als Flüssigkeit Bier, Wasser, Milch, Wein u. a. genannt werden. Dagegen finden sich 4 Stellen in Rezepten mit der Applikation swr „trinken“, in denen keine weitere Flüssigkeit auftritt. Doch wird bei drei von diesen Stellen gesagt, dass gekocht werden soll, sodass es sich hier auch um flüssig gemachtes mrḥ.t-Fett handeln könnte. Zwei von den Belegstellen seien noch besonders hervorgehoben, in denen mrḥ.t als Einzeldroge genannt wird mit der ausdrückl. Anweisung, dass sie gegessen werden soll: Kah 9 und Eb 325 (der Patient soll nach einer Inhalation fettes Fleisch oder mrḥ.t als etwas Fettes essen). Die Mittel zur äusseren Anwendung, wie Verbände und Salben, können für die Entscheidung, ob mrḥ.t „Öl“ oder „Fett“ bedeutet, keine Unterstützung bieten. Nur die grosse Anzahl von Tieren (22 verschiedene), deren mrḥ.t-Fett als Droge verwendet wird, spricht auch zu Gunsten der Bedeutung „Fett“ für mrḥ.t. Besonders zu erwähnen sind noch zwei Rezepte, in denen mrḥ.t mit ꜥḏ wechselt: Eb 44 mrḥ.t = Eb 153 ꜥḏ; Bln 185 mrḥ.t ~ Eb 268 ꜥḏ. Diese Entsprechung würde die oben geäusserte Vermutung stützen, dass mrḥ.t für mrḥ.t 𓅬 stehen kann, zumal mrḥ.t 𓅬 in einer Parallele mit ꜥḏ 𓅬 wechselt: Eb 132 mrḥ.t 𓅬 = Eb 147 ꜥḏ 𓅬.

§ 2 Die unter C aufgeführten mrḥ.t-Stellen mit attributiven Zusätzen der Beschaffenheit lassen, wie auch Chassinat annimmt, eher an Öl als an Fett denken. Im Einzelnen wäre nur zu erwähnen: mrḥ.t wꜥb.t wechselt in gleichartigen Salbrezepten mit mrḥ.t, kommt aber nicht zugleich neben mrḥ.t vor. mrḥ.t mꜣ.t [32] wird einmal neben mrḥ.t 𓅬 genannt. mrḥ.t ḥḏ.t [33] kommt ausser in Rezepten neben einer Anzahl von mrḥ.t von Tieren auch in einem Rezept zugleich mit mrḥ.t vor. Ausserdem steht es in einer Parallele für mrḥ.t 𓏌𓇳𓏤 [34], das nur hier erscheint. mrḥ.t 𓄟 [15] und swg n mrḥ.t 𓄟 [15] bleiben unklar. Dasselbe gilt auch für noch zwei weitere Verbindungen: 1. pḳrw n mrḥ.t, wofür Chassinat eine wenig glaubhafte Deutung vorschlägt, nämlich ein spezieller Wurm, der in fettigen Substanzen entsteht. 2. mhwj (mhw.t) n mrḥ.t, für die Chassinat auch keinen Deutungsversuch weiss (vgl auch bei mhwj).

§ 3 Für die Beurteilung der mrḥ.t von Tieren ist ein Vergleich mit dem ꜥḏ-Fett von Tieren nötig. mrḥ.t kommt von 22 Tieren vor und zwar von Vögeln, von Säugetieren, von Fischen, von Reptilien und von unbekannten Tieren. ꜥḏ von Tieren wird von 9 verschiedenen Säugetieren genannt und ausserdem in ꜥḏ 𓅬. ꜥḏ 𓅬, nur im Ebers und da häufig, wechselt einmal mit mrḥ.t 𓅬 (Eb 132 mrḥ.t 𓅬 = Eb 147 ꜥḏ 𓅬) und zweimal mit mrḥ.t (Eb 44 mrḥ.t = Eb 153 ꜥḏ 𓅬; Bln 185 mrḥ.t ~ Eb 268 ꜥḏ 𓅬). Die anderen Papyri erwähnen dafür nur mrḥ.t 𓅬, das auch im Ebers häufig ist. Dies Alles spricht dafür, dass beide Bezeichnungen dasselbe besagen.

Bei mrḥ.t des Rindes liegt es anders. Den zwei Belegstellen steht eine grosse Anzahl von Stellen mit ꜥḏ des Rindes gegenüber. H 101 mit mrḥ.t des Rindes hat eine Parallele in Eb 652 mit ꜥḏ des Rindes, sodass ꜥḏ wohl die gebräuchlichere Bezeichnung für das Fett des Rindes gewesen sein wird, zumal ꜥḏ ohne Zusatz in den meisten Fällen eine verkürzte Form für ꜥḏ des Rindes ist (vgl bei ꜥḏ). Ebenso scheint es mit dem Fett des Steinbocks zu sein: der häufigen Erwähnung von ꜥḏ nrꜣw steht eine einzige Stelle mit mrḥ.t nrꜣw gegenüber.

Betrachtet man die mrḥ.t von Tieren auf ihre Häufigkeit hin, so tritt ausser mrḥ.t 𓅬 nur mrḥ.t vom Nilpferd noch oft auf; mrḥ.t vom Schwein, vom Kater und von Schlangen wird mehrere Male erwähnt, von allen anderen Tieren nur vereinzelt.

Schliesslich sei noch auf eine Vermutung hingewiesen, die auch Chassinat schon geäussert hat, betreffs einer anderen Deutung der mrḥ.t von kleineren Tieren. Diese Tiere kommen wiederholt als Einzeldrogen in Rezepten vor mit dem Zusatz „werde gekocht", „werde gegeben" (o.ä.) ḥr mrḥ.t: z.B. ʿpnn.t H 144; 157; Ram III B 2; B 8 pnw H 149 ḥnt3sw Eb 469; Bln 85. Besonders die letzte Belegstelle ist aufschlussreich, da sie in derselben Rezeptgruppe eine Parallele aufweist: Bln 82 hat dafür mrḥ.t ḥnt3sw. Dies würde bedeuten, dass in der Verbindung „mrḥ.t von einem kleineren Tier" nicht immer die Herkunftsangabe der mrḥ.t enthalten ist, sondern ihre Herstellungsangabe, wobei die mrḥ.t nicht von dem genannten Tier stammt. Dann könnte man auch im Rezept Eb 727 mrḥ.t ʿpnn.t als eine genitivische Verbindung zusammenfassen, von der anschliessend die Herstellung beschrieben wird. Diese Vermutung wird dadurch gestützt, dass man sich nicht recht vorstellen kann, wie aus den kleineren Tieren eine grössere Menge Fett zu gewinnen ist.

§ 4 Die drei verschiedenen unter E angegebenen mrḥ.t von pflanzlicher Herkunft, bei denen man zunächst an Öl denken würde, geben selbst keine Anhaltspunkte dafür und sind widerspruchsvoll.

Die Erwähnung von mrḥ.t wʿḥ im Pap Ram V ist so singulär, dass man zweifeln könnte, ob nicht zwei einzelne Drogen angenommen werden sollten.

Die dreimalige Erwähnung von mrḥ.t bzw. pns.t nt

mrḥ.t innerhalb der langen Kochvorschrift im Smith, die als Ausgangsprodukt ein unbekanntes ḥmꜣj.t nennt, von dem die Früchte benutzt werden, wird weder Öl noch Fett besagen, sondern nur die Konsistenz der gekochten Masse kennzeichnen.

Die dritte mrḥ.t, von der es zweimal heisst, dass sie gemacht wird aus ihren (der dgm-Pflanze) Früchten, scheint wirklich ein pflanzliches „Öl" zu sein. Aber der dritte Beleg (Eb 251c) zeigt wieder eine Schwierigkeit. Dort ist in einem Haarsalbmittel für eine Frau gesagt: „ihre Früchte, werde zermahlen, werde zu einer Masse gemacht, werde gegeben ḥr mrḥ.t". Und man fragt sich, ob die mrḥ.t der dgm-Pflanze auch so gedeutet werden kann wie die mrḥ.t von kleineren Tieren (siehe § 3), also dass die Früchte mit zusätzlicher mrḥ.t zu einer Salbe verarbeitet werden, so wie in dem Einnehmemittel Eb 25 die Früchte der dgm-Pflanze zusammen mit Bier geschluckt werden.

Es sei noch ausgesprochen, dass die vorgenannten Pflanzen bzw. Früchte aus den dargelegten Gründen nicht für die Herkunft in Betracht kommen können, wenn man mrḥ.t ohne Zusatz als „pflanzliches Öl" deuten möchte.

§ 5 Von den drei unter F gegebenen Stellen für mrḥ.t mit besonderer Herkunftsangabe bleibt die erste mit mrḥ.t nt rḫ.tj, wörtlich „Fett/Öl des Wäschers", unklar.

mrḥ.t ḫ3s.t, wörtlich „Öl der Wüste" oder „des Berglandes", will Chassinat als einen mineralischen Stoff ansehen und, dem koptischen Derivat ⲁⲙⲣⲏϩⲉ „Asphalt" folgend, schlägt er für mrḥ.t ḫ3s.t „Pissasphalt" vor, eine Mischung von Asphalt und Teer, die auch Dioskurides (I 100) erwähnt. Ebbell übersetzt mrḥ.t ḫ3s.t mit „rockoil", also Steinöl = Erdöl, eine Deutung, auf die auch Lefebvre hinweist.
mrḥ.t in der Verbindung mrḥ.t nt tp ds hält Chassinat für „Pech", mit dem die Deckel der Krüge verschlossen seien. Ob es sich aber nicht vielleicht doch um eine obere Schicht, die sich auf mrḥ.t, in ds-Krügen aufbewahrt, absetzt, handeln könnte, soll jedenfalls bemerkt werden.

§ 6 Die in den Überschriften der Trankmittel Bln 185 und Bln 186 (unter G II und III) erwähnten mrḥ(.t) dšr(.t) und mrḥ(.t) w3ḏ(.t), die nicht als Drogen, sondern als Namen zusammengesetzter Heilmittel auftreten, bedürfen noch einer besonderen Besprechung.
In der Drogenaufzählung Bln 185 (mrḥ(.t) dšr(.t)) wird unter anderem ein dšr.w genannt und man möchte dieser Pflanze (wörtlich: die Rote) die Rolle des Farbgebers dieses Trankmittels zuweisen. Ausserdem wird auch mrḥ.t genannt, wenn auch in verhältnismässig geringer Dosis, sodass sich der Name mrḥ(.t) dšr(.t) aus diesen beiden Drogen erklären lassen könnte.

Anders liegt es bei dem Trankmittel Bln 186 (mrḥ(.t) w3ḏ(.t)), in dem unter den Drogen überhaupt kein mrḥ.t vorhanden ist. Das w3ḏ „grün" lässt sich vielleicht noch mit der Droge bnr w3ḏ, eigentlich „frische Dattel", aber möglich auch „grüne Dattel", zusammenbringen. Für mrḥ.t könnte man als vorläufige Vermutung folgende Beobachtung heranziehen. An erster Stelle der Drogenaufzählung (die erste und ebenso auch die letzte Droge in der Aufzählung vor allem bei Trankmitteln zeigen des öfteren eine besondere Funktion) steht die bisher noch nicht bestimmbare Körnerfrucht wʿḥ. Von wʿḥ wird in Ram V Nr III mrḥ.t wʿḥ „Öl von wʿḥ" genannt (vgl § 4), sodass auch hier vielleicht die Möglichkeit bestände, dass wʿḥ die das Öl liefernde Frucht wäre. Aber in Anbetracht der Tatsache, dass in Bln 185 für mrḥ(.t) dšr(.t), wie oben schon erwähnt ist, die in der Drogenaufzählung genannte mrḥ.t mengenmässig zu gering erscheint, um dem ganzen Mittel seinen Namen zu geben, besteht noch eine weitere Möglichkeit, wie diese mrḥ(.t) in den beiden Überschriften gedeutet werden können, auf die Chassinat bei der Besprechung von mrḥ(.t) w3ḏ(.t) ebenfalls hinweist. Bei Plinius (nat. hist. XII 60) wird z. B. der Saft von unreifen Trauben, also ein nicht ölhaltiges Produkt, unter Ölen genannt, vielleicht seiner Konsistenz oder seines Aussehns wegen. Ähnliche Vorstellungen könnte man auch bei den

Ägyptern vermuten. Denn dass eine wie Öl aussehende Substanz eigentlich nicht fetthaltig war, werden sie schwerlich festgestellt haben. Sollte diese Vermutung zu Recht bestehen, so könnte in beiden Trankmitteln die Quellung von Körnerfrüchten (Bln 185 Grütze von Weizen mit Wasser; Bln 186 wꜥḥ-Körner oder Emmerkörner (mjmj) mit Wasser) zu einer Art Pflanzenschleim die Ursache für den Namen mrḥ(.t) in den Überschriften gewesen sein.

§ 7 Die Anwendung von mrḥ.t jeglicher Art ist über das ganze Gebiet der Rezepturen mit innerlicher und äusserlicher Applikation so vielseitig verteilt, dass hier nur auf besonders markante Unterschiede aufmerksam gemacht werden kann.

1. Für die Einnehmemittel kommt fast ausschliesslich nur mrḥ.t und mrḥ.t 𓅬 zur Anwendung. Gegenüber diesen sehr häufig vorkommenden Drogen stehen nur vier mrḥ.t anderer Herkunft in Einnehmemitteln (Eb 209: Fett der s.t-Gans; Bln 42: Fett des Schweines; Eb 733 = H 159: mrḥ.t ꜥpnn.t; Eb 76: mrḥ.t ḫꜣs.t).

2. Für die Aufbereitung anderer Drogen wird fast ausschliesslich nur mrḥ.t genannt. Und zwar handelt es sich dabei um folgende Verben der Drogenbereitung: a. auf kaltem Wege ꜣbḫ; ꜣmj; i͗wḥ; nḏ; rdj; ḫtm; ẖdb; ḳnḳn; gs b. mit Erwärmung wbd; ps; snwḫ; srf. Diesen rund 70 mrḥ.t-Stellen [35] in Ver-

bindung mit Verben der Drogenbereitung stehen nur vier Stellen von mrḥ.t mit Herkunftsangaben gegenüber, die ebenfalls mit Verben der Drogenbereitung gekoppelt sind (Eb 389: Fett der ṯrp-Gans; Eb 531: Fett des Schweines oder des Nilpferdes; Eb 476: Fett vom Bein des Nilpferdes; Bln 46: Fett vom weiblichen Schwein.

3. a. Das gleichzeitige Auftreten von mrḥ.t und bj.t ebenso wie von mrḥ.t und bj.t ist besonders charakteristisch für Einnehmemittel. b. Andererseits ist mrḥ.t bj.t das typische Heilmittel für Wundverbände, wie das Wundenbuch des Pap Smith so überaus häufig zeigt.

Anm. ① Diese Schreibung von mrḥ.t kommt in den späten Kyphirezepten vor in der Verbindung 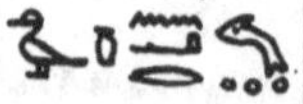 als Variante von 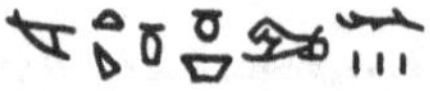 (vgl Äg. W.B. II 209,5). ② Eb 593 mrḥ.t = H 143 mrḥ.t ③ Eb 191b Die Parallele Eb 194b hat ḥḳ.t statt mrḥ.t; also mrḥ.t hier wohl die Flüssigkeit des Trankes. ④ Bln 185 Das Rezept hat die Bezeichnung mrḥ(.t) dšr(.t) „rotes Öl". Ob die Bezeichnung durch die neben anderen Bestandteilen verwendeten beiden Drogen mrḥ.t und dšr.w-Pflanze bestimmt ist? (vgl auch § 6). ⑤ Eb 193b ps mrḥ.t ḥr bj.t; siehe zur Auffassung dieser Stelle bj.t Anm 4. ⑥ Eb 458 Es handelt sich in diesem Rezept um die zweimalige Erwähnung derselben mrḥ.t. ⑦ H 72 mrḥ.t = Eb 244 mrḥ.t

⑧ H 145 rdj Droge ḥr mrḥ.t bj.t ⑨ Bln 184 und 185 mrḥ.t ist in der Drogenaufzählung am Anfang der Rezepte schon erwähnt. ⑩ vgl bei mhwj. ⑪ Bln 173 = 182 = Bt 21 mhw.t ⑫ Bln 171 = Eb 265 mhwj ⑬ In dieser einheitlichen Salben-Rezept-Gruppe gegen die wḥꜣ.w-HautKrankheit (Eb 104-111) nennen Eb 105; 109; 111 nur mrḥ.t ⑭ Ram V Nr II mrḥ.t ḥḏ.t = Eb 656 mrḥ.t ⑮ wohl šw zu lesen: „trockenes" Fett? ⑯ mrḥ.t „des zweiten Tages"? Die Parallele Ram V Nr II hat dafür mrḥ.t ḥḏ.t; vgl auch Anm 34 ⑰ Die Lesung ist nicht sicher; vielleicht ꜣpdw wie in der entsprechenden Verbindung mit ᶜḏ auf Grund des Koptischen. ⑱ Eb 132 mrḥ.t = Eb 147 ᶜḏ ⑲ H 143 mrḥ.t = Eb 593 mrḥ.t ⑳ Bln 187 mrḥ.t vgl Bln 150 mrḥ.t ㉑ Eb 244 mrḥ.t = H 72 mrḥ.t ㉒ Ram V Nr XVI Barns liest nur mrḥ.t statt mrḥ.t ḥḏ.t ㉓ Die Lesung des ist nicht sicher. Auch die entsprechende Verbindung mit ᶜḏ ist niemals ausgeschrieben. ㉔ H 101 mrḥ.t = Eb 652 ᶜḏ ㉕ Eb 531 Drogen nḏ ḥr mrḥ.t db šꜣj rꜣ-pw ㉖ für mrḥ.t ḥḏ.t des Ram V Nr II hat Eb 656 mrḥ.t ㉗ Der Ebers schreibt nur die abgekürzte Form: mrḥ.t Doch entspricht diese Kurzschreibung des Eb 658 einem mrḥ.t ḥfꜣw im Ram V Nr III, von dem das Ebers-Rezept eine stark verkürzte Fassung ist. (28) für ỉbṯrsw hat die sehr erweiterte Variante Ram V Nr III prṯrsw; vgl hierzu § 1 bei ỉbṯrsw (29) siehe Anm 28 (30) Eb 251c vgl zu diesem unklaren Rezept das darüber in § 4 Bemerkte. (31) siehe hierzu § 6 (32) für mrḥ.t mꜣ.t wörtlich „neues Öl" hat Chassinat mit Recht die von Anderen vertretene Übersetzung „frisches Öl" abgelehnt. Aber sein Vorschlag, mꜣ „neu" mit mꜣꜥ „echt" gleichzusetzen, ist auch nicht richtig. Vielleicht steckt in mꜣ die Bedeutung „neuartig" als etwas noch nicht Dagewesenes für eine bis dahin unbekannte Spezies von mrḥ.t (33) für mrḥ.t ḥḏ.t zeigt Chassinat den Zusammenhang mit dem von Hippokrates erwähnten ἔλαιον αἰγύπτιον λευκόν und dessen verschiedenen Varianten auf, und er weist ausserdem auf eine sehr bemerkenswerte Stelle bei Dioskurides (I 32) hin, in der die Bereitung von ἔλαιον λευκόν ausführlich beschrieben wird. (34) Da mrḥ.t 𓏭 ☉ı, wörtlich vielleicht „Öl des zweiten Tages", mit mrḥ.t ḥḏ.t wechselt, könnte man vermuten, dass dieses Öl ein nur zwei Tage lang geklärtes Produkt darstellt, während die Reinigung von mrḥ.t ḥḏ.t sich über viele Tage erstrecken kann (vgl Anm 33). (35) Hierin zeigt sich bei mrḥ.t ebenfalls ein bemerkenswerter Unterschied von ꜥḏ-Fett, das nur ganz vereinzelt in Verbindung mit Verben der Drogenbereitung genannt wird (vgl bei ꜥḏ).

mhwj (mhw.t)

Eb 157; 159; 654; H 123; Sm 20 (8,5) Kah 12 Kah 20 Eb 265 Eb 310; 784; 830 Bt 1; 21 Bln 163h (16,8) Bln 172 Bln 38 Bln 173; 182 Bln 171 Bln 203

A mhwj (mhw.t)

I in einem Einnehmemittel

Bln 38 ① mhw.t nḏ rdj smj ḥr-s : Eb 310 ①

II in Einläufen

Eb 157 ②; 159; 265 Bt 21 ③

III in einem Zäpfchen o.ä. : Bt 1

IV in einem Salbmittel (gs)

Eb 654 = H 123

V in Ohrenmitteln

a. Applikation wdḥ : Sm 20 (8,5) (Einzeldroge)

b. Applikation rdj : Bln 203

VI in Mitteln gegen Frauenleiden

a. in Einläufen : Eb 784; 830

b. Applikation iwḥ : Kah 20

B mhwj (mhw.t) (m) mrḥ.t

I in Einläufen

Bln 163h (16,8) (Einzeldroge); 171; 173 = 182 ③
neben mrḥ.t : Bln 172

II in einem Mittel gegen Frauenleiden (Applikation ỉwḥ)
mhwj n mrḥ.t m3.t : Kah 12 (Einzeldroge)

§ 1 mhwj (mhw.t) ist noch unbestimmbar. Aber dass sowohl mhwj und mhw.t als auch mhwj (mhw.t) n mrḥ.t, gleich ob mit ⁰ıı oder mit ı͞ı⁰ı determiniert, wohl dieselbe Droge bezeichnen, kann durch folgende Parallelen wahrscheinlich gemacht werden: 1. Wechsel von mhwj ⁰ıı mit mhw.t ııı Eb 265 = Eb 784. 2. Wechsel von mhw.t ⁰ıı mit mhw.t ı͞ı⁰ı Eb 310 = Bln 38. 3. Wechsel von mhw.t ⁰ıı mit mhw(j) ͞⁰ n mrḥ.t Bt 21 = Bln 173 = 182. Die ältere Form scheint mhwj zu sein, wie Kah bezeugt. Ebers zeigt schon beide Formen mhwj und mhw.t und Beatty schreibt schliesslich nur noch mhw.t. Es besteht natürlich die Möglichkeit, dass die blossen mhwj (mhw.t)-Stellen trotz der Parallele unter 3 nicht immer einen Bestandteil von mrḥ.t bezeichnen. So hat Breasted (S. 287) vermutet, dass mhwj einen Teil der Milch bezeichnet, vielleicht den Rahm. Und auch Lefebvre übersetzt mhwj mit „crème".

§ 2 mhwj (mhw.t) sowie mhwj (mhw.t) n mrḥ.t wird bevorzugt in Einläufen verwendet.

Anm. ① Bln 38 = Eb 310 ② Eb 157 = Bln 179 ohne mhwj
③ Bt 21 mhw.t = Bln 173 = 182 mhw.t n mrḥ.t

mḥnw (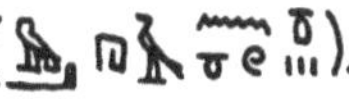) siehe bei mḥwj

mḥj

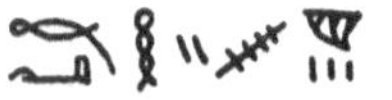 Eb; Bt 5 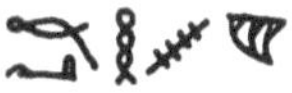 Ram IV D III 5; Ram III
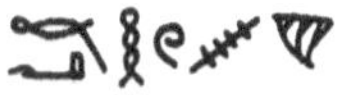 H 187

A mḥj

I in einem Salbmittel oder Verband (Applikation rdj)
Eb 774

II als Zauberdroge

a. im Zauberspruch
mḥj sšn msn m ḥsf: Ram III B 31

b. als Droge (Applikation: rdj r ḫḫ-f)
Ram III B 33 verderbt: Ram IV D III 5

B ỉnj.t nt mḥj

I in Verbänden (wt): Eb 663 H 187

II in einem Salbmittel oder Verband (Applikation rdj)
Drogen ḫ3w ḥr ỉnj.t nt mḥj: Eb 734

C bnn.t nt Kf3.w nw mḥj
in einem Salbmittel oder Verband (Applikation rdj)
Eb 179

D d̲rd̲ n mḥj
in einem Zäpfchen o.ä.: Bt 5

§ 1 mḥj der Flachs, der einmal selber offizinell gebraucht wird. Sonst werden folgende Teile von ihm genannt: ỉnj.t „Same"; bnn.t „Samenkapsel"; d̲rd̲ „Blatt". Ausserdem werden mit den Samenkapseln die Kf3.w „Spitzen = Stengelenden" erwähnt. Vgl. auch bei den einzelnen Teilen.

Der Flachs und seine Teile werden nur äusserlich verwendet.

mḥj.t

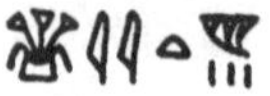 Eb 340 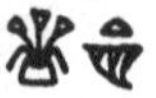 Eb 669

A mḥj.t
in einem Verband (wt): Eb 669

B Kf3.w nw mḥj.t
in einem Augenmittel: Eb 340

§ 1 mḥj.t der Papyrus, der einmal selber und von dem einmal seine Kf3.w - Blattspitzen offizinell verwendet werden. Vgl auch mnḥ „Papyrus", dessen Blattspitzen in einem Einnehmemittel genannt werden.

mḥ.t.t

 Eb
in der Verbindung
mḥ.t.t nt wḏb
in einem Zäpfchen o.ä.
neben gjw n ḫsp: Eb 145

§ 1 mḥ.t.t gibt es sonst nicht und man möchte meinen, dass hier ein Fehler vorliegt. Da gjw (Zyperngras) vom Gartenland des öfteren neben gjw (Zyperngras) vom Uferland in den Rezepten Erwähnung findet (vgl bei gjw), möchte man vermuten, dass auch an dieser Stelle eigentlich gjw n wdb stehen müsste.

mhtw

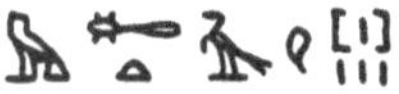 Ram III B1
in der Verbindung
mhtw in.t
in einem Verband (wt)
mhtw in.t rdj r-s: Ram III B1
§1 mhtw Eingeweide vom bulṭi-Fisch (Tilapia nilotica).

msḥ

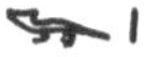 Eb 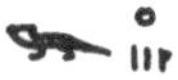 Eb 344 [1] 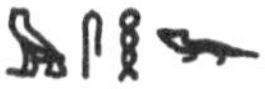 H; Kah; Ram V
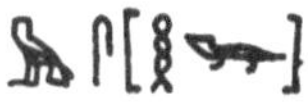 Ram IV C2 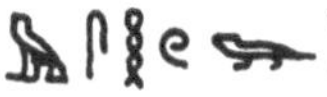 Bln 70 [1] 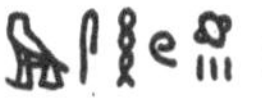 Ostr Louvre [1] 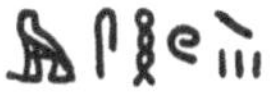 Ostr Kairo ODM 1062
in den Verbindungen
A ir.tj msḥ
in einem Augenmittel
neben ir.tj nr.t: Ostr Kairo ODM 1062
B mrḥ.t msḥ
I in Salbmitteln

a. Applikation wrḥ

neben mrḥ.t m3j-ḥs3; mrḥ.t db; mrḥ.t mjw; mrḥ.t ḥf3w; mrḥ.t nr3w: Eb 465

neben mrḥ.t ḥf3w; mrḥ.t db; ˁḏ gḥs: H 146 (2)

b. Applikation gs

neben mrḥ.t db; mrḥ.t m3j; mrḥ.t ˁ3; mrḥ.t pnw; mrḥ.t ˁš3; mrḥ.t prṯrsw; mrḥ.t ḥf3w; mrḥ.t ḥḏ.t; mrḥ.t wˁḥ: Ram V Nr III

II in einem Verband (wt)

neben mrḥ.t db; mrḥ.t ˁḏw; mrḥ.t nˁr; mrḥ.t ḥḏ.t: Ram V Nr II = Eb 656 (3)

C ḥs msḥ

I in Räuchermitteln

Ostr Louvre neben ḥs mjw; ḥs mn.t: Bln 70

II in einem Augenmittel : Eb 344

III in Schwangerschaftsverhütungsmitteln

ḥs msḥ ỉwḥ ftt ỉm rdj r r3 n ḥm.t-s: Ram IV C 2

ḥs msḥ wgp ḥr ḥs3 ˁwj.t: Kah 21

D t3-msḥ

siehe bei t3-msḥ

§ 1 <u>msḥ</u> <u>das Krokodil</u> von dem Fett und Kot äusserlich verwendet werden. Einmal werden die Augen des Krokodils neben den Augen des Geiers in einem Augenmittel verwendet.

Bemerkenswert ist der Gebrauch von Krokodilskot in Scheidenpessarien zur Schwangerschaftsverhütung. Vgl die Anwendung von Elefantenkot zu demselben Zweck bei den Arabern (H. Gesenius, Empfängnisverhütung, 1959, S. 4).

Anm. ① Die Determinative (Eb 344), (Bln 70), (Ostr Louvre) sind bedingt durch die Verbindung ḥs msḥ ② H 146 Applikation: mrḥ ③ Ram V Nr II mrḥ.t ḥḏ.t = Eb 656 mrḥ.t

msḳ

Eb; H

in der Verbindung

msḳ n ṯbw

in einem Salbmittel (gs): Eb 628 = H 97

§ 1 msḳ n ṯbw Leder des Sandalenmachers. Vgl auch dḥr „Leder".

mstꜣ

Eb; Bt 24 H; Mutt. u. Kind H 7,1-3; Eb 569 Bln 101 Bt 5 Kah 25 Bln 75 Eb 824; H 217 Pap Leid Verso X 1 Pharaobuch IV

A mstꜣ

I in Einnehmemitteln

Eb 93 Mutt. u. Kind H 7,1-3

II in Räuchermitteln

Drogen nḏ snʿʿ ḥr mstꜣ: Bln 75 verderbt Bln 58 (?)

III in Verbänden (wt)

Droge ꜣmj ḥr mstꜣ: Eb 579; 598

IV in einem Salbmittel oder Verband (Applikation rdj)

Droge ps ḥr mstꜣ: Eb 569

B mw nw mstꜣ

I in Einläufen

Eb 824 (Einzeldroge) Bt 24

II in einem Zäpfchen o.ä.: Bt 5

III in Salbmitteln (gs)

Bln 101 Pharaobuch IV A 10; C 2

IV in Verbänden (wt)

H 217 (1); 247 (2) Pap Leid Verso IX 12–X 2 (3)

Droge nḏ snʿʿ ꜣmj ḥr mw nw mstꜣ: Eb 612 (2)

C ỉꜣb n mstꜣ

I in einem Salbmittel oder Verband (Applikation rdj)

Droge ẖꜣw [ḥr] ỉꜣb n mstꜣ: Eb 181

II in einem Mittel gegen Frauenleiden

Droge ẖꜣ ḥr ỉꜣb n mstꜣ: Kah 25

D ḫmt-nj n mstꜣ

in einem Salbmittel (gs)

Droge ẖꜣw ḥr ḫmt-nj n mstꜣ: Eb 272

E mstꜣ n 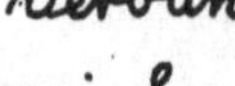

in einem Verband (wt)

Drogen ꜣmj ḥr mstꜣ n ḥdw: H 10 (1)

§1 <u>mstꜣ</u> (mstj – mstꜣnj – mstnw) ist eine unbekannte

Droge, die fast nur in den medizinischen Texten genannt wird. Ebbells Übersetzung „paste" deutet nur die mehr breiige Beschaffenheit an, während die Determinative des Wassers und des Topfes mehr auf eine Flüssigkeit hinzuweisen scheinen. Vielleicht handelt es sich um eine dickliche Flüssigkeit und die Verbindungen mw nw mstꜣ und ḫmt-nj n mstꜣ geben eine mit Wasser verdünnte Lösung wieder. Die Verbindungen ỉꜣb n mstꜣ und mstꜣ n ḫḏw sind völlig unklar.

Anm. ① H 217 mw n mstj = H 10 mstꜣ n ḫḏw (vgl bei E). ② H 247 mw nw mstꜣ; Droge = Eb 612 Droge nḏ sn " ꜣmj ḥr mw nw mstꜣ. ③ Pap Leid Verso IX 12–X 2 mw mstꜣnj.

mstꜣnj ( ) siehe bei mstꜣ

mstj ( ) siehe bei mstꜣ

mstnw ( ) siehe bei mstꜣ

msdm.t

Eb; H; Sm; L; Bt Eb Bln 105; Pap Louvre E 4864 Rs 1,8 Bln 203 Ram III [ ] Ram IV E II 3 Eb 505

A msdm.t ohne Zusätze

I in Einnehmemitteln: Eb 91 H 83

II in einem Einlauf: Eb 707

III in Zäpfchen o.ä.

Eb 144; 155 Bt 6 (5,4)

Droge ḫ3w ḥr bj.t ḥr msdm.t: Eb 831 c

IV in Salbmitteln

a. Applikation wrḥ: Eb 471

b. Applikation gs

Eb 116; 505 (= L 57); 736 H 162 Bln 105 L 57 (= Eb 505)

Sm 20,17

V in Verbänden (wt)

Eb 533; 558 (= H 141); 565; 861 c H 141 (= Eb 558)

Pap Louvre E 4864 Rs 1,8

VI in Salbmitteln oder Verbänden (Applikation rdj)

Eb 260; 298; 701 Bln 203

VII in Rezepten deren Applikation fehlt oder verderbt ist

Eb 877 e Ram III B 32 Ram IV E II 3

VIII in Behandlungen der mt.w-Gefässe (Verbände)

Eb 649 (= H 228); 651; 687 H 98; 107; 109 (= H 231); 228 (= Eb 649); 229; 231 (= H 109); 232

IX in Augenmitteln

a. Eb 336 d; 337 (56,7) = (56,8) (= Eb 398); 338; 341; 342; 346 (= Eb 407); 348; 353; 354; 355; 359; 367; 369 b; 370; 371; 373; 375; 377; 378; 388; 390 (= Eb 400); 391; 394; 395; 397; 398 (= Eb 337 (56,7) = (56,8)); 399; 400 (= Eb 390); 401; 402; 403; 404; 405; 407 (= Eb 346); 409; 410 = 411 = 413; 416; 418; 419;

422; 423 (= Eb 430); 425; 430 (= Eb 423)

b. neben ṯ3j n msdm.t : Eb 359; 393

c. in Verbindung mit Verben der Drogenbereitung

msdm.t nḏ ḥr mrḥ.t ṯrp : Eb 389

Droge rdj ḥr msdm.t : Ram III A 16

B msdm.t mit Zusätzen

I msdm.t m3ꜥ.t

in Augenmitteln : Eb 356; 368

II ṯ3j n msdm.t

in Augenmitteln

neben msdm.t : Eb 359; 393

III 𓆣 msdm.t

in einem Augenmittel : Eb 344

(anscheinend einheitliche Droge; ob richtig ?)

§ 1 msdm.t bedeutet (als m-Bildung von sdm) „Schminkmittel" und ist im Koptischen CTHM und im griechischen στίμμι (lat. stibium) bewahrt. Während aber mit στίμμι und Stibium das Antimon benannt wurde, bezeichnet das alte Wort msdm.t den Bleiganz als Hauptbestandteil der schwarzen Augenschminke. Für Analysen erhaltener Proben vgl Lucas, Materials [3] p. 100.

msdm.t wird offizinell hauptsächlich in Augenmitteln verwendet. Daneben tritt noch ein etwas häufiger Gebrauch auf in Rezepten zum Erweichen der mt.w-Gefässe. Zur innerlichen Anwendung wird msdm.t nur in zwei Rezepten genannt und zwar in der kleinsten Dosis $\frac{1}{64}$.

Für die besondere Art ṯꜣj n msdm.t „männlicher Bleiglanz" weist Jonckheere (La „Mesdemet" in „Histoire de la Médecine", Jahrg VII Juliheft 1952 S.11) darauf hin, dass auch Plinius bei gewissen Mineralien männliche und weibliche Sorten unterschieden hat.

msḏr-ꜥꜣ

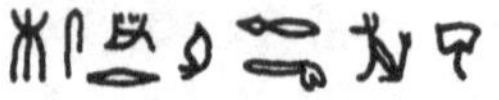 Eb 770

in einem Ohrenmittel

Applikation: stj m msḏr

§ 1 msḏr-ꜥꜣ wörtlich „Eselsohr", aber es wird wohl wie das folgende msḏr-ḥḏr.t-Tier der Name für eine Pflanze sein, obgleich die Wortverbindung hier nicht mit der Pflanze determiniert ist. Es sei noch bemerkt, dass die Droge „Eselsohr" für ein krankes Ohr wieder ein sogenanntes Sympathiemittel darstellt.

msḏr-ḥḏr.t

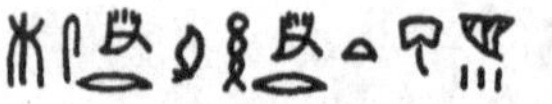 Sm

in einem Salbmittel (gs) gegen Frauenleiden

rdj. ḥr-k msḏr-ḥḏr.t ḥr mrḥ.t: Sm 20,18

§ 1 msḏr-ḥḏr.t wörtlich „Ohr des ḥḏr.t-Tieres" als Name für eine Pflanze, wie auch msḏr-ꜥꜣ „Eselsohr" (siehe den vorstehenden Artikel) nur ein Name für eine

Pflanze sein wird.

mšꜥ

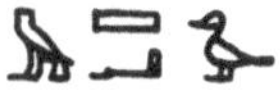 Eb 81
in der Verbindung
ḥꜣ.tj n mšꜥ
§ 1 mšꜥ ist ein unbekannter Vogel; siehe bei ḥꜣ.tj.

mšmšm.t (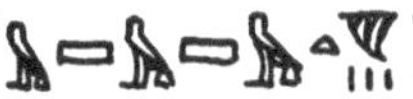) siehe bei šmšm.t

mḳr.t

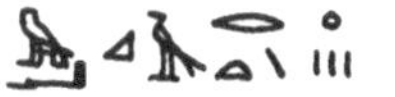 Bln
in der Verbindung
mḳr.t nt sp.t mw
in einem Einnehmemittel: Bln 45
§ 1 mḳr.t des Ufers ist unbekannt.

mkj

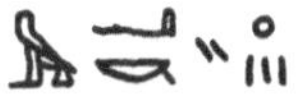
in der Verbindung
mkj n h
in Salbmitteln (gs): Eb 106; 111
§ 1 mkj des Hofraumes ist unbekannt. Ebbell vermutet Staub.

mgꜣ

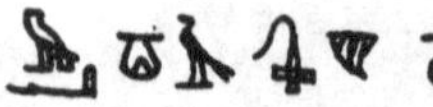 H

I in einem Einnehmemittel

mgꜣ nḏ snꜥꜥ ḥr ỉrp : H 171

II in einem Salbmittel (wrḥ)

mgꜣ rdj ḥr mw : H 172

§ 1 mgꜣ eine unbekannte Pflanze.

mtw.t

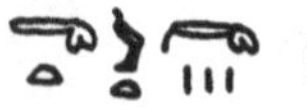 Eb

in der Verbindung

mtw.t nt ꜥmꜥm nt ꜥmꜥ.t

in einem Mittel zum Herausnehmen eines Dornes (Applikation rdj): Eb 729 (Einzeldroge)

§ 1 mtw.t hier wohl „Ausfluss" – und nicht mit der speziellen Bedeutung „Same" – eines Jünglings und einer Jungfrau. Vgl auch bei ꜥmꜥm u. ꜥmꜥ.t.

mḏꜣ

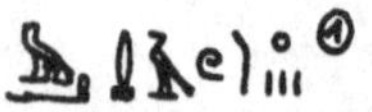 Eb

in der Verbindung

ẖsꜣj.t nt mḏꜣ : Eb 164

§ 1 mḏꜣ ein Land in Nubien als Herkunftsland des

ḫs³j.t - Balsam. Vgl bei ḫs³j.t

Anm. ① Das Determinativ  bezieht sich auf die ganze Verbindung.

nj.t (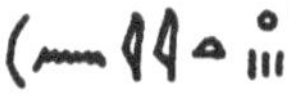) siehe bei ỉnj.t

nj³j³ (njwjw)

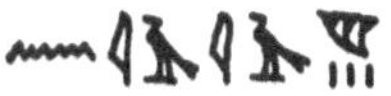 Ram III B 3; Eb 82; 99; 178; 804; 806 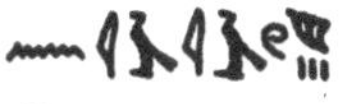 Eb 694; 762; 797; 827 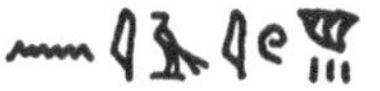 Eb 67 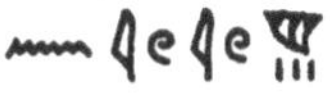 Eb 191; 194; 200; 297; 321; H 110; Bln 136 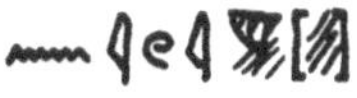 Pap Leid Verso X 1 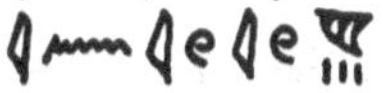 Bln 65 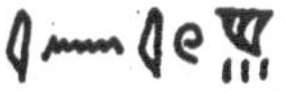 Pharaobuch IV; Ostr Berlin 5570 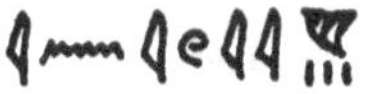 Bln 78

A nj³j³

I in Einnehmemitteln

Eb 82; 99; 191 b = 194 b; 297 (= Bln 136) = 321; 804 Bln 136 (= Eb 297 = Eb 321)

II in einem Zäpfchen: Eb 806

III in einem Räuchermittel: Bln 78

IV in Salbmitteln

a. Applikation gs

Ostr Berlin 5570 Zeile 6; Zeile 7 Pharaobuch IV A 6; B 7

die Fenster salben: Bln 65 Pharaobuch IV A 6; B 7

b. Applikation rdj: Eb 762

V in Verbänden (wt)

Eb 178; 200 b; 694 = H 110 ① Pap Leid Verso X 1

VI in einem Frauenmittel

Applikation rdj ḥms s.t ḥr-s: Eb 797 (Einzeldroge)

VII in Rezepten mit verderbter Applikation

Ostr Berlin 5570 Zeile 8

nj³j³ ḳnḳn: Ram III B 3

B ꜥḫm.w nj³j³

in einem Verband (wt): Eb 67

C mw nw nj³j³

in einem Einlauf: Eb 827 (Einzeldroge)

§ 1 nj³j³ und seine Varianten bezeichnen eine unbekannte Pflanze, die nur in der Medizin genannt wird. Die Schreibung nj³j³ kommt nur im Ram III und im Eb vor. Die jüngeren Texte und auch der Ebers schreiben njwjw oder ỉnjwjw. Dass es sich aber um dieselbe Pflanze handelt, wird durch die Parallel-Rezepte Eb 694 nj³j³ = H 110 njwjw gestützt.

ꜥḫm.w nj³j³ sind die Blätterzweige dieser Pflanze. mw nw nj³j³ wird vielleicht den Saft der Pflanze bezeichnen. Es kann aber auch ein wässeriger Auszug der Pflanze gemeint sein. Das lässt sich in diesen Verbindungen nicht eindeutig entscheiden.

§ 2 nj³j³ wird innerlich und äusserlich angewendet. Bemerkenswert sind vier Rezepte für die Frau: zur Einleitung der Geburt (oder eines Aborts) Eb 797; 804; 806 und zur Behandlung der Gebärmutter Eb 827. Dawson (bei Barns Ram III B 3) vermutet, dass nj³j³ ein starkes Adstringens ist.

Anm. ① Eb 694 nj³j³ = H 110 njwjw.

nj³w „Steinbock" siehe bei nr³w

njw

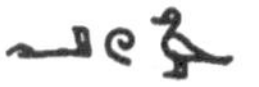 Eb; Bln 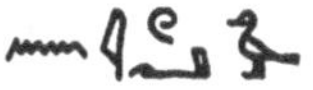 Sm 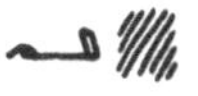 H 260

in den Verbindungen

I mrḥ.t njw : Eb 449 siehe bei mrḥ.t

II ḥs njw : Bln 68 siehe bei ḥs

III a. swḥ.t nt njw : Eb 374; 444; 539 = 710 Sm 9 (4,20; 4,21) H 260

b. 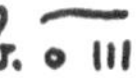 n swḥ.t nt njw : Eb 718 siehe bei swḥ.t

§ 1 njw der Strauss, von dem je einmal mrḥ.t-Fett und ḥs-Kot verwendet werden. Dagegen wird mehrmals das Straussenei genannt. Alle Rezepte sind zur äusserlichen Anwendung bestimmt.

njwjw (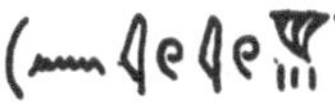) siehe bei nj³j³

njwbn (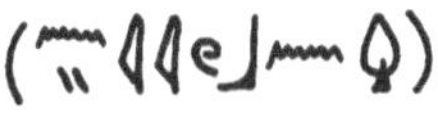) siehe bei *mnjb

njb (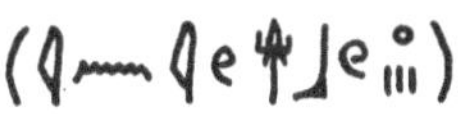) siehe bei *mnjb

njs

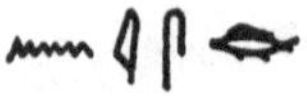 Eb

in der Verbindung

njs n štjw

in einem Verband (wt): Eb 807

§ 1 njs ist ein unbekannter Teil der Schildkröte, der einmal in einem Rezept zur Förderung der Geburt genannt wird. Jonckheere (Prescriptions médicales sur ostraca hiératiques S. 55 Anm 6) möchte njs mit njs.wj (Var. ins.wj) „Hoden" zusammenbringen. Diese Vermutung lehnt Lefebvre (S. 107 Anm 1) mit Recht ab.

njdw

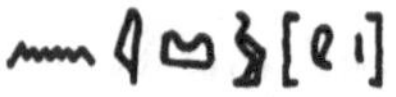 Ram IV C 7

in einem Mittel zum Ausziehen eines Dorns.

§ 1 njdw ein unbekannter Körperteil. Der zweite Teil dieser zusammen gesetzten Drogenbezeichnung ist verderbt. (vgl Eb 835 wo in der Überschrift vielleicht derselbe Körperteil von einer Frau genannt wird).

nꜥr

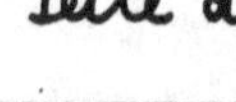 Eb; Ram V H; Eb 639

Teile des nꜥr

1. ʿmm : Eb 128 = H 203
2. ỉwf : Eb 639
3. mrḥ.t : Eb 656 = Ram V Nr II
4. ḏnn.t : Eb 250 = 730
   siehe bei den einzelnen Wörtern
5. mit zerstörtem Körperteil
   in einem Verband (wt): Ram V Nr VI ①

§ 1 nʿr der Wels, von dem Fleisch, Fett, Schädel und der ʿmm-Teil offizinell verwendet werden.

Anm. ① Ram V Nr VI vielleicht ỉwf wie Eb 639 wegen des Determinativs ?.

nwꜣ

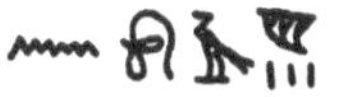 Eb

in einem Einnehmemittel: Eb 82

§ 1 nwꜣ eine unbekannte Pflanze. Vgl nwꜣm

nwꜣm

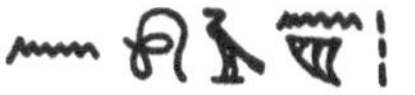 Eb

in einem Kaumittel (ḫpʿ) gegen Zahnleiden Eb 555

§ 1 nwꜣm eine unbekannte Pflanze.
Vgl nwꜣ

mwrw

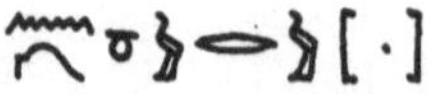 [·] Ram III A 17

in der Verbindung

ẖn.t nt nwrw

in einem Augenmittel: Ram III A 17

§ 1 nwrw ein Reiher. So vermutet Barns und ergänzt das zerstörte Determinativ als []. Dann könnte ẖn.t nt nwrw „Balg eines Reihers" bedeuten (vgl Äg. W.B. III 367 ẖn.t „Tierfell"). Dawson (JEA 22, 1936, 106-107) vermutet dagegen die beiden Schopffedern des Reihers (vgl auch Barns S. 18 Anm 3).

nwd.w šps.w

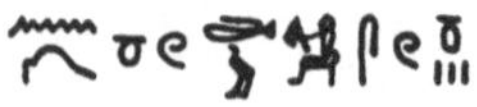 Eb

in einem Verband (wt): Eb 594

§ 1 nwd.w šps.w Köstliche Salbe hier als quantitierte Droge im Gemisch.

nb

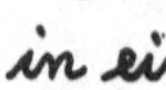 [·] Mutt. u. Kind K (7,5-6)

in der Verbindung

ˁẖm.w nw nb

in einem Einnehmemittel

ʿẖm.w nw nb ḳnḳn ḥr mw : Mutt. u. Kind K (7, 5-6) (Einzeldroge)

§ 1 nb eine unbekannte Pflanze, deren Blätterzweige einmal als Droge verwendet werden.

nbj.t

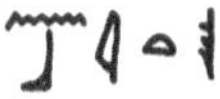 Eb 272 bis; 852 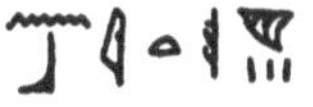 Eb 263 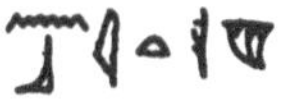 Ram III A 31

A Teile von nbj.t

I ỉ n nbj.t

in einem Einnehmemittel : Eb 263

II ꜣgg.t

in einem Einnehmemittel

ꜣgg.t wnn.t m nbj.t sjn ḥr Droge : Eb 272 bis = Ram III A 31 ①

B nbj.t nt ḏꜣhj

in einem Räuchermittel : Eb 852

§ 1 nbj.t das Schilfrohr, dessen Rispe und Mark offizinell verwendet werden. Loret unterscheidet : nbj.t Arundo Donax L (Flore [2] Nr 6) und nbj.t nt ḏꜣhj Acorus Calamus L (Flore [2] Nr 33).

Anm. ① Ram III A 31 nur „nbj.t sjn ḥr Droge" erhalten.

nbj.t

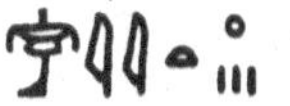 Bln

in einem Verband (wt): Bln 52

§.1 nbj.t ist unbekannt.

nbs

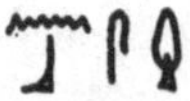 Eb; Bln; H 95; 226 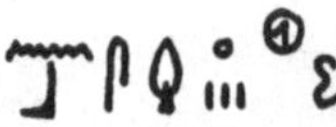 Eb; H; Bln 141

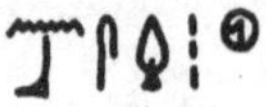 Sm; Bln 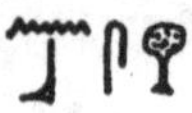 Ram V Nr XII

A Teile von nbs

I ỉšd.t nt nbs

in Verbänden (wt)

neben ỉšd.t nt nh.t; ỉšd.t nt ṯr.t: Eb 582

neben ỉšd.t nt nh.t; ỉšd.t nt ỉmꜣ: H 14 [2]

II ws.t nt nbs

in einem Verband (wt)

neben ws.t nt ꜥš; ws.t nt mrj; ws.t nt ṯr.t; ws.t nt nh.t; ws.t nt wꜥn; ḏrḏ n nbs: Eb 663

III ḫt n nbs

in einem Salbmittel (gs): Eb 272

IV ḏrḏ n nbs

a. in einem Einnehmemittel

neben ḏrḏ n šnḏ.t; ḏrḏ n nh.t: Eb 210

b. in Einläufen

neben ḏrḏ n šnḏ.t: Eb 159

neben ḏrḏ n šnḏ.t; ḏrḏ n ḫt-ds: Bln 159; 168

c. in Verbänden (wt)

neben ḏrḏ n šnḏ.t: Eb 616 = H 173 b Ram V Nr XII

neben ḏrḏ n ẖt-ds : Bln 141
neben ḏrḏ n šnḏ.t; ḏrḏ n ṯr.t : H 95 = H 238 [3]
neben ḏrḏ n nh.t; ḏrḏ n imꜣ : H 226
neben ḏrḏ n šnḏ.t; ḏrḏ n nh.t; ḏrḏ n imꜣ : H 221 [2]
neben ḏrḏ n šnḏ.t; ḏrḏ n nh.t; ḏrḏ n imꜣ; ws.t nt nbs : Eb 663

d. in Salbmitteln oder Verbänden (Applikation rdj)
neben ḏrḏ n ṯr.t : Sm 41 (14,3) [4]
neben ḏrḏ n šnḏ.t; ḏrḏ n ṯr.t : Eb 766c

e. in einem Rezept ohne Applikation (aber sicher äusserlich) neben ḏrḏ n šnḏ.t : H 191

B Verarbeitungsformen der Früchte von nbs

I t n nbs

a. in Einnehmemitteln
Eb 226 (= H 84); 228; 480; 631 H 84 (= Eb 226) Bln 153

b. in Verbänden (wt)
Eb 208; 213 Bln 140
t n nbs ps ẖr mw : Eb 536 (Einzeldroge) = H 134 (Einzeldroge) [5]

II o III n nbs
in einem Einnehmemittel : Eb 479

§ 1 nbs Christdorn (Zizyphus spina Christi), von dem Blätter, Sägemehl, Holz und die Früchte (išd.t) verwendet werden. Ausserdem wird noch aus den Früchten hergestelltes Brot und Mehl als Drogen genannt. (Vgl Keimer, Gartenpflanzen S. 160).

Anm. ① Das Determinativ  bzw  ist durch die Teile von nbs bedingt. ② H 14 ỉsd.t nt nbs = H 221 ḏrḏ n nbs. ③ H 238 nbs ist sehr verderbt, aber durch die Parallele H 95 gesichert. ④ Sm 41 (14,3) fehlt ḏrḏ; davor steht aber ḏrḏ n ṯr.t. ⑤ H 134 t n nbs ḫr mw.

nfr.t

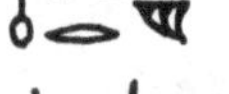 Sm

in der Verbindung

ḥꜣ.t nfr.t

als Zauberdroge gegen die ỉꜣd.t-Seuche: Sm 20,5

§ 1 nfr.t eine unbekannte Pflanze, von welcher der ebenfalls undeutbare ḥꜣ.t-Teil verwendet wird.

*nnjb

njwbn 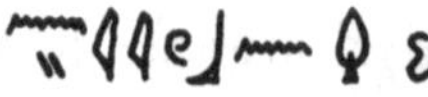 Eb 852 njb 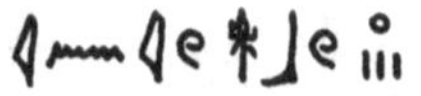 Bt 10

I njb

in einem Verband (wt): Bt 10

II gnn n njwbn

in einem Räuchermittel für Haus und Kleider: Eb 852

§ 1 *nnjb ist nach Loret (Rec. Trav. XIV 1894, 148 ff) der Storaxbaum (Liquidambar orientalis), der durch Auskochen seiner Rinde das flüssige Storax (Styrax) liefert. Ebbell und auch Jonckheere möchten in dem njwbn in Eb und dem njb in Bt Schreibungsvarianten für das häufig in späten Texten belegte nnjb sehen. gnn n njwbn würde dann den weichen oder flüssigen Teil dieses Harzes bezeichnen.

mnšm

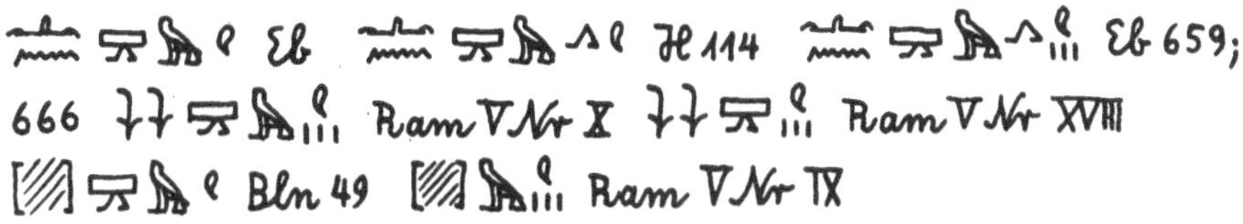

A mnšm

I in einem Salbmittel (gs): Eb 738

II in Verbänden (wt)

Eb 666 neben ỉwf n 𓃒 ; ꜣs n 𓃒 : Eb 645

B mnšm n 𓃒 (1)

in Verbänden (wt)

Eb 659 (= Bln 49); 665 Bln 49 (= Eb 659) Ram V Nr IX; Nr X

neben ꜣs n 𓃒 : H 114

neben tbn n 𓃒 ; ꜥḏ 𓃒 ; ỉwf n 𓃒 : Eb 608

neben ꜥḏ 𓃒 ; ns 𓃒 ; tbn 𓃒 : Ram V Nr XVIII

§ 1 mnšm die Milz. Und zwar wird es sich in allen Fällen um die Milz des Rindes handeln, auch in den drei Fällen, in denen der Zusatz „des Rindes" fehlt. Eb 645 wird neben der Milz das Fleisch des Rindes und das Gekröse des Rindes genannt; ausserdem schreibt das sehr ähnliche Rezept H 114 Milz des Rindes. Eb 666 Milz ohne

Zusatz, aber Eb 665 Milz des Rindes.

Die Rindermilz wird nur äusserlich verwendet und bevorzugt zur Behandlung der mt.w-Gefässe.

Anm. ① Ram V 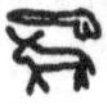 mnšm.

nr.t

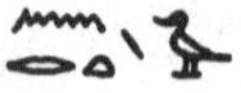 Eb; Sm 18,10 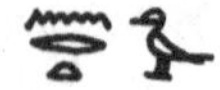 Ostr Kairo (ODM 1062)

in den Verbindungen

I ỉr.tj nr.t

in einem Augenmittel

neben ỉr.tj msḥ: Ostr Kairo (ODM 1062)

II swḥ.t nt nr.t

in einem Augenmittel: Eb 409

III snf n nr.t

in einem Salbmittel (gs)

neben snf n mnj.t; snf n smn; snf n mn.t: Eb 737

IV šw.tj ntj nr.t

als Zauberdroge zum Abwehren einer Seuche: Sm 18,10

§ 1 nr.t der Geier, von dem die Augen, das Ei, das Blut und als Zauberdroge die beiden Flügel verwendet werden. Die Augen des Geiers als Droge in einem Augenmittel sind ein sogenanntes Sympathiemittel. Bei dem Ei wird es sich wohl um die Eierschale handeln: denn einmal ist bei dieser Droge eine genaue Dosierung angegeben und ausserdem soll sie zusammen mit einer weiteren Droge fein zermahlen werden. Vgl auch bei ỉr.t, swḥ.t, snf und šw.tj.

nrꜣw

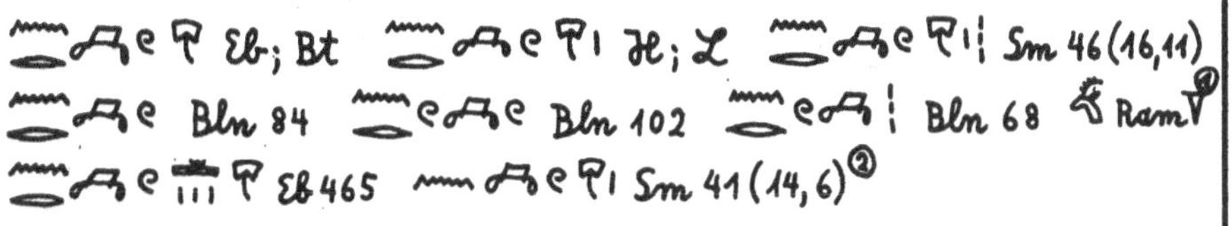

in den Verbindungen

I ʿḏ nrꜣw

Ram V Nr XV (= Eb 638); XVI; XIX Eb 298; 299; 490 (= L 17); 495 (= L 16); 522 b; 525; 634; 638 (= Ram V Nr XV); 660 H 114; 118; 185; 227 Bln 84 = 102 Sm 41 (14,6); 46 (16,11) L 16 (= Eb 495); 17 (= Eb 490) Bt 6 siehe bei ʿḏ

II mrḥ.t nrꜣw

Eb 465 siehe bei mrḥ.t

III ḥs nrꜣw

Bln 68 siehe bei ḥs

§ 1 nrꜣw der Steinbock. Offizinell wird vom Steinbock einmal mrḥ.t-Fett und einmal ḥs-Kot verwendet. Dem gegenüber steht eine grosse Anzahl von ʿḏ-Fett Verwendungen, die bis auf eine Ausnahme Eb 299 alle in Rezepten für äusserlichen Gebrauch vorkommen. Im Einzelnen siehe das dazu bei ʿḏ und mrḥ.t Bemerkte.

Anm. (1) Wohl eine Kurzschreibung der älteren Wortform njꜣw. (2) nach Sm 46 (16,11) nur Auslassung des ⊂⊃ .

nh.t

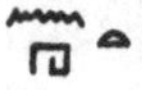 Eb; H; Sm 46(16,12); L 57; Ram IV C5; Mutt. u. Kind H (7,1-3) 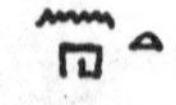[1] H; Eb 122; 154; 184; Sm 41(14,7) 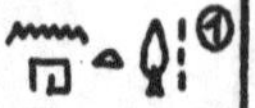[1] Bln 89; 95; Sm 46 (16,8) 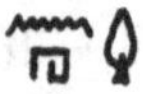 Bln 77 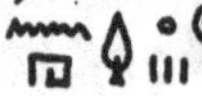[1] Bln 163 c; Bt 37

A Teile von nh.t

I ỉrṯ.t

a. in Salbmitteln (qs)

Bln 89 Drogen ꜣbḫ ḥr ỉrṯ.t nh.t : Eb 505 [2]

Drogen nḏ ḥr ỉrṯ.t nh.t : L 57 [2]

b. in einem Verband (wt)

Droge nḏ ḥr ỉrṯ.t nh.t : Eb 501

c. in Salbmitteln oder Verbänden (Applikation rdj)

H 38; 155 Droge ḥr ỉrṯ.t nh.t : Eb 570

d. in einer Ohrbehandlung

das verletzte Ohr wird mit einem besonderen Verbandsstoff und ỉrṯ.t nh.t umschlossen : Eb 766 f

II ỉšd.t

a. in Verbänden (wt)

Eb 650; 676; 683

neben ỉšd.t nt nbs; ỉšd.t nt ṯr.t : Eb 582

neben ỉšd.t nt nbs; ỉšd.t nt ỉmꜣ : H 14 [3]

Droge ... ps ḥr mrḥ.t ḥr ỉšd.t nt nh.t : Ram IV C 5

b. in einem Salbmittel oder Verband (Applikation rdj)

H 100

III ws.t

in einem Verband (wt)

neben ws.t nt ʿš; ws.t nt mrjj; ws.t nt ṯr.t; ws.t nt nbs;

ws.t nt wʿn; ḏrḏ n nḫ.t: Eb 663

IV wtj.t

a. in Einnehmemitteln

Eb 122 (4); 184

b. in einem Verband (wt): H 187

V p3dt.t

in einem Salbmittel (gs): Eb 110

VI nḳʿw.t

a. in einem Einnehmemittel

nḳʿw.t nt nḫ.t ḏ3r.t r3-pw nt wḥ3.t: Eb 212

b. in einem Räuchermittel: Bln 77

siehe die weiteren Stellen ohne nḫ.t bei nḳʿw.t

VII ḥs3

in Einnehmemitteln: Eb 283; 224 = H 82

VIII ḳ33

in einem Einnehmemittel

ḳ33 n nḫ.t šww: Eb 71 (5)

IX k3w

in einem Einnehmemittel

k3w šww n nḫ.t: Eb 65 (5)

X tp3w.t

in Einnehmemitteln

Eb 154; 856 c = Bln 163 c Mutt. u. Kind H (7,1-3)

XI ḏrḏ

a. in Einnehmemitteln : Bt 37
neben nḳʿw.t; ḏrḏ n šnḏ.t; ḏrḏ n nbs: Eb 210
b. in einem Salbmittel (gs): Bln 95
c. in Verbänden (wt): H 243 Sm 41 (14,7)
neben ḏrḏ šnḏ.t: Sm 46 (16,8)
neben ḏrḏ n iḥj: H 250
neben ḏrḏ n im3; ḏrḏ n nbs: H 226
neben ḏrḏ n šnḏ.t; ḏrḏ n tr.t: H 234
neben ḏrḏ n nbs; ḏrḏ n im3; ḏrḏ n šnḏ.t: H 221 (3)
neben ḏrḏ n šnḏ.t; ḏrḏ n nbs; ḏrḏ n im3; ws.t nt nh.t: Eb 663

B nh.t mit ausgelassenen Angaben des Teiles
I in einem Einnehmemittel: Eb 240
II in äusserlicher Anwendung
Eb 490 (6); 623; 732 Sm 46 (16,12) (7)

§ 1 nh.t die Sykomore, von der offizinell eine grössere Anzahl von Teilen verwendet wird. Bemerkenswert sind die verschiedenen Bezeichnungen für die Früchte der Sykomore. Die am häufigsten genannten sind nḳʿw.t „die geritzten reifen Früchte", die aber hier nur in zwei Stellen aufgenommen sind, in denen ausdrücklich die Sykomore erwähnt wird; vgl die übrigen Stellen bei nḳʿw.t. k3w, die nicht zur Reife gelangten Früchte (Keimer, Acta orientalia VI S. 298), werden einmal in getrocknetem Zustand in einem Einnehmemittel genannt und sind wohl in dem sehr ähnlichen Rezept Eb 71 als ḳꜣꜣ ebenfalls gemeint. ỉšd.t, als eine allgemeine Bezeichnung für Früchte, werden von der Sykomore, wie auch sonst von anderen Bäumen, nur äusserlich angewendet, sodass man annehmen muss, dass ỉšd.t sich unterscheidet von den beiden speziellen oben erwähnten Fruchtformen der Sykomore, nḳꜤw.t und kꜣw, zumal auch nḳꜤw.t nur innerlich angewendet wird.

Von den übrigen Teilen der Sykomore sind noch Folgende bekannt: ḏrḏ „Blätter", die überwiegend äusserlich verwendet werden; ỉrṯ.t „Milchsaft", ebenfalls nur bei äusserlicher Behandlung, und schliesslich ws.t „Sägemehl", das einmal neben Sägemehl von anderen Bäumen in einem Verband genannt wird. Die übrigen Teile der Sykomore sind bisher noch unbestimmt.

Anm. ① Die Determinative ⵗ und | sind bedingt durch die Teile von nh.t. ② Eb 505 ꜣbḫ ḥr ỉrṯ.t nh.t = L 57 nḏ ḥr ỉrṯ.t nh.t ③ H 14 ỉšd.t nt nh.t neben ỉšd.t nt nbs; ỉšd.t nt ỉmꜣ = H 221 ḏrḏ n nh.t neben ḏrḏ n nbs; ḏrḏ n ỉmꜣ; ḏrḏ n šnḏ.t ④ Eb 122 wtj.t nt nh.t = Bln 35 ḥrj.t [ ] das vielleicht nur eine Verschreibung ist. ⑤ Eb 71 ḳꜣꜣ n nh.t šww = Eb 65 kꜣw šww n nh.t ⑥ Eb 490 vor nh.t ist Zeilenbruch, der die Auslassung bedingt haben kann. ⑦ Sm 46 (16,12) ist sehr ähnlich dem Rezept Sm 41 (14,7), das ḏrḏ nh.t angibt, sodass man in Sm 46 auch ḏrḏ ergänzen möchte.

nhp

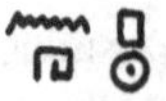 Eb

in der Verbindung

nhp n gjw

in einem Einnehmemittel: Eb 168

§ 1 nhp ein unbekannter Teil des gjw-Zyperngrases. Vgl auch bei gjw.

nḥꜣ-s-ꜥwj (?)

 H

in einem Verband (wt)

nḥꜣ-s-ꜥwj (?) nḏ ḥr mrḥ.t : H 37

§ 1 nḥꜣ-s-ꜥwj (?) ein Harz, das in Texten griechischer Zeit als Bezeichnung für eine ꜥntjw-Art vorkommt.

nḥb.t (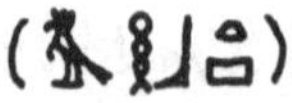) in wꜣḥ-nḥb.t siehe dort

nḥbw.t

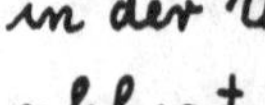 Eb

in der Verbindung

nḥbw.t nt sꜣw

in einem Salbmittel (Applikation rdj)

nḥbw.t nt sꜣw snwḥ ḥr mrḥ.t : Eb 241

§ 1 nḥbw.t von einem Balken ist unbekannt.

nḥḥ

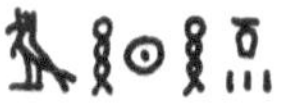 Bt 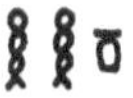 Ostr Berlin 5570

I in einem Einlauf
neben mrḥ.t: Bt 11

II in einem Rezept mit verderbter Applikation (aber sicher äusserlich): Ostr Berlin 5570

§ 1 nḥḥ ein Öl, das in den medizinischen Texten sonst nicht belegt ist und erst im Neuen Reich aufkommt. In der koptischen Medizin wird ⲛⲉϩ häufig verwendet.

nḥš

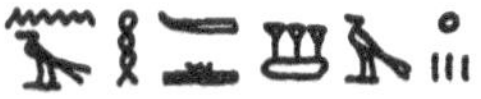 Bln

in einem Inhaliermittel gegen Husten: Bln 46

§ 1 nḥš ist unbekannt, vielleicht ein ausländischer Stoff, da nḥš wohl ein Lehnwort ist. Oder liegt eine Verschreibung für nḥḏ.t nt šꜣj vor, eine Droge, die Eb 316 ebenfalls in einem Hustenmittel verwendet wird?

nḥd/nḥd.t

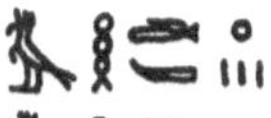 Eb 336a 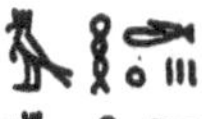 Eb 521; 682 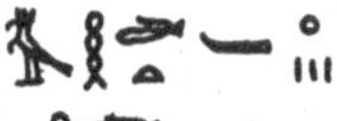 Eb 634
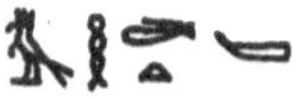 Eb 299 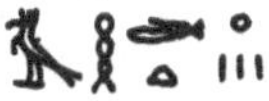 Eb 817 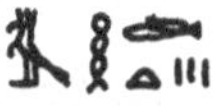 Eb 387

I in einem Einnehmemittel: Eb 299 (nḥd.t) ①

II in einem Einlauf: Eb 817 (nḥd.t)

III in Verbänden (wt): Eb 634 (nḥd.t); 682 (nḥd)

IV in einem Salbmittel oder Verband (Applikation rdj) Eb 521 (nḥd)

V in Augenmitteln: Eb 336a (nḥd); 387 (nḥd.t)

§1 nḥd und nḥd.t, mit Ausnahme von Eb 299 und 387, immer mit °⁞ determiniert, ist eine unbekannte Droge, die nur in Eb vorkommt. Wir haben die maskuline und die feminine Form nicht voneinander getrennt, weil ein Unterschied in ihrer Anwendung nicht zu erkennen ist. nḥd.t gehört aber sicherlich nicht zu nḥḏ.t-Zahn ohne Angabe des Tieres, da der nḥḏ.t-Zahn nicht mit °⁞ geschrieben wird. Ebbell übersetzt nḥd (.t) mit „gum ammoniac" und Lefebvre ebenfalls.

Anm. ① Eb 299 ist ein K.t-Rezept von Eb 298, das ein äusserliches Mittel gegen eine Kopfkrankheit ist. Es ist zweifelhaft, ob die Applikation „werde getrunken" zu Recht besteht, zumal auch einige Drogen gegen eine innerliche Anwendung sprechen.

nḥḏ.t

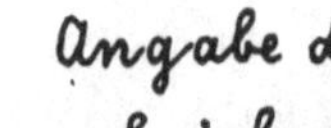 Eb

I nḥḏ.t nt ꜥ3

in einem Augenmittel

nḥḏ.t nt ꜥꜣ ẖꜣw ḥr mw : Eb 364 (Einzeldroge)

II nḥḏ.t nt šꜣj

in einem Einnehmemittel gegen Husten

nḥḏ.t nt šꜣj nḏ snꜥꜥ rdj m ẖnw fqꜣw : Eb 316 (Einzeldroge)

§ 1 nḥḏ.t Zahn vom Esel und vom Schwein. Von beiden Tieren wird ebenfalls je einmal der ỉbḥ-Zahn offizinell verwendet (siehe bei ỉbḥ).

nẖtjw

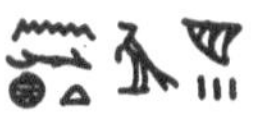 H

in einem Verband (wt) : H 175a

§ 1 nẖtjw ist vielleicht nur fehlerhaft für ns.tj in der Parallele Eb 620a ; vgl ns.tj

ns

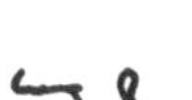 Ram V

in der Verbindung

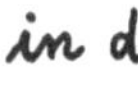 ns

in einem Verband (wt)

neben 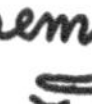 ꜥḏ ; 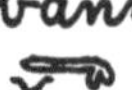 nnšm : Ram V Nr XVIII

§ 1 ns die Zunge. Sie wird einmal als Zunge des männlichen Rindes neben dessen Fett und dessen Milz äusserlich verwendet.

ns-š

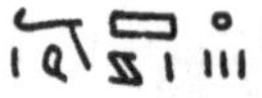 Eb 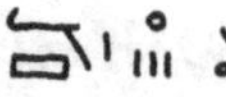 L 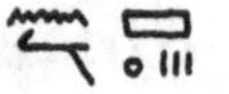 Sm

I in einem Zäpfchen: Eb 140

II in Salbmitteln (gs): Eb 546; 549 L 19 ①

III in Verbänden (wt): Eb 490 (= L 17); 651; 673 L 17 (= Eb 490)

IV in Salbmitteln oder Verbänden (Applikation rdj) Eb 489; 732

V in Pudermitteln (tmt): Eb 446; 862 c Sm 41 (14,7)

§ 1 ns-š ist eine unbekannte Droge; wörtlich „Zunge des Sees/Teiches". Sie kommt nur äusserlich zur Anwendung. Ein Zusammenhang mit dem Koptischen ⲗⲁⲥ ⲛ̄ ⲉⲓⲟⲙ „Zunge des Meeres" als Bezeichnung für den Schulp des Tintenfisches (vgl. Till, Kopt. Arzneikunde S. 73) — Ebbell und Lefebvre übersetzen ns-š mit „Sepia" — ist nicht zu erbringen (vgl Bd II S. 79,1).

Anm. ① L 19 unsicher, da sehr verderbt; es wird aber durch das ähnliche Rezept Eb 549 gestützt.

ns-šm.t

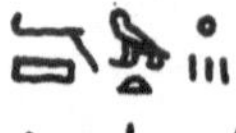 Bt

in der Verbindung

ns-šm.t nw jm

in einem Zäpfchen: Bt 5

§ 1 ns-šm.t Diese Droge ist unklar. Jonckheere bringt

sie mit nšm.wt zusammen und übersetzt „Schuppen der Fische des Sees". Jedenfalls sei auch hier hingewiesen auf die in der Koptischen Medizin verwendete Droge ⲗⲁⲥ ⲛ̄ ⲉⲓⲟⲙ „Zunge des Meeres" als Bezeichnung für den Schulp des Tintenfisches (vgl Till, Kopt. Arzneikunde S. 73).

ns.tj

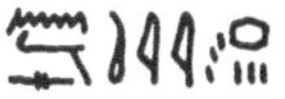 Eb 76; 620a; 650 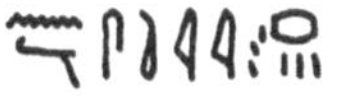 Eb 556 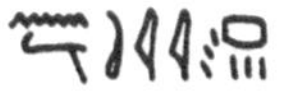 Eb 682
 Bln 135

A ns.tj

I in einem Einnehmemittel: Eb 76

II in einem Pudermittel (tmt): Eb 620a ①

B ns.tj n bšꜣ

in Verbänden (wt): Eb 556 ②; 650; 682 Bln 135 ③

§1 ns.tj wird als Teil der bšꜣ-Körnerfrucht genannt. Man möchte auch die beiden Stellen, in denen es ohne Zusatz steht, als eine Verkürzung hierfür auffassen. Als Bedeutung von ns.tj vermutet Ebbell „Stärke".

Anm. ① Eb 620a ns.tj = H 175a nḫtjw, das aber wohl fehlerhaft ist. ② Eb 556 bšꜣ nur mit dem Ideogramm des Kornmaßes geschrieben. ③ Bln 135 ns.tj wie auch bšꜣ nur mit dem Ideogramm des Kornmaßes geschrieben.

ns.tjw

 Eb 107 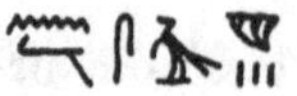 Eb 106

in Salbmitteln (gs): Eb 106; 107

§ 1 ns.tjw eine noch unbekannte Pflanze. Keimer (Gartenpflanzen S. 127 und 154) lehnt Loret's Bestimmung (Flore[2] Nr 108, S. 66) als Carthamus tinctorius ab. ns.tjw wird in Texten griechischer Zeit mehrfach erwähnt, und zwar wird die Wurzel zum rotfärben von Fett benutzt. In dieser wꜣb n ns.tjw möchte Ebbell (ZÄS 64, 1929, 51) die bekannte radix alkannae (rote Schlangenwurzel) sehen und er schlägt auch für ns.tjw der Ebersstellen Alkanna tinctoria als Bedeutung vor.

nšꜣ.w

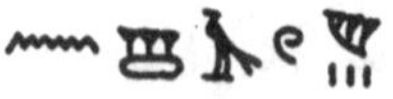 Eb 56; 669 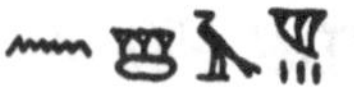 Eb 694; 825

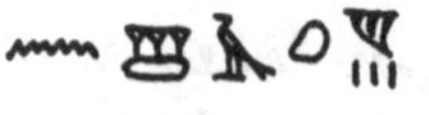 H 110; 169 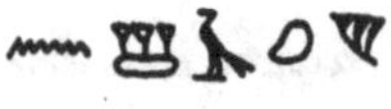 H 13

A nšꜣ.w ohne Zusatz

in einem Verband (wt): Eb 694 = H 110

B nšꜣ.w šmꜥ.w neben nšꜣ.w mḥ.w

in einem Verband (wt): Eb 669

C Teile von nšꜣ.w

I ꜥḥm.w

in einem Einnehmemittel: Eb 56

II pr.t

in Verbänden (wt): H 13 ①; 169

III mw

in einem Einlauf: Eb 825 (Einzeldroge)

§ 1 nšꜣ.w das Laichkraut (Potamogeton lucens); vgl. Keimer, Revue de l'Egypte ancienne 1, 1927, 183 und 2, 1929, 210. Vom Laichkraut werden einmal oberägyptisches neben unterägyptischem Laichkraut erwähnt. Ausserdem kommen Blätterzweige, Früchte und auch einmal Wasser des Laichkrautes zur Anwendung. Ob es sich bei dem Wasser um den Saft der Pflanze oder um deren wässerige Extraktion handelt, lässt sich nicht entscheiden.

Anm. ① H 13 pr.t nšꜣ.w = H 220 pr.t šꜣw.

nḳꜥw.t

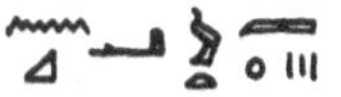 Eb; H; Kah 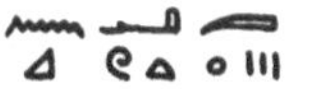 Eb 18; 90 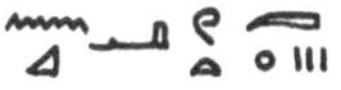 Bln 77; 157 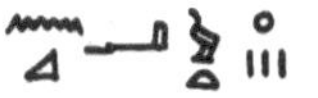 Eb 702; 741; 747; 749 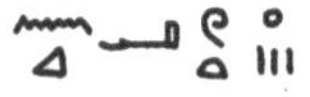 Bt 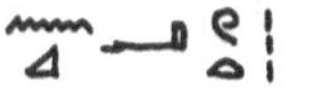 Bln 114 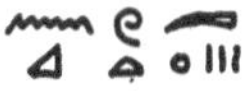 Bln 35; 56

A nḳꜥw.t ohne Zusatz

I in Einnehmemitteln

Eb 7 (= H 58) = 18; 39; 48; 89; 90; 98; 122 (= Bln 35); 133; 202 b; 210; 220; 231; 327; 477; 480; 481; 632 H 28; 58 (= Eb 7) Bln 35 (= Eb 122); 56; 114; 157 Bt 16; 37 Kah 16

II in Kaumitteln

Eb 554; 702; 747; 749 = H 9

III in Einläufen : Bt 30; 39

IV in einem Pudermittel (tmt): Eb 741

B nḳꜥw.t šwwj.t

in einem Einnehmemittel

ḥḳ.t nḏm.t sḏr ḥr nḳꜥw.t šwwj.t: Eb 207b

C nḳꜥw.t nt nh.t

I in einem Einnehmemittel

nḳꜥw.t nt nh.t ḏꜣr.t rꜣ-pw nt wḥꜣ.t: Eb 212

II in einem Räuchermittel: Bln 77

§ 1 nḳꜥw.t Früchte der Sykomore und zwar die durch Anritzen zur Reifung gebrachten Früchte im Unterschied zu den unreifen Früchten, die kꜣ.w heissen (vgl Keimer, Acta orientalia VI S. 288–299). Nur zweimal, Eb 212 und Bln 77, werden sie als nḳꜥw.t nt nh.t angegeben, sonst immer ohne den Zusatz „der Sykomore".

Die geritzten Sykomorenfrüchte finden offizinell eine grosse Anwendung und sie sind weitaus der häufigste von allen sonst in der Medizin gebrauchten Teilen der Sykomore; vgl bei nh.t. Die Verwendung der geritzten Sykomorenfrüchte beschränkt sich fast ausschliesslich auf innerliche Mittel.

nṯr

 Eb

I in einem Einnehmemittel : Eb 184

II in einem Verband (wt): Eb 434 [1]

§ 1 nṯr eine unbekannte Pflanze.

Anm. (1) Eb 434 nṯr = H 23 Ḳst.t

nṯrj.t

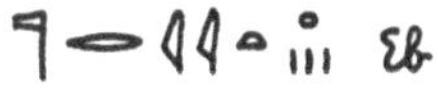 Eb 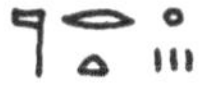 Sm

I in Verbänden (wt): Eb 624 Sm 46 (16,4)

II in Salbmitteln oder Verbänden (Applikation rdj)
Eb 259; 260

§ 1 nṯrj.t ist unbekannt. Lefebvre vermutet mit Breasted eine besondere Bereitungsform von Natron (nṯrj).

nṯr...

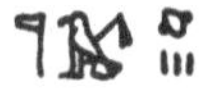 Eb 326

in einem Einnehmemittel

§ 1 die Droge ist unbekannt und auch schon ihre Lesung; vielleicht bjk-nṯrj?

nḏ

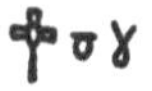 L 9; 40

in der Verbindung

tp.t nt nḏ

als Zauberdroge: L 9; 40 (13,10; 13,12)

§ 1 nḏ Faden; tp.t nt nḏ ein feiner Faden, der zusammen mit anderen Drogen zu einem Knoten gedreht wird. Die Applikation in L 40 bestimmt, dass dieser an den After der Frau gegeben wird.

nḏwjw (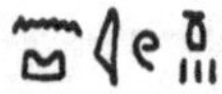) siehe bei ḏwjw

nḏm

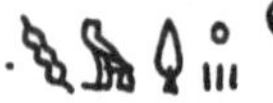 ① Eb 80

in der Verbindung

pr.t nḏm

in einem Einnehmemittel

§ 1 nḏm ein Baum, dessen Früchte einmal in einem Abführmittel verwendet werden. Loret (Rec. trav. XV, 1893, 111 ff) vermutet in nḏm den Johannisbrotbaum. Ebbell übersetzt nḏm mit Moringa. Für den Moringabaum, aus dessen Früchten das Behenöl gewonnen wird, hat aber Loret wie auch Keimer die ägyptische Bezeichnung bꜣḳ sehr wahrscheinlich gemacht; vgl bei bꜣḳ.

Anm. ① Das Determinativ ⵗⵗⵗ ist durch die Verbindung bedingt.

nḏḥꜥḏḥꜥ.t

 Eb

in der Verbindung

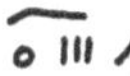 pr.t nḏḥꜥḏḥꜥ.t

in einem Verband (wt)

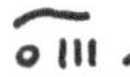 pr.t nḏḥꜥḏḥꜥ.t ps: Eb 565

§ 1 nḏḥꜥḏḥꜥ.t eine unbekannte Pflanze, von der einmal Mehl der Früchte genannt wird.

rꜣ

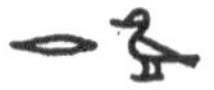 Eb

in der Verbindung

sḫt n rꜣ

in einem Zäpfchen neben ꜥmm n ṯrp: Eb 146

§ 1 rꜣ eine Gans, von der der unbekannte sḫt-Teil offizinell verwendet wird. Eb 684 erwähnt den sḫt-Teil der s.t-Gans ebenfalls als Zäpfchen, schreibt aber sḫ.t nt s.t, sodass sḫ.t als feminines Wort aufzufassen wäre. Die Schreibung von rꜣ ohne Strich nach dem r ist in dieser Zeit ebenfalls ungewöhnlich.

rꜣ-ꜥ

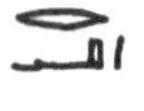 L

in der Verbindung

rꜣ-ꜥ n ỉsr

in einem Verband (wt): L 24

§ 1 <u>rꜣ-ʿ</u> <u>ein unbekannter Teil</u> der Tamariske. Siehe bei ỉsr Anm 1.

<u>rꜣ-pn.t</u>

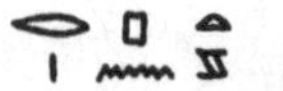 Eb 589

in der Verbindung

gjw n rꜣ-pn.t siehe bei gjw

§ 1 <u>rꜣ-pn.t</u> eine unbekannte Landbezeichnung.

<u>rꜣ-mw</u>

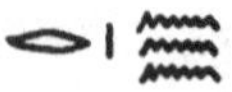 Eb; L

in der Verbindung

ỉnr n rꜣ-mw: Eb 490 = L 17; Eb 495 = L 16; Eb 813

siehe bei ỉnr

§ 1 <u>rꜣ-mw</u> Rand des Wassers = <u>Ufer</u>. Eine weitere Bezeichnung des Ufers ist sp.tj mw (wörtlich: Lippen des Wassers) in derselben Verbindung Eb 246 = H 74.

<u>rj.t</u>

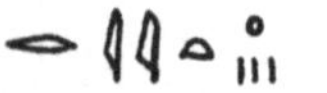 Eb

I rj.t

in einem Verband (wt): Eb 565

II rj.t nt sš

in einem Verband (wt)
rj.t nt sš ẖ3.w swmt ḥr Droge: Eb 573
III rj.t dšr.t
in einem Einnehmemittel: Eb 30

§ 1 <u>rj.t</u> <u>Farbstoff</u>, der in Eb 573 Farbstoff des Schreibers genannt wird. Im Einnehmemittel Eb 30 wird roter Farbstoff verordnet.

<u>rj.t</u>

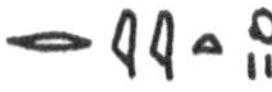 Eb
in der Verbindung
rj.t mjw
in einem Verband (wt): Eb 208 ①

§ 1 <u>rj.t</u> <u>Ausscheidung</u>. Die Bedeutung „Ausscheidung" des Katers wird gestützt durch die Parallele Eb 213, in der dafür Kot des Katers steht.

Anm. ① Eb 208 rj.t mjw = Eb 213 ḥs mjw.

<u>rwḏ</u>

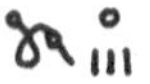 Eb
in einem Verband (wt): Eb 758

§ 1 <u>rwḏ</u> ist unbekannt und nur hier einmal belegt.

rm.w

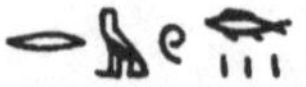 Hl; Bln  Eb

A rm.w

in einem Brechmittel

sbš.t-f m rm.w ḥr ḥḳ.t ḥr ḏꜣs iwf rꜣ-pw

Eb 856 f = Bln 163 f ①

B mrḥ.t rm.w

in einem Salbmittel (wrḥ)

ḥr.tw wrḥ.tw-f m mrḥ.t rm.w:

Eb 712 b = Hl 17 (Einzeldroge)

§ 1 rm.w Fische. Einmal in einem Brechmittel und einmal das Fett von Fischen als Salbmittel.

Anm. ① Bln 163 f ist stark verderbt.

rmṯ

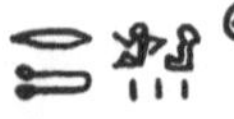 ① Eb; Bln; Bt; Ram III A; Pap Beatty XV 8-9

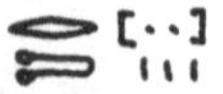 Pap Leid Recto XXVI 9-10

A in den Verbindungen

I irt.t rmṯ

a. in Einnehmemitteln: Eb 30 Bln 116 Pap Beatty XV 8-9

b. in Einläufen

Bln 163 h (16,8) (Einzeldroge); 167; 172 Bt 11; 13 a

c. in einem Salbmittel (gs)

Drogen iry m iwšš ẖꜣ.w ḥr irt.t rmṯ: Eb 720

d. in einem Salbmittel oder Verband (Applikation rdj)
Droge ḥr ỉrṯ.t rmṯ: Eb 569
e. in Rezepten mit fehlender Applikation: Eb 734 Bt 2
II wsš.t nt rmṯ
in einem Verband (wt): Pap Leid Recto XXVI 9–10
III mwj.t nt rmṯ
a. in einem Verband (wt): Eb 562
b. in einem Augenmittel
neben [...] rmṯ: Ram III A 20
IV ḥs n rmṯ
in einem Verband (wt)
ḥs n rmṯ nḏ ḥr Droge: Eb 541
V šꜣw n rmṯ
in einem Räuchermittel
šꜣw šw n rmṯ rdj ḥr Droge: Eb 793
B mit verderbtem ersten Bestandteil einer Verbindung
in einem Augenmittel
neben mwj.t nt rmṯ: Ram III A 20

§1 rmṯ Mensch. Offizinell wird vom Menschen Milch, Harn und Kot verwendet. Die „Galle des Menschen" in Eb 392 ist nach Dawson (ZÄS 62, 1927, 22) als Verschreibung von rmṯ anstatt rr „Schwein" aufzufassen und bei rr aufgenommen; vgl auch bei wdd.
Weitere Flüssigkeiten des menschlichen Körpers, die als Drogen verwendet werden, sind: 1. Milch einer, die einen Knaben geboren hat (siehe bei ỉrṯ.t); 2. Harn

einer Jungfrau (siehe bei mwj.t und ꜥmꜥ.t); 3. Ausscheidung eines Jünglings und einer Jungfrau (siehe bei mtw.t, ꜥmꜥm und ꜥmꜥ.t).

Anm. ① Eb und Bt schreiben das ṯ als 𓏏; Bln schwankt zwischen 𓍿 und 𓏏.

rn.t

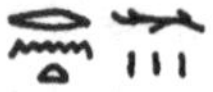 Ram IV C 8

in der Verbindung

pr.t rn.t

§ 1 rn.t eine unbekannte Pflanze oder ein unbekannter Baum. Die Früchte werden einmal in einem wohl äusserlichen Mittel verwendet (die Applikation fehlt).

rr

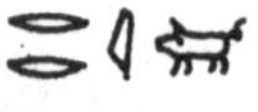 Eb

in der Verbindung

ꜣs n rr

in einem Einlauf: Eb 814

§ 1 rr das Schwein, von dem das Gekröse offizinell verwendet wird. Das rr-Schwein kommt in der Medizin nur einmal vor; sonst wird in ihr die andere Bezeichnung für das Schwein šꜣj gebraucht. Vgl dort.

Aber hierher gehört sicherlich noch die wdd (Galle)

n rmṯ in dem Augenmittel Eb 392, in der Dawson (ZÄS 62, 1927, 22) eine Verschreibung von rmṯ „Mensch" für rr „Schwein" wahrscheinlich gemacht hat; vgl bei wdd.

rhd.t

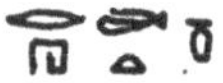 H 170
in der Verbindung
ḫnf.t nt rhd.t siehe bei ḫnf.t
§ 1 rhd.t Kessel.

rḫtj

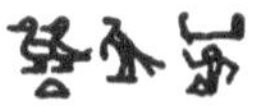 Eb 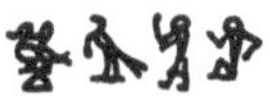 H 169 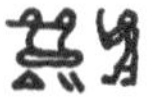 Bln 59 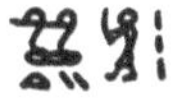 Bln 163 e
in den Verbindungen
I mw.t ḥm.t nt rḫtj : Bln 59
II mrḥ.t nt rḫtj : Eb 688
III šꜣmj.t nt rḫtj : Eb 856 e = Bln 163 e
IV tꜣ n rḫtj : Eb 105 H 169
siehe bei dem ersten Bestandteil
§ 1 rḫtj der Wäscher.

rkrk

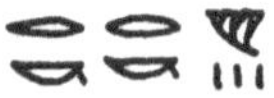 Eb 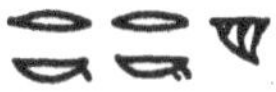 H
in der Verbindung

mw.t nt rkrk

I in Einnehmemitteln: Eb 154; 240

II in einem Verband (wt): Eb 655 = H 124

§ 1 rkrk eine unbekannte Pflanze, deren mw.t-Teil offizinell verwendet wird.

rtḥ.tj

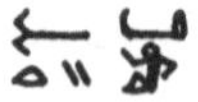 Eb 283

in der Verbindung

ἰšf n rtḥ.tj siehe bei ἰšf

§ 1 rtḥ.tj der Bäcker.

rd

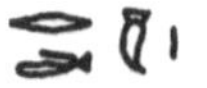 Ram III

in der Verbindung

rd n šnḏ.t

in einem Räuchermittel für die Augen: Ram III A 19

§ 1 rd nur hier als Pflanzenteil. Barns übersetzt: Schößling (= Trieb) der Dornakazie. Vgl aber auch Keimer (ASAE 48, 1948, 89), der das Zeichen  für den Wurzelstock des Lotus hält.

h

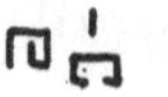 Eb; H

in den Verbindungen

I mkj n h : Eb 106; 111

II ẖnn.w nw h : Eb 620 a = H 175 a

§ 1 h der Hofraum. Die beiden Drogenbezeichnungen sind unbekannt; vgl bei mkj und ẖnn.w.

hbnj

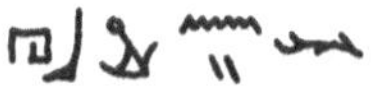 Ram III A 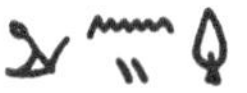 Eb

I hbnj

in einem Augenmittel : Eb 404

II ẖpꜣ n hbnj

in Augenmitteln

Eb 345; 415 ẖpꜣ n hbnj ẖꜣ hr [Droge] : Ram III A 14–15

§ 1 hbnj Ebenholzbaum. Der ẖpꜣ-Teil des Ebenholzbaumes wird nur in Augenmitteln verwendet. Auch im Augenmittel Eb 404 möchte man hbnj zu ẖpꜣ n hbnj ergänzen. Die verschiedenen Deutungsversuche für den ẖpꜣ-Teil, der noch von anderen Bäumen vorkommt, siehe bei ẖpꜣ.

hnꜣj.t

 H

in einem Verband (wt) : H 196

§ 1 hnꜣj.t ist unbekannt. Vorher ist ḏꜣr.t (Koloquinthe)

genannt. In Eb 875 c wird in der operativen Behandlung einer Geschwulst ein Instrument hnwj.t nt ḏꜣr.t erwähnt. Danach besteht die Vermutung, dass hier ḏꜣr.t hnꜣj.t eine einheitliche Droge bezeichnen könnte. Vgl bei hnwj.t nt ḏꜣr.t im Med. W.B.

hnw

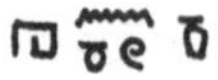 Eb 426; 798; H 193 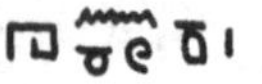 Eb 396; 621; H 173

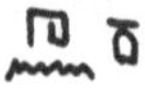 Eb 574

in den Verbindungen

I pḥwj nwj hnw mꜣ
  in einem Verband (wt)
  pḥwj nwj hnw mꜣ ẖꜣ.w : Eb 574

II pꜣḳj.t nt hnw mꜣ
  a. in einem Einlauf
  pꜣḳj.t nt hnw mꜣ nḏ ḥr mrḥ.t : Eb 798
  b. in einem Augenmittel
  pꜣḳj.t nt hnw mꜣ ḳꜣp.tj ḥr ḥsꜣ : Eb 396
  c. in Verbänden (wt) : Eb 621 = H 173 a H 193

III sp.tj n hnw mꜣ
  in einem Salbmittel (Applikation rdj) : Eb 426

§ 1 <u>hnw</u> <u>ein Topf</u>. Von einem „neuen" Topf werden die Scherbe, der Rand und der Boden offizinell verwendet.

hnn

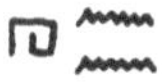 Eb 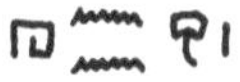 Bln 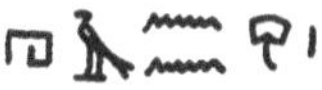 Ostr. Louvre

in der Verbindung

db n hnn

I in Räuchermitteln: Bln 69; 70 Ostr. Louvre

II in Verbänden (wt): Eb 259 Bln 139

§ 1 hnn der Damhirsch, dessen Horn offizinell verwendet wird.

hr(j)

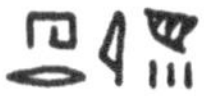 Eb 489

in einem Salbmittel oder Verband (Applikation rdj)

§ 1 hr(j) eine unbekannte Pflanze, die nur hier einmal belegt ist.

hdn

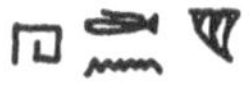 Eb

in der Verbindung

tp.t hdn

in einem Augenmittel: Eb 337

§ 1 hdn eine unbekannte Pflanze, die sonst noch als Import aus Nubien genannt wird. Was der tp.t-Teil der hdn-Pflanze bedeutet, ist ebenfalls unbekannt.

ḥ3.t

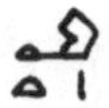 Eb; Sm

in den Verbindungen

I ḥ3.t ʿm3w : Eb 66 siehe bei ʿm3w

II ḥ3.t nfr.t : Sm 20,5 siehe bei nfr.t

§ 1 ḥ3.t ein unbekannter Pflanzenteil.

ḥ3.tj

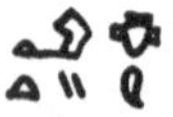 Eb

in der Verbindung

ḥ3.tj n mšʿ

in einem Einnehmemittel: Eb 81

§ 1 ḥ3.tj Herz des mšʿ-Vogels.

ḥ3.t.t

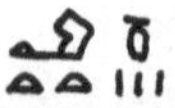 Eb

in einem Ohrenmittel neben b3k: Eb 770

§ 1 ḥ3.t.t eine Bezeichnung für Salböl bester Art. Das sonst häufig vorkommende Salböl ist in der Medizin nur einmal belegt.

ḥ3.w-iḫ.t

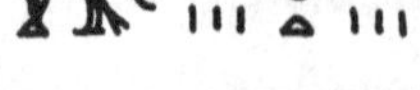 Eb; H

in der Verbindung
ḥḳ.t nt ḥꜣ.w-ỉḫ.t
in Einnehmemitteln
Drogen ps ḥr ḥḳ.t nt ḥꜣ.w-ỉḫ.t: Eb 198b = Eb 593 = H 143 ①
Drogen wnm ỉn s sʿm m ḥḳ.t nt ḥꜣ.w-ỉḫ.t: Eb 192b = 195b
§ 1 ḥḳ.t nt ḥꜣ.w-ỉḫ.t bezeichnet eine besondere Biersorte; vgl auch bei ḥḳ.t.
Anm. ① H 143 hat ỉḫ.t nt ḥꜣ.w-ỉḫ.t

ḥꜣwr.t/ḥꜣwj.t/ḥꜣrwrw in bd.t ḥꜣwr.t siehe dort

ḥʿ.t

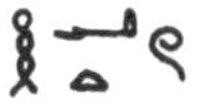
in der Verbindung
ḥʿ.t nt ỉnj: Eb 791 siehe bei ỉnj

ḥwj

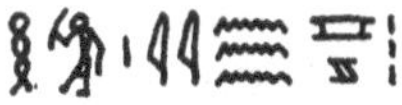 Bln
in der Verbindung
mw nw ḥwj
in einem Salbmittel (gs)
bjꜣ n p.t ḥꜣ.w ḥr mw nw ḥwj: Bln 88
§ 1 ḥwj Flut; mw nw ḥwj „Wasser der Flut". So nach

der Schreibung von ḥwj. Man möchte aber gerne mit Wreszinski übersetzen „Wasser des Regens", was durch die andere Droge „Eisen" = „Erz des Himmels" — beide Drogen von demselben Herkunftsort — gestützt würde.

ḥwj.t

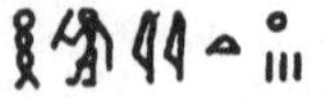 Eb

in der Verbindung

ḥwj.t nt bnw.t: Eb 740 siehe bei bnw.t „Mahlstein"

ḥwr

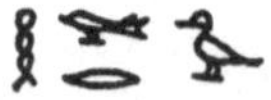 Eb

in der Verbindung

snf n ḥwr

in einem Verband (wt) neben snf n ꜥff: Eb 860 c

§ 1 ḥwr ein unbekanntes Insekt, dessen Blut offizinell verwendet wird. Vgl auch bei snf.

ḥwr.w

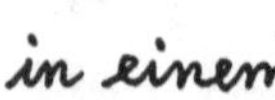 Eb

in einem Salbmittel (Applikation rdj)

ḥwr.w ḥr ỉrṯ.t rmṯ : Eb 569

§ 1 ḥwr.w ist unbekannt.

ḥbt

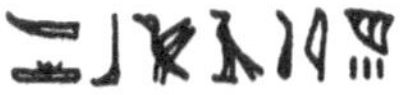 Bt

in der Verbindung

pr.t ḥbt

in einem Verband (wt): Bt Rs 1,7-2,2

§ 1 ḥbt eine unbekannte Pflanze. Das Wort ist geschrieben, als sei es ein Lehnwort zur Bezeichnung einer ausländischen Pflanze. Offizinell werden ihre Früchte einmal verwendet.

ḥbb.t

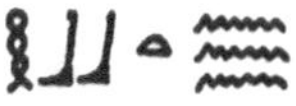 Eb; H

in der Verbindung

ḥbb.t nt ỉtrw

in einem Verband (wt)

Drogen ḳnḳn ḥr ḥbb.t nt ỉtrw: Eb 566 = H 127

§ 1 ḥbb.t nt ỉtrw „Trinkwasser des Flusses"; eigentlich die Wasserstelle des Flusses, von der man das Trinkwasser holt.

ḥpʿpʿ.t

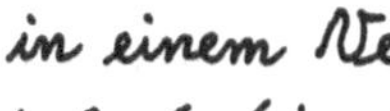 Eb

in einem Verband (wt): Eb 682

§ 1 ḥpʿpʿ.t eine unbekannte Pflanze.

ḥf3.t

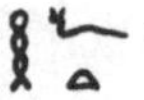 Eb

in der Verbindung

mrḥ.t ḥf3.t Km.t

in einem Salbmittel (wrḥ) neben wʿwj.t-Wurm: Eb 461

§ 1 ḥf3.t ein Wurm und wohl nicht die feminine Form der ḥf3w-Schlange. mrḥ.t-Fett des schwarzen ḥf3.t-Wurmes wird genannt neben wʿwj.t-Wurm, der „im Kot gefunden wird" und in mrḥ.t-Fett/Öl gekocht werden soll. Für die Verbindung mrḥ.t ḥf3.t Km.t besteht die in § 3 bei mrḥ.t geäusserte Vermutung, dass es sich dabei nicht um das Fett des ḥf3.t-Wurmes handeln wird, sondern um einen schwarzen ḥf3.t-Wurm, der in Öl/Fett verkocht ist; vgl bei mrḥ.t.

ḥf3w

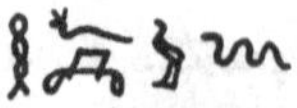 Ram V 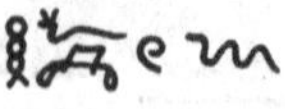 H 146 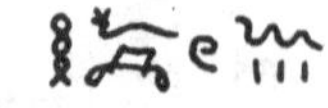 H 98; 167

 Eb

in den Verbindungen

A mrḥ.t ḥf3w

I in Salbmitteln

a. Applikation wrḥ

neben mrḥ.t msḥ; mrḥ.t db; ʿḏ gḥs: H 146[1]

neben mrḥ.t m3j-ḥs3; mrḥ.t db; mrḥ.t msḥ; mrḥ.t

mjw; mrḥ.t nr3w: Eb 465

b. Applikation gs

Eb 629 (Einzeldroge)

neben mrḥ.t db; mrḥ.t m3j; mrḥ.t ˁ3; mrḥ.t msḥ; mrḥ.t pnw; mrḥ.t ˁš3; mrḥ.t prṯrsw; mrḥ.t wˁḥ; mrḥ.t ḥḏ.t: Ram V Nr III ②

II in Verbänden (wt)

H 98 ① neben mrḥ.t ìbṯrsw; mrḥ.t pnw; mrḥ.t mjw: Eb 658 ③

B ẖˁḳ.t nt ḥf3w

in Salbmitteln

Applikation wrḥ: H 167

Applikation rdj: ẖˁḳ.w nw ḥf3w ps nḏ ḥr mrḥ.t: Eb 727 ④

§ 1 ḥf3w Schlange, von der das Fett (mrḥ.t) und die abgeworfene Haut (ẖˁḳ.t) offizinell zur äusserlichen Anwendung kommen.

§ 2 In Eb wird die Schlange in den Drogenbezeichnungen nur in der abgekürzten Form 𓆙𓏤 geschrieben. Die Lesung ḥf3w wird gestützt durch die Variante von Eb 658 in Ram V Nr III, die ḥf3w ausschreibt. Auch die Verbindung ẖˁḳ.t nt ḥf3w, in der Eb 727 nur 𓆙𓏤 hat, H 167 aber ḥf3w ausschreibt, spricht für die Lesung ḥf3w von 𓆙𓏤 des Eb.

Anm. ① H 146 Applikation mrḥ anstatt wrḥ ② Ram V Nr III vgl das sehr verkürzte Rezept Eb 658 mit vier gleichen Drogen. ③ H 98 wt ḥr-s ausgelassen. ④ Eb 727 schreibt ẖˁḳ.t nur mit dem Ideogramm. Wegen der Genitivpartikel nw liegt hier wohl ein maskulines Wort ẖʿḳ.w vor.

ḥfrn

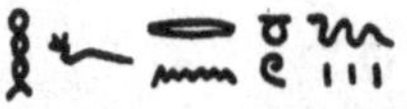 Eb 456 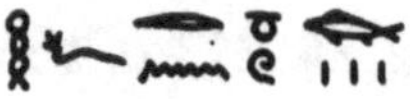 Eb 611

in der Verbindung

ḥfrn.w nw šdj.t

in Salbmitteln

a. Applikation wrḥ

ḥfrn.w nw šdj.t nḏ ꜣmj ḥr ỉbr : Eb 456

b. Applikation gs : Eb 611

§ 1 ḥfrn ist sicherlich identisch mit ḥfn „Kaulquappe".
ḥfrn.w nw šdj.t „Kaulquappen des Wassergrabens".

ḥm.t

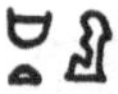 Eb 800

in der Verbindung sw.t ḥm.t siehe bei sw.t

§ 1 ḥm.t in der Verbindung sw.t ḥm.t bezeichnet die weibliche Binse.

ḥm.t

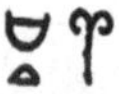 Eb

in der Verbindung ỉrṯ.t ḥm.t: Eb 585 siehe bei ỉrṯ.t

§ 1 ḥm.t ist ein Wort für die Kuh. Für die Lesung ỉd.t statt ḥm.t vgl Gardiner, Onomastica II p. 258*.

ḥm.t

Eb 522 b Eb 720 Eb 524 ① [Bln 54; Bt 3

in den Verbindungen

A n ḥm.t wꜣḏ.t

I in einem Verband (wt)

n ḥm.t wꜣḏ.t ꜣbḫ ḥr bj.t : Eb 524

II in einem Pudermittel (tmt)

Eb 522 b (Einzeldroge)

III in einem Salbmittel (gs)

n šs; ḳmj.t; ḥm.t wꜣḏ.t ꜣmj ḥr bj.t : Eb 720 ②

B nw ḥm.t

I in einem Verband (wt) : Bln 54 ③

II in einem Rezept mit verderbter Applikation : Bt 3 ④

§ 1 ḥm.t Glasfluss und ḥm.t wꜣḏ.t „grüner Glasfluss", der in pulverisiertem Zustand in äusserlichen Mitteln verwendet wird.

Anm. ① Eb 524 ḥm.t wꜣḏ.t mit Gesamtdeterminativ

② Eb 720 ist nur einmal beim Alabaster geschrieben, wird sich aber gewiss auch auf die beiden folgenden Drogen Gummi und grüner Glasfluss beziehen. ③ Bln 54 die kleine Textlücke lässt keine Ergänzung von wꜣḏ.t zu. ④ Bt 3 schreibt fehlerhaft ḥr statt mw. Die Lücke nach ḥm.t könnte noch w3ḏ.t enthalten haben.

ḥm.t

Bln
in der Verbindung
mw.t ḥm.t nt rḫtj: Bln 59 siehe bei mw.t

§ 1 ḥm.t bezeichnet die Keule des Wäschers. Was deren mw.t-Teil als Droge bedeuten kann ist ganz unklar.

ḥm3.t

Eb; Sm; Ram V … Ram III A 3; Ram III B 12 … H; Eb 521 … (!) Bln … L 7 … Bt … Eb 36 … Pap Leid Recto XXVI 12 … Eb 509; Sm 21,5 … (!) Bln 27; 39; 64; 171; 183 … Bln 174 … Bln 167 … Bln 178 … Pap Louvre E 4864 Rs 1,11 … Pap Louvre E 4864 Rs 2,4 … Eb 646; 670

A ḥm3.t mḥ.t

I in Einnehmemitteln

Eb 13; 23; 36; 51; 70; 73; 92; 94; 328; 332; 586; 799 H 83
Bln 39; 148 Bt 38

II in Einläufen

Eb 265; 705; 784 Bln 163 h (16,11); 163 h (16,12); 163 h

(16,10) = 164b; 166; 167; 169; 171; 172; 173 (= Bln 182 = Bt 21); 174; 177; 178; 182 (= Bln 173 = Bt 21); 183 Bt 11; 15; 21 (= Bln 173 = Bln 182)

III in Zäpfchen u. ä.
Eb 26; 141; 144; 163 Bt 9

IV in Räuchermitteln: Bln 64; 79

V in Salbmitteln

a. Applikation gs
Eb 113 (= Eb 117); 115; 117 (= Eb 113); 547 = 550; 551; 563 (= H 125); 714 (= H 153 = Sm 21,5); 715 (= H 154 = Sm 21,7)
H 111 (1); 125 (= Eb 563); 153 (= Eb 714 = Sm 21,5); 154 (= Eb 715 = Sm 21,7) Bln 84 (= Bln 102); 98; 102 (= Bln 84)
Sm 21,5 (= Eb 714 = H 153); 21,7 (= Eb 715 = H 154)

b. Applikation sjn: Eb 119

VI in Verbänden (wt)

a. in der Drogenaufzählung
Eb 120; 243 (= H 71); 246 (2); 528; 530; 562; 564 (= H 126); 567 (= H 128); 571; 581; 588; 591; 602; 608; 609; 623; 634; 638 (= Ram V Nr XV); 645; 646; 660 (= H 117 und 118); 662; 666; 667; 668; 670; 673; 674; 676; 680; 689; 690; 691; 693 (= H 121); 800; 857c; 858c; 859c; 860c; 861c H 71 (= Eb 243); 95; 108 (3); 115; 117 (4) (und 118 = Eb 660); 120; 121 (= Eb 693); 126 (= Eb 564); 128 (= Eb 567); 132; 135; 168; 184a; 204; 227; 236; 238; 255 Bln 16 Sm 41 (14,5-6); 46 (16,11) Ram V Nr VIII; Nr XV (= Eb 638); Nr XVII Pap Leid Recto XXVI 11-12 neben ḥmꜣ.t mt ḥꜣs.t: Eb 663

b. in Verbindung mit Verben der Drogenbereitung
Droge 3mj.tj srf.tj ḥr mrḥ.t ḥm3.t mḥ.t: Eb 599
Droge 3mj.w ḥr ḥm3.t mḥ.t: Eb 600
Droge tmtm m ḥm3.t mḥ.t: Bln 27 (5)

VII in Salbmitteln oder Verbänden
a. Applikation rdj
Eb 96 (6); 484 (7); 521; 537 (= H 39); 731 H 39 (= Eb 537); 100
b. Applikation d3r: H 90 (Einzeldroge)

VIII in Rezepten deren Applikation fehlt oder verderbt ist
Eb 755 L 7 Ram V Nr IV; Nr XIX Pap Louvre E 4864
Rs 1,11; Rs 2,4 neben ḥm3.t i3b.t: Bt 7 (8)

IX a. in einem Augenmittel: Eb 365
b. in einem Ohrmittel: Eb 769

B ḥm3.t mit anderen Herkunftsangaben
I ḥm3.t i3b.t (8) neben ḥm3.t mḥ.t: Bt 7 (Applikation verderbt)
II ḥm3.t nt ẖ3s.t neben ḥm3.t mḥ.t
in einem Verband (wt): Eb 663

C ḥm3.t ohne Herkunftsangabe
I in Einnehmemitteln: Eb 225 H 84 (9)
II in einem Einlauf: Bt 28
III in Zäpfchen u. ä.: Eb 139; 145
IV in Verbänden
H 74 (10) Bln 53 Eb 96 (6)
Droge ḥr mrḥ.t ḥm3.t: Eb 509 (11)
ʿpnn.t wgs.tj tmtm ẖ.t-s m ḥm3.t: H 197 (12)

V in einem Augenmittel: Eb 422

VI in Rezepten mit verderbter Applikation: Ram III A 3; B 12

D verderbte Stellen für ḥm³.t

H 251; 259 Bln 24 Bt 2(2,1); (2,3)[13] Ram V fragm 8,1

§ 1 ḥm³.t Salz wird bevorzugt in den Rezepten als ḥm³.t mḥ.t „unterägyptisches Salz" genannt, sodass man vermuten möchte, dass die Erwähnung von ḥm³.t ohne den Zusatz mḥ.t nur eine Abkürzung hierfür ist. Dafür spricht auch der Wechsel von ḥm³.t mḥ.t und ḥm³.t 1. in Parallelrezepten: Eb 246 ḥm³.t mḥ.t = H 74 ḥm³.t; H 83 ḥm³.t mḥ.t = Eb 225 ḥm³.t 2. in einer geschlossenen Gruppe von Einlaufrezepten: Eb 139 ḥm³.t; Eb 141 ḥm³.t mḥ.t; Eb 144 ḥm³.t mḥ.t; Eb 145 ḥm³.t 3. vielleicht in Eb 96 mit ḥm³.t mḥ.t: das mḥ.t ist vom alten Schreiber nachträglich rot durchstrichen.
Die beiden anderen Herkunftsangaben „östliches" Salz und Salz „der Wüste" sind singulär.

§ 2 Den häufigen Gebrauch von Salz in Einläufen besonders in Bln zeigt die Zusammenstellung unter A II.
Seine Anwendung in Salbmitteln und Verbänden lässt ebenfalls eine besondere Häufigkeit bei speziellen Krankheiten und kranken Körperteilen erkennen: in 14 Rezepten gegen Geschwülste (ḫnḫn.t) und šfw.t-Schwellungen; in 13 Rezepten zum Erweichen (sgnn) und zum Lösen (wḥᶜ) der Versteifungen (nḫt.t und snḫt.w) und in 15 Rezepten zum Behandeln der mt.w-Gefässe.

Anm. ① H 111 = Eb 642 ohne ḥmꜣ.t mḥ.t. Das Salz ist hier nicht eigentlich Droge, sondern es dient dazu, um aus der Milch Dickmilch zu gewinnen. Das Rezept in Eb verordnet dazu nur ein Stehenlassen der Milch ohne Zusatz von Salz. ② Eb 246 ḥmꜣ.t mḥ.t = H 74 ḥmꜣ.t ③ H 108 ḥmꜣ.t mḥ.t = H 230 ḥsmn. ④ H 117 = Bln 50 verderbt. ⑤ in Bln 27 handelt es sich um den Leib einer Eidechse, der mit sfṯ-Öl gefüllt ist. Vgl H 197, wo der aufgeschnittene Leib des ꜥpnn.t-Tieres mit ḥmꜣ.t bestreut wird. ⑥ Eb 96 mḥ.t ist vom Schreiber rot durchstrichen. ⑦ Eb 484 = Eb 497 ohne ḥmꜣ.t mḥ.t ⑧ Hierher gehören vielleicht auch die beiden verderbten ḥmꜣ.t-Stellen von Bt 2 (unter D angeführt). ⑨ H 84 ḥmꜣ.t = Eb 226 mꜣt.t mḥ.t „unterägyptischer Sellerie". Diese Entsprechung lässt vermuten, dass in H 84 nicht das Salz, sondern die ḥmꜣj.t-Pflanze gemeint ist. Die Schreibungen sind gleich. ⑩ H 74 ḥmꜣ.t = Eb 246 ḥmꜣ.t mḥ.t ⑪ Eb 509 = L 53 ohne ḥmꜣ.t ⑫ vgl Anm 5 ⑬ die beiden Stellen in Bt 2 bedeuten vielleicht ḥmꜣ.t mḥ.t und ḥmꜣ.t ỉꜣb.t.

ḥmꜣj.t

 Sm 21,9-10 Eb 801 Eb 802
 H 3; 54; 210; Eb 203d Ram III A 8

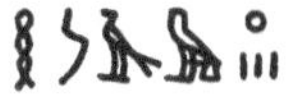 Bln 18 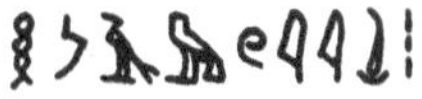 Bln 92 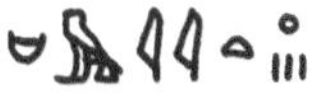 Eb 32; 460; 514; 753 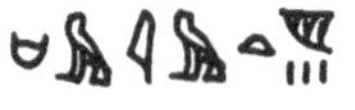 Pap Louvre E 4864 Rs 2,4 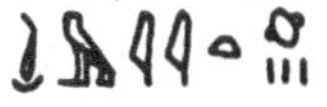 Eb 858 c

A ḥm3j.t

I in einem Rezept gegen den ḥf3.t – Eingeweidewurm mit verderbter Applikation
Pap Louvre E 4864 Rs 2,4 ①

II in einem Salbmittel (wrḥ)
Sm 21,9–22,10 (Einzeldroge) — In der ausführlichen Bereitungsangabe werden mehrfach die pr.t-Früchte erwähnt und ausserdem ein mrḥ.t-Öl

III in einem Verband (wt) : Eb 858 c ②

B ḥm3j.t w3d.t

I in einem Einnehmemittel : Eb 801

II in einem Zäpfchen : Eb 802

C Teile von ḥm3j.t

I ỉmj n ḥm3j.t
in einem Einnehmemittel : H 54 ③

II bd.t ḥm3j.t
in einem Salbmittel (gs)
bd.t ḥm3j.t ps.tj ḥr bj.t : Bln 18 ④

III pr.t vgl unter A II

IV mrḥ.t vgl unter A II

V šsp.t ḥm3j.t

a. in Einnehmemitteln
Eb 32 (= H 3) ; 514 (šsp.t ḥm3j.t šw.t) ⑤ H 3 (= Eb 32)

šsp.t ḥm³j.t ps ḥr Droge: Eb 753 = H 210

b. in einem Salbmittel (gs): Bln 92

c. in Rezepten mit fehlender oder verderbter Applikation Eb 203d; 460 Ram III A 8

§ 1 ḥm³j.t eine Hülsenfrucht. Diese Bedeutung wird wahrscheinlich gemacht durch das Verjüngungsrezept Sm 21,9–22,10. In ihm wird ḥm³j.t als Einzeldroge einer langen ausführlich beschriebenen Bereitung unterworfen. Und zwar werden ihre pr.t-Früchte enthülst, geworfelt, mit Wasser angesetzt, getrocknet, gewaschen und schliesslich gekocht, bis ein mrḥ.t-Öl entsteht. Loret hat in seiner Besprechung des Textes (Mél. Maspero p. 866 ff) ḥm³j.t mit Trigonella foenum graecum („Bockshornklee") identifiziert. Lefebvre schliesst sich ihm an. Vgl aber die Bemerkungen von Gardiner (Onomastica I p. 21). Dafür, dass die šsp.t ḥm³j.t bitter oder schlecht schmeckt, spricht in Eb 32 = H 3 und in Eb 514 = H 1 die Anweisung, dass šsp.t ḥm³j.t in Kuchen eingeschlossen und in Honig getaucht eingenommen werden soll. Solches Einbetten in Kuchen und Einnehmen mit Honig auch bei šnj-t³ hat Dawson mit dazu veranlasst, in šnj-t³ den Namen für den Samen des Bockshornklees zu vermuten. Vgl bei šnj-t³.

Die anderen hier aufgeführten Stellen sind aus folgenden Gründen mit allem Vorbehalt zu diesem

Wort gestellt:

1. Eb 858c mit [Hieroglyphen] und Pap Louvre E 4864 Rs 2,4 mit [Hieroglyphen] nennen in denselben Rezepten daneben ḥm³.t mḥ.t. Die Schreibungen können daher nicht nochmals als solche für ḥm³.t „Salz" in Anspruch genommen werden.

2. Die Verbindung ἰmj n [Hieroglyphen] H 54 hat eine Entsprechung in Eb 165 mit ἰmj n [Hieroglyphen], einer unbekannten Pflanze, und kann daher kaum zu ḥm³.t „Salz" gehören.

3. Die Verbindung šsp.t ḥm³j.t, die bisher allgemein als „Kügelchen (o.ä.) von Salz" gedeutet wurde, wird in Eb an allen Stellen mit [Hieroglyphen] geschrieben, was keine Schreibung von ḥm³.t „Salz" sein wird. Diese Verbindung in H mit der Schreibung [Hieroglyphen], die an sich das Salz bezeichnen könnte, hat in beiden Stellen (H 3 und H 210) Parallelen in Eb (H 3 = Eb 32 und H 210 = Eb 753) mit dessen oben angegebener Schreibung. Ram III A 8 schreibt šsp.t [Hieroglyphen] mit einer Abkürzung, die sonst der Eb für ḥm³.t „Salz" verwendet (Eb 646; 670)

Ausserdem wird die Verbindung [Hieroglyphen] w³ḏ.t (Eb 801) und [Hieroglyphen] w³ḏ.t (Eb 802), an sich mit Schreibungen wie für ḥm³.t „Salz", viel eher eine „frische (grüne)" Pflanze oder deren Früchte bezeichnen als „frisches" Salz.

Anm. ① Pap Louvre E 4864 Rs 2,4 neben ḥm3.t mḥ.t „unterägyptisches Salz". ② Eb 858 c neben ḥm3.t mḥ.t „unterägyptisches Salz". ③ H 54 ỉmj n ḥm3j.t = Eb 165 ỉmj n ḥmm. ④ Bln 18: dass bd.t ḥm3j.t zu lesen ist, wird nur aus dem folgenden femininen Pseudopartizip geschlossen. Ob aber diese sehr korrupte Schreibung als ḥm3j.t-Pflanze oder, wie Wreszinski annimmt, als ḥm3.t-Salz zu lesen ist, bleibt sehr zweifelhaft. ⑤ Eb 514 = H 1 (verderbt).

ḥm3w

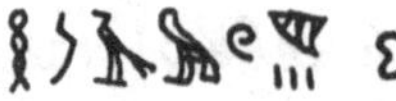 Eb

in einem Verband (wt): Eb 759

§ 1 ḥm3w eine unbekannte Pflanze; vgl ḥmw.

ḥm3r.t

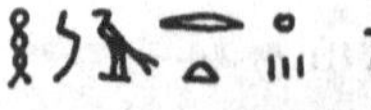 H

in einem Einnehmemittel

ḥm3r.t ps: H 45

§ 1 ḥm3r.t ist unbekannt. Ob etwa Fehlschreibung für ḥm3j.t-Pflanze oder ḥm3.t-Salz? Vgl 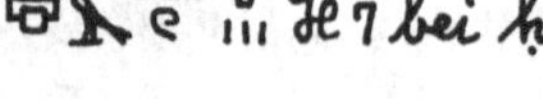 H 7 bei ḥs3

ḥmj.t (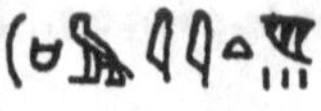 und 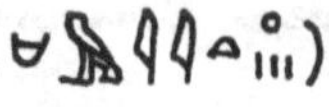) siehe bei ḥm3j.t

ḥmw

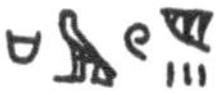 Eb

in der Verbindung ḥmw wꜣḏ

in einem Salbmittel (Applikation rdj)

ḥmw wꜣḏ ps ḥr Droge : Eb 569

§ 1 ḥmw, eine unbekannte Pflanze, ist nur einmal hier als Droge belegt. Ein ebenso geschriebenes ḥmw bezeichnet einen Teil der KꜣKꜣ-Pflanze; vgl den folgenden Artikel.

ḥmw

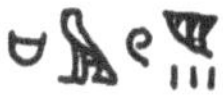 Eb; H 103; Bln 163c; L 10 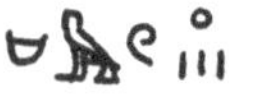 H 82 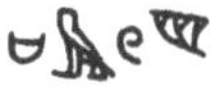 H 62 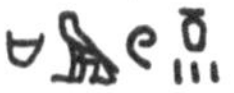 Mutt. u. Kind H 7,1-3 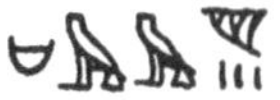 Bt 18

in der Verbindung

ḥmw nw KꜣKꜣ

I in Einnehmemitteln

Eb 19; 224 (= H 82); 856 c (= Bln 163c) H 62; 82 (= Eb 224)
Bln 163c (= Eb 856c) Bt 18 Mutt. u. Kind H 7,1-3

II in einem Augenmittel : Eb 376

III in Verbänden (wt)

H 103 L 10

§ 1 ḥmw sind Teile der KꜣKꜣ-Pflanze, die bevorzugt in Einnehmemitteln verwendet werden. Vgl bei KꜣKꜣ.

ḥmw.t

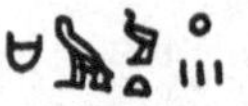 Eb

in Einnehmemitteln

Eb 326; 330

§ 1 ḥmw.t eine unbekannte Droge, die nur medizinisch belegt ist.

ḥmm

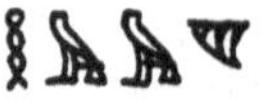 Eb

in der Verbindung

ỉmj n ḥmm

in einem Einnehmemittel: Eb 165

§ 1 die ḥmm-Pflanze ist sonst nicht belegt. Die Variante H 54 zu Eb 165 hat dafür ỉmj n ḥmꜣj.t. ḥmm könnte auch fehlerhaft für die ḥmw-Pflanze von Eb 569 stehen. Eine ähnliche Fehlschreibung ist ḥmm nw kꜣkꜣ in Bt 18 für ḥmw nw kꜣkꜣ.

ḥn.t

 Eb

in der Verbindung

ḥs n ḥn.t

in einem Augenmittel: Eb 365

§ 1 ḥn.t der Pelikan, von dem einmal der Kot offizinell verwendet wird. Vgl auch bei ḥs.

ḥnj

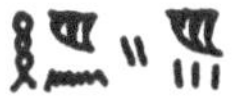 Eb

in der Verbindung

tp n ḥnj

in einem Augenmittel: Eb 386

§ 1 ḥnj eine sonst häufig genannte Sumpfpflanze. Was der tp-Teil von ihr bezeichnet ist unbestimmt. Vgl auch ḥnj-tꜣ und ḥnw.

ḥnj-tꜣ

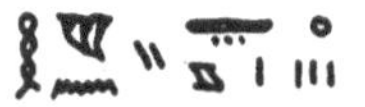 Eb 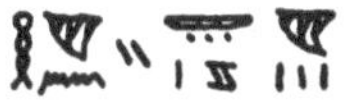 Sm 46 (16,9) 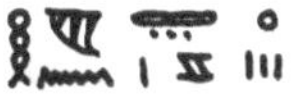 Sm 41 (14,4)

I in einem Einlauf: Eb 817

II in Verbänden

a. Applikation wt
   Eb 634 Sm 46 (16,9)

b. Applikation wdj
   Sm 41 (14,4)

§ 1 ḥnj-tꜣ. Diese noch unbestimmte Pflanze könnte mit der ḥnj-Sumpfpflanze zusammenhängen. Lefebvre (S. 98) übersetzt „Binse" der Erde. Vgl ḥnj.

ḥnw

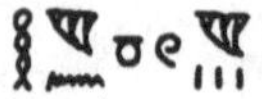 Eb 774

in einem Salbmittel (Applikation rdj)

§ 1 ḥnw eine Pflanze, die vielleicht identisch ist mit der ḥnj-Sumpfpflanze. Vgl ḥnj.

ḥnw.t

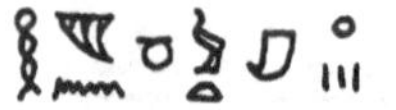 Eb

in der Verbindung

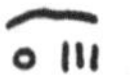 n ḥnw.t

in einem Augenmittel: Eb 374

§ 1 ḥnw.t ist nicht bekannt. Es wird in diesem Rezept neben anderen mineralischen und metallischen Drogen genannt, sodass man im Hinblick auf das Determinativ auch auf einen metallischen oder mineralischen Stoff schliessen könnte.

ḥnb.t

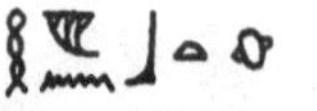 Eb

in einem Einnehmemittel: Eb 587

§ 1 ḥnb.t eine unbekannte Droge.

ḥnn

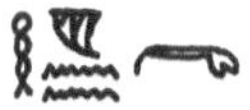 Bln 187 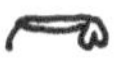 Bln 150

in der Verbindung

ḥnn bnr

in Einnehmemitteln : Bln 150; 187

§ 1 ḥnn, geschrieben wie das Wort für den Phallus, ist ein unbekannter Teil der Dattel. Vgl bei bnr.

ḥnn-ꜥꜣ

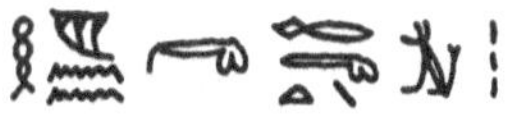 Bln

in einem Verband (wt)

ḥnn-ꜥꜣ ꜣmj ḥr mrḥ.t : Bln 124

§ 1 ḥnn-ꜥꜣ wörtlich „Eselsphallus". Es wird sich sicherlich um einen bildlichen Ausdruck handeln; vielleicht ein Pflanzenname. Vgl msḏr-ꜥꜣ

ḥns.t

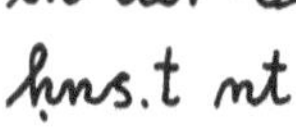 Eb

in der Verbindung

ḥns.t nt bḏꜣ

in Salbmitteln (gs): Eb 95; 116 ①

§ 1 ḥns.t ein Teil des bḏꜣ-Topfes.

Anm. ① Eb 116 ist ein sehr ähnliches, nur erweitertes Rezept zu Eb 95. Beide Salbmittel sind gegen die wḥꜣ.w-HautKrankheit.

ḥnsk.t

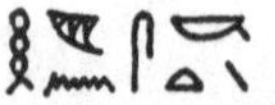 Bln

in der Verbindung

ḥnsk.t nt wḥꜥ.t

in einem Räuchermittel

neben tnw ḥrj sꜣ wḥꜥw: Bln 71

§ 1 ḥnsk.t, eigentlich das Wort für die Haarflechte, bedeutet hier vielleicht „Stachelschwanz" des Skorpions. Vgl wḥꜥ.t § 1.

ḥntꜣ

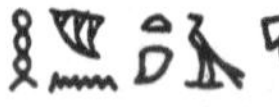 Eb 466 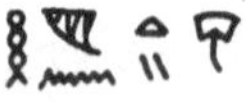 Eb 771

in den Verbindungen

A sr.t nt ḥntj

in einem Salbmittel (Applikation rdj)

sr.t nt ḥntj snwḫ ẖtb ḥr mrḥ.t: Eb 771

B šnj n ḥntꜣ

in einem Salbmittel (wrḥ)

šnj n ḥntꜣ snwḫ ḥr mrḥ.t: Eb 466

§ 1 ḥntꜣ/ḥntj wahrscheinlich das Stachelschwein. So auch Breasted S. 372, der daneben auch an den Igel denkt, wie Ebbell und Lefebvre danach übersetzen. Von dem Tier werden die Stacheln gegen die nssḳ-Kopfkrankheit in einem Salbmittel verwendet. Eb 466 hat šnj-Haar anstatt der Stacheln. Aber beide Rezepte sind sonst identisch.

ḥnt3sw

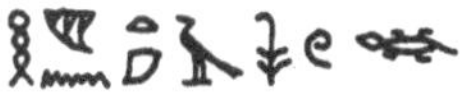 Eb 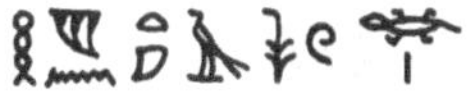 Bln 85 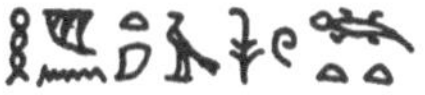 Bln 26 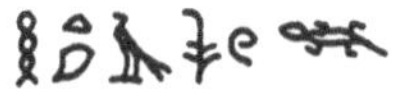 Eb 424 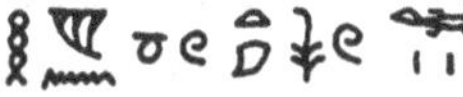 Bln 82 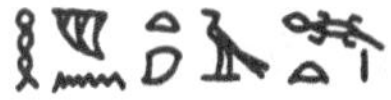 Bln 27

A ḥnt3sw

I in Salbmitteln

a. Applikation gs

ḥnt3sw snwḫ ḥr mrḥ.t : Bln 85 [1]

b. Applikation wrḥ

ḥnt3sw km ẖ3.w .... ps ḥr mrḥ.t : Eb 469

II in Verbänden (wt)

ḥnt3sw pḫd : Bln 26

ḥnt3sw mḥ ẖ.t-f m sft tmt m ḥm3.t mḥ.t : Bln 27

III in einem Hausmittel zum Töten der smr-Tiere

ḥnt3sw rdj ḥr ẖ.t : Eb 850

B in den Verbindungen

I mrḥ.t ḥnt3sw

in einem Salbmittel (gs)

Bln 82 (Einzeldroge) [1]

II snf ḥnt3sw

in einem Wimperhaarmittel
neben snf n dgj.t : Eb 424

III ḥs ḥntꜣsw
in einem Augenmittel: Eb 370

IV kꜣj.t nt ḥntꜣsw
in einem Wimperhaarmittel
sntr nḏ ḥr kꜣj.t nt ḥntꜣsw : Eb 425

§1 <u>ḥntꜣsw</u> <u>eine Eidechse</u>. Sie wird verschiedentlich selbst als Droge verwendet, sodass sie wohl eine kleine Art sein wird. Von ihren Teilen werden mrḥ.t-Fett, Blut, ḥs-Kot und kꜣj.t-Kot offizinell gebraucht. Hinsichtlich der Verwendung von mrḥ.t-Fett der Eidechse besteht aber die Vermutung, dass es sich dabei nicht um das Fett des Tieres handelt, sondern um eine Verkochung des Tieres in Öl/Fett. Diese Vermutung wird durch die Parallelrezepte Bln 82 = 85 gestützt: Bln 82 nennt in einem Salbmittel als Einzeldroge mrḥ.t ḥntꜣsw, Bln 85 hat dafür ḥntꜣsw snwḫ ḥr mrḥ.t. Vgl weitere Beispiele bei mrḥ.t §3.

Die ḥntꜣsw-Eidechse und ihre Teile kommen nur äusserlich zur Anwendung; vgl auch bei den einzelnen Teilen. Siehe auch ꜥšꜣ-Eidechse.

Anm. ① Bln 85 = Bln 82

ḥntj (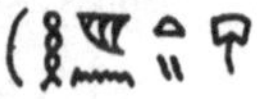) siehe bei ḥntꜣ

ḥrj.t

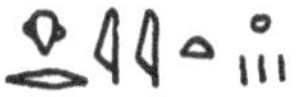 Bln

in einer Verbindung, deren zweiter Bestandteil verderbt ist

in einem Einnehmemittel: Bln 35 ①

§ 1 für diese verderbte Drogenverbindung hat das Parallelrezept Eb 122 wtj.t nt nh.t. Danach wird ḥrj.t wohl fehlerhaft sein.

Anm. ① Bln 35 ḥrj.t [· · ·] = Eb 122 wtj.t nt nh.t

ḥrw.t

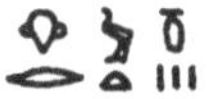 Eb unsichere Stellen: 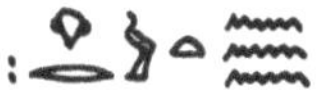 Ram IV D IV 1 ①

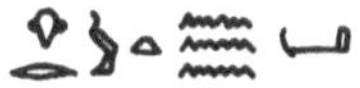 Ram IV D III 4 ①

in den Verbindungen

ḥrw.t nt ḥḳ.t: Eb 548; 794 Ram IV D III 4; D IV 1

ḥrw.t nt ḥḳ.t iḳr.t: Eb 772

siehe bei ḥḳ.t

§ 1 ḥrw.t, das nur in Verbindung mit Bier vorkommt, ist unbekannt. Vgl auch ḥḳ.t ḥr.t, von dem H 137 einmal t³ḥ.t – Bodensatz nennt.

Anm. ① Barns liest zweifelnd mit Gardiner rnnw.t.

ḥrs.t

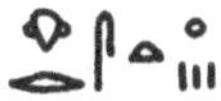 L

in der Verbindung
swj.t nt ḥrs.t
in einem Mittel um das Blut abzuwehren
swj.t nt ḥrs.t rdj.tj r pḥwj : L 37 (Einzeldroge)

§ 1 <u>ḥrs.t</u> <u>Karneol.</u> Vorher steht ein Zauberspruch, sodass die Perle aus Karneol eher als eine Zauberdroge aufzufassen ist. Der rote Karneol gegen das rote Blut würde ein sogenanntes Sympathiemittel sein.

ḥs

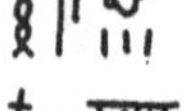 Eb; H; Bt; Ram IV C; Bln 195 (Rs 1,7); Pap Leid Recto VIII 8 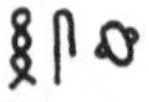 Kah  Eb; H; Bln; L; Ostr Louvre
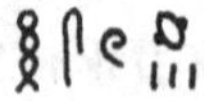 Bln 17

A Kot von Menschen

I ḥs n rmṯ
in Verbänden (wt)
ḥs n rmṯ nḏ ḥr Droge : Eb 541 —— Eb 531 [1]

II ḥs ỉmj ẖ.t ḫrd šwj.t
in einem Augenmittel : Eb 349 [2]

III ỉṯꜣ n ḥs
Ram IV C 15-16 [3]

B Kot von Tieren

I ḥs n ỉdw-Vogel
in einem Einnehmemittel : Eb 326

II ḥs ꜥꜣ-Esel

a. in einem Einnehmemittel

ḥs ꜥꜣ nḏ snꜥꜥ ḥr ỉrp : H 208 ④

b. in einem Räuchermittel

neben ḥs mjw; ḥs šꜣj : Bln 64

c. in einem Salbmittel (Applikation rdj)

ḥs ꜥꜣ ꜣmj ḥr Droge : Eb 728

d. in Verbänden

1. Applikation wt : Eb 640; 670; 691

2. Applikation dꜣr : L 58

III ḥs ꜥw.t-Kleinvieh

in einem Salbmittel oder Verband (Applikation rdj)

ḥs ꜥw.t ps nḏ snꜥꜥ ḥr Droge : Eb 482 b

IV ḥs (n) ꜥff-Fliege

a. in einem Einnehmemittel

ḥs ꜥff wnn r ỉnb : Eb 782

b. in einem Zäpfchen : Eb 802

c. in einem Salbmittel (gs) : Eb 810 = Bln 17

d. in Verbänden (wt)

H 136 ḥs ꜥff ḥr Droge : Eb 570

e. in Salbmitteln oder Verbänden (Applikation rdj)

Eb 429; 521; 731 H 155 L 43 a

Drogen ẖtb ḥr mrḥ.t ḥnꜥ ḥs n ꜥff : Eb 774

f. in einem Rezept mit fehlender Applikation (äusserlich) : Eb 877 e

V ḥs mꜣj-Löwe

in einem Räuchermittel

neben ḥs nr3w; ḥs gḥs; ḥs njw: Bln 68 (5)

VI ḥs (n) mjw – Kater

a. in Räuchermitteln

neben ḥs ꜥ3; ḥs š3j: Bln 64

neben ḥs msḥ; ḥs mn.t: Bln 70

b. in Verbänden (wt)

Eb 213 (6) neben ḥs ṯsm: Eb 578; 580; 584 = H 41

c. in einem Salbmittel oder Verband (Applikation rdj): Eb 488 = 498

VII ḥs mn.t – Taube

in einem Räuchermittel

neben ḥs mjw; ḥs msḥ: Bln 70 Vgl auch bei C II

VIII ḥs msḥ – Krokodil (7)

a. in Räuchermitteln

Ostr Louvre neben ḥs mjw; ḥs mn.t: Bln 70

b. in einem Augenmittel: Eb 344

c. in Schwangerschaftsverhütungsmitteln

ḥs msḥ ἰwḥ ftt ἰm: Ram IV C 2

ḥs msḥ wgp ḥr ḥs3 n ꜥw3j.t: Kah 21

IX ḥs njw – Strauss

in einem Räuchermittel

neben ḥs m3j; ḥs nr3w; ḥs gḥs: Bln 68 (8)

X ḥs nr3w – Steinbock

in einem Räuchermittel

neben ḥs m3j; ḥs gḥs; ḥs njw: Bln 68 (8)

XI ḥs n ḥn.t – Pelikan

in einem Augenmittel: Eb 365

XII ḥs ḥntꜣsw – Eidechse

in einem Augenmittel: Eb 370

XIII ḥs šꜣj – Schwein

a. in einem Räuchermittel

neben ḥs ꜥꜣ; ḥs mjw: Bln 64

b. in einem Verband (wt): Eb 663

XIV ḥs gḥs – Gazelle

a. in einem Räuchermittel

neben ḥs mꜣj; ḥs nrꜣw; ḥs mjw: Bln 68 [8]

b. in einem Salbmittel (wrḥ): Eb 471

c. in einem Hausmittel gegen die KK.t-Tiere

ḥs gḥs rdj ḥr ḥ.t: Eb 849 (Einzeldroge)

XV ḥs (n) ṯsm – Windhund

in Verbänden (wt)

neben ḥs mjw: Eb 578; 580; 584 = H 41

XVI ḥs db – Nilpferd

a. in einem Räuchermittel: Bln 195 [9] (Einzeldroge)

b. in einem Salbmittel (gs): Bln 87

XVII ḥs 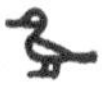 – Gans

in einem Räuchermittel: Bln 69 [10]

XVIII ḥs 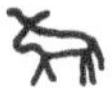 – Rind

in einem Rezept mit verderbter Applikation: Bt Rs 1,6

C Kot von Tieren mit Auslassung des Wortes ḥs

I ꜣbj – Panther

in einem Räuchermittel

neben ḥs m³j; ḥs nr³w; ḥs gḥs; ḥs njw: Bln 68

II mn.t-Taube

in einem Räuchermittel

neben ḥs 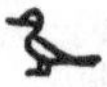 : Bln 69

D ḥs mit verderbter Herkunftsangabe

Pap Leid Recto VIII 8 (11)

E ḥs in übertragener Bedeutung

in der Verbindung

ḥs 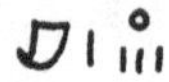

in einem Salbmittel (Applikation rdj): Eb 701

F ḥs als Ort, an dem der als Droge verwendete wʿwj.t-Wurm gefunden wird: Eb 461

§1 <u>ḥs</u> <u>Kot</u>. Von 19 verschiedenen Tieren wird der Kot als Droge verwendet. Dreimal wird auch menschlicher Kot genannt. Weitaus in der Mehrzahl der Fälle wird der Kot in äusserlichen Mitteln gebraucht. Aber dreimal kommt er als Droge in Einnehmemitteln vor: H 208 Eselskot; Eb 326 Vogelmist und Eb 782 Fliegendreck „der an der Mauer ist". Die äusserlichen Rezepte betreffen eine grössere Anzahl von Salbmitteln und Verbänden, verschiedene Räuchermittel und daneben aber auch Augenmittel. Bemerkenswert ist der unter B VIII c erwähnte Kot des Krokodils in zwei Schwangerschaftsverhütungsmitteln, bei denen der Krokodilskot als Pessar dienen wird.

§2 Die unter E genannte Verbindung, wörtlich „Kupfer-

Kot", muss eine bildliche Bezeichnung sein. Grapow (Bildliche Ausdrücke S. 129) vermutet einen Namen für die Kupferschlacke.

Anm. ① Eb 531 nur ḥs, aber wohl Menschenkot gemeint wie Eb 541. Beide Rezepte sind für Wundverbände. ② Eb 349 „Kot der im Bauch eines Kindes ist, getrocknet". Ob an „Kindspech" zu denken ist? ③ Vielleicht als Testdroge für ein neugeborenes Kind. ④ H 208 ḥs ꜥꜣ = Eb 756 smꜣ.tj n ꜥꜣ kmꜣj „Hoden eines falben Esels". ⑤ Bln 68 neben ḥs mꜣj steht ꜣbj - Panther. Hier wohl auch der Kot gemeint und ḥs ausgelassen. ⑥ Eb 213 ḥs mjw = Eb 208 rj.t mjw. ⑦ Vgl auch tꜣ-msḥ, wörtlich „Krokodilserde", aber vielleicht ebenfalls eine Bezeichnung für den Krokodilskot. ⑧ Bln 68 nennt ausserdem noch ꜣbj - Panther. Hier wohl auch der Kot gemeint und ḥs ausgelassen. ⑨ Bln 195 ḥs db als Testdroge in einer Schwangerschaftsprognose. Vgl auch Carlsberg Nr V, eine ähnliche Prognose. Die Testdroge ist dort verderbt, aber vielleicht ebenfalls ḥs db. ⑩ Bln 69 neben ḥs steht mn.t - Taube. Hier wohl auch der Kot gemeint und ḥs ausgelassen. ⑪ Nach ḥs nur noch kn zu lesen; alles Weitere ist zerstört. Vgl aber auch Dawson (JEA 20, 1934, 187), der ỉs (Gehirn) kk... lesen möchte.

ḥs3

Eb; Pap Leid Recto IV 8-9; XXVI 10; 12 Ram III; Eb 199; 357 Ram IV Kah H Bln; Bt Bln; Bt; Pap Leid Verso VII 4-5 Bln 170 Bln 108 Bln 44 H 83 Bln 32 H 127 H 7

A ḥs3

I in Einnehmemitteln

a. in der Drogenaufzählung
Eb 23; 64; 271; 856 d H 83 Bln 32 = 44; 118; 148

b. in Verbindung mit Verben der Drogenbereitung
Droge 3mj ḥr ḥs3: H 2
Drogen ps ḥr ḥs3: H 210 (1) Bln 108 Ram IV C 7

c. als Wiederholung des in der Drogenaufzählung genannten ḥs3 in einer Glosse: Bln 118

d. Eb 199 a innerhalb der Diagnose für das ḥs3 ṯ3j des Rezepts 199 b

II in Einläufen
Eb 705; 707 Bln 164 b (2); 166; 167; 170; 171 Bt 38

III in Räuchermitteln
H 7 erhitzte Drogen ˁḫm.w m ḥs3: Bln 60

IV in Salbmitteln (gs)
Eb 511; 547 = 550

V in Verbänden (wt)

a. in der Drogenaufzählung

Eb 243 (= H 71); 572; 678 H 71 (= Eb 243) Pap Leid Recto XXVI 11–12

b. in Verbindung mit Verben der Drogenbereitung

Drogen ꜣmj ḥr ḥsꜣ: Eb 556

Drogen ps ḥr swšr ḥr ḥsꜣ: Eb 577

Drogen … rdj ḥr ḥsꜣ: Eb 560

Droge ẖꜣw ḥr ḥsꜣ: Eb 574

Droge swmt ḥr ḥsꜣ: Eb 573

Drogen ḳnḳn ḥr ḥsꜣ: Eb 566 = H 127

c. als Wiederholung des in der Drogenaufzählung genannten ḥsꜣ in der Drogenbereitung

Drogen ꜣmj ḥr ḥsꜣ: Eb 572

VI in Salbmitteln oder Verbänden (Applikation rdj)

a. in der Drogenaufzählung

Eb 179 Pap Leid Verso VII 4–5 [3]

b. in Verbindung mit Verben der Drogenbereitung

Droge ꜣmj ḥr ḥsꜣ: Eb 728

[Droge] ỉwḥ m ḥsꜣ: Ram III B 14

Droge ps ḥr ḥsꜣ: Pap Leid Recto IV 8–9 [3]

Drogen rdj ḥr ḥsꜣ: Eb 716

Droge ẖꜣw ḥr ḥsꜣ: Eb 269

VII in Waschmitteln (Applikation ỉꜥ)

Drogenform ẖꜣw ḥr ḥsꜣ: Eb 718; 719

VIII in Rezepten, deren Applikation verderbt ist

Droge ỉwḥ m ḥsꜣ: Ram III A 6

Drogen nḏ ḥr ḥsꜣ: H 12 ④ — Ram IV frgm 2 (verderbt)

IX in Augenmitteln

Drogen rdj ḥr ḥsꜣ: Eb 349

Droge ẖꜣw ḥr ḥsꜣ: Eb 431

eine Topfscherbe kꜣp.tj ḥr ḥsꜣ: Eb 396

B ḥsꜣ n ꜥwꜣj.t ⑤

I in Einnehmemitteln

a. in der Drogenaufzählung

Eb 84; 312 = Bln 36; Bln 48 (verderbt)

b. in Verbindung mit Verbum der Drogenbereitung

Droge ps ḥr ḥsꜣ n ꜥwꜣj.t: Eb 753 ⑥

II in Einläufen

Bln 163 h (16,9) ⑦; 163 h (16,11)

III in einem Salbmittel (gs): Eb 563 = H 125

IV in Verbänden (wt)

a. in der Drogenaufzählung

Eb 211 ⑧; 591; 597 ⑧; 681 ⑧; 723 H 184 a Pap Leid Recto XXVI 9-10

b. in Verbindung mit Verbum der Drogenbereitung

[Drogen] .. ḥr ḥsꜣ ꜥwj.t: Ram IV C 4 ⑨

c. neben ḥsꜣ šbb

ḥsꜣ (n) šbb nḏ snꜥꜥ ꜣmj ḥr ḥsꜣ n ꜥwꜣj.t: Eb 301 = H 33

V in einem Salbmittel oder Verband (Applikation rdj)

Droge ẖꜣw ḥr ḥsꜣ n ꜥwꜣj.t: Eb 809

VI in Rezepten, deren Applikation verderbt ist

Drogen sḫ3k m ḥbs.w ḥr ḥs3 ˁwj.t: Kah 20
neben ḥs3 šbb: Kah 14

VII in Augenmitteln
Droge nḏ ḥr ḥs3 n ˁw3j.t: Eb 357
Droge ḫ3 ḥr ḥs3 ˁwj.t: Ram III A 22

VIII in Schwangerschaftsverhütungsmitteln
[Droge] ḥr ḥs3 ˁwj.t iwḥ m k3.t-s: Kah 23
Droge wgp ḥr ḥs3 ˁwj.t: Kah 21

C ḥs3 (n) šbb (nur neben ḥs3 n ˁw3j.t genannt)

I in einem Verband (wt)
ḥs3 (n) šbb nḏ snˁˁ 3mj ḥr ḥs3 n ˁw3j.t: Eb 301 = H 33

II in einem Rezept dessen Applikation fehlt
ḥs3 šbb ḥs3 ˁwj.t: Kah 14

D ḥs3 ṯ3j

I in Einnehmemitteln
Bln 149 Drogen šb(b) ˁtḥ m ḥs3 ṯ3j: Eb 199 b (10)

II in Verbänden (wt)
a. Eb 565; 650
b. ⌒o III n ḥs3 ṯ3j: Eb 592

E ḥs3 mit Angabe des Stoffes aus dem es hergestellt wird

I ḥs3 n it
a. in einem Einnehmemittel
ḥs3 n it skr sˁw3 ḥr kd: Eb 696 (Einzeldroge)
b. in einem Aftermittel
Bt 9

II ḥsꜣ n prsn
in Verbänden (wt): H 218; 220 H 13 (verderbt) ⑪

III ḥsꜣ n šꜥj.t
in einem Einnehmemittel: Eb 136 = 151

§1 <u>ḥsꜣ</u> <u>Pflanzenschleim</u>, hergestellt durch Quellen von Körnerfrüchten oder Brotstückchen in Wasser. ḥsꜣ n ꜥwꜣj.t ist ein Gärungsprodukt davon. In dem Rezept Eb 696 finden wir eine kurze Anleitung dafür: „Gerstenschleim, werde geknetet und ganz und gar vergoren (ꜥwꜣ)." So übersetzen auch Lefebvre und Jonckheere ḥsꜣ mit „mucilage", ḥsꜣ n ꜥwꜣj.t mit „mucilage fermentée". Ebbell übersetzt ḥsꜣ mit „viscous fluid" und bringt damit die zähe Flüssigkeit zum Ausdruck. Was ḥsꜣ ṯꜣj bedeutet, ist nicht bekannt. Es scheint ein fester Zustand zu sein, da einmal das Mehl davon genannt wird; vgl aber auch Anm 10. Auch ḥsꜣ šbb scheint eine mehr teigartige Konsistenz zu besitzen.

§2 Der Gebrauch von ḥsꜣ in der Medizin ist sehr vielseitig, äusserlich sowohl wie innerlich. In Verbänden zur Behandlung von šfw.t-Schwellungen wird ḥsꜣ in 11 Rezepten genannt. In zwei Parallelrezepten wechselt ḥsꜣ mit ḥsꜣ n ꜥwꜣj.t.

Anm. ① H 210 ḥsꜣ = Eb 753 ḥsꜣ n ꜥwꜣj.t ② Bln 164b ḥsꜣ = Bln 163h (16,9) ḥsꜣ n ꜥwꜣj.t ③ Pap Leid Verso VII 4-5 = Recto IV 8-9 ④ H 12 auf ḥsꜣ folgt eine verderbte Stelle; vielleicht ḥsꜣ n prsn zu ergänzen = H 218 ⑤ Kah und Ram schreiben ḥsꜣ ꜥwj.t ⑥ Eb 753 ḥsꜣ n ꜥwꜣj.t = H 210 ḥsꜣ ⑦ Bln 163h (16,9) ḥsꜣ n ꜥwꜣj.t = Bln 164b ḥsꜣ ⑧ Eb 211 vgl Eb 597 vgl Eb 681 ⑨ Ram IV C 4 das Verbum der Drogenbereitung ist noch ungelesen ⑩ Eb 199b dieser Text könnte aber auch eine Bereitungsangabe für den männlichen Pflanzenschleim enthalten: „Samenkorn des Emmer (mjmj); Kerne (inj.t) der Dattel werden gemaischt (und) werden durchgepresst zu (m) männlichem Pflanzenschleim" ⑪ H 13 nur noch ḥsꜣ n erhalten; aber vgl H 220. Hierher vielleicht auch H 12, ebenfalls verderbt, aber sehr ähnlich wie H 218

ḥsp

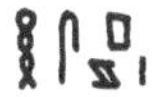 Eb 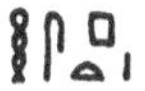 Eb 145

in der Verbindung

gjw n ḥsp

Eb 101; 145; 193b; 201b; 565; 594 siehe bei gjw

§ 1 ḥsp Gartenland. Nur in der Verbindung „Zyperngras vom Gartenland" als besondere Art neben vier anderen Arten. Vgl bei gjw.

ḥsmn

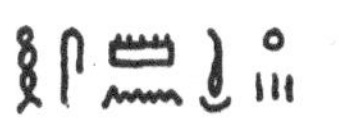 Eb; H; Sm; Bt; Kah; Pap Leid; Pap Louvre

E 4864 Rs; Bln 14; 54 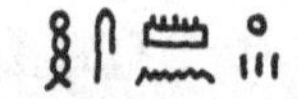 Ram V; Eb 714 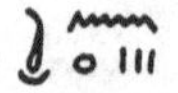 Eb
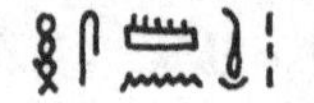 Bln 57; 129; 130 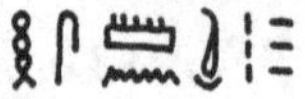 Bln 133

A ḥsmn ohne Zusätze

I in Einnehmemitteln: Eb 167; 856d

II in einem Zäpfchen: Eb 164

III in einem Augenmittel: Eb 416

IV in Salbmitteln

a. Applikation wrḥ: Eb 248 = H 76

b. Applikation gs
Eb 124 neben Salz: Eb 115; 563 = H 125

c. Applikation sjn
neben Salz: Eb 119

V in Pudermitteln (tmt)
Eb 620 ① tmt ḥsmn ḥr-s: Eb 622 ②

VI in Verbänden (wt)
Eb 538 (= H 40); 557 (= H 140); 592; 595; 622 (= H 179) ②; 636; 640; 656 (= Ram V Nr II) H 40 (= Eb 538); 136; 139; 140 (= Eb 557); 166; 175a ①; 179 (= Eb 622); 230 ③; 246; 250 Bln 14; 54; 129; 130; 133 Bt 8; 10 Ram V Nr II (= Eb 656) Pap Leid Recto XXVI 11 Pap Louvre E 4864 Rs 1,4
neben Salz: Eb 120; 246 (= H 74); 567 (= H 128); 571; 588; 634; 638 (= Ram V Nr XV); 663; 668; 670; 680; 689; 690 H 74 (= Eb 246); 128 (= Eb 567); 132 Ram V Nr XV (= Eb 638)
ḥsmn nḏ ḥr mrḥ.t: Eb 252

VII in Salbmitteln oder Verbänden (Applikation rdj)
Pap Leid Verso IV 7-8 neben Salz: Eb 96

Droge 3mj ḥr ḥsmn: Eb 725 = H 130

VIII in Rezepten, deren Applikation fehlt

Eb 877e neben Salz: Bt 7 Ram V Nr IV; frgm 8,1 Pap Louvre E 4864 Rs 2,4

IX in einem Hausmittel gegen Schlangen

Eb 843 (Einzeldroge)

B Mehl von ḥsmn

in einem Salbmittel (gs)

neben Salz: Eb 715 𓈒𓏥 n ḥsmn = H 154 ḳ3.w nw ḥsmn = Sm 21,7 dḳw n ḥsmn

C mw nw ḥsmn Natronwasser

in einem Hausmittel gegen Flöhe

Eb 840 (Einzeldroge)

D sḥm n ḥsmn

in einem Schwangerschaftsverhütungsmittel: Kah 22

E Besondere Sorten

I ḥsmn dšr

a. in Einnehmemitteln: Eb 75; 77

b. in Augenmitteln: Eb 344; 346 = 407

c. in Salbmitteln (gs)

Eb 105 neben Salz: Eb 547 = 550; 714 = H 153 = Sm 21,5

d. in Verbänden (wt)

Eb 590 ḥsmn dšr 3mj ḥr Droge: Eb 561

neben Salz: Eb 591; 609

II ḥsmn wꜥb

in einem Verband (wt): Bln 57

III ḥsmn n sḫ.t

in einem Verband (wt): H 233

§ 1 ḥsmn Natron. Es kommt vorwiegend zur äusserlichen Anwendung und wird häufig zugleich mit ḥmȝ.t-Salz gebraucht. In Einnehmemitteln erscheint es nur viermal. An besonderen Sorten wird rotes Natron, reines Natron und Natron von der Oase genannt. Was die unter D aufgeführte Verbindung sḥm n ḥsmn bezeichnet ist unklar.

Anm. ① Eb 620 Puder = H 175 Verband ② Eb 622 in der vorhergehenden Drogenaufzählung ist ebenfalls schon ḥsmn genannt. Vielleicht ist diese zweite Erwähnung nur eine Wiederholung oder aber es soll als Verschluss noch Natron darauf gestreut werden. Die Variante H 179 hat diese zusätzliche Bemerkung nicht, sondern dafür eine Weisung, dass der wt-Verband nicht lasten soll. Vielleicht liegt in einem der Texte eine Verschreibung vor. ③ H 230 ḥsmn = H 108 ḥmȝ.t mḥ.t.

ḥḳ.t

 Eb; H; Bln; Sm; L; Kah; Bt; Ram V; Pap Tur P.u.R. 31+77; Ram III A; Ram IV 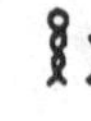 Bln 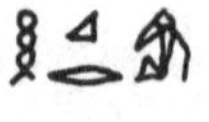 Eb 192 b ①

A ḥḳ.t

I in Einnehmemitteln

a. am Schluss der Drogenaufzählung
Eb 59 (= Bln 4); 209; 210; 276 = 281; 586 Bln 4 (= Eb 59); 149

b. innerhalb der Drogenaufzählung
Eb 312 ② Bln 150

c. in Verbindung mit Verben der Drogenbereitung
1. Droge ꜣmj ḥr ḥḳ.t : Eb 4 (= H 53); 322 H 53 (= Eb 4)
2. Drogen ps ḥr ḥḳ.t : Eb 194 b ③
3. Droge nḏ ḥr ḥḳ.t ỉrp rꜣ-pw : Pap Tur P. u. R. 31 + 77 (Zeile 4) nḏ Drogenform ḥr ḥḳ.t : Bln 107
4. Drogen rdj ḥr ḥḳ.t : Eb 168; 319
5. Droge hbḳ ḥr ḥḳ.t : Eb 63
6. ḥnᶜ sjꜣr.t-f (Droge) m ḥḳ.t : Eb 195 b = 192 b ④
7. Drogen ḳnḳn ḥr ḥḳ.t : Eb 71

d. in Verbindung mit Verben des Einnehmens (als Nachtrinkmittel)
1. wnm ḥr ḥḳ.t : Eb 60; 302 ⑤
2. wšᶜ Droge ḥr ḥḳ.t : Eb 251 b ⑥
3. sᶜm m ḥḳ.t : Eb 25 ⑥ H 54
sᶜm m ḥḳ.t ỉrp rꜣ-pw : Eb 9 ⑦

e. als Wiederholung des in der Drogenaufzählung bereits genannten Bieres
1. in Verbindung mit Verben der Drogenbereitung
dwꜣ-k r sjn st (Drogen) ḥr ḥḳ.t : Eb 59
Drogen sjn ḥr ḏr.t ḥr mn ḥḳ.t : Bln 188 ⑧
2. in Verbindung mit Verbum des Einnehmens (als Nachtrinkmittel)

s῾m m ḥḳ.t : Eb 73 (9)

f. in einem Speimittel

sbš.t-f m rm.w ḥr ḥḳ.t : Eb 856f (10)

II in einem Räuchermittel : H 7

III in verderbten Rezepten

L 34 Ram V frgm 2,2

B ḥḳ.t nḏm.t

I in Einnehmemitteln

a. am Schluss der Drogenaufzählung in grosser Dosierung oder ohne Quantenangabe

Eb 6 (= H 56); 21; 24; 34; 55 (= Bln 2); 56; 73 (11); 76; 79; 81; 83; 84; 86; 87; 88; 89; 92 (23,21); 92 (24,1); 94; 97; 138; 165; 186; 187; 217 (= H 48); 236; 237; 238; 278 (= H 64); 284; 286; 291; 297 (= Eb 321 = Bln 136); 300; 321 (= Eb 297 = Bln 136); 326; 327; 333; 479; 480; 631; 751 (= H 209); 754 (12); 777
H 29; 30; 42; 43; 48 (= Eb 217); 56 (= Eb 6); 59; 60; 64 (= Eb 278); 67; 87; 211 Bln 2 (= Eb 55); 40; 48; 56; 120; 136 (= Eb 297 = Eb 321); 143; 155; 156 (13); 157; 158; 160; 187; 188; 192; 204 Sm 20,15 Bt 37

b. am Anfang der Drogenaufzählung in grosser Dosierung : Eb 36; 285

c. innerhalb der Drogenaufzählung

Bln 36 (14) in grosser Dosierung : Eb 137 = 152; 293 H 26; 207 (15) Bln 162

d. in Verbindung mit Verben der Drogenbereitung

1. Droge ps ḥr ḥḳ.t nḏm.t : Eb 306

Droge ps ḥr ỉrṯ.t ḥḳ.t nḏm.t r3-pw : Eb 20

2. Drogen nḏ snʿʿ ḥr ḥḳ.t nḏm.t : Bln 3

3. Drogen ḫ3.w ḥr ḥḳ.t nḏm.t : Bln 139

4. Droge sjn ḥr ḥḳ.t nḏm.t : Eb 272 bis [16]

5. Drogen sḏr ḥr ḥḳ.t nḏm.t : Eb 202 b; 264

ḥḳ.t nḏm.t sḏr ḥr Droge : Eb 207 b

e. in Verbindung mit Verben des Einnehmens (als Nachtrinkmittel)

1. wnm ḥr ḥḳ.t nḏm.t : H 131 [17] Bln 153

2. sʿm m ḥḳ.t nḏm.t : Eb 13; 14 [18]; 15; 193 b H 3 [19]

II in Kaumitteln : Eb 745; 748

III in Einläufen

a. am Schluss der Drogenaufzählung

Eb 265; 830 Bln 163 h (17,1) (= Bln 164 a = Bln 165 = Bln 174 (18,9) = Bt 19); 164 a (= Bln 163 h (17,1) = Bln 165 = Bln 174 (18,9) = Bt 19); 165 (= Bln 163 h (17,1) = Bln 164 a = Bln 174 (18,9) = Bt 19); 168; 169; 173 (= Bln 182 = Bt 21); 174 (18,8); (18,9) (= Bln 163 h (17,1) = Bln 164 a = Bln 165 = Bt 19); 175; 176; 182 (= Bln 173 = Bt 21) Bt 19 (= Bln 163 h (17,1) = Bln 164 a = Bln 165 = Bln 174 (18,9)); 20; 21 (= Bln 173 = Bln 182); 28

b. innerhalb der Drogenaufzählung

Eb 784 Bln 163 h (16,11); 163 h (16,12); 172

IV in Räuchermitteln u. ä.

a. Applikation k3p : Kah 20

Droge ʿḥm m ḥḳ.t nḏm.t : Bln 76

Drogen ntš m ḥḳ.t nḏm.t : Bln 75

b. Applikation rdj ḥms-s ḥr-s (20)

Droge ḳnḳn ḥr ḥḳ.t nḏm.t : Kah 24

V in Verbänden (wt)

a. innerhalb der Drogenaufzählung

Eb 130 (21) ; 208 ; 213 ; 676

b. in Verbindung mit Verbum der Drogenbereitung

Drogen ḳnḳn ḥr ḥḳ.t nḏm.t : Eb 605

VI in Rezepten ohne Applikationsangabe

Drogen ps ḥr ḥḳ.t nḏm.t : Eb 201 b ; 203 d

VII ḥḳ.t nḏm.t mit Zusätzen

a. ḥḳ.t nḏm.t nḏ3ḏ3j.t siehe unter C I d 2

b. ḥḳ.t nḏm.t nt dbḥ.w siehe unter C II d

C andere Zusätze

I ḥḳ.t mit attributiven Zusätzen

a. ḥḳ.t ỉḳr.t

nur in den Verbindungen ḥrw.t nt ḥḳ.t ỉḳr.t und t3ḥ.t nt ḥḳ.t ỉḳr.t siehe unter D III

b. ḥḳ.t wmt.t

in einem Einnehmemittel

Drogen rdj ḥr ḥḳ.t wmt.t : Eb 65

c. ḥḳ.t b3g.t

in Einnehmemitteln

Eb 19 Droge sjn ḥr ḥḳ.t b3g.t : Ram III A 31 (16)

d.1. ḥḳ.t nḏ3ḏ3j.t

in Einnehmemitteln

Drogen nḏ snʿʿ ḥr ḥḳ.t nḏ3ḏ3.t : Kah 10
als Nachtrinkmittel: sʿm m ḥḳ.t nḏ3ḏ3j.t Eb 136 (22);
sʿm m ḫmtnj n ḥḳ.t nḏ3ḏ3j.t : Eb 29; 151 (22)

2. ḥḳ.t nḏm.t nḏ3ḏ3j.t
in einem Einnehmemittel : Eb 35 = 185

e ḥḳ.t ḥr.t
nur in der Verbindung t3ḥ.t nt ḥḳ.t ḥr.t bei D IV

II ḥḳ.t mit Zusätzen im indirekten Genitiv

a. ḥḳ.t nt ʿḳ.t
in einem Einnehmemittel
Droge ʿtḫ ḥr ḥḳ.t nt ʿḳ.t : Eb 189 b

b. ḥḳ.t nt ḥ3w iḫ.t
in Einnehmemitteln
Drogen ps ḥr ḥḳ.t nt ḥ3w iḫ.t : Eb 198 b = 593 (23)
als Nachtrinkmittel: sʿm m ḥḳ.t nt ḥ3w iḫ.t
Eb 192 b = 195 b

c. ḥḳ.t nt ḫmtnj (ḫmtnj n ḥḳ.t)
in Einnehmemitteln als Nachtrinkmittel
sʿm m ḥḳ.t nt ḫmtnj : Eb 315
sʿm m ḫmtnj n ḥḳ.t : Ram III A 30
vgl hierzu (unter C I d 1) sʿm m ḫmtnj n ḥḳ.t nḏ3-ḏ3j.t : Eb 29; 151

d. ḥḳ.t nḏm.t nt dbḥw
in einem Einnehmemittel
Droge rdj ḥr ḥḳ.t nḏm.t nt dbḥw : Eb 212

III ḥḳ.t mit Zusätzen im direkten Genitiv (?)

a. ḥḳ.t psg

in einem Inhaliermittel gegen Husten al Nachtrank : sʿm m ḥḳ.t psg : Bln 46 (24)

b. ḥḳ.t sẖr

in einem Einnehmemittel : Eb 98

D Teile von Bier

I von ḥḳ.t

a. ỉʿj.t nt ḥḳ.t

in einem Einnehmemittel : Eb 271

b. ḥrw.t nt ḥḳ.t

1. in einem Einnehmemittel

Droge ps ḥr ḥrw.t nt ḥḳ.t : Eb 548

2. in einem Salbmittel (Applikation sjn): Eb 794

3. in Rezepten mit verderbter Applikation

Ram IV D III 4; D IV 1 (Lesung ḥrw.t unsicher)

c. šfw n ḥḳ.t

in einem Salbmittel (gs): Eb 643 = H 112

d. t3ḥ.t nt ḥḳ.t

in Verbänden (wt): Eb 690; 564 = H 126 Ram V Nr IV

II von ḥḳ.t nḏm.t

a. ỉʿf n ḥḳ.t nḏm.t

in einem Verband (wt): Eb 130 (25)

b. t3ḥ.t nt ḥḳ.t nḏm.t

1. in Verbänden (wt)

Eb 608; 609; 639; 662; 683

Drogen ʿtḫ ḥr t3ḥ.t nt ḥḳ.t nḏm.t : Eb 568

Drogen ps ḥr tꜣḥ.t nt ḥḳ.t nḏm.t: Eb 200

Droge nḏ ḥr tꜣḥ.t nt ḥḳ.t nḏm.t: Eb 541

2. in Räuchermitteln u.ä.

Applikation kꜣp: Bln 79

Applikation rdj ḥms-s ḥr-s (20)

sḫr (den Fussboden) m tꜣḥ.t nt ḥḳ.t nḏm.t: Kah 27

rdj tꜣḥ.t ḥr-f (den Fussboden) nt ḥḳ.t nḏm.t: Kah 17

c. gꜣšw m ḥḳ.t nḏm.t

in einem äusserlichen Mittel: L 7

d. [...] m ḥḳ.t nḏm.t

in einem Verband (wt): H 243 (26)

III von ḥḳ.t ꞽḳr.t

a. ḥrw.t nt ḥḳ.t ꞽḳr.t

in einem äusserlichen Mittel: Eb 772

b. tꜣḥ.t nt ḥḳ.t ꞽḳr.t

1. in einem Einnehmemittel

Droge sjn ḥr tꜣḥ.t nt ḥḳ.t ꞽḳr.t: Eb 791 (27)

2. in einem Salbmittel oder Verband (Applikation rdj)

Droge sšr ḥr tꜣḥ.t nt ḥḳ.t ꞽḳr.t: Eb 812

IV von ḥḳ.t ḥr.t

tꜣḥ.t nt ḥḳ.t ḥr.t in einem Verband (wt): H 137

E ḥḳ.t nicht als Droge

I eine wässerige Drogenmischung soll durchgeseiht (ʿtḫ) werden mj ꞽrr.t r ḥḳ.t: Eb 311

II im Zauber

a. rꜣ n ḥḳ.t: H 216 (14,10)

b. swr.ir-k ḥḳ.t : H 216 (14,12)

c. in der Aufzählung von Opfergaben : Bln 163a

III in einer Frauendiagnose : Kah 6 (28)

§ 1 ḥḳ.t Bier, wie auch seine verschiedenen Arten, wird im überwiegendem Maße für Heilmittel zur innerlichen Anwendung (Einnehmemittel und Einläufe) gebraucht, während die Teile des Bieres und seiner Arten (unter D aufgeführt) in der Hauptsache für Mittel äusserlicher Anwendung benutzt werden.

§ 2 Gegenüber blossem „Bier" überwiegt die Verwendung von ḥḳ.t nḏm.t „süssem Bier" in dem Maße, dass man vermuten möchte, die Nennung von „Bier" allein sei eine Abkürzung für ḥḳ.t nḏm.t. Für diese Vermutung sprechen auch eine Reihe von Stellen, in denen ḥḳ.t im Paralleltext durch ḥḳ.t nḏm.t ersetzt ist, und von Stellen, die ḥḳ.t nḏm.t der Drogenaufzählung in der Wiederholung als blosses ḥḳ.t wieder aufnehmen. 1. Eb 9 ḥḳ.t = Eb 14 ḥḳ.t nḏm.t = Bln 156 ḥḳ.t nḏm.t. 2. Eb 212 ḥḳ.t = Bln 36 ḥḳ.t nḏm.t. 3. Eb 302 ḥḳ.t = H 131 ḥḳ.t nḏm.t. 4. Eb 73 ḥḳ.t nḏm.t in der Drogenaufzählung wird am Schluss des Rezeptes wiederholt sʿm m ḥḳ.t mit derselben Quantenangabe. 5. Bln 188 ḥḳ.t nḏm.t in der Drogenaufzählung wird später wiederholt : (Drogen) sjn ... ḥr mn ḥḳ.t.

§ 3 Die Stellen von Bier und seinen verschiedenen Arten in Einnehmemitteln zeigen deutlich in dreierlei Weise, dass das Bier die flüssige Basisdroge dieser Mittel ist: 1. seine besondere Stellung – wie bei Wasser – in der Drogenaufzählung am Schluss (oder gelegentlich am Anfang) in grossen Dosen oder ohne Quantenangabe. 2. seine vielseitige Erwähnung mit Verben der Drogenbereitung, d.h. seine Verwendung, um die festen Drogen zum Trank zu verarbeiten. 3. seine wiederholte Nennung als Nachtrank, um die zuvor gegessenen festen Drogen herunterzuspülen.

Auch das Bier in Einläufen, in denen es meistens am Schluss der Drogenaufzählung steht, zeigt seine Verwendung als Basisdroge.

Doch wird man in den Einnehmemitteln dem Bier neben seiner Funktion als flüssiger Basisdroge, wie das Wasser, auch die einer Wirkdroge zusprechen müssen. Seine Wirkung wird dabei wie etwa auch die von irp-Wein auf seinem alkoholischen Charakter beruhen, nämlich als leichter „Rauschtrank".

§ 4 Die sogenannten Bestandteile des Bieres, die mit zwei Ausnahmen nur äusserlich zur Anwendung gelangen, sind im Einzelnen in ihrer Bedeutung nicht gesichert. Einige kommen auch von anderen Flüssigkeiten vor (vgl. bei den einzelnen Wörtern).

Auch die unter C angeführten Zustände des Bieres oder Bierarten sind nicht eindeutig zu bestimmen.

Anm. ① Eb 192 b = Eb 195 b ḥḳ.t ② Eb 312 ḥḳ.t = Bln 36 ḥḳ.t nḏm.t ③ Eb 194 b ps ḥr ḥḳ.t = Eb 191 b ps ḥr mrḥ.t ④ Eb 192 b ḥḳr = Eb 195 b ḥḳ.t ⑤ Eb 302 ḥḳ.t = H 131 ḥḳ.t nḏm.t ⑥ Eb 251 b wšꜥ ḥr ḥḳ.t = Eb 25 wšꜥ sꜥm m ḥḳ.t ⑦ Eb 9 ḥḳ.t = Eb 14 ḥḳ.t nḏm.t = Bln 156 ḥḳ.t nḏm.t ⑧ Bln 188 nn ḥḳ.t wiederholt ḥḳ.t nḏm.t ⑨ Eb 73 ḥḳ.t wiederholt ḥḳ.t nḏm.t ⑩ Eb 856 f = Bln 163 f (verderbt und ohne ḥḳ.t) ⑪ Eb 73 ḥḳ.t nḏm.t wird in der Wiederholung ḥḳ.t genannt ⑫ Eb 754 am Schluss = H 207 innerhalb der Drogenaufzählung ⑬ Bln 156 ḥḳ.t nḏm.t = Eb 14 sꜥm m ḥḳ.t nḏm.t = Eb 9 sꜥm m ḥḳ.t ⑭ Bln 36 ḥḳ.t nḏm.t = Eb 312 ḥḳ.t ⑮ H 207 innerhalb = Eb 754 am Schluss der Drogenaufzählung ⑯ Eb 272 bis Droge sjn ḥr ḥḳ.t nḏm.t ḫꜣw m bꜣg = Ram III A 31 Droge sjn ḥr ḥḳ.t bꜣg.t ḫꜣwj ⑰ H 131 ḥḳ.t nḏm.t = Eb 302 ḥḳ.t ⑱ Eb 14 sꜥm m ḥḳ.t nḏm.t = Eb 9 sꜥm m ḥḳ.t = Bln 156 ḥḳ.t nḏm.t ⑲ H 3 = Eb 32 ohne ḥḳ.t nḏm.t ⑳ Wirkung des Heilmittels durch sein Verdunsten ㉑ Eb 130 daneben ỉꜥf n ḥḳ.t nḏm.t ㉒ Eb 136 ḥḳ.t nḏꜣḏꜣj.t = Eb 151 ḫmtnj n ḥḳ.t nḏꜣḏꜣj.t ㉓ Eb 593 ḥḳ.t nt ḫꜣw ỉḫ.t = H 143 ỉḫ.t nt ḫꜣw ỉḫ.t ㉔ Bln 46 vielleicht „Spei-Bier"; vgl Wreszinski ㉕ Eb 130 ob: Ausgepresstes von süssem Bier? daneben ḥḳ.t nḏm.t ㉖ H 243 von dem Teil des süssen Bieres ist nur … erhalten. Ob gꜣš.w wie in L 7? ㉗ Eb

791 ḥḳ.t vom Schreiber wohl irrtümlich durchstrichen.
(28) Kah 6 m ḫpr.n n-s swr ḥḳ.t „sie kann kein Bier trinken". Aber die Lesung ḥḳ.t ist unsicher. Vielleicht auch ḥḳr „hungrig" zu lesen.

ḥkwn

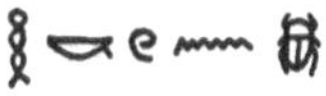 Eb

in einem Verband (wt): Eb 807

§ 1 ḥkwn vielleicht die Bezeichnung eines Käfers. Lefebvre schliesst sich dagegen Dawson (JEA 20, 1934, 187) an und möchte ḥkw n ḫprr lesen und übersetzt: Flügeldecke des Skarabäus. Dawson will aber in dem Ideogramm des Käfers nicht den ḫprr, sondern den ʿpšꜣj-Käfer sehen. Vgl bei ḫprr.

ḥkn

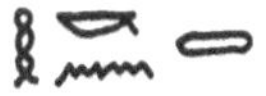 Eb

in einem Einnehmemittel: Eb 292

§ 1 ḥkn ist unbekannt. Nach dem Determinativ vielleicht ein Teig oder ein Gebäck.

ḥknw

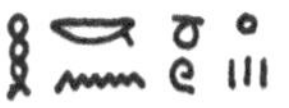 Eb

in einem Einlauf: Eb 813

§ 1 ḥknw eine unbekannte Droge. Lefebvre übersetzt mit Ebbell „Malabathron". Malabathron bezeichnet die Blätter des Kassienlorbeers und mehrerer Cinnamomum-Arten und kommt in der koptischen Medizin zur Anwendung. Vgl Till, Arzneikunde der Kopten, S. 74 (Nr 88).

ḥtm

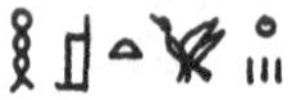 Eb 374; 634; 810 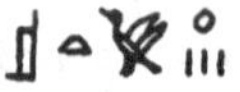 Eb 388; 391 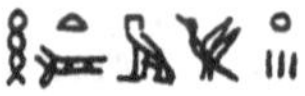 Eb 367 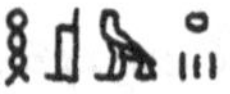 H 104; 229

I in Augenmitteln

Eb 374   neben msdm.t: Eb 367; 388; 391

II in einem Salbmittel (gs): Eb 810 ①

III in Verbänden (wt)

Eb 634 H 104   neben msdm.t: H 229

§ 1 ḥtm ein mineralischer Stoff. Ebbell schlägt als Übersetzung „calamine" (καδμεία) vor. Kadmeia ist bei Dioskurides (V 84 ed. Berendes) die Bezeichnung für ein bei der Verhüttung des Kupfers gewonnenes Zinkoxyd, also für ein künstliches Produkt. Lefebvre hält ḥtm für eine Variante von msdm.t. Diese für späte Texte passende Möglichkeit trifft aber in den medizinischen Texten nicht zu, da in ihnen ḥtm gern neben msdm.t als Droge genannt wird.

Anm. ① Eb 810 = Bln 17 ohne ḥtm.

ḥtr

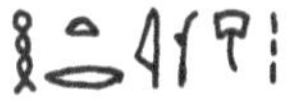 Bln

in der Verbindung

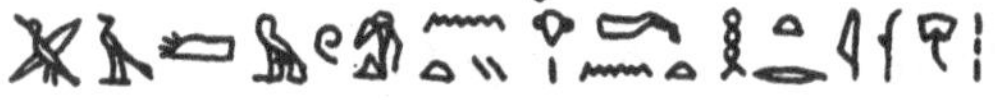

in einem Salbmittel (gs): Bln 112

§ 1 ḥtr wird wohl nicht, wie Wreszinski meint, hier das Pferd bezeichnen. Wörtlich: das Schwarze, das auf dem Schenkel des ḥtr-Tieres ist. Aber was mit dieser Drogenbezeichnung gemeint ist, bleibt unklar.

ḥḏ.t

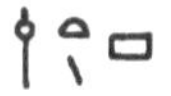 H

in einem Verband (wt): H 165

§ 1 ḥḏ.t vielleicht ein Mineral. Wreszinski möchte in ḥḏ.t eine Verschreibung für ḥḏw-Zwiebel oder wꜣḏw-Malachit sehen. Es könnte auch eine besondere Schreibung für das ḥḏw-Harz vorliegen, für das der Hearst bevorzugt ḥḏ.t 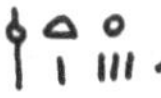 schreibt. Das Determinativ des Steins spricht nicht dagegen, da dieses auch sonst gelegentlich bei nicht mineralischen Stoffen auftritt.

ḥḏw

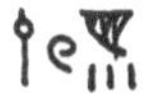 Eb; H; Bln 54 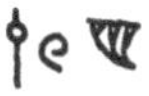 H 129; Bln 50; 52 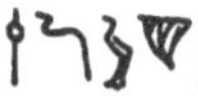 [...] Kah 28

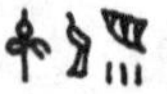 Ram V 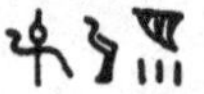 Ram III A 5 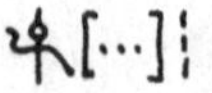 Carlsb Nr IV 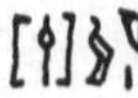
Ram III B 4

A ḥḏw

I in Einnehmemitteln : Eb 330 H 209 [1]
Drogen rdj dbḥ ḥr-f (mḥ) m ḥḏw : Eb 192 b = 195 b

II in einem Einlauf : Eb 828

III in einem Salbmittel (gs) : Eb 657 = Ram V Nr V [2]

IV in Verbänden (wt)
Eb 634 ; 660 ; 663 ; 679 ; 859 c H 94 [2] ; 237 Bln 50 [3] ; 54
ḥḏw ḳnḳn : Eb 832 c

V in einem Salbmittel oder Verband (Applikation rdj)
ḥḏw ḳnḳn ḥr ʿḏ : Eb 724 = H 129

VI in Rezepten mit verderbter Applikation
Ram V Nr XIX ḥḏw ḳnḳn : Ram III B 4

B ḥḏw wꜣḏ
in einem Verband (wt) : Bln 52

C Teile von ḥḏw

I mꜣ.t nt ḥḏw
in einem Rezept mit verderbter Applikation
mꜣ.t nt ḥḏw ỉwḥ m ḥsꜣ : Ram III A 5

II ṯꜣ n ḥḏw

a. in einem Verband (wt)
ḥḏw ṯꜣ.w 7 mt : Eb 519

b. in Schwangerschaftsprognosen
Kah 28 Carlsb Nr IV

c. in einem Hausmittel gegen Schlangen

Eb 844 (Einzeldroge)

§ 1 <u>ḥdw</u> <u>Zwiebel</u>, so nach Loret (Flore^2 Nr 42; Rec trav XVI 101). Lefebvre und Ebbell übersetzen ebenfalls ḥdw mit Zwiebel. ṯ3 n ḥdw wird die Zwiebelknolle bezeichnen und m3.t nt ḥdw den Halm der Zwiebel. Auffallend ist, dass die Zwiebel in Einnehmemitteln nur ein paarmal verwendet wird.

Anm. ① H 209 ḥdw = Eb 751 ỉḥw ② Eb 657 gs = Ram V Nr V gs = H 94 wt ③ Bln 50 = H 117 ohne ḥdw.

<u>ḥdw/ḥd.t</u>

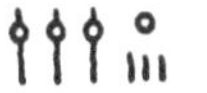 Eb; H 23 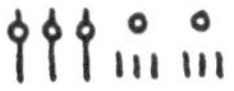 Eb 434 ① 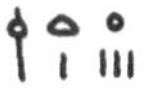 H 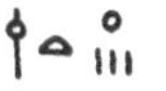 H 177

I in einem Einlauf: Eb 817

II in einem Zäpfchen: Eb 802

III in Verbänden (wt)
Eb 434 (= H 23); 618 (= H 177 = H 188) H 23 (= Eb 434); 177 = 188 (= Eb 618); 192; 194

IV in einem Rezept ohne Applikation (äusserlich)
Eb 625

§ 1 <u>ḥdw</u> <u>ein Harz</u>. Ausser in H 23 schreibt der Hearst dafür ḥd.t. ḥdw bezeichnet in späten Texten etwas Wohlriechendes aus dem Lande Punt für Salben und Räucherwerk. Ebbell und Lefebvre übersetzen ḥdw mit Styrax.

Anm. ① Eb 434 die zweimalige Schreibung von  ist bedingt durch Zeilenbruch nach dem ersten ꜣꜣꜣ

ḥḏw/ḥḏ.t

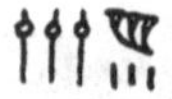 Eb 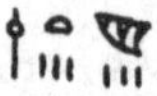 Eb 154

I in Einnehmemitteln: Eb 154; 293

II in einem Einlauf: Eb 156

III in einem Verband (wt): Eb 260

§ 1 ḥḏw. Die Schreibung dieser Droge lässt keine klare Entscheidung darüber zu, ob diese Stellen zu ḥḏw-Zwiebel oder zu ḥḏw-Harz gehören. Das Pflanzendeterminativ würde für Zwiebel sprechen. Dann müsste in dem ḥḏ.t Eb 154 ein Schreibfehler vorliegen. Die pluralische Schreibung mit den drei ḥḏ-Zeichen ist aber sonst im Ebers und auch einmal im Hearst die Schreibung für ḥḏw-Harz. Und noch etwas Anderes spricht dafür, dass es sich trotz des Pflanzendeterminativs um das Harz handeln könnte: Eb 156; 260 und auch 293 nennen diese Droge mit sehr kleiner Quante, was die Vermutung zulässt, dass es sich dabei um einen kostbaren oder sehr wirksamen Stoff handelt. Und dies würde für die Zwiebel nicht recht passen.

Ebbell hat die pluralischen Schreibungen für das Harz angesehen und übersetzt „Styrax". Eb 154 ḥḏ.t übersetzt er nicht. Aber diese Schreibung ähnelt wiederum der ḥḏ.t-Schreibung im Hearst für das Harz.

ḥḏr.t

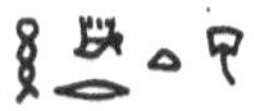 Ram III A; Sm

in den Verbindungen

I msḏr ḥḏr.t

Sm 20,18 als Pflanzenname siehe bei msḏr-ḥḏr.t

II snf n ḥḏr.t

in einem Augenmittel

neben snf n dꜣgj.t : Ram III A 16

§ 1 <u>ḥḏr.t</u> <u>ein</u> noch nicht sicher bestimmtes <u>Tier.</u> Gardiner (B M Hierat. Pap V p.47, n.15) schlägt für ḥḏr.t „Wiesel" vor. Barns vermutet eine Fuchsart.

ḫꜣ.w

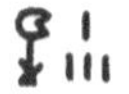 Eb; H 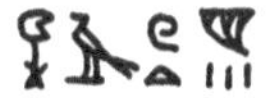 Bt 23

in den Verbindungen

I ḫꜣ.w (nw) sšn

in Einnehmemitteln

Eb 209; 224 (= H 82); 479 H 82 (= Eb 224)

II ḫꜣ.w nw šsp.t

in Einnehmemitteln

Eb 219; 271; 631 H 62 Bt 23

III verderbte Stelle

in einem Rezept mit verderbter Applikation (äusserlich)

ḫꜣ.w [...] : H 252

§ 1 ḫꜣ.w Blätter vom Lotus und von einer Gurkenart werden zur innerlichen Anwendung gebraucht. Vgl auch bei šn und šsp.t.

ḫꜣj.t (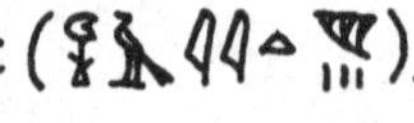) siehe bei ḫꜣsj.t

ḫꜣw (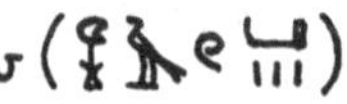) siehe bei ẖꜣw

ḫꜣwj

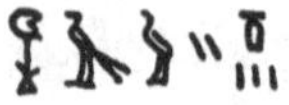 Kah 11

als Trankmittel bei einem Frauenleiden

rdj swr-s hnw 2 n ḫꜣwj rdj ḳꜣʿ-s st ḥr-ʿwj

§ 1 ḫꜣwj ein Getränk, das die Frau nach dem Trinken sogleich wieder ausspeien soll.

ḫꜣs.t

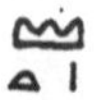 Eb; Bln; H; L

in den Drogenbezeichnungen

mꜣt.t (nt) ḫꜣs.t : Eb 209; 758; 282 = H 68 Bln 153; 157

mrḥ.t ḫꜣs.t : Eb 76

ḥmꜣ.t ḫꜣs.t : Eb 663

prj ḥr ḫ3s.t-f : Eb 380
šbb(.t) [··] ḫ3s.t : L 9
siehe bei den ersten Bestandteilen

§ 1 ḫ3s.t Wüste/Bergland.

ḫ3sj.t

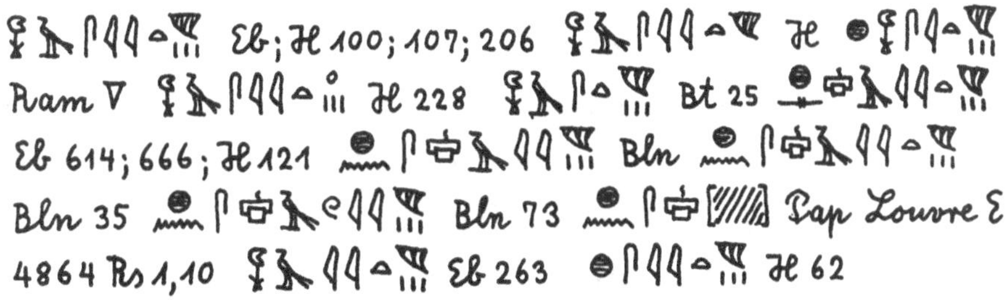

A ḫ3sj.t

I in Einnehmemitteln
Eb 191 b = 194 b H 62

II in einem Räuchermittel : Bln 73

III in einem Salbmittel (gs)
ḫ3sj.t ps ḥr mrḥ.t š3j : Bln 109

IV in Verbänden (wt)
Eb 242; 614 (1); 666; 693 = H 121 (2); H 124 (3); 228 (4) Ram V Nr IX

V in einem Salbmittel oder Verband (Applikation rdj): H 100

VI in einem Rezept mit verderbter Applikation
Pap Louvre E 4864 Rs 1,10

B Teile von ḫ3sj.t

I pr.t ḫꜣsj.t

a. in Einnehmemitteln

Eb 39; 122 (= Bln 35)[5]; 477 H 86 Bln 35 (= Eb 122)[5]

Bt 25[6]

b. in einem Räuchermittel: Bln 59

c. in Salbmitteln

1. Applikation wrḫ: Eb 249 = H 77

2. Applikation gs: Eb 657 = Ram V Nr V[7]

d. in Verbänden (wt)

Eb 247 (= H 75); 610; 649 (= H 107); 682; 686 H 75 (= Eb 247); 94[7]; 107 (= Eb 649); 237

II mnj.t nt ḫꜣsj.t

in Einnehmemitteln: Eb 283 Bln 107; 108

III sd.w nw ḫꜣsj.t

in Einnehmemitteln: Eb 209; 271; 752 = H 206

IV kfꜣ.w nw ḫꜣsj.t

in Einnehmemitteln: Eb 19; 263

§ 1 <u>ḫꜣsj.t</u> <u>Bryonia dioica</u>. So nach Dawson (JEA 20, 1934, 45 Nr. 12). Lefebvre, Jonckheere und Barns schliessen sich der Meinung an. Dass die sehr verschiedenen Schreibungen zu ḫꜣsj.t gehören, kann zum Teil durch Parallelen gesichert werden, z.B. Eb 693 ḫꜣsj.t = H 121 ḫsꜣj.t; Eb 122 pr.t ḫꜣsj.t = Bln 35 pr.t ḫnsꜣj.t. Zu ẖsꜣj.t haben wir auch eine Parallele: H 124 ḫꜣsj.t = Eb 655 ẖsꜣj.t. Und doch müssen ḫꜣsj.t und ẖsꜣj.t zwei verschiedene Drogen bezeichnen. Denn in Eb 614

werden ẖsꜣj.t und ḫsꜣj.t neben einander genannt.
Von den Teilen der Bryonia werden offizinell verwendet: die pr.t-Früchte; die mnj.t-Wurzel; die sd-Teile (wörtlich „Schwänze"; Dawson hält sie für Ranken) und die kfꜣ.w-Blattsprossen (?).

Anm. ① Eb 614 ẖsꜣj.t neben ẖsꜣj.t ② Eb 693 ḫꜣsj.t = H 121 ḫsꜣj.t ③ H 124 ḫꜣsj.t = Eb 655 ẖsꜣj.t ④ H 228 das scheinbare ḫꜣsj.t nt tj-šps ist fehlerhaft. Die Quante von ḫꜣsj.t und ein Wort vor nt tj-šps sind ausgelassen. Ausserdem könnte vor ḫꜣsj.t auf Grund der Variante Eb 649 = H 107 noch pr.t fehlen. ⑤ Eb 122 pr.t ḫꜣsj.t = Bln 35 pr.t ẖnsꜣj.t ⑥ Bt 25 die Applikation fehlt; aber sicher innerlich ⑦ Eb 657 gs = Ram V Nr V gs = H 94 wt.

ḫb.w

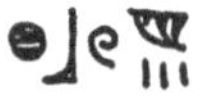 Eb

in einem Verband (wt): Eb 758

§ 1 ḫb.w eine unbekannte Pflanze.

ḫpr

 Eb

in der Verbindung

ḫpr msdm.t

in einem Augenmittel: Eb 344

§ 1 ḫpr, geschrieben wie der ḫprr-Käfer. Es ist aber unklar was diese Verbindung bedeuten kann.

ḫpr / ḫpr-ḏs-f

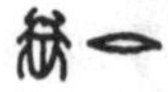 Eb 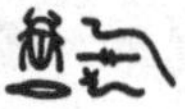 Eb; H; Bln 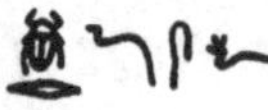 Ram III

in den Verbindungen

I ḫpr n bj.t

ḫpr ḏs-f n bj.t siehe bei bj.t

II ḫpr n bnjw

ḫpr ḏs-f n bnjw siehe bei bnr

§ 1 ḫpr ḏs-f vom Honig und vom Dattelsaft wird ein Gärungsprodukt bezeichnen. ḫpr ist die verkürzte Form. Vgl auch bj.t nt ḫprj bei ḫprj

ḫpr-wr

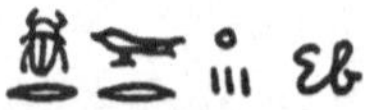 Eb 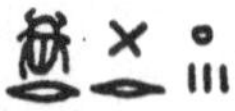 Eb 818 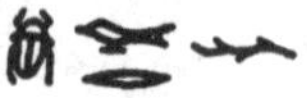 Kah 25

I in Zäpfchen

Eb 140; 163

II in Mitteln gegen Frauenleiden

a. Einläufe

Eb 823 ḫpr-wr ẖꜣw ḥr mw: Eb 818

b. Applikation fehlt

ḫpr-wr ẖꜣ ḥr ỉꜣb n mstꜣ: Kah 25

III in einem Verband (wt): Eb 685

§ 1. ḫpr-wr eine Pflanze, die sonst auch als Erzeugnis des Wâdi Natrûn genannt wird.

ḫprj

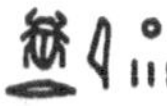 Eb 369a 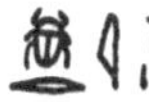 Eb 385

in der Verbindung

bj.t nt ḫprj siehe bei bj.t

§ 1 ḫprj wird wie die Verbindungen ḫpr ḏs-f n bj.t und ḫpr n bj.t ein Gärungsprodukt des Honigs bezeichnen. Vgl ḫpr/ḫpr ḏs-f

ḫprr

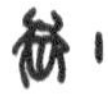 Eb 733; H 159  H 115

A ḫprr

I in einem Salbmittel oder Verband (Applikation rdj)

ḫprr ꜥꜣ šꜥ ḏꜣḏꜣ-f dnḥ.wj-fj wbd rdj ḥr mrḥ.t : Eb 733 = H 159 (ḫprr šꜥ ḏꜣḏꜣ-f ḥnꜥ dnḥ.wj-fj wbd ḥr mrḥ.t)

II in einem Einnehmemittel

in den unter I genannten parallelen Rezepten werden hernach die abgeschnittenen Teile, Kopf und beide Flügel, mit mrḥ.t ꜥpnn.t zu einem Trankmittel verarbeitet.

B šw.t ẖ.t ḫprr

in einem Verband (wt): H 115

§ 1 <u>ḫprr</u> <u>Skarabäus.</u> Dawson (JEA 20, 1934, 187) will das nur mit dem Ideogramm des Käfers geschriebene Wort ʿpšꜣj lesen (und ebenso auch in ḥkwn, siehe dort), wozu uns ein zwingender Grund nicht vorzuliegen scheint. Die in H 115 genannte Droge šw.t ẖ.t ḫprr „Flügel und Bauch eines Skarabäus" erscheint recht fragwürdig: Einmal fehlt der determinierende Strich bei  und ausserdem ist die sprachliche Fassung der Verbindung ganz ungewöhnlich.

ḫpš

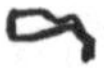 Bln

in der Verbindung

pꜣ km ntj ḥr ḫpš n ḥtr

in einem Salbmittel (gs): Bln 112

§ 1 <u>ḫpš</u> <u>der Schenkel</u>. Für die Droge vgl bei ḥtr.

ḫpd

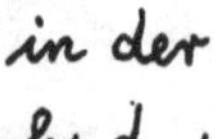 Bln [1]

in der Verbindung

ḫpd pʿr.t

in einem Räuchermittel

neben Körperteilen von anderen Tieren: Bln 69

§ 1 ḫpd ein Körperteil der Wachtel. Im Hinblick auf ḫpd „Hinterteil" übersetzt Wreszinski „Bürzel der Wachtel".
Anm. ① vgl Bt 13 a 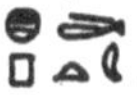 „Hinterbacke" (ebenfalls mit -t)

ḫfꜥ ꜥ-j ꜣm ꜥ-j

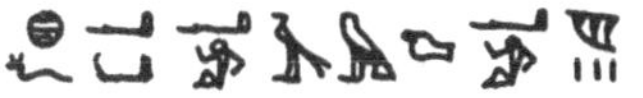 Eb
in einem Einnehmemittel
ḫfꜥ ꜥ-j ꜣm ꜥ-j sḏr 20 ro n mw n iꜣd.t : Eb 166 (Einzeldroge)
§ 1 ḫfꜥ ꜥ-j ꜣm ꜥ-j ist eine bildliche Bezeichnung für eine Pflanze. Wörtlich: „meine Hand fasst, meine Hand packt."

ḫmw

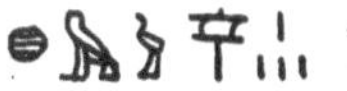 Ram III A
in einem verderbten Augenmittel
[· · ·] ḫmw irj : Ram III A 18
§ 1 ḫmw Staub. Aber auf welchen Stoff sich irj „dazugehörig" bezieht ist nicht ersichtlich.

ḫmt.nj

 Eb Eb 272  Eb 151
Ram III A
A ḫmt.nj
in einem Einnehmemittel

Droge rdj irj-f hrw 4 ḥr ḫmt-nj : Eb 57

B in den Verbindungen

I ḫmt.nj n mstꜣ

in einem Salbmittel (gs)

Droge ẖꜣw ḥr ḫmt.nj n mstꜣ : Eb 272

II in Verbindung mit Bier

als Nachtrunk bei Einnehmemitteln

a. ḫmt.nj n ḥḳ.t : Ram III A 30

ḫmt.nj n ḥḳ.t nḏꜣḏꜣj.t : Eb 29; 151 ①

b. ḥḳ.t nt ḫmt.nj : Eb 315

§ 1 ḫmt.nj von Bier und von der mstꜣ-Flüssigkeit wird vielleicht einen Verdünnungsgrad mit Wasser auf ein Drittel (ḫmt „drei") des Gehaltes bedeuten. Ob ḫmt.nj allein (in Eb 57) nur eine Abkürzung von ḫmt.nj n ḥḳ.t ist oder eine besondere Flüssigkeit, lässt sich nicht entscheiden.

Anm. ① Eb 151 ḫmt.nj n ḥḳ.t nḏꜣḏꜣj.t = Eb 136 ḥḳ.t nḏꜣḏꜣj.t

ḫnf.t

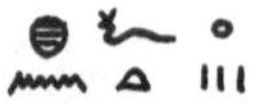 H

in der Verbindung

ḫnf.t nt rhd.t

in einem Rezept ohne Applikation im Anschluss an einen Zauberspruch : H 170

§ 1 ḫnf.t ist etwas Unbekanntes vom rhd.t-Metallkessel. Zauberspruch und Rezept sind gegen die „Asiaten-Krankheit".

ḫnm.t

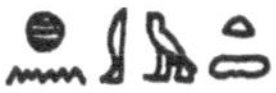 Eb

in der Verbindung

ḫnm.t nt it ʿw3.t

in einem Einnehmemittel: Eb 837 (Einzeldroge)

§ 1 ḫnm.t ist unbekannt. Ebbell übersetzt die Droge mit „saueres ḫnm.t-Brot von Gerste". Es soll nach einer Behandlung mit Feuer von der Amme gegessen werden, um ihre Milch hervorzubringen.

ḫns3j.t (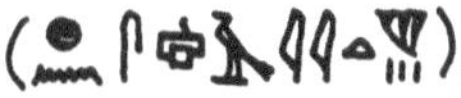) siehe bei ḫ3sj.t

ḫnš

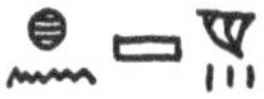 Eb; KV

I ḫnš

zum Abreiben eines Kranken Rindes

sjn.ḫr.tw ir.tj-f ḥnʿ drw-f ḥnʿ ʿ.t-f nb.t m ḫnš

šww () r3-pw: KV 42

II pr.t ḫnš

in einem Mittel gegen Frauenleiden

pr.t ḫnš šww() mḏ snʿʿ: Eb 835 (Einzeldroge)

§ 1 <u>ḫnš</u> <u>eine unbekannte Pflanze</u>, deren getrocknete Früchte äusserlich verwendet werden.

KV 48-49 nennt eine Abreibung eines kranken Rindes mit dem ḫnš-Teil der ḳ3d.t-Pflanze (vgl den folgenden Artikel).

<u>ḫnš</u>

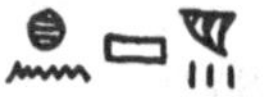 KV

in der Verbindung

ḫnš n ḳ3d.t

zum Abreiben eines kranken Rindes: KV 48-49

§ 1 <u>ḫnš</u> <u>ein Teil</u> der ḳ3d.t-Pflanze.

KV 42 nennt eine Abreibung mit der ḫnš-Pflanze oder mit der šww-Pflanze. Vgl bei dem vorhergehenden Artikel und bei ḳ3d.t.

<u>ḫnt.t</u>

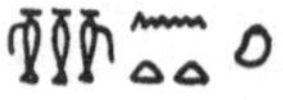 Eb 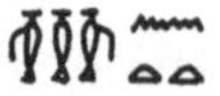 RamV; Eb 256 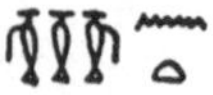 H 123

in der Verbindung

ḫnt.t m snṯr

I in Salbmitteln

a. Applikation wrḥ: Eb 256 (Einzeldroge)

b. Applikation gs: Eb 653; 654 = H 123

II in Verbänden (wt): Eb 242 [1] Ram V Nr XI

III in einem Augenmittel: Eb 336 d

§ 1 ḫnt.t in der Verbindung ḫnt.t m snṯr – Terebinthenharz ist nicht bekannt. Die Übersetzung von Wreszinski „allerfeinstes snṯr", auf die neuerdings Barns wieder hinweist, ist unwahrscheinlich. Nach Eb 256, in dem ḫnt.t m snṯr als Einzeldroge für ein Kopfsalbmittel verwendet wird, könnte man vermuten, dass diese Droge salbenartige Konsistenz besitzt. Vgl auch bei snṯr.

Anm. (1) Eb 242 ḫnt.t snṯr; vermutlich ist m nach Zeilenbruch ausgelassen.

ḫnd

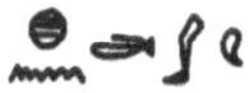 Eb

in der Verbindung

tbn n ḫnd

I in einem Einnehmemittel

rdj.ḫr-k ỉrṯ.t 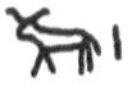 ḫr sḏ.t ḫnʿ tbn n ḫnd : Eb 833 c

II in einem Augenmittel: Eb 422

§ 1 ḫnd Bein, wohl des Rindes, von dem das Knochenmark offizinell verwendet wird.

ḫrš.w

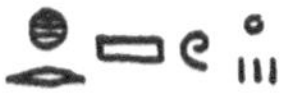 H

in einem Einnehmemittel: H 60

§ 1 ḫrš.w ist unbekannt. Auf ḫrš.w ohne Quantenangabe folgt mꜣt mit Quantenstrich 1, sodass möglicherweise eine zusammengesetzte Drogenbezeichnung vorliegt, die ebenfalls unbekannt ist. Vgl hierzu bei mꜣt.

ḫs

 Eb; H 76; 99 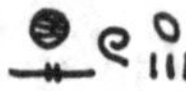 Eb 224 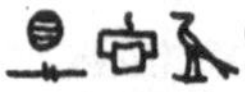 Eb 482 e; H 147
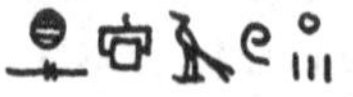 H 82 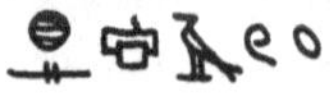 L 57 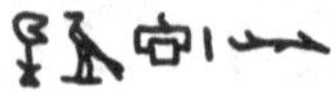 Bt 8

in den Verbindungen

I ḫs n ỉmꜣ

a. in Salbmitteln

1. Applikation wrḥ: Eb 248 = H 76; H 147
2. Applikation gs: H 99 ① L 57

b. in Verbänden (wt)

Eb 472; 482 e; 644 ① Bt 8

II ḫs n(w) nh.t

in Einnehmemitteln

Eb 224 (= H 82); 283 H 82 (= Eb 224)

§ 1 ḫs ist ein Teil vom ỉmꜣ-Laubbaum und von der Sykomore. Der ḫs-Teil vom ỉmꜣ-Laubbaum wird nur äusserlich verwendet; der ḫs-Teil der Sykomore kommt nur in Einnehmemitteln vor. Vgl auch bei ỉmꜣ und nh.t

Anm. ① H 99 gs = Eb 644 wt.

ḫsꜣj.t (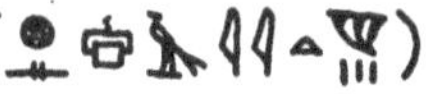) siehe bei ḫꜣsj.t

ḫsꜣw

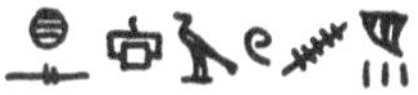 Eb 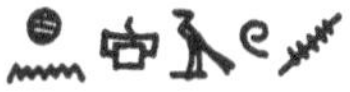 Bln

I in einem Räuchermittel: Bln 72

II als Brennmaterial zur Drogenbereitung: Eb 837

§ 1 ḫsꜣw eine Pflanze, die auch ausserhalb der medizinischen Texte als Brennmaterial verwendet wird.

ḫsj.t (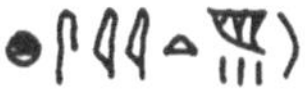) siehe bei ḫꜣsj.t

ḫsw

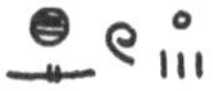 Eb

in einem Kaumittel gegen Zungenerkrankung: Eb 702

§ 1 ḫsw ist unbekannt. Vgl aber ḫs als Teil der Sykomore und des ỉmꜣ-Laubbaumes. Vielleicht ist hier in Eb 702 der Name des Baumes ausgelassen und das Wort gehört zu ḫs?

ḫsbd

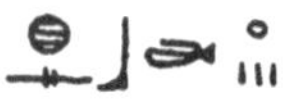 Eb

I ḫsbd

in einem Augenmittel: Eb 390 (1)

II ḫsbd mꜣꜥ
in Augenmitteln: Eb 378; 400 ①

§ 1 ḫsbd Lapislazuli wird nur in Augenmitteln verwendet.

Anm ① Eb 390 ḫsbd = Eb 400 ḫsbd mꜣꜥ „echter Lapislazuli."

ḫt

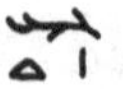 Eb

in den Verbindungen

I ḫt n ꜥš „Föhre"
in einem Verband (wt)
ḫt n ꜥš ẖꜣw ḥr Flüssigkeit: Eb 574

II ḫt n mnḳ-Baum
in einem Verband (wt)
ḫt n mnḳ ḳnḳn: Eb 503

III ḫt n nbs „Christdorn"
in einem Salbmittel (gs)
ḫt n nbs ẖꜣw ḥr Flüssigkeit: Eb 272

IV ḫt n tj-šps „Zimtbaum (?)"
in einem Räuchermittel: Eb 852

§ 1 ḫt Holz. Die Verbindungen ḫt-ꜥwꜣ, ḫt-ds, ḫt-dšr sind anschliessend besonders aufgenommen.

ḫt-ꜥwꜣ

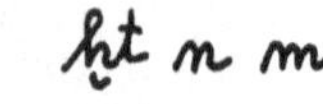 Eb 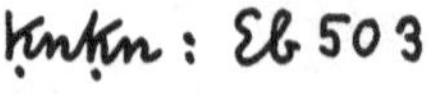 Eb 336d; 348; 355 H 96

I in Augenmitteln

Eb 336d; 348; 355; 369b; 374; 377; 388; 391; 402; 415; 419; 423 = 430

II in einem Nasenmittel: Eb 418

III in einem Kühlmittel für den Kopf: Eb 259

IV in einem Salbmittel (gs) für die mt.w-Gefässe

Eb 627 = H 96

§ 1 ḫt-ꜥwꜣ, wörtlich: fauliges Holz, ist eine unbekannte Droge. Sie wird bevorzugt in Augenmitteln verwendet. Ebbel und Lefebvre übersetzen ḫt-ꜥwꜣ mit „Aloë".

ḫt-ds

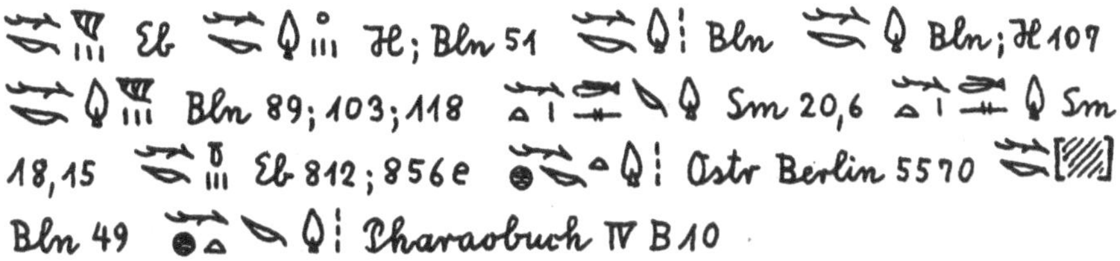

A ḫt-ds

I in Einnehmemitteln

Eb 209; 312 = Bln 36; Bln 103

II in einem Einlauf: Bln 168 (1)

III in Räuchermitteln

Bln 59; 60; 63 (= Bln 66); 64; 66 (= Bln 63); 71; 74; 76; 78

IV in Salbmitteln

a. Applikation wrḥ

Eb 249 (= H 77); 471 H 77 (= Eb 249)

b. Applikation gs
Bln 89 Ostr Berlin 5570 Pharaobuch IV B10

V in Verbänden (wt)
Eb 129; 175; 178; 200b; 608; 649 (= H 107); 659 (= Bln 49); 672; 673; 758; 856e (= Bln 163e); 861c H 4 (Einzeldroge); 107 (= Eb 649); 137; 204; 228 Bln 49 (= Eb 659); 51; 142; 163e (= Eb 856e)

VI in einem Salbmittel oder Verband (Applikation rdj)
ḫt-ds ẖꜣw ḥr ḥsꜣ: Eb 269

VII als Zauberdroge: Sm 18,5; 20,6

B ⌒ııı n ḫt-ds
in einem Verband (wt): Eb 245 = H 73

C Teile von ḫt-ds

I išd.t nt ḫt-ds
in Verbänden (wt): Eb 580; 584 = H 41

II gꜣb.t nt ḫt-ds
in einem Salbmittel oder Verband (Applikation rdj)
gꜣb.t nt ḫt-ds sšr ḥr Droge: Eb 812

III ḏrḏ n ḫt-ds
a. in einem Einnehmemittel
in einer Glosse als Erklärung der Droge ḏrḏ nṯr: Bln 118
b. in einem Einlauf
neben ḏrḏ n nbs; ḏrḏ n šnḏ.t: Bln 159 [1]
c. in einem Salbmittel (gs): Eb 110
d. in einem Verband (wt)
neben ḏrḏ n nbs: Bln 141

§ 1 ḫt-ds ein Baum. Genannt werden von ihm die ỉšd.t-Früchte, ḏrḏ-Blätter und gꜣb.t-Blätter (?). Welchen Teil dieses Baumes die überwiegend häufigen Stellen meinen, die nur ḫt-ds nennen, ist ungewiss.[1] Lefebvre übersetzt ḫt-ds nach Ebbell zweifelnd mit „Myrte".

Anm. ① Bln 168 neben ḏrḏ n nbs und ḏrḏ n šnḏ.t. Ein ähnliches Einlaufrezept Bln 159 nennt neben diesen beiden Drogen ḏrḏ n ḫt-ds. Danach wäre in Bln 168 das ḫt-ds zu ḏrḏ n ḫt-ds zu ergänzen.

ḫt-dšr

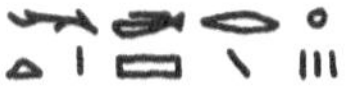 H

in einem Verband (wt): H 185

§ 1 ḫt-dšr ist unbekannt (wörtlich: rotes Holz). Die Bedeutung „Holz der dšr-Pflanze" – die in der Medizin als Droge vorkommt – ist bedenklich wegen des Fehlens des Genitivexponenten (vgl die Verbindungen bei ḫt).

ḫtm

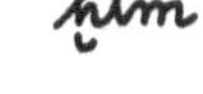 H 260[1] H 170

I in einem Salbmittel oder Verband (Applikation rdj) H 260

II als Zauberdroge

ḫtm.w n štt.wt : H 170

§ 1 ḫtm Siegelstein. In H 170 soll die Krankheit in Siegelsteine eingeschlossen werden. Was štt.wt bedeutet ist unbekannt.

Anm. ① Wreszinski liest irrtümlich den Stein ▭ als ━ und fasst ḫtm als Verbum der Drogenbereitung auf.

ḫḏw

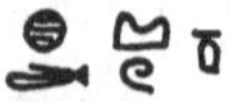 H

in der Verbindung

mstꜣ n ḫḏw

in einem Verband (wt)

Drogen ꜣmj ḥr mstꜣ n ḫḏw : H 10

§ 1 ḫḏw in dieser Verbindung ist unbekannt. Die Parallele H 217 hat statt dessen „Wasser der mstꜣ-Flüssigkeit". Vgl auch bei mstꜣ.

ẖ.t

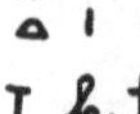 Eb; H 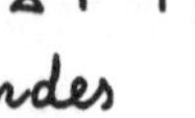 Bln

I ẖ.t des Kindes

in der Verbindung

ḥs imj ẖ.t ẖrd šwj.t : Eb 349 siehe bei ḥs

II ẖ.t des Skarabäus

in der Verbindung

šw.t ẖ.t ḫprr : H 115 siehe bei ḫprr

III ẖ.t des ꜥpnn.t-Wassermolches : H 197 siehe bei ꜥpnn.t
IV ẖ.t der ḥntꜣsw-Eidechse : Bln 27 siehe bei ḥntꜣsw
§ 1 <u>ẖ.t</u> <u>der Bauch.</u>

ẖꜣ.t

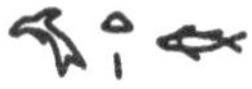 Ram III A
in der Verbindung
snf n ẖꜣ.t
in einem Wimpernhaarmittel
snf n ẖꜣ.t wḥꜥw rꜣ-pw : Ram III A 16 (Einzeldroge)
§ 1 <u>ẖꜣ.t</u> <u>Oxyrhynchus-Fisch</u>; vgl Gaillard (Mém IFAO 51, 1923, 24 folg) und Montet (BIFAO 11, 1913, 40 folg). Von diesem Fisch wird das Blut (oder das Blut vom Synodontis-Schall-Fisch) verwendet.

ẖꜣw

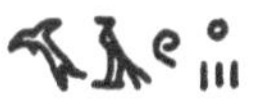 H
I in der Verbindung
ẖꜣw nw tj-šps H 260 siehe bei tj-šps
II in der Verbindung
ẖꜣw nw 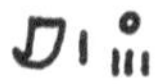
siehe den folgenden Artikel. Dort auch die Schreibungen von ẖꜣw in dieser Verbindung.

ḫ³w nw

Eb H; L Bln 55 Bln 183 Eb 482 e; 640; 707 Ram V Nr XX ① Ram V Nr XV ①

I in Einläufen : Eb 707 Bln 183

II in einem Salbmittel (gs): Eb 738

III in Verbänden (wt)

Eb 482 e ; 491; 634 ; 638 (= Ram V Nr XV); 640 ; 861 c

H 185 Bln 55 L 61② Ram V Nr XV (= Eb 638); Nr XX

§ 1 ḫ³w nw Hammerschlag von Kupfer. Diese Droge wird ausser in zwei Einläufen nur äusserlich verwendet.

Anm. ① Ram V in senkrechten Kolumnen schreibt die Verbindung nach Art von Listen. Gardiner (bei Barns) hält das Zeichen für eine ältere Form von ② L 61 die Applikation fehlt. Aber nach dem ähnlichen Rezept Eb 491 wohl ein Verband.

ḫʿʿ.w

Eb 432 H; Eb 584 Eb 578 Bln 21 Ram III A Eb 580

in den Verbindungen

I ḫʿʿ.w nw ỉʿj.t

in einem Augenmittel

Droge ... ³mj ḥr ḫʿʿ.w nw ỉʿj.t: Ram III A 23

II ẖꜥꜥ.w nw ꜥnḏw
in einem Verband (wt)
Eb 432 (= H 21 ẖꜥꜥ.w nw šd.t ntj m ꜥnḏw)

III ẖꜥꜥ.w nw psḏn
in einem Verband (wt): Bln 21

IV ẖꜥꜥ.w nw šꜣm.w
in Verbänden (wt): Eb 580; 584 ① = H 41 ②

V ẖꜥꜥ.w nw šd.t ntj m ꜥnḏw
in einem Verband (wt)
H 21 (= Eb 432 ẖꜥꜥ.w nw ꜥnḏw)

VI ẖꜥꜥ.w n dbḥ.t.t
in einem Verband (wt): Eb 578

§ 1 ẖꜥꜥ.w. Die Übersetzung „Stücke" im Äg. W. B., wie auch Lefebvre und Ebbell übersetzen, ist nicht zu halten. Da die Schreibungen variieren — ohne Determinativ, 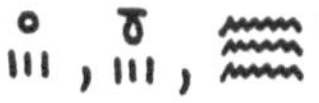 — lässt sich keine einheitliche Bedeutung finden. Barns schlägt vor, jeweils einen allgemeinen Mengenbegriff anzunehmen. Vgl dazu bei den Wörtern des zweiten Teils der genitivischen Verbindungen.

Anm. ① Eb 584 schreibt fehlerhaft šꜣw (wie das Wort für „Kot"). ② H 41 šꜣmj.

ẖꜥḳ.t

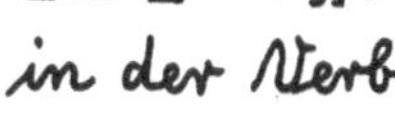 H 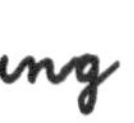 Eb

in der Verbindung

ẖʿḳ.t nt ḥfꜣw

I in einem Salbmittel (wrḥ): H 167

II in einem Salbmittel oder Verband (Applikation rdj)

ẖʿḳ.w nw ḥfꜣw ps nḏ ḥr mrḥ.t ʿpnn.t : Eb 727

§ 1 ẖʿḳ.t die abgeworfene Haut einer Schlange. Eb schreibt ḥfꜣw nur 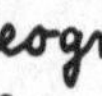. Das Ideogramm von ẖʿḳ.t, das H ebenfalls als Determinativ benutzt, ist hieroglyphisch nicht genau bekannt. Es sieht aus wie das hieratische Zeichen für mḏr (vgl Möller, Paläographie I Note 1 zu Nr 476).

ẖpꜣ

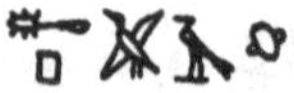 Eb 242; L 61; Ram III A 15 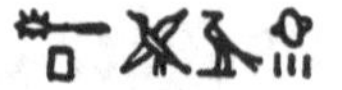 Ram V Nr XVI 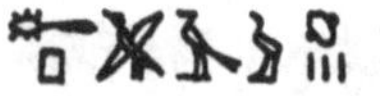 Ram IV C 9 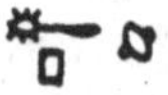 Eb 242; 655  Eb 345; 415; 614; H 124  Eb 679

in den Verbindungen

A mit Bäumen

I ʿš – Föhre

Ram V Nr XVI neben ẖpꜣ n wʿn : Eb 614

neben ẖpꜣ n wʿn; ẖpꜣ n sntr : Eb 242

II wʿn – Wacholder

Eb 679 Ram IV C 9 L 61

neben ẖpꜣ n ʿš : Eb 614

neben ẖpꜣ n sntr : H 124 (1)

neben ẖpꜣ n ʿš; ẖpꜣ n sntr : Eb 242

III hbnj – Ebenholzbaum

in Augenmitteln

Eb 345; 415 Ram III A 15

B mit snṯr-Terebinthenharz

Eb 655 ① neben ẖpꜣ n wʿn: H 124 ①

neben ẖpꜣ n ʿš; ẖpꜣ n wʿn: Eb 242

§ 1 ẖpꜣ Es ist für ẖpꜣ noch keine sichere Bedeutung gewonnen. Gardiner (bei Barns) versucht ẖpꜣ mit ẖpꜣ-Nabel(schnur) in Verbindung zu bringen und möchte bei den Koniferen eine Bezeichnung für die Nadeln sehen. Dawson (bei Barns) vermutet Harzperlen, da diese Bäume Harz absondern. Lefebvre übersetzt die Verbindung ẖpꜣ n hbnj „Schuppen vom Ebenholz".

Anm. ① H 124: ẖpꜣ n snṯr; ẖpꜣ n wʿn = Eb 655: ẖpꜣ n snṯr; tpꜣw n wʿn

ẖpꜣ

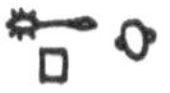 Eb 533 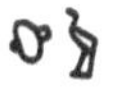 Eb 613 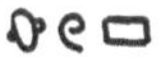 Eb 766 b

in der Verbindung

ẖpꜣ n wꜣḏw siehe bei wꜣḏw

§ 1 ẖpꜣ von Malachit ist nicht bekannt. Lefebvre und Ebbell übersetzen ẖpꜣ mit Fragmente o.ä. Iversen (Paints and Pigments p. 17) will nicht ẖpꜣ, sondern ḥsb lesen. ḥsb n wꜣḏw ist ausserhalb der Medizin mehrfach belegt, unter Anderem im Totenbuch als Stoff, aus dem eine Götterbarke gemacht wird. Aber die ausgeschriebene Stelle Eb

533 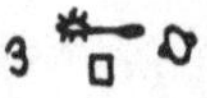 spricht gegen die Lesung ḥsb der beiden anderen Stellen in Eb. Dadurch wird auch der Versuch Iversen's bedenklich, dies vermeintliche ḥsb (n wꜣḏw) mit dem Wort ḥsb.t „Gewürm" zusammenzubringen und ḥsb n wꜣḏw der Eb-Stellen mit dem in der antiken Medizin als Medikament häufigen ἰὸς σκώληξ „Grünspan-Wurm" (Dioskurides V 92) zu identifizieren.

ḫpꜣ (?)

 Kah 6
in der Verbindung
ḫpꜣ (?) n ꜣḥ
in einem Einnehmemittel

§ 1 Griffith transkribiert zweifelnd A und denkt an ein Maß. Das hieratische Zeichen sieht aber eher wie das für  aus. Vgl auch bei ꜣḥ-Brei.

ḫn.t

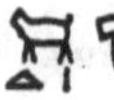 Ram III A 17
in der Verbindung
ḫn.t nt nwr.w
in einem Augenmittel

§ 1 ḫn.t vielleicht der Balg des Reihers. Dawson (bei Barns) vermutet dagegen die beiden Schopffedern des Reihers.

ḫnw

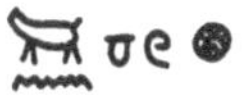 H

in der Verbindung

sskꜣ n ḫnw

§ 1 ḫnw Bezeichnung für Oberägypten als Herkunft der sskꜣ-Droge.

ḫnn.w

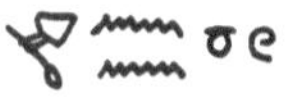 Eb[1] 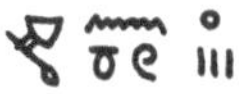 H

in der Verbindung

ḫnn.w nw h

in einem Rezept zur Behandlung einer kranken Zehe Eb 620 a (Pudermittel) = H 175 a (Verband)

§ 1 ḫnn.w des Hofraumes ist unbekannt. Vgl auch mkj n h.

Anm. ① am Ende der Verbindung als Gesamtdeterminativ.

ḫr

 Eb; Bln 4 Bln 5; 6 Eb 99

in den Verbindungen

I ḫr bḫb

in einem Einnehmemittel: Bln 5

II ḫr ʿrw

in einem Einnehmemittel

ḏrḏ n ʿrw; ḫr.w-f; ḳȝȝ-f : Eb 99

III ḫr šnḏ.t

in einem Einnehmemittel

ḏrḏ n šnḏ.t; ḫr.w-s; ḳȝȝ-s : Eb 99

IV ḫr n ksb.t

in Einnehmemitteln

Eb 54; 57; 59 (= Bln 4); 72 Bln 4 (= Eb 59); 6

§ 1 ḫr ist ein nicht bestimmbarer Teil verschiedener Bäume. Er wird nur in Einnehmemitteln verwendet.

ḫrj (n) pddw

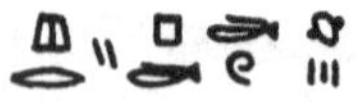 Eb 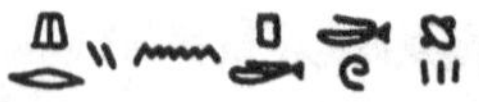 H

I in einem Salbmittel (gs) : Eb 790

II in einem Verband (wt) : H 168

§ 1 ḫrj (n) pddw ist unbekannt. Ebbell übersetzt diese Droge mit „castoreum (?)" „Bibergeil"; er gibt aber keine Begründung. Dagegen besteht die andere Möglichkeit, dass in Eb 790 diese Verbindung zusammen mit dem davor stehenden  eine einheitliche Droge bezeichnet, von der das ḫrj n pddw in H 168 eine Verkürzung darstellen würde. So nimmt es Wreszinski an. Diese Drogenbezeichnung hätte in der Art ihrer Formulierung eine Entsprechung in der Droge tȝ (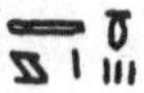) wnn m ʿn.t nt s (Eb 775); vgl dazu bei tȝ.

Für eine ähnliche Verkürzung vgl auch Eb 432 ẖʿʿ.w nw ʿnḏw = H 21 ẖʿʿ.w nw šd.t ntj m ʿnḏw ; siehe dazu das bei šd.t Bemerkte.

ẖsꜣ (?)

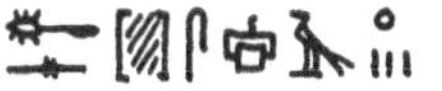 Bln

in der Verbindung

sk n ẖsꜣ (?)

in einem Verband (wt) : Bln 22

§ 1 ẖsꜣ (?) ist unklar, auch in der Schreibung.

ẖsꜣj.t

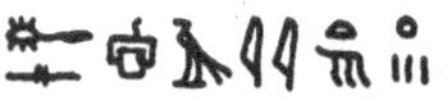 Eb 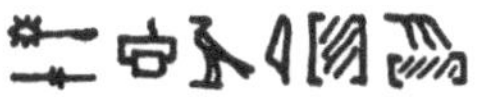 L 61 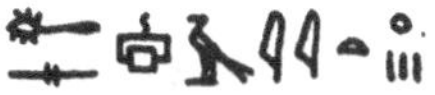 Eb 614 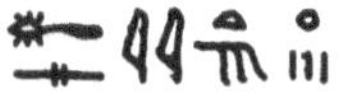 Eb 121; 144; 255

A ẖsꜣj.t

I in einem Zäpfchen : Eb 144

II in einem Salbmittel (gs) : Eb 546

III in Verbänden (wt)

Eb 491; 655 ① neben ẖꜣsj.t (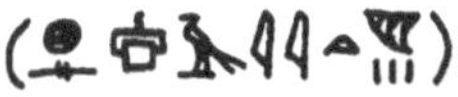) : Eb 614

IV in Salbmitteln oder Verbänden (Applikation rdj)

Eb 121 ; 298

V in einem Rezept ohne Applikation (äusserlich) : L 61

B ẖsꜣj.t nt mḏꜣ

in einem Zäpfchen : Eb 164

C gnn n ẖsꜣj.t

in einem Salbmittel (wrḥ): Eb 255

§1 ẖsꜣj.t vielleicht ein Balsam oder ein Harz. Ebbell vermutet Balsamodendron Gafal. Lefebvre hält ẖsꜣj.t für eine Schreibvariante von ḥꜣsj.t und übersetzt beide gleich mit Bryonia. Es gibt zwar eine Parallele: Eb 655 ẖsꜣj.t = H 124 ḥꜣsj.t. Aber gegen diese Gleichsetzung spricht das nebeneinander Vorkommen von ẖsꜣj.t und ḥꜣsj.t in Eb 614. Hier übersetzt Lefebvre beide Drogen mit Bryonia. Es gibt aber in den sämtlichen Rezepten nicht ein einziges Beispiel dafür, dass in der Drogenaufzählung ein und dieselbe Droge zweimal genannt wird. Nur in einer anschliessenden ausführlichen Bereitungsangabe wird gelegentlich eine Droge noch einmal erwähnt. Einmal wird als Herkunftsort das Matoiland genannt. Einmal wird gnn n ẖsꜣj.t erwähnt. Ob gnn einen Teil oder eine bestimmte Beschaffenheit (weich?) bezeichnet, ist nicht zu ersehen.

Anm. ① Eb 655 ẖsꜣj.t = H 124 ḥꜣsj.t

s.t

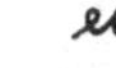 Eb 368; 684 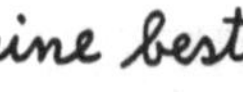 Eb 209①

in den Verbindungen

A mrḥ.t s.t

I in einem Einnehmemittel: Eb 209

II in einem Augenmittel: Eb 368

B sẖt nt s.t

in einem Zäpfchen: Eb 684 (Einzeldroge)

§ 1 s.t eine Gans oder Ente. Für das mrḥ.t-Fett der s.t-Gans vgl auch die sehr häufige Droge mrḥ.t , die möglicherweise, wenigstens in einem Teil der Stellen, mrḥ.t s.t zu lesen sein könnte. sẖt (sonst als Masculinum) der s.t-Gans ist unbekannt und wird auch von der rꜣ-Gans (ebenfalls in einem Zäpfchen) genannt. Vgl auch bei sẖt.

Anm. ① Eb 209 der Schreiber hat zuerst nur 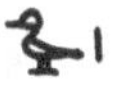 geschrieben;  ist rot darüber nachgetragen.

sꜣ

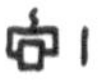 Bln 71

in der Verbindung

tnw ḥrj sꜣ wḥꜥw siehe bei tnw und wḥꜥw

§ 1 sꜣ der Rücken.

sꜣ-ꜣIs.t

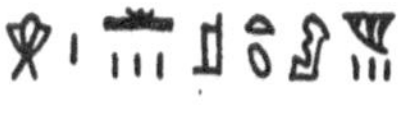 Pharaobuch IV A 5

in einem Salbmittel (gs)

§ 1 sꜣ-ꜣIs.t eine unbekannte Pflanze. Es ist eine bildliche

Bezeichnung; wörtlich „Schutz der Isis".

s3-wr

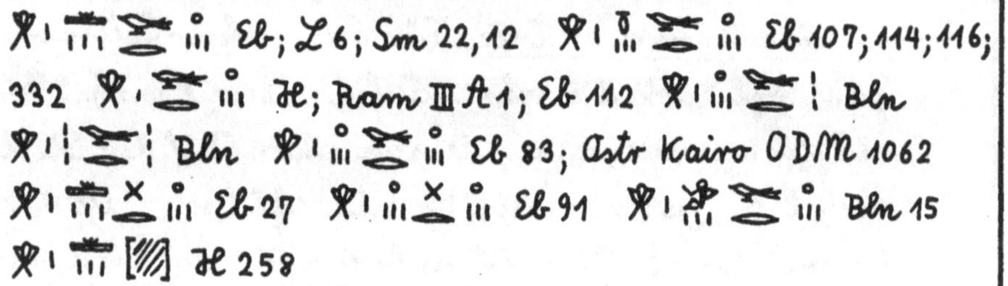

I in Einnehmemitteln

Eb 27; 83; 91; 332 Bln 116

II in einem Zäpfohen: Sm 22,13

III in Räuchermitteln: Bln 63=66; 68; 78

IV in Salbmitteln

a. Applikation wrḥ: Eb 447; 449

b. Applikation gs: Bln 20; 65

in Rezepten gegen die wḥ3.w-Hautkrankheit: Eb 90; 95; 105; 107; 112; 114; 116

V in einem Pudermittel (tmt): Eb 620 a (1)

VI in Verbänden (wt)

Eb 820 c H 106; 175 a (1) Bln 15

VII in Augenmitteln

Eb 339; 344; 354 Astr Kairo ODM 1062

VIII in Rezepten mit fehlender Applikation

L 6 Ram III A 1 H 258

§ 1 s3-wr Lawson (bei Barns) hält s3-wr für ein Harz und

lehnt Ebbells und Wreszinskis Wiedergabe mit „Sory" (σωρυ Dioskurides ed. Berendes V 118) ab. Sory ist ein Mineral, das bei Dioskurides unter den Kupfer- und eisenhaltigen Verbindungen aufgeführt ist. Dazu vgl. auch die Erwähnung von sꜣ-wr im Demot. Mag. Pap III 25, das mit dem Stein determiniert ein Mineral sein wird.
sꜣ-wr wird bevorzugt äusserlich angewendet. Bemerkenswert ist der häufige Gebrauch dieser Droge in Salbmitteln gegen die wḥꜣ.w-Hautkrankheit.

Anm. ① Eb 620 a tmt = H 175 a wt.

sꜣj.t

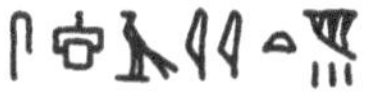 Eb

I in Salbmitteln (gs)

sꜣj.t šw.t : Eb 115

sꜣj.t ḳnḳn : Eb 119

II in einem Verband (wt) : Eb 120

§ 1 sꜣj.t eine unbekannte Pflanze.

sꜣw

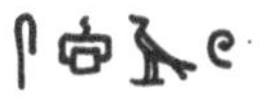 Bln

in der Verbindung

sꜣw nt bnr

in einem Einnehmemittel neben tmm n bnr : Bln 162

§ 1 <u>sꜣw</u> wohl kein Teil der Dattel, sondern eine Bereitungsart derselben. Vgl Äg. W. B. IV 16, 10: sꜣj als Tätigkeit der Müllerinnen.

<u>sꜣw</u>

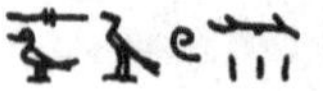 Eb

in der Verbindung

nḥb.wt nt sꜣw

in einem Salbmittel oder Verband (Applikation rdj)

nḥb.wt nt sꜣw snwḫ ḥr mrḥ.t: Eb 241

§ 1 <u>sꜣw</u> <u>Balken.</u> Was nḥb.wt nt sꜣw bedeutet, ist nicht bekannt.

<u>sꜣp.t</u>

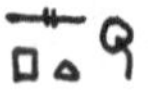 Eb 475 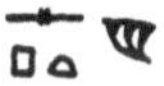 Eb 108 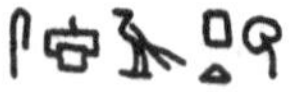 H 158 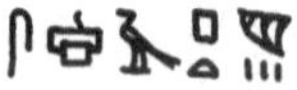 H 216

A sꜣp.t

I in einem Salbmittel (Applikation rdj)

sꜣp.t snwḫ rdj ḥr mrḥ.t: Eb 475 = sꜣp.t snwḫ.tj ḥr mrḥ.t: H 158

II im Spruch für das Bier: H 216

B sꜣp.t 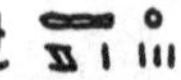

in einem Salbmittel (gs): Eb 108

§ 1 <u>sꜣp.t</u> <u>Lotus.</u> Nach dem Determinativ in Eb 475 und H 158 könnte das Wort auch nur das Blatt des Lotus bezeichnen. Die Verbindung sꜣp.t tꜣ „Lotus der Erde“ könnte auch zwei Drogen enthalten: „Lotus“ und „Erde“. Vgl. auch sšn – Lotus. Vielleicht bezeichnet sꜣp.t eine besondere Art des Lotus.

sꜣr

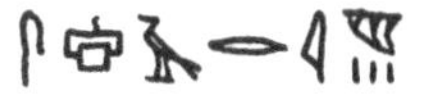 Eb  H 228 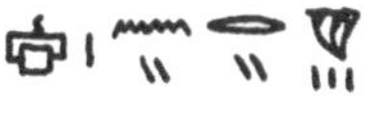 H 107
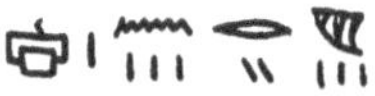 H 166

A sꜣr

I in einem Salbmittel (wrḥ)

sꜣr ḳnḳn ḥr mrḥ.t: Eb 464

II in Verbänden (wt)

Eb 592; 667 H 107 ①

sꜣr ḳnḳn ḥr bj.t: Eb 438

B pr.t sꜣr

I in einem Salbmittel (gs): Eb 111

II in Verbänden (wt)

Eb 242; 649 (= H 228) ① H 166; 228 (= Eb 649) ①

C mw mw sꜣr

in einem Verband (wt): Eb 510

§ 1 <u>sꜣr</u> <u>eine unbekannte Pflanze</u>, von der auch die Früchte und der Saft offizinell verwendet werden. Alle Rezepte sind zur äusserlichen Anwendung. Dass die Schreibung snr mit sꜣr identisch ist, ergibt sich aus den Parallelen Eb 649 sꜣr = H 228 sꜣr = H 107 snr.

Anm. ① H 107 snr = Eb 649 pr.t sꜣr = H 228 pr.t sꜣr

sꜣhr.t (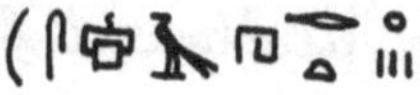) siehe bei shr.t

sjꜣ

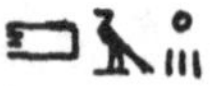 Eb 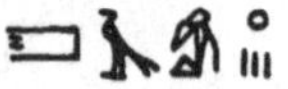 H; Eb 336 a; 617 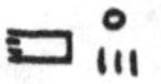 Ram V Nr V

A sjꜣ ohne Herkunftsangabe

I in einem Zäpfchen : Eb 144

II in einem Verband (wt): Eb 857 c

B sjꜣ mit Herkunftsangabe

I sjꜣ mḥw

a. in einem Salbmittel (gs): Ram V Nr V ①

b. in einem Verband (wt)

neben sjꜣ šmʿ: Eb 617 = H 174

c. in Augenmitteln

Eb 336 c neben sjꜣ šmʿ: Eb 419

II sjꜣ šmʿ

a. in einem Einnehmemittel: Eb 481

b. in einem Salbmittel (gs): Eb 657 ①

c. in Verbänden (wt)

H 94 ① = 237 neben sjꜣ mḥw: Eb 617 = H 174

d. in Augenmitteln

Eb 336 a; 345; 366; 367; 369 b; 370; 374; 377; 388; 394

neben sjꜣ mḥw : Eb 419

§ 1 sjꜣ ist wohl ein mineralischer Stoff, dessen Bestimmung aber noch nicht gelungen ist. Dawson (JEA 19, 1933, 135 f) vermutet ein Arsensulfid (Realgar oder Auripigment). Lefebvre schliesst sich dem an. Aber neuerdings deutet Iversen (Paints and Pigments p 34 f) ḳnj.t als Auripigment und ꜣw.t-ib als Sandarac (gemeinsame Bezeichnung für Realgar und Auripigment). Barns, der sich in seinem Kommentar sonst auf Dawson stützt, übersetzt sjꜣ nicht. Die Vermutung von Dawson hat auch das Bedenkliche, dass die Zusätze „unterägyptisch" und „oberägyptisch" nicht auf einen aus dem Ausland importierten Stoff hinweisen, sondern auf einen in Ägypten einheimischen, was die beiden Arsenverbindungen nicht sind. Ebbell übersetzt sjꜣ nicht. sjꜣ wird bevorzugt in Augenmitteln verwendet und nur einmal in einem Einnehmemittel.

Anm. ① Ram V Nr V sjꜣ mḥw = Eb 657 sjꜣ šmꜥ = H 94 sjꜣ šmꜥ.

sjn

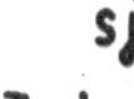 Eb 661 H 119 H 251; L 44

A sjn ṯꜣj

I in einem Verband (wt): Eb 661 = H 119

II in einem äusserlichen Rezept (Applikation verderbt) H 251

B hbj n sjn „Ibis aus Ton"

als Zauberdroge in einer Wundbehandlung
hbj n sjn mḥ rꜣ-f m Droge rdj rꜣ-f m rꜣ n wbnw
L 44

§ 1 <u>sjn der Ton</u>. Für sjn ṯꜣj „männlicher Ton" vgl. die Bemerkung am Schluss von § 1 bei msdm.t

sꜥꜣm

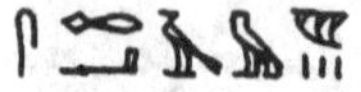 Eb 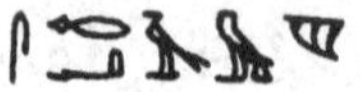 H 222 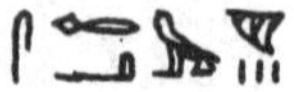 Eb 91; 99
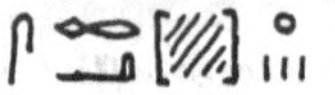 Kah 13

A sꜥꜣm

I in Einnehmemitteln
Eb 23; 43; 91; 94; 99; 173; 593 ①; 856 d

II in Verbänden (wt)
Eb 247 ②; 590; 592; 614; 650; 651; 675 H 222

III in einem Pudermittel (tmt) für den Zahn: Eb 744

IV in einem Rezept mit verderbter Applikation: Kah 13

B 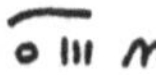 n sꜥꜣm
in einem Verband (wt): Eb 577

§ 1 <u>sꜥꜣm eine unbekannte Pflanze</u>. Vgl sꜥm, das vielleicht mit sꜥꜣm identisch ist (Eb 593 sꜥꜣm = Eb 198 b sꜥm = H 143 sꜥm).

Anm. ① Eb 593 sꜥꜣm = Eb 198 b sꜥm = H 143 sꜥm ② Eb 247 sꜥꜣm = H 75 ꜥꜣm.w

$s^{c}m$

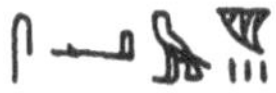 Eb 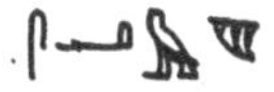 H 143 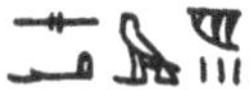 H 98 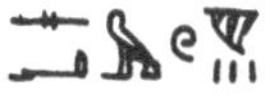 Bln
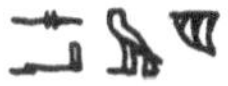 Bln 48

A $s^{c}m$

I in Einnehmemitteln

Eb 24; 56; 64; 83; 100; 122 (= Bln 35); 138; 154; 190b; 192b = 195b; 198b (= H 143)① H 143 (= Eb 198b)① Bln 32 (= Bln 44); 35 (= Eb 122); 44 (= Bln 32); 48; 108; 138; 188

II in einem Inhalationsmittel

Drogen nd ḥr $s^{c}m$: Bln 46

III in einem Zäpfchen : Eb 26

IV in Salbmitteln (gs) : Eb 114 Bln 87

V in einem Verband (wt) : H 98

B 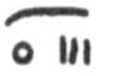 $s^{c}m$

in einem Zäpfchen : Eb 8

§ 1 $s^{c}m$ eine unbekannte Pflanze. Vgl $s^{c3}m$, das vielleicht mit $s^{c}m$ identisch ist (Eb 198b $s^{c}m$ = H 143 $s^{c}m$ = Eb 593 $s^{c3}m$).

Anm. ① Eb 198b $s^{c}m$ = H 143 $s^{c}m$ = Eb 593 $s^{c3}m$

sw.t

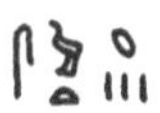 Eb; H 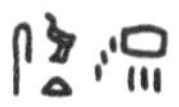 Eb 175; 268 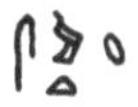 H 63 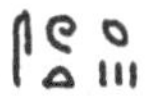 Bln; Bt①
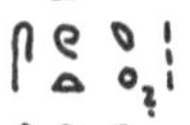 Bln 184 (19,9)① 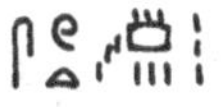 Bln 119 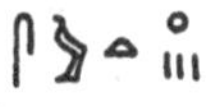 Ram V Nr X
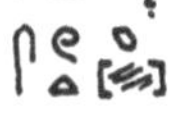 Pap Beatty XV 8-9 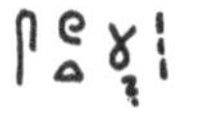 L 18②

A sw.t

I in Einnehmemitteln

Eb 261; 587 Bln 42; 119 Pap Beatty XV 8-9

II in einem Rezept gegen Brandwunden: L 18 (2)

B sw.t mit Verben der Bereitung

I sw.t ps

a. in einem Einnehmemittel: H 69

b. in einem Verband (wt)

neben [hieroglyph] n sw.t: Eb 175

II sw.t sḫm.t

in einem Einnehmemittel: Eb 268 (3)

III sw.t ỉrw m bj

in einem Einnehmemittel: H 25 (4)

C [hieroglyph] n sw.t

I in Einnehmemitteln

Eb 31; 148 (5); 285 [hieroglyph] n sw.t ps: H 70

II in Verbänden (wt)

Eb 129; 243 (= H 71); 603 H 71 (= Eb 243); 105

neben sw.t ps: Eb 175

III in einem Rezept mit fehlender Applikation (äusserlich)

Eb 877e

D bj n sw.t Grütze von Weizen

I in Einnehmemitteln

a. Eb 100; 219; 229 (6); 233; 234; 274; 275; 277 (= H 63); 279 (= H 66); 287 H 63 (= Eb 277); 66 (= Eb 279) Bln 184; 185 (3)

Bt 27; 29; 33; 34

b. in der Bereitung als Wiederholung der in der Drogen-aufzählung bereits genannten Droge : Bln 184;185 ⑦

II in Verbänden (wt): Eb 645 H 114

III in einem Rezept mit verderbter Applikation (äusserlich) Ram V Nr X

E bj.t (nt) sw.t

in Einnehmemitteln: Eb 126 ⑥ H 27

F ỉb.t·nt t ʿwꜣ n sw.t

in einem Salbmittel (wrḥ)

Eb 712 b = H 17 (Einzeldroge)

G šns n sw.t

in einem Einnehmemittel: Eb 192 b = 195 b

§ 1 <u>sw.t</u> <u>der Weizen</u>. Die Angaben seiner verschiedenen Bereitungszustände sind bei weitem nicht so reichhaltig wie bei der Gerste. Neben Mehl von Weizen wird am häufigsten bj n sw.t „Grütze von Weizen" genannt. Das zweimal erwähnte bj.t nt sw.t, das einmal in einem Parallelltext mit bj n sw.t wechselt, könnte danach dasselbe meinen. Oder es ist schon ein Backzustand – vielleicht ein Fladen – und es würde dann zu den Verbindungen šns n sw.t „Gebäck von Weizen" und ỉb.t nt t ʿwꜣ n sw.t „Fladen von saurem Weizenbrot" gehören. Die Anwendung von Weizen und Weizenprodukten ist äusserlich und innerlich; doch überwiegt der Gebrauch in Einnehmemitteln.

Anm. ① In Bln und Bt ähnelt die Form des ○ sehr dem

hieratischen Zeichen für  ② L 18 es ist schon wegen der Schreibung 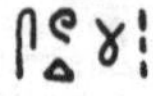 sehr zweifelhaft, ob die Stelle hierher gehört. ③ Eb 268 sw.t sḥm.t Vgl hierzu das sehr ähnliche Rezept Bln 185 mit ausführlicher Drogenbereitung, in dem bj n sw.t dafür genannt wird. ④ H 25 Weizen werde gemacht zu Grütze; vgl dazu bj n sw.t unter D ⑤ Eb 148  n sw.t = Eb 133 nḳʿw.t „geritzte Sykomorenfrüchte". ⑥ Eb 126 bj.t nt sw.t = Eb 229 bj n sw.t ⑦ Bln 185 in dieser Wiederholung von bj n sw.t nur sw.t geschrieben.

sw.t

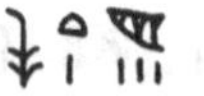 Eb[1]; Ram III B 6[2]

A sw.t

I in einem Verband (wt): Eb 758

II in einem verderbten Rezept mit fehlender Applikation nhj n sw.t werde in der Hand angezündet bis die Asche (ss) davon herabfällt: Ram III B 6

B sw.t ʿnḫ.t „frische Binse"
in einem Einnehmemittel: Eb 329 = 331

C sw.t ḥm.t „weibliche Binse"
in einem Verband (wt) zur Erleichterung der Geburt Eb 800

D Teile der sw.t-Pflanze

I ỉb.t

in der Verbindung
šnj n ỉb.t-s ③
in einem Zaubermittel zur Anfertigung von 7 Knoten für die Brust der Frau
neben bk3.t nt sw.t : Eb 811 (95, 9-10); (95, 13-14: šnj n tp ỉb.t-s ③)

II bk3.t nt sw.t
in einem Zaubermittel zur Anfertigung von 7 Knoten für die Brust der Frau
Eb 811 (95, 9; 95, 13) neben šnj n (tp) ỉb.t-s ③

III m3.t sw.t
in einem Salbmittel (gs): Eb 270

IV šnj
in der Verbindung
šnj n (tp) ỉb.t-s siehe unter D I und II

V ṯs.t nt sw.t
in einem Einnehmemittel: Eb 69

§ 1 sw.t Binse. So Barns und Lefebvre, der aber (Seite 90,4) diese Bedeutung für nicht gesichert hält. Ebbell übersetzt sw.t nicht.

Von den Teilen ist m3.t sw.t der Halm der Binse. Der bk3.t-Teil und das šnj-Haar des ỉb.t-Teils müssen faserige Stoffe sein, da sie mit weiteren Faserstoffen zu 7 Knoten gedreht werden sollen. Lefebvre gibt für bk3.t die Übersetzung „Blütengriffel" und für šnj n ỉb.t die „Staubfäden". Dawson dagegen vermutet in bk3.t eine Bezeichnung für das „Mark" der Binse; vgl das bei bk3.t

Bemerkte.

Anm. ① In Eb 758; 800; 811 (95,13) sieht aus wie das hieratische Zeichen für (Möller, Paläographie I Nr 290). ② Ram III B6 entspricht dem hieratischen Zeichen für (Möller, Paläographie I Nr 291). ③ Das Suffix -s bezieht sich auf das vorher genannte sw.t

swj.t

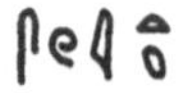 Eb 43 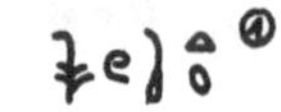 [1] L 37

I swj.t

in einem Einnehmemittel

swj.t nḏ.tj ḥr bj.t : Eb 43

II swj.t nt ḥrs.t

als Zäpfchen o.ä. : L 37 (Einzeldroge)

§ 1 swj.t Perle. L 37 verordnet eine Perle aus rotem Karneol als sogenanntes Sympathiemittel zum Abwehren des Blutes. Die Stelle in Eb 43 (14,9) ist schon nach der Schreibung nicht sicher. Wie die Originalhandschrift zeigt, ist das rot über ein gelöschtes Zeichen hineinverbessert. Ob zuerst swḥ.t „Ei" gestanden hat, was viel eher passen würde (vgl swḥ.t)? swj.t-Perle kommt in der Medizin sonst nur als Medikamentenform vor (vgl Med. W. B.).

Anm. ① statt ist möglicherweise zu lesen; vgl Möller, Paläographie I Nr 282 (Westcar 8,17).

swḥ.t

[Hieroglyphen] Eb; H 260; Sm 9 [Hieroglyphen] Eb 710; 718

in den Verbindungen

A swḥ.t nt njw - Strauss

I in einem Augenmittel: Eb 374

II in Pudermitteln (tmt): Eb 444

swḥ.t nt njw nḏ.tj ỉr.tj m tmt: Sm 9 (4,21) (Einzeldroge)

III in einem Salbmittel (gs): Eb 539 = 710

IV in Verbänden oder Salbmitteln (Applikation rdj)

H 260 swḥ.t nt njw nḏ.tj ḥr mrḥ.t: Sm 9 (4,20)

V in einem Mittel zur Gesichtsbehandlung (Applikation ꜥj)

[Hieroglyphen] n swḥ.t nt njw: Eb 718

B swḥ.t nt nr.t - Geier

in einem Augenmittel: Eb 409

C swḥ.t nt gȝbgw - Vogel

in einem Salbmittel (Applikation rdj): Eb 453

§ 1 swḥ.t das Ei vom Strauss, Geier und vom gȝbgw-Vogel wird äusserlich verwendet. Dass es sich dabei zum Teil auch um die Eierschale handelt, wird durch die Erwähnung von „Mehl vom Straussenei" (Eb 718) gestützt. Sm 9 gibt nach einander zwei Behandlungen mit dem Straussenei an: 1. (Ei des Strausses) „zerrieben in Öl/Fett; werde an die Öffnung der Wunde gegeben." 2. (Die Schale dieses Eis) „zerrieben, zu einem Streupulver gemacht. Das ist ein Trocknen der Wunde." Auch bei dem Pudermittel Eb 444 möchte man an die Schale eines Straussenei s denken.

swg

ʃeϖe Eb

in der Verbindung

swg n mrḥ.t šw

in einem Zäpfchen : Eb 162

§ 1 <u>swg</u> als <u>Teil</u> von trockenem (?) Öl/Fett ist unbekannt. Auffallend ist die Determinierung von swg mit dem Fleischstück.

sbꜣ (?)

★ı Eb

in der Verbindung

sbꜣ n bnr

in einem Einnehmemittel : Eb 333

§ 1 <u>sbꜣ (?)</u> als <u>Teil</u> der Dattel nur hier. Lefebvre übersetzt fragend mit „Stern". Ob vielleicht eine Verschreibung für wḏꜥ anzunehmen ist? Der Ebers unterscheidet deutlich ⍊ und ★. Aber in der Vorlage von Eb 333 könnte eine Form für ⍊ vorgelegen haben wie etwa Westcar 8,18 (vgl Möller, Paläographie I Nr 583).

wḏꜥ n bnr ist gut belegt; vgl dort.

sbttj.t

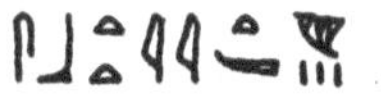 Eb 106; 110 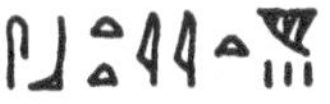 Eb 592

I in Salbmitteln (gs): Eb 106; 110

II in einem Verband (wt): Eb 592

§ 1 sbttj.t eine unbekannte Pflanze

sp.t-mw

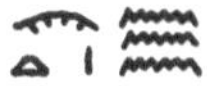 Bln 45

in der Verbindung

mkr.t nt sp.t-mw   siehe bei mkr.t

§ 1 sp.t-mw das Ufer.

sp.tj

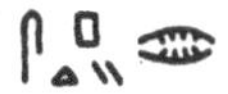 Eb

in der Verbindung

sp.tj n hnw m3

in einem Wimperhaarmittel: Eb 426

§ 1 sp.tj die Ränder (wörtlich: Lippen) eines neuen Topfes.

spdw () siehe bei ỉnr-spdw

sfr

 Ram V Nr III Ram V Nr XVI

I in einem Salbmittel (gs): Ram V Nr III

II in einem Verband (wt): Ram V Nr XVI

§ 1 <u>sfr</u> <u>ein Öl</u>, das in alten Texten als Salböl genannt wird. In Ram V Nr III ist sfr deutlich geschrieben; allerdings sieht es so aus, als sei das nachgetragen. In Ram V Nr XVI ist für ein Kein Platz. Barns umschreibt und will das von Nr III in verbessern. Ob der Nachtrag des versehentlich erfolgt ist statt eines und sfṯ gemeint war? Dann würden beide Stellen zu sfṯ des folgenden Artikels gehören.

sfṯ

Eb; H; Bln; Sm 20,16; L 51 Ram III B 8
Bt 10 L 61 [1]

I in Einnehmemitteln: Eb 75; 77; 209

II in Salbmitteln

a. Applikation wrḥ: Eb 449; 473

b. Applikation gs

Eb 90; 114; 124; 546 Bln 20; 91 Sm 20,16

III in Verbänden (wt)

Eb 246 (= H 74); 487 (= L 51); 491 (vgl L 61); 519; 522 b; 541; 617 (= H 174); 652 (= H 101); 679; 807 H 74 (= Eb 246); 101 (= Eb 652); 166; 174 (= Eb 617); 184 b; 198; 236 L 51 (= Eb 487); 61 (vgl Eb 491) Bt 10

ḥnt ꜣsw mḥ ẖ.t-f m sfṯ: Bln 27

IV in Salbmitteln oder Verbänden (Applikation rdj)

Eb 535; 544 H 260

Droge snwḫ.t(j) ḥr sfṯ: Ram III B 8

V in einer Gesichtsbehandlung (Applikation iꜥj): Eb 719

VI in Rezepten mit fehlender Applikation (äusserlich)

H 258; 259

§ 1 sfṯ ein Öl. Es ist sehr wahrscheinlich ein Produkt der ꜥš-Föhre. Vgl hierzu Gardiner, Onomastica I p. 8 Note 1 und Pap Salt 825 II 3: (aus dem zu Boden gefallenen Blut des Gottes Geb) „entstand die ꜥš-Föhre, es entstand aus ihrem mw-Saft das sfj-Öl.“ Vielleicht ist sfṯ aus dem ꜥḏ-Harz der ꜥš-Föhre gewonnen. Identisch mit dem Harz kann es nicht sein, da Eb 546 sfṯ neben ꜥḏ ꜥš genannt ist. Dawson (bei Barns) hält sfṯ für das geläuterte Harz des Wacholders. Danach ist auch Dawson der Ansicht wie Lucas (JEA 17, 1931, 13 folg), dass ꜥš ein Wacholder ist. Ebbell übersetzt sfṯ mit „turpentine“.

Ausser in drei Einnehmemitteln wird das sfṯ-Öl nur äusserlich angewendet. Möglicherweise gehören hierher die beiden Stellen unter sfr aus Ram V.

Anm. ① L 61 ergänzt zu sfṯ nach Eb 491

smꜣ.w

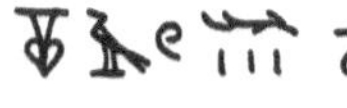 H 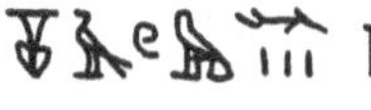 Bln

I smꜣ.w

in einem Räuchermittel: Bln 103 (Einzeldroge)

II smꜣ.w nw ỉsr

in einem Verband (wt): H 102

§ 1 <u>smꜣ.w</u> <u>Zweige.</u> Vgl auch bei ỉsr

<u>smꜣ.tj</u>

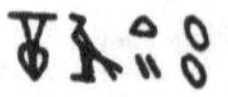 Eb

in der Verbindung

smꜣ.tj n ꜥꜣ ḳmꜣj

in einem Einnehmemittel

smꜣ.tj n ꜥꜣ ḳmꜣj nḏ snꜥꜥ rdj ḥr ỉrp: Eb 756

§ 1 <u>smꜣ.tj</u> <u>die Hoden</u>. Statt der Hoden eines falben Esels nennt das Parallelrezept H 208 den Kot eines Esels für dieselbe nsj.t- Erkrankung.

<u>smj</u>

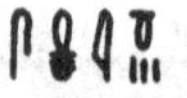 Eb; H 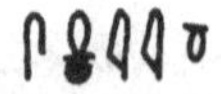 Bln 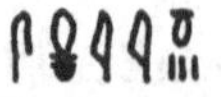 Bln 103 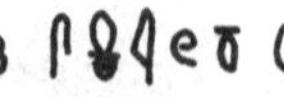 Astr Berlin 5570 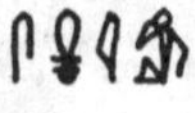 H 111

A smj

I in Einnehmemitteln

a. Bln 103

b. gegen Husten

Eb 310 (= Bln 38); 315 [1]; 317 (= Bln 34) Bln 31 (= Bln 47); 34 (= Eb 317); 38 (= Eb 310); 41; 47 (= Bln 31)

II in einem Augenmittel: Eb 406 = 414

III in Salbmitteln

a. Applikation wrḥ: H 167

b. Applikation gs: Ostr Berlin 5570

IV in einem Verband (wt): H 11 ②

B smj wꜣḏ

in einem Salbmittel (gs): Eb 108 siehe auch bei C I

C smj n 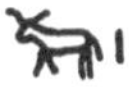

I in einem Einnehmemittel gegen Husten

smj wꜣḏ n 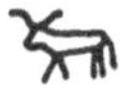: Bln 29 ①

II in einem Verband (wt): H 219 ②

III in einem Ohrmittel: Eb 765

D smj ḥḏ.t

in einem Verband (wt): H 15

E smj aus Frauenmilch

in einem Salbmittel (gs)

ỉrṯ.t nt ms.t ṯꜣj sḏr m hnw mꜣ r ḫpr smj ỉrj

Eb 642 = H 111

§ 1 smj Dickmilch. smj ist bisher immer für „Sahne" gehalten worden. Aber Sahne aus Frauenmilch hergestellt ist schwer vorstellbar. Es handelt sich wohl eher um eine durch stehenlassen dick gewordene Milch. Diese Auffassung wird gestützt durch die parallelen Rezepte Eb 642 = H 111: „Milch einer, die einen Knaben geboren hat, werde nachts stehen gelassen in einem neuen Topf, bis sich die zugehörige smj-Dickmilch bildet"; H 111 nennt noch zusätzlich

Salz, das den Gerinnungsvorgang beschleunigt.
Die unter D angeführte Verbindung smj ḥḏ.t ist nicht ganz klar. ḥḏ „weiss" kann kaum vorliegen, da Dickmilch immer weiss ist. Eher wäre an eine Verschreibung für smj w³ḏ zu denken: „frische Dickmilch", die zweimal genannt wird. Es könnte aber auch gemeint sein „Dickmilch von der ḥḏ.t-Milch". ḥḏ.t-Milch ist auch sonst belegt.
In den Einnehmemitteln wird die Dickmilch bevorzugt in Hustenmitteln verwendet.

Anm. ① Eb 315 smj = Bln 29 smj w³ḏ n 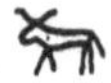 ② H 11 smj = H 219 smj n 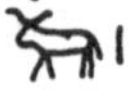

smw

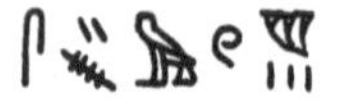 Pap Tur P. u. R. 31+77 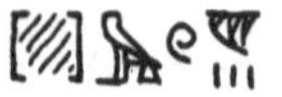 Bt 1 ①

I smw

in einem Zäpfchen: Bt 1

II smw wḥ^c.t

in einem Einnehmemittel

smw wḥ^c.t nḏ ḥr ḥk.t irp r³-pw: Pap Tur P. u. R. 31+77, 4-5

§ 1 smw ist eine allgemeine Bezeichnung für Kraut. So wird das Wort auch gebraucht Eb 294 = H 35: ein smw-Kraut, sn-wt.t ist sein Name. Danach ist die Ergänzung in Bt 1 zweifelhaft, da als Droge eine bestimmte Pflanze gemeint sein muss. Im Koptischen allerdings bezeich-

net CIM sowohl das Kraut im Allgemeinen als auch speziell den Rettich (vgl auch Till, Arzneikunde Nr. 125).
smw wḥꜥ.t „Skorpionskraut" wird gegen den Stich eines Skorpions verordnet und dient als sogenanntes Sympathiemittel.

Anm. ① Bt 1 Gardiner ergänzt in der Lücke 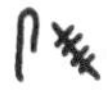

smn

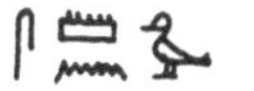 Eb

in der Verbindung

snf n smn

in einem Salbmittel (gs)

neben snf n mnj.t; snf n mn.t; snf n nr.t : Eb 737

§ 1 smn eine Art Gans. Das Blut dieser Gans wird zusammen mit dem Blut von drei anderen Vögeln als Salbmittel gegen wꜣšš-Bluterguss angewendet. Das Mittel ist wohl ein sogenanntes Sympathiemittel.

smt

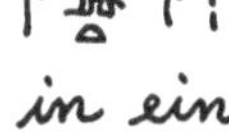 Eb

in einem Hausmittel zur Tötung der ḥntꜣsw-Eidechse

smt.w rdj ḥr ẖ.t : Eb 851

§ 1 smt ein unbekanntes Tier. In Eb 850 wird eine ḥntꜣsw-Eidechse auf's Feuer gegeben, um die smt-Tiere zu töten.

smt

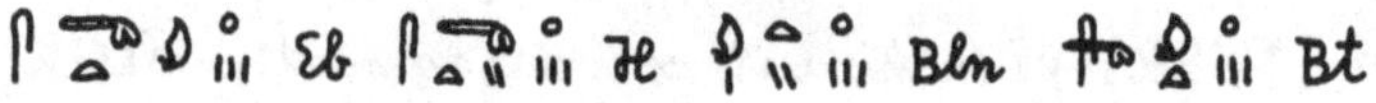
Eb H Bln Bt

I in Einnehmemitteln

a. in der kleinsten Dosierung $(\frac{1}{64})$: Eb 88

neben sntr $(\frac{1}{64})$: Eb 122 (= Bln 35); 285; 477; 480

Bln 35 (= Eb 122) Bt 36

neben sntr $(\frac{1}{64})$; tpnn $(\frac{1}{64})$: Eb 284; 632 H 28 Bt 37

b. zu gleichen Teilen [1] mit den anderen Drogen

neben sntr; tpnn : Eb 186

II in einem Kaumittel

zu gleichen Teilen [1] mit den anderen Drogen : Eb 704

§ 1 smt erscheint nur in den medizinischen Texten. Diese unbekannte Droge könnte dem sntr verwandt ein Harz oder dem tpnn ähnlich eine Frucht (so auch Lefebvre) sein; jedenfalls wird sie gern neben Beiden genannt. smt wird nur innerlich gebraucht und vorwiegend in der kleinsten Dosierung $(\frac{1}{64})$, wie auch sntr und tpnn bei innerlicher Applikation.

Anm. ① Die Drogen haben sämtlich den roten Quantenstrich.

sn-wt.t

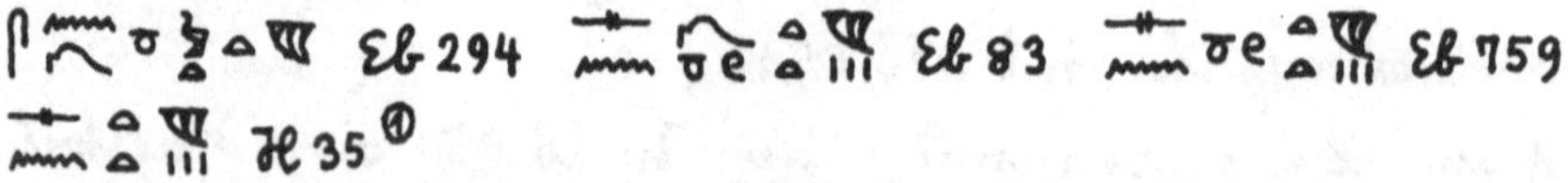
Eb 294 Eb 83 Eb 759 H 35 [1]

A sn-wt.t

I in einem Einnehmemittel: Eb 83

II in einem Salbmittel (Applikation sjn)

Eb 294 = H 35 (Einzeldroge)

III in einem Verband (wt): Eb 759

B pr.t-Früchte von sn-wt.t

in einem Einnehmemittel

iw grt pr.t-s dj.tw-s ḥr t n wḥdj: Eb 294 ②

§ 1 sn-wt.t eine Pflanze. Eb 294 enthält eine genaue Beschreibung dieser Pflanze, die als smw-Kraut bezeichnet wird: sie wächst auf ihrem Bauch wie die ḳ3d.t-Pflanze, sie bildet eine Blüte wie der Lotus, ihre g3b.t-Blätter sind wie weisses Holz (die Parallele H 35 weicht in dieser Beschreibung ab; der Text scheint aber nicht ganz in Ordnung zu sein). Zu der Beschreibung als kriechendes Kraut passt die Bildung des Namens, der das Element -wt.t zu enthalten scheint, mit dem Namen von Schlangen gebildet werden. Dawson (JEA 20, 1934, 186) vermutet, dass sn-wt.t eine Winde (Convolvulus hystrix) bezeichnet. Ebbell übersetzt „Safran (Crocus sativus)".

Anm. ① H 35 Reisner liest 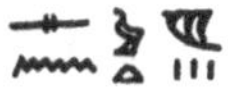 was auch möglich wäre.

② Eb 294 Dieses Einnehmemittel hat H 35 nicht.

smb

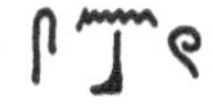

in der Verbindung

ṯꜣ n snb
in einem Zaubermittel zur Anfertigung von 7 Knoten für die Brust der Frau: Eb 811 (95,9); (95,13)

§ 1 snb eine unbekannte Pflanze. Der ṯꜣ-Teil dieser Pflanze muss ein faseriger Stoff sein, der zusammen mit anderen Pflanzenfasern zu 7 Knoten gedreht werden soll.

snf

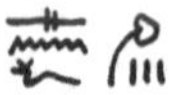 Eb; H; Bln; Pap Leid 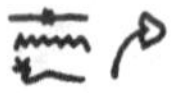 Ram III A

A Blut von Tieren

I snf n ꜥꜣ-Esel
in einem Wimperhaarmittel
neben snf n 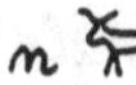; snf n šꜣj; snf n ṯsm; snf n ꜥr: Eb 425

II snf (n) ꜥff-Fliege
in Verbänden (wt)
Eb 857c[1] neben snf n ḥwr: Eb 860c

III snf n ꜥnḫ-Ziegenbock
a. in einem Einnehmemittel: Bln 110
b. in einem Verband (wt): Pap Leid Verso IX 12-X 2

IV snf n ꜥr-Ziege
in einem Wimperhaarmittel
neben snf n 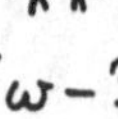; snf n šꜣj; snf n ꜥꜣ; snf n ṯsm: Eb 425

V snf n wḥꜥw-Fisch (Synodontis Schall)
in einem Wimperhaarmittel
snf n ẖꜣ.t wḥꜥw rꜣ-pw: Ram III A 16 (Einzeldroge)

VI snf n bḥs km – schwarzes Kalb
in einem Salbmittel (wrḥ)
snf n bḥs km ps ḥr mrḥ.t : Eb 451
VII snf n mn.t – Schwalbe
in einem Salbmittel (gs)
neben snf n mnj.t; snf n smn; snf n nr.t : Eb 737
VIII snf n mnj.t – Taube
in einem Salbmittel (gs)
neben snf n mn.t; snf n smn; snf n nr.t : Eb 737
IX snf n nr.t – Geier
in einem Salbmittel (gs)
neben snf n mn.t; snf n smn; snf n mnj.t : Eb 737
X snf n ḥwr – Insekt
in einem Verband (wt)
neben snf n ˁff : Eb 860c
XI snf n ḥnt^{3}sw – Eidechse
in einem Wimperhaarmittel
neben snf n d^{3}gj.t : Eb 424
XII snf n ḥḏr.t – Tier
in einem Augenmittel
neben snf n d^{3}gj.t : Ram III A 16
XIII snf n ẖ^{3}.t – Fisch (Oxyrhynchus)
in einem Wimperhaarmittel
snf n ẖ^{3}.t wḥˁw r^{3}-pw : Ram III A 16 (Einzeldroge)
XIV snf n smn – Gans
in einem Salbmittel (gs)

neben snf n mn.t; snf n mnj.t; snf n mr.t: Eb 737

XV snf n šꜣj – Schwein

a. in einem Einnehmemittel

snf n šꜣj rdj ḥr irp: H 20

b. in einem Wimperhaarmittel

neben snf n 𓃒; snf n ꜥꜣ; snf n ṯsm; snf n ꜥr: Eb 425

XVI snf n gꜣbgw – Vogel

in einem Salbmittel (wrḥ)

snf n bḳsw nw gꜣbgw rdj ḥr ibr: Eb 457

XVII snf n ṯsm – Windhund (ṯsm.t – Windhündin)

a. in einem Wimperhaarmittel

neben snf n 𓃒; snf n ꜥꜣ; snf n šꜣj; snf n ꜥr: Eb 425

b. in einem allgemeinen Haarentfernungsmittel

snf n kꜣ.t ṯsm.t: H 156 (Einzeldroge)

XVIII snf n dꜣgj.t – Fledermaus

a. in einem Augenmittel

neben snf n ḥdr.t: Ram III A 16

b. in Wimperhaarmitteln

Eb 426 neben snf n ḥntꜣsw: Eb 424

XIX snf n 𓃒 – Rind

a. in einem Einnehmemittel

snf n 𓃒 ps: H 19 (Einzeldroge)

b. in einem Wimperhaarmittel

neben snf n ꜥꜣ; snf n šꜣj; snf n ṯsm; snf n ꜥr: Eb 425

c in Salbmitteln (wrḥ)

snf n 𓃒 km rdj ḥr mrḥ.t: Eb 459

snf n db n 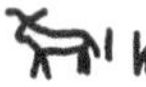 Km snwḫ ḥr mrḥ.t : Eb 454

XX snf als Wiederholung in der Bereitung des in der Drogenaufzählung genannten Blutes von 5 Tieren

Drogen nḏ snʿʿ m iḫ.t wʿ.t ḥr nn snf : Eb 425

B snf šš w.w ohne Herkunftsangabe

in einem Pudermittel (tmt) : Eb 862 c

C Blut des Menschen (Menstruationsblut)

in einem Mittel für die Frauenbrust : Eb 808

§ 1 <u>snf</u> <u>das Blut.</u> Von 19 verschiedenen Tieren (Vögel, Insekten, Säugetieren und Fischen) wird deren Blut offizinell verwendet. Dreimal wird Blut innerlich verabfolgt. Die äusserliche Anwendung betrifft in der Mehrzahl der Fälle Haare, Wimperhaare und Augen. Bemerkenswert ist das Rezept Eb 737, in dem Blut von vier verschiedenen Vögeln in einem Salbmittel gegen die wꜣšš-Krankheit, die mit Blut verbunden ist, verordnet wird. Diese Drogen würden ein sogenanntes Sympathiemittel bedeuten. Die meisten Rezepte nennen zwei oder mehrere Blutarten nebeneinander; Eb 425 erwähnt Blut von fünf verschiedenen Tieren.

Vom Blut des Menschen wird einmal das Menstruationsblut für die Brust einer Frau verwendet: die Brüste werden begossen mit dem Blut einer, deren Menstruation gerade begonnen hat; werde eingerieben ihr Bauch, ihre beiden Oberschenkel damit. Vgl hierzu H 156, in dem ebenfalls als Einzeldroge Blut der Vulva einer Windhündin genannt wird.

Anm. ① Eb 857c das Rezept der folgenden Diagnose Eb 858c hat vor ʿff-Fliege eine Auslassung. Diese Droge ist nach Eb 857c sicher ebenfalls zu snf ʿff zu ergänzen.

snn

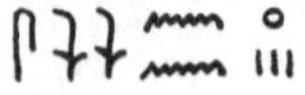 Eb; H

I in Augenmitteln

Eb 336a; 367; 373; 377; 378; 393; 410 = 411 = 413; 423 = 430

II in zwei Rezepten bei Kopferkrankungen: Eb 260; 391

III in einem Rezept gegen wḥdw: Eb 121

IV in einem Rezept gegen mšpn.t: H 162

§ 1 snn ist vielleicht ein Balsam. So übersetzt Lefebvre snn mit „Saft vom Balsambaum" und Ebbell (ZÄS 64, 1929, 121) mit „Balsam von Mekka". Diese Bedeutung wird dadurch gestützt, dass in späten Texten snn als Name für eine ʿntjw-Art gebraucht wird. snn wird bevorzugt in Augenmitteln verwendet und in diesen immer zusammen mit schwarzer Augenschminke und anderen mineralischen Stoffen, sodass auch snn mineralischer Herkunft sein kann. Auf keinen Fall aber ist in den medizinischen Texten snn mit ʿntjw gleichzusetzen, da beide zugleich in denselben Rezepten vorkommen.

snr (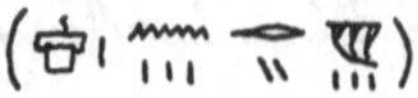) siehe bei sꜣr

snṯr

Ram V Eb; Kah H; Sm 21,2 Bln; L; Bt; Pap Beatty VIII Vords 5,1-3; Pap Leid Verso IV 8; Pap Louvre E 4864 Rs Bln Ostr Berlin 5570 Ram V Nr XI [1] Eb 852 Bln 95 Bln 102 Pap Leid Recto III 1

A snṯr

I in Einnehmemitteln

a. mit der kleinsten Quantenangabe [2]

Eb 23; 39; 86; 89; 91; 122 (= Bln 35); 137 = 152; 216; 284; 285; 288; 293; 300; 327; 329 = 331; 477; 478; 479; 480; 631; 632; 777; 833 H 28; 30; 42 [3]; 43; 61; 70 Bln 35 [4] (= Eb 122); 120; 148; 153; 155; 157; 162 Bt 36; 37

b. alle Drogen im Verhältnis 1:1 oder ohne Quantenangabe

Eb 165; 186; 214 (= Pap Beatty VIII Vords 5,1-3); 283 H 36; 54 Pap Beatty VIII Vords 5,1-3 (= Eb 214)

ꜣbdw-Fisch rꜣ mḥ m snṯr : H 85

II in Kaumitteln : Eb 554; 555; 700

III in Einläufen

a. in der Drogenaufzählung : Eb 705; 817; 818; 822

b. in einer Rezeptnachschrift als Wiederholung des in der Drogenaufzählung bereits genannten snṯr

iw ir.tw-f mn rdj.t snṯr : Eb 705

IV in Zäpfchen u.ä.

Eb 140; 141; 144; 145; 164; 802

V in Räuchermitteln

a. bei Frauenleiden

Sm 21,2 Kah 1; 5; 20 Droge rdj ḥr snṯr: Eb 793

b. in einem Hausmittel (für Haus und Kleider): Eb 852

VI in Eingiessmitteln in die Ohren (Applikation stj)

Eb 768; 769

VII in Salbmitteln

a. Applikation wrḥ

Eb 253; 254; 255; 449; 803

b. Applikation gs

Eb 508 (= L 59); 708 = H 31 = H 150 Bln 95; 84 = 102; 104

L 59 (= Eb 508)

VIII in Verbänden (wt)

Eb 177; 243 (= H 71); 433 (= H 22); 434 (= H 23); 532; 557 (= H 140); 558 (= H 141); 564 (= H 126); 565; 571; 594; 613; 614; 624; 758; 861c H 22 (= Eb 433); 23 (= Eb 434); 71 (= Eb 243); 126 (= Eb 564); 140 (= Eb 557); 141 (= Eb 558); 164; 166; 184b; 186; 191; 192 Bln 54 Bt 10; 12 Pap Louvre E 4864 Rs 1,6

ṯꜣ n snṯr ps ḥr ꜥḏ: H 183

IX in Salbmitteln oder Verbänden (Applikation rdj)

a. in der Drogenaufzählung

Eb 257; 259; 260; 298; 520; 521; 589; 622 (= H 179); 711 (= H 151)⑤; 731; 742⑥; 743⑥ H 151 (= Eb 711)⑤; 176; 179 (= Eb 622); 260 Bln 200 Pap Leid Verso IV 7-8 = Recto II 13-III 2

b. in Verbindung mit Verben der Drogenbereitung
Droge ꜣmj ḥr snṯr: H 32 (5)
Stoff iwḥ m snṯr bj.t: Eb 515
snṯr ḥr Droge: Eb 765

X in Rezepten deren Applikation verderbt ist oder fehlt
Bln 139 Bt 2 Ostr Berlin 5570 Zeile 3; Zeile 7; Zeile 8

XI in Augenmitteln
Eb 336b; 336d; 337; 352; 365; 375; 412; 421
snṯr nḏ ḥr Droge: Eb 425 (Wimperhaarmittel)

XII in der äusserlichen Behandlung der mt.w-Gefässe
Eb 634; 638 (7); 646; 650; 652 (= H 101); 656 (= Ram V Nr II); 657 (= H 94) (8); 659 (= Bln 49); 672; 673; 675; 682; 686; 687
H 94 (= Eb 657) (8); 101 (= Eb 652); 103; 104; 108; 109 (= H 231); 115; 122; 228 (9); 229; 230; 231 (= H 109); 232 Bln 49 (= Eb 659); 51 Ram V Nr II (= Eb 656); Nr XVIII; Nr XIX; Nr XX

B snṯr mit Zusätzen

I snṯr wꜣḏ
a. in einem Einnehmemittel: Bln 7
b. in Salbmitteln (gs): Bln 20; 97
c. in Verbänden (wt)
Eb 491 (= L 61); 649 = H 107 (9) H 237 (8) L 61 (= Eb 491)

II snṯr sꜣḳ (10)
in einem Verband (wt): Eb 490 = L 17

III snṯr pḫꜣ (⊏ ═)
in einem Einnehmemittel: Eb 210

IV ḫnt.t m snṯr

a. in einem Augenmittel: Eb 336d

b. in Salbmitteln

1. Applikation wrḥ: Eb 256 (Einzeldroge)

2. Applikation gs: Eb 653; 654 = H 123 (11)

c. in Verbänden (wt)

Ram V Nr XI neben ẖp3 n snṯr: Eb 242 (12)

V ẖp3 n snṯr

in Verbänden (wt)

Eb 655 = H 124 neben ẖnt.t snṯr: Eb 242

VI ḳmj.t nt snṯr

in äusserlicher Anwendung: Eb 716

§ 1 snṯr wird wohl nach der neusten Arbeit von Loret (La Résine de Térébinthe (Sonter) chez les Anciens Égyptiens, Le Caire, 1949) Terebinthenharz sein. So übersetzt Lefebvre, während Jonckheere snṯr mit „encens" wiedergibt. Barns übersetzt ebenfalls „incense", weist aber auf Loret hin. Loret hat schon in seinen früheren Arbeiten snṯr, ausgehend von dessen koptischen Derivat CONTE, dem Harz der Terebinthe gleichgesetzt. Steuer dagegen hat in seiner eingehenden Studie (Über das wohlriechende Natron bei den Alten Ägyptern [Interpretation, Darstellung und Kultur des snṯr], Leiden 1937) zu zeigen versucht, dass die Bezeichnung snṯr in den einzelnen Zeitstufen des Ägyptischen von der Pyramidenzeit bis zum Koptischen verschiedene Begriffskomplexe beinhaltet haben muss, darunter auch besonders in der älteren Periode in bevorzugtem Maße den Weihrauch (oliban). Bei seiner Untersuchung der medizinischen Texte im Vergleich mit der griechischen Medizin kommt Steuer mit allem Vorbehalt zu dem Schluss, dass snṯr je nach seiner Anwendung Weihrauch oder Terebinthenharz bezeichnet haben kann und dass als medizinisches Räucherharz vielleicht auch Bdellium in Frage kommt. Dass aber innerhalb der medizinischen Texte snṯr als Droge verschiedene Harze bezeichnet haben soll erscheint uns nicht sehr wahrscheinlich.

§ 2 Das snṯr-Harz findet offizinell mannigfaltige Anwendung. Bemerkenswert ist sein verhältnismässig häufiger Gebrauch in Einnehmemitteln und zwar, wenn es sich um Rezepte handelt mit quantitierten Drogen, bis auf wenige Ausnahmen immer in der kleinsten Dosierung, welche die Vorschriften überhaupt angeben. In dieser geringen Dosierung werden auch einige andere Drogen in Einnehmemitteln bevorzugt gebraucht; z. B. tpnn oder smt. Welches der Grund dafür ist, lässt sich nicht entscheiden; vielleicht die Beobachtung, dass die Droge, in grösserer Menge innerlich verabfolgt, schädlich gewirkt haben mag. Denn auch z. B. msdm.t - Bleiglanz weist diese kleinste Dosierung auf, wenn er, ganz selten, in Einnehmemitteln vorkommt.

§ 3 Der Gebrauch von snṯr zur äusserlichen Anwendung überwiegt. Erscheinen dabei gelegentlich die Drogen in besonderer Dosierung, so ist dort auch snṯr mit der kleinsten Dosierung angegeben. Beispiele hierfür sind: Eb 260; 758; H 191; 192; Bln 95; 104. Ausnahme ist H 103: snṯr $\frac{1}{8}$

Der häufige Gebrauch von snṯr zur Behandlung von mt.w – Gefässen ist als besondere Gruppe (A XII) hervorgehoben. Daneben wird snṯr im Drogengemisch noch bevorzugt zur Behandlung von šfw.t-Schwellungen an allen Gliedern und überhaupt bei Erkrankungen der Gliedmaßen benutzt.

Anm. ① so Barns; oder ob das ⌂ das ∘ von ⁞? ② Die Quante $\frac{1}{64}$ ist die kleinste Menge, die die Rezepte angeben. ③ H 42 snṯr $\frac{1}{16}$ vielleicht Verschreibung; vgl das sehr ähnliche aber längere Rezept Bln 162 mit snṯr $\frac{1}{64}$. Auch das k.t-Rezept H 43 hat snṯr $\frac{1}{64}$ ④ Bln 35 fehlt die Quantenangabe bei snṯr = Eb 122 snṯr $\frac{1}{64}$ ⑤ Eb 711 snṯr Droge ꜣmj m ỉḫ.t wꜥ.t = H 151 Droge snṯr ꜣmj = H 32 Droge ꜣmj ḥr snṯr ⑥ Eb 742 und 743 sind Pudermittel für den Zahn. ⑦ Eb 638 = Ram V Nr XV ohne snṯr ⑧ Eb 657 = H 94 = Ram V Nr V snṯr verderbt = H 237 snṯr wꜣḏ; Barns will in Ram V Nr V auch snṯr wꜣḏ lesen ⑨ H 228 snṯr = Eb 649 snṯr wꜣḏ = H 107 snṯr wꜣḏ ⑩ vgl Gardiner, Onomastica I 65* Nr 147: sꜣk snṯr als Beruf ⑪ H 123 ḫnt m snṯr ⑫ Eb 242 ḫnt.t snṯr

sṯ

 Eb 693 Eb 499 Ram V Nr XIV

in den Verbindungen

A ʿḏ (n) sr

in Verbänden (wt)

neben ʿḏ des Rindes; ʿḏ des Esels: Eb 693 ①

neben ʿḏ des (männlichen) Rindes; ʿḏ des Ziegenbocks: Ram V Nr XIV

B šnj n sr

in einer Behandlung einer Brandblase: Eb 499 ②

§ 1 sr der Widder von dem das Fett und einmal das Haar offizinell verwendet werden.

Anm. ① Eb 693 = H 121 ohne ʿḏ n sr ② Eb 499 šnj n sr = L 47 šnj n mj.t-Katze.

sr

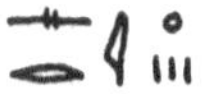 Eb

in der Verbindung

sr n ksb.t

in einem Einnehmemittel: Eb 16

§ 1 sr als Teil des ksb.t-Baumes kommt nur hier vor. Sonst wird des öfteren der ẖr-Teil dieses Baumes genannt. Vgl z.B. Eb 59, ein Eb 16 sehr ähnliches Rezept, mit ẖr n ksb.t. Ob sr in Eb 16 ein Fehler?

sr

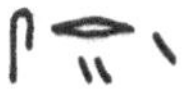 L

in der Verbindung

sr n ˁ3 ḳm3w

als Zauberdroge für ein Knotenamulett: L 40 (13,11; 13,12)

§ 1 sr das Haar eines falben Esels.

sr.t

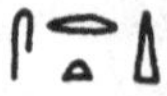 Eb

in der Verbindung

sr.t nt ḥnt3

in einem Salbmittel (Applikation rdj)

sr.t nt ḥnt3 snwḫ ẖtb ḥr mrḥ.t: Eb 771

§ 1 sr.t der Stachel vom Stachelschwein. Das Parallelrezept Eb 466 nennt statt dessen das šnj-Haar des Stachelschweins. Vgl bei ḥnt3.

srf

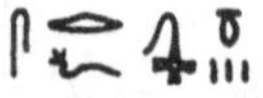 Eb 463

in der Verbindung: srf n sḏr   siehe bei sḏr

srm.t

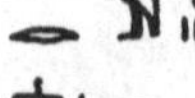 Eb 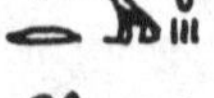 Eb 54 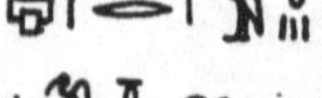 Eb 482 b; 735; 859 c

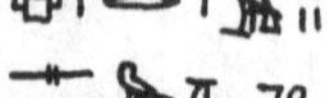 Eb 323 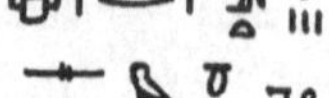 Eb 169 (1) 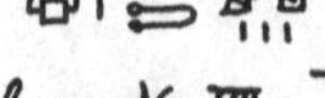 Eb 643 (2)

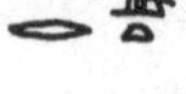 H 112; Bln 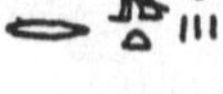 H 26; Carlsberg Nr. VII 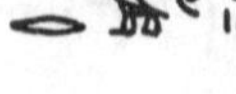

Bln 130 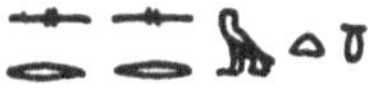 Bln 177 ③

A srm.t

I in Einnehmemitteln

Eb 54; 92; 169 H 26 Bln 34 ④

II in einem Salbmittel (gs): Eb 643 ⑤

III in Verbänden (wt)

Eb 177; 665; 667; 668; 859c

B srm.t ḫpr.t

in einem Rezept für eine Brandblase

Droge ps nḏ snʿʿ ḥr srm.t ḫpr.t : Eb 482 b

C mw nw srm.t

I in Einnehmemitteln

Eb 317 ④ Carlsberg Nr VII (Geburtsprognose)

II in Verbänden (wt): Bln 122; 130

D šfw n srm.t

in einem Salbmittel (gs): Eb 735

E dbj nw srm.t nḏm

in Einläufen : Bln 177; 178

F pḫḫ n srm.t

in einem Salbmittel (gs): H 112 ⑤

§1 <u>srm.t</u> <u>Hefe</u> ? Die Bedeutung „Hefe" ist durch das Koptische ⲥⲟⲣⲙ, ⲥⲁⲣⲙ „Hefe" (in der Koptischen Heilkunde von altem Wein oder altem Bier) ziemlich gesichert. Auch Ebbell übersetzt Hefe ; Lefebvre: srm.t-Bier. Es gibt aber, worauf Gardiner, Onomastica II Seite 234[x] mit Nachdruck hinweist, einige Stellen ausserhalb der medizinischen Texte, nach denen srm.t (determiniert mit [Hieroglyphen]) auch etwas Körniges oder doch Halbfestes war, das gelegentlich als Speise diente. šfw n srm.t übersetzen wir zweifelnd mit „šfw (-Schlamm?) von Hefe". Die Verbindung dbj mw srm.t nḏm kann sowohl als „dbj-Flüssigkeit von süsser Hefe" aufgefasst werden (da ausserhalb der medizinischen Texte srm.t nḏm.t genannt wird) als auch (wegen der Schreibung von nḏm ohne -t) „süsse dbj-Flüssigkeit von Hefe". Die Verbindung pẖẖ (VII) n srm.t in H. 112 an Stelle von blossem srm.t in Eb 643 ist nicht verständlich und möglicherweise fehlerhaft; pẖẖ ist sonst nicht belegt.

Anm. ① Eb 169 Wreszinski umschreibt [Hieroglyphen]; aber statt des Böckchens wird [Hieroglyphen] zu lesen sein wie in mw.t „Mutter" ② Eb 643 ṯ als [Hieroglyphen] geschrieben wie auch sonst in der Schreibung von rmṯ. ③ Bln 177 die Schreibung ist bedingt durch Zeilenbruch zwischen den beiden [Hieroglyphen] ④ Bln 34 srm.t = Eb 317 mw nw srm.t ⑤ Eb 643 srm.t = H 112 pẖẖ n srm.t

shw.t ([Hieroglyphen]) siehe bei shr.t

shr.t

[Hieroglyphen] Eb [Hieroglyphen] Ram III A 24 [Hieroglyphen] H 80 ①

I in einem Einnehmemittel: Eb 222 = H 80

II in einem Zäpfchen: Eb 144

III in Augenmitteln: Eb 379

sꜣhr.t nḏ snˁˁ ꜣmj ḥr mw: Ram III A 24 (Einzeldroge)

IV in einem Pudermittel (tmt): Eb 445

V in einem Verband (wt): Eb 647 ②

§ 1 <u>shr.t</u> <u>ein Mineral</u>. Ebbell und Lefebvre übersetzen shr.t nicht. Dawson (bei Barns: Ram III A 24, Note 1) vermutet Chalcedon.

Anm. ① H 80 vielleicht ist die Ligatur wt auch rt zu lesen ② Eb 647 = H 116, das unvollständig ist und dem shr.t fehlt.

sḥjḥ.t

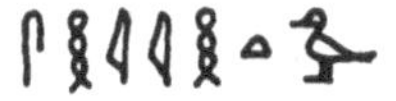 Eb 606 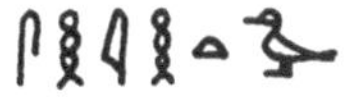 Ram III B 2

in Verbänden (wt)

sḥjḥ.t ḳnḳn.t: Ram III B 2

sḥjḥ.t sḥm.tj m šd ỉḫ.t nb.t n-s ỉmj ḥr-s: Eb 606 (Einzeldroge)

§ 1 <u>sḥjḥ.t</u> <u>ein Vogel oder ein Insekt</u>. Barns weist hin auf sḥḥ.t – Teichhuhn (?) in Beni Hasan II pl IV. Aber das ist sehr unwahrscheinlich, da in beiden Rezepten das ganze Tier verarbeitet wird. Es könnte nur ein kleiner Vogel sein.

sḥm

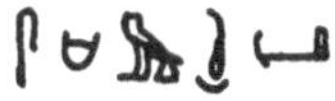 Eb 709

in der Verbindung

sḥm n ḏꜣr.t siehe bei ḏꜣr.t

sḥm

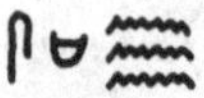 Kah 22

in der Verbindung

sḥm n ḥsmn siehe bei ḥsmn

sḫ.t

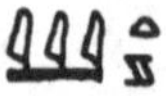 Eb 484; Bt Rs 2,1 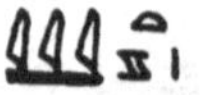 H 233; Eb 611

in den Verbindungen

ỉbsꜣ n sḫ.t Bt Rs 2,1 wꜣdw n sḫ.t Eb 611

ḥsmn n sḫ.t H 233 gjw n sḫ.t Eb 484

siehe beim ersten Bestandteil

§ 1 sḫ.t das Feld. In den drei ersten Verbindungen im Sinne von „Oase".

sḫw

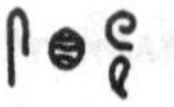 Bln 123 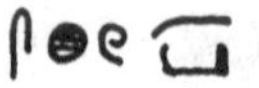 Bln 123

in den Verbindungen

I sḫw n ỉb

II sḫw n ỉn.t

beide in demselben Verband (wt): Bln 123

§ 1 sḫw die Galle. Sonst werden in der Medizin für die Galle die Wörter wdd und bnf gebraucht. Die Galle des ỉb-Böckchens und die Galle des Nilfisches Tilapia nilotica sind die beiden Drogen in diesem Verband.

sḫp.t

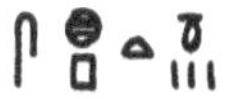 Eb 87; 632; H 227; Bln 153 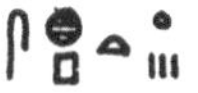 Eb 285; 768; 769

I in Einnehmemitteln : Bln 153
neben ḥḳ.t nḏm.t : Eb 87
neben ḥḳ.t nḏm.t; ḏsr.t : Eb 285
neben ỉrp ; ḏsr.t : Eb 632

II in Einträufelmitteln für ein erkranktes Ohr
Eb 768; 769

III in einem Verband (wt): H 227

§ 1 sḫp.t ist eine Flüssigkeit, die ausserhalb der Medizin oft als Getränk genannt wird. Trotz der Schreibung im Eb mit  muss sḫp.t eine flüssige Droge sein. Eb 285 nennt am Anfang der Drogenaufzählung in grösserer Quantitierung : süsses Bier; sḫp.t ; ḏsr.t-Bier. Dann folgen in kleinen Dosierungen die festen Drogen, die in den drei Flüssigkeiten zum Trank gemischt werden. Eb 769 nennt neben sḫp.t noch Terebinthenharz und oberägyptisches Salz. Das Medikament soll in das Ohr geträufelt werden. Auch hier muss sḫp.t die Flüssigkeitsbasis des Heilmittels sein.

sḫt

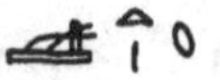 Eb

in den Verbindungen

I sḫt n rꜣ-Gans

in einem Zäpfchen: Eb 146

II sḫt nt s.t-Gans

in einem Zäpfchen: Eb 684 (Einzeldroge)

III sḫt n ḏwjw

in Einnehmemitteln: Eb 45; 47

§ 1 sḫt ist unbekannt. Ebbell übersetzt „Eidotter"; dann müsste ḏwjw auch ein Vogel sein (vgl aber bei ḏwjw). Eb 684 behandelt sḫt als Femininum.

sẖ.t

 Eb 191 b; 194 b; 203 e 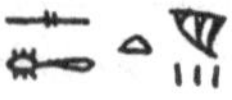 Eb 31  Sm 46 (16,4); H 120 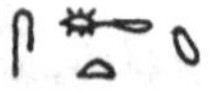 Eb 209 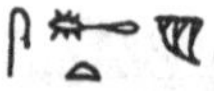 Eb 752 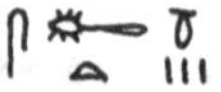 Eb 757; 758 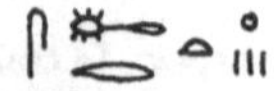 H 105 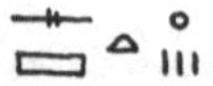 H 206

A sẖ.t

I in Einnehmemitteln: Eb 31; 203 e

II in Verbänden (wt)

Eb 757 H 105; 120 ① Sm 46 (16,4)

B sẖ.t ḥḏ.t neben sẖ.t wꜣḏ.t

I in Einnehmemitteln: Eb 209 H 206 = Eb 752 ②

II in einem Verband (wt): Eb 758

C dšr.w nw sḫ.t
in einem Einnehmemittel
Eb 191 b (= 194 b: dḏw nw sḫ.t)

D dḏw nw sḫ.t
in einem Einnehmemittel
Eb 194 b (= 191 b: dšr.w nw sḫ.t)

§ 1 sḫ.t eine noch nicht bestimmte Körnerfrucht, die auch mit den Zusätzen „weisse" und „grüne" ausserhalb der Medizin oft genannt ist. Für die Schreibungen sḫr.t in H 105 und sš.t in H 206 vgl die Schreibung sšr.t wꜣḏ.t und sšr.t ḥḏ.t Pap Beatty IX Recto 11, 6 und 7. Der Wechsel der Determinative  und  lässt vermuten, dass auch das mit  determinierte Wort keine besondere Bezeichnung für eine Flüssigkeit ist, sondern ebenfalls die sḫ.t-Körnerfrucht meint.
Der dšr.w-Teil von sḫ.t ist auch nicht bekannt. Die Parallele hat dafür dḏw nw sḫ.t; dḏw allein ist etwas, das die Müllerinnen bearbeiten (sꜣw). Vgl Äg.W.B. IV 16, 11.

Anm. ① H 120 vor sḫ.t wird Dattelsaft genannt. Das Parallelrezept Eb 662 hat anstatt dieser beiden Drogen bnjw sšr „getrockneter Dattelsaft". Wahrscheinlich ist die Eberstelle fehlerhaft. ② Eb 752 hat sḫ.t wꜣḏ.t ausgelassen.

sskꜣ

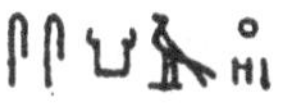 Eb; H 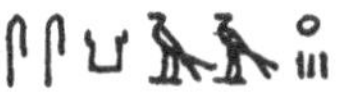 H 115

A sskꜣ

I in Salbmitteln (gs): Eb 90; 111; 112; 628 = H 97

II in Verbänden (wt)

Eb 608; 623; 640; 646; 650; 660 (= H 117 + 118); 665; 670; 680; 682

H 106; 115; 118 (+ H 117 = Eb 660); 136; 204

III in einem Salbmittel oder Verband (Applikation rdj)

Eb 121

B sskꜣ n 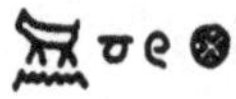

in einem Verband (wt): H 227

§ 1 sskꜣ ist ein unbekannter Stoff, der nur äusserlich verwendet wird, bevorzugt in den Behandlungen der mt.w-Gefässe.

sš

 Eb 573

in der Verbindung

rj.t nt sš siehe bei rj.t

§ 1 sš der Schreiber

sšw

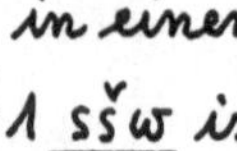 Ram III A

in einem Rezept mit zerstörter Applikation: Ram III A 3

§ 1 sšw ist unbekannt. Gardiner (bei Barns) vermutet Ringe oder Scheiben, die aber für eine Drogenbezeichnung nicht zu passen scheinen. Barns selber weist noch auf sšš in H 46 hin. Wir fassen sšš nicht als selbständige Droge, sondern als einen unbekannten Bereitungszustand der Gerste auf. Vgl bei ỉt sowie bei sšš im Med. W.B.

sšn

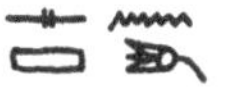 Eb 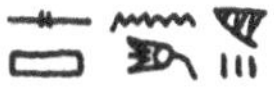 Eb 224 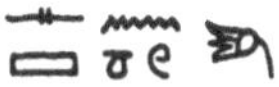 H 82 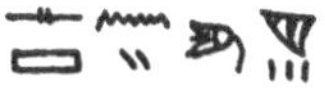 Bt 13b

A sšn

in einem Salbmittel oder Verband (Applikation wdj)

Eb 258

B ḫ3.w nw sšn

I in Einnehmemitteln

Eb 209; 224 (= H 82); 479 H 82 (= Eb 224)

II in einem Einlauf: Bt 13b

§ 1 sšn Lotus. Nach Keimer (Ann. Serv. 48, 1954, 22) der weisse Lotus (Nymphaea Lotus L.). Die ḫ3.w-Blätter, die innerlich zur Anwendung kommen, werden die grossen Schwimmblätter bezeichnen. Vgl auch s3p.t-Lotus.

sk(j)

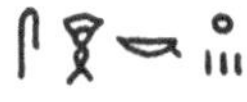 Eb; Bln 22; 90; L 6 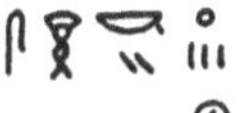 H; Eb 551; 877e

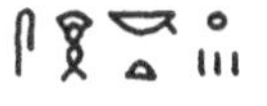 Bln 101 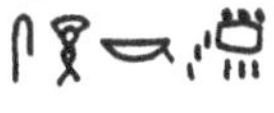 Bln 45 ①

A sk(j)

in einem Einnehmemittel: Bln 45 ①

B sk(j) n psḏn-Tenne

I in Salbmitteln (gs): Eb 551 Bln 90; 101

II in Verbänden

a. Applikation wt

Eb 562; 567 (= H 128); 607; 609 H 128 (= Eb 567); 168

b. Applikation rdj

Drogen ḳnḳn ḥr sk(j) n psḏn: H 100

c. Applikation dꜣr: H 89

III in Rezepten mit fehlender Applikation (äusserlich)

Eb 877 e L 6

C sk(j) n ḫsꜣ

in einem Verband (wt): Bln 22

§ 1 sk(j) Mehl. Ausser in Bln 45, wo es scheinbar allein vorkommt, und in Bln 22 in einer unklaren Verbindung wird sk(j)-Mehl immer mit dem Zusatz „der psḏn-Tenne" genannt. Wreszinski, Ebbell und auch Lefebvre lesen dagegen psn und übersetzen „Mehl für psn-Brot". Aber die Schreibung spricht nicht für psn.

Anm. ① Bln 45 Oder ist sk(j) ỉt „Mehl von Gerste" gemeint?

skꜣ

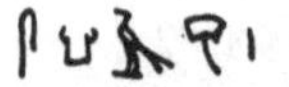 Bln

in der Verbindung

rꜣ n skꜣ

in einem Salbmittel (gs)

„etwas, das aus dem Maul des sk3-Tieres genommen wird"

Bln 94

§ 1 <u>sk3</u> <u>ein unbekanntes Tier.</u>

<u>stj</u>

Eb; H; L; Bln 35; 202 Bln Bt; Bln 17; 89

Eb 663 Bln 104

I in Einnehmemitteln

Eb 39; 45; 48; 91; 122 (= Bln 35); 126 (= Eb 229); 127; 154; 205b; 210; 220; 221 (= H 79); 227; 229 (= Eb 126); 230; 233; 234; 235 (= H 50); 274; 277 (= H 63); 279 (= H 66); 283; 288; 328; 332; 478; 631; 632; 633; 777 H 28; 50 (= Eb 235); 57; 61; 63 (= Eb 277); 66 (= Eb 279); 79 (= Eb 221); 84 [1]; 86 Bln 35 (= Eb 122); 117 Bt 33

II in einem Einlauf: Eb 817

III in einem Zäpfchen: Eb 140

IV in Salbmitteln (gs)

Eb 546; 810 (= Bln 17) Bln 17 (= Eb 810); 89; 95; 104

V in Verbänden (wt)

Eb 243 (= H 71); 433 (= H 22); 588; 637; 663; 675 H 22 (= Eb 433); 71 (= Eb 243) Bln 131; 132 L 55

VI in Salbmitteln oder Verbänden (Applikation rdj)

Eb 121 [2]; 259; 298; 792 Bln 202

VII in Rezepten deren Applikation fehlt

L 61 [3] Bt 14 [4]

VIII in Augenmitteln

Eb 336b; 336d (56,4); 336d (56,5) ⑤; 344; 390 = 400; 416

neben mnš.t: Eb 346 = 407; 410 = 411 = 413

IX in Behandlungen von Fingern und Zehen (Verbände)

Eb 616 (= H 173b); 618 (= H 177 = H 188); 619 (= H 178); 620a ⑥ (= H 175a); 622 (= H 179); 624 ⑦ H 173b (= Eb 616); 175a ⑥ (= Eb 620a); 177 (= H 188 = Eb 618); 178 (= Eb 619); 179 (= Eb 622); 185; 186; 187; 188 (= H 177 = Eb 618); 189; 191; 192

X in Zahnbehandlungen

a. Applikation wš3 : Eb 739; 740

b. Applikation rdj (Pudermittel tmt): Eb 741; 743

c. Applikation hpc: Eb 747

XI in Behandlungen der Zunge

a. Applikation rdj : Eb 701

b. Applikation hpc: Eb 700; 703; 704

§ 1 stj Ocker wird von Ebbell für gelben Ocker gehalten, während Iversen in seiner eingehenden Behandlung des Wortes mit Angabe der älteren Literatur (Paints and Pigments, 1955, p 26) in stj eher eine Bezeichnung für einen Ocker besonderer Konsistenz sehen will. Lefebvre und auch Jonckheere übersetzen stj mit „terre de Nubie".

§ 2 stj wird zum Unterschied von mnš.t - Ocker (vgl dort) häufig in Einnehmemitteln gebraucht und bei Erkrankungen der Zunge und der Zähne. Gemeinsam ist bei beiden Arten der Gebrauch in Augenmitteln und häufig bei Erkrankungen der Finger und der Zehen.

stj und mnš.t werden auch zugleich in demselben Rezept genannt.

Anm. ① H 84 stj = Eb 226 ḳsntj ② Eb 121 neben mnš.t ③ L 61 nach dem ähnlichen Rezept Eb 491 wohl ein Verband. L 61 stj = Eb 491 ḳsntj ④ Bt 14 wohl ein Einnehmemittel ⑤ Eb 336 d (56,5) pḥwj sꜣ, das vor stj steht, ist kein Teil von stj, sondern ein Ausdruck für „Nachbehandlung", ebenso wie die Ausdrücke km n sꜣ und ḥꜣ.t sꜣ, die Eb 336 d in vier Einzelrezepte gliedern. ⑥ Eb 620 a neben mnš.t = H 175 a neben mnš.t ⑦ Eb 624 neben mnš.t

<u>sṯr.t</u>

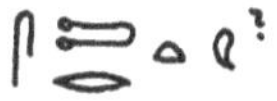 L

als Zauberdroge: L 36

§ 1 <u>sṯr.t</u> eine Bezeichnung der <u>Wimperhaare</u>; vgl ZÄS 11, 1873, 82. Hier in einem Zauberspruch gegen Augenkrankheiten. sṯr.t soll auf die rechte und linke Sohle des Patienten gelegt werden.

<u>sd.w</u>

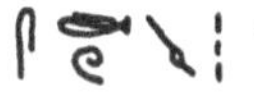 H 206  Eb

in der Verbindung

sd.w nw ḥꜣsj.t

in Einnehmemitteln: Eb 209; 271; 752 = H 206

§ 1 <u>sd.w</u> sind <u>Teile</u> der Bryonia. Dawson (JEA 20, 1934, 45) hält sd.w, wörtlich „Schwänze", für die Ranken der Bryonia. Diese Droge wird nur in Einnehmemitteln verwendet; vgl auch bei ḫ3sj.t

sd-pnw

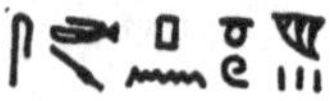 Eb

in einem Einnehmemittel: Eb 160

§ 1 <u>sd-pnw</u> eine bildliche Bezeichnung für eine Pflanze; wörtlich „Mäuseschwanz". Keimer (Gartenpflanzen S. 156) hält sd-pnw für eine Malvenart (Alcea ficifolia L.). Diese Vermutung beruht auf Dioskurides (II 144), der Mäuseschwanz als einen Namen für die Malve erwähnt.

sḏr

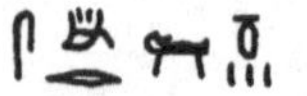 Eb

I sḏr

in einem Einlauf: Eb 156

II srf n sḏr

in einem Salbmittel (wrḥ): Eb 463

III t3ḥ.t nt sḏr

in einem Verband (wt): Eb 640

§ 1 sḏr eine Flüssigkeit; vgl das ausserhalb der Medizin vorkommende sḏr.t (Schlaf- oder Rauschtrank). t3ḥ.t – Bodensatz wird sonst sehr häufig von Bier und auch von Wein genannt und ist wohl der Rückstand der alkoholischen Gärung. srf mit 𓊮 determiniert wird kaum ein besonderer Teil der sḏr-Flüssigkeit sein, sondern bezeichnet vielleicht nur den Erhitzungszustand, in dem die sḏr-Flüssigkeit mit der Droge verarbeitet werden soll. Die sehr viel kürzer gefasste Variante H 148 nennt srf n sḏr nicht.

š

 Eb 340  Eb 108

I wsf3w š : Eb 340 siehe bei wsf3w

II šfšf.t nt š : Eb 108 siehe bei šfšf.t

š in der Verbindung ns-š siehe dort.

§ 1 š der Teich.

š3j

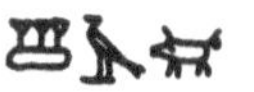 Eb 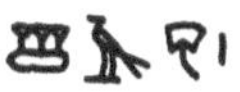 Eb 316 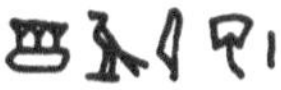 H 20; L 40; Bln 19

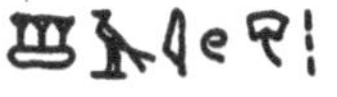 Bln 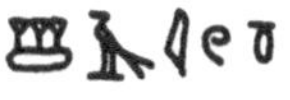 Bln 42 (1)

I š3j „Schwein"

a. 3js „Gekröse": Bln 19

b. ibḥ „Zahn": Eb 580

c. ir.tj „Augen": Eb 356 a

d. ꜥḏ „Fett": Eb 652

e. mjs.t „Leber": L 40

f. mrḥ.t „Fett": Eb 531 Bln 42; 100; 109

g. nḥḏ.t „Zahn": Eb 316

h. ḥs „Kot": Eb 663 Bln 64

i. snf „Blut": Eb 425 H 20

II š3j ḥm.t „weibliches Schwein"

in der Verbindung

mrḥ.t š3j ḥm.t : Bln 26

§ 1 š3j das Schwein. Daneben wird in der Medizin auch gelegentlich rr-Schwein genannt; vgl dort. Die Sau ist in Bln 26 als š3j ḥm.t bezeichnet. Für die Anwendung der Körperteile und Ausscheidungen des Schweins siehe beim ersten Bestandteil der Verbindungen.

Anm. ① Bln 42 mrḥ.t n š3j : der ♉ als Determinativ bezieht sich auf den ganzen Ausdruck.

š3w

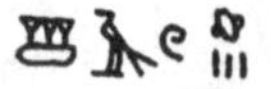 Eb 793; 794; L 46 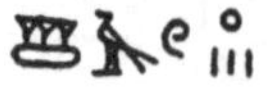 Eb 523 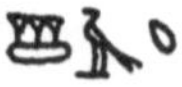 Eb 625 ①

I š3w ps

in der Behandlung einer Brandwunde: L 46

II š3w šw

a. in der Behandlung eines Frauenleidens (Applikation sjn) Eb 794

b. in der Behandlung einer Wunde (Applikation wt)

Eb 523 vgl auch unter III

III šꜣw šw n rmṯ

in einem Räuchermittel für ein Frauenleiden

šꜣw šw n rmṯ rdj ḥr snṯr : Eb 793

IV šꜣ n ṯsm - Windhund

in einer Behandlung des Zitterns

Drogen rdj šꜣ n ṯsm r ḥr-f : Eb 625

§ 1 <u>šꜣw</u> ist wohl eine Bezeichnung für den <u>Kot</u> (vgl aber Anm 1), der sonst in der Medizin ḥs genannt wird. Er wird einmal vom Menschen und einmal vom Windhund erwähnt. Die šꜣw-Belege ohne Angabe der Herkunft werden den Kot des Menschen meinen. Dafür sprechen die beiden aufeinander folgenden Rezepte im Ebers für das gleiche Leiden: Eb 793 trockener šꜣw des Menschen; Eb 794 trockener šꜣw. Dem trockenen šꜣw-Kot in Eb 523 (Rezept zum Schliessen einer Wunde) steht in Eb 541 (mit gleicher Überschrift) der ḥs-Kot des Menschen gegenüber. Vgl auch bei ḥs.

Anm. ① Dawson (bei Barns S. 19, 28) hält das Determinativ nicht für 0, sondern für ein verderbtes Q und ist gegen die Übersetzung „Kot". Er möchte vielmehr šꜣw als einen Körperteil auffassen und hält einen Zusammenhang mit 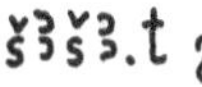 Eb 855 i für möglich. Wir haben aber šꜣ.t mit šꜣšꜣ.t zusammengestellt und übersetzen das Wort in Eb 855 i mit „Halsgegend".

šꜣw

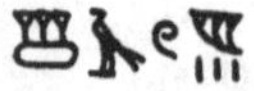 Eb; H 87; 107 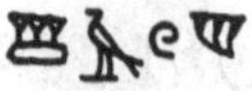 H 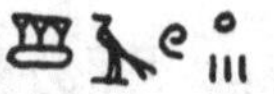 H 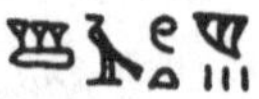 Bln 115 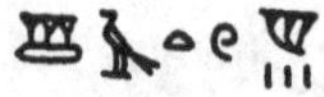 Bln 188

A šꜣw

I in Einnehmemitteln ①

a. Eb 19; 226 = H 84 Bln 188

b. neben šꜣms: Eb 170

c. neben šꜣšꜣ und šꜣms: Eb 174; 239 = Bln 115

II in einem Zäpfchen: Eb 145

B  n šꜣw

I in einem Einnehmemittel ①: Eb 238

II in einem Verband (wt): Eb 243 = H 71

C pr.t šꜣw

I in Einnehmemitteln ①

a. H 87

b. neben šꜣšꜣ und šꜣms: H 86

II in Salbmitteln

a. Applikation wrḥ: Eb 249 = H 77

b. Applikation gs ②

Eb 628 (= H 97); 653 H 97 (= Eb 628); 161

III in Verbänden (wt)

a. H 220 neben šꜣšꜣ: Eb 242

neben pr.t šꜣms: Eb 247 = H 75

b. zur Behandlung der mt.w – Gefässe

Eb 649 (= H 228 = H 107); 652 (= H 101); 661 (= H 119); 677

H 101 (= Eb 652); 107 (= H 228 = Eb 649); 119 (= Eb 661); 228 (= Eb 649 = H 109); 250

§ 1 <u>šꜣw</u> <u>Koriander</u> auf Grund der Zusammenstellung von pr.t šꜣw mit koptischem ⲂⲈⲢϢⲎⲞⲨ „Koriander". Diese von Stern im Glossar zum Ebers zuerst ausgesprochene Deutung haben auch Ebbell und Lefebvre übernommen. Jonckheere (Une Maladie p. 14) weist auf Ebbell hin, übersetzt aber šꜣw nicht.

§ 2 In den Einnehmemitteln, die fast sämtlich die ꜥꜣꜥ-Krankheit betreffen, in denen gern zugleich auch šꜣms und šꜣšꜣ genannt werden, scheint ein Unterschied im Gebrauch zwischen šꜣw und pr.t šꜣw nicht zu bestehen, sodass man vermuten möchte, dass šꜣw eine Verkürzung von pr.t šꜣw sei. Aber in den Salbmitteln (vgl Anm 2) und in den Verbänden unter C III b, die sich auf die Behandlung der mt.w-Gefässe beziehen, wird nur pr.t šꜣw angegeben.

Anm. ① ausser Eb 19 und Bln 188 (unter A I a) dienen alle Einnehmemittel zur Behandlung der ꜥꜣꜥ-Krankheit. ② ausser H 161 sind die Rezepte zur Behandlung der mt.w-Gefässe bestimmt.

šꜣw (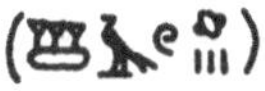) in ẖꜥꜥ.w nw šꜣw siehe bei šꜣmw

<u>šꜣwj.t</u>

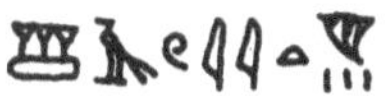 Eb

in einem Verband (wt): Eb 198c

§ 1 š3wj.t eine unbekannte Pflanze.

š3b.t

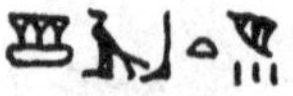 Eb 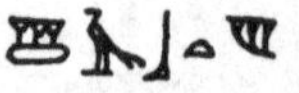 H 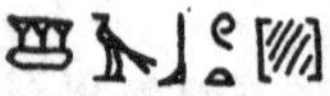 Pap Leid

A š3b.t

I in einem Verband (wt): H 122

II in einem Salbmittel oder Verband (Applikation rdj) Eb 489

B [///] nt š3b.t ①

in einem zerstörten Rezept: Pap Leid Recto VIII 8

§ 1 š3b.t eine unbekannte Pflanze.

Anm. ① Massart will vielleicht nach den Spuren mnj.t-Wurzel nt š3b.t ergänzen.

š3mj.t

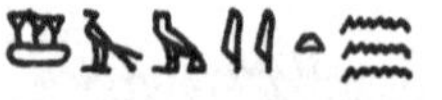 Eb 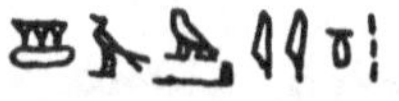 Bln

in der Verbindung

š3mj.t nt rḫtj

in einem Verband (wt): Eb 856 e = Bln 163 e

§ 1 š3mj.t das Wasch- oder Spülwasser des Wäschers.

š3mw

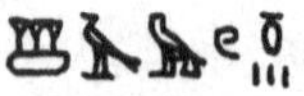 Eb 580 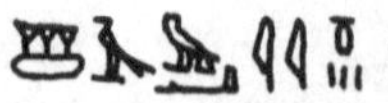 H 41 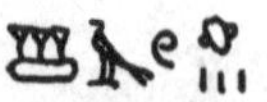 Eb 584 ①

in der Verbindung

ḫꜥꜥ.w nw šꜣmw

in Verbänden (wt): Eb 580; 584 = H 41

§ 1 <u>šꜣmw</u> <u>eine Flüssigkeit</u>. ḫꜥꜥ.w ist wohl kein besonderer Teil dieser Flüssigkeit, sondern nur ein allgemeiner Mengenbegriff; vgl bei ḫꜥꜥ.w.

Anm. ① Eb 584 die Schreibung wie die von šꜣw-Kot; aber wohl eine Fehlschreibung. Die Parallele H 41 hat šꜣmj, die Variante Eb 580 šꜣmw.

šꜣms

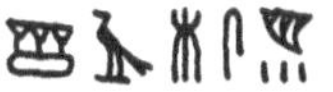 Eb; H; Bln; Sm 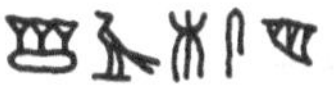 H 81 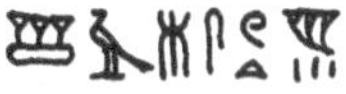 Bln 3; 61; 115 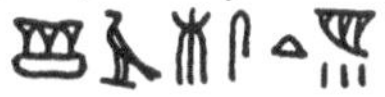 Bln 67 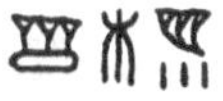 Ram V 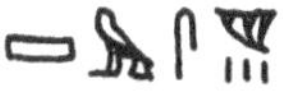 Ostr Berlin 5570; Pharaobuch IV

A šꜣms

I in Einnehmemitteln

Eb 61 ① Bln 3 neben šꜣšꜣ: Eb 38

II in Räuchermitteln

Bln 61; 62 ②; 67

III in Salbmitteln (gs)

Bln 98 Pharaobuch IV A 3; B 6

IV in einem Rezept mit verderbter Applikation

Ostr Berlin 5570

V in Einnehmemitteln zur Behandlung der ꜥꜣꜥ-Krankheit

Eb 62 ①

neben š3š3 : Eb 171; 172 = Eb 223 (= H 81); 225 H 79[2]; 81 (= Eb 223 = Eb 172)

neben š3w : Eb 170

neben š3š3 und š3w : Eb 174; 239 (= Bln 115) H 86 Bln 115 (= Eb 239)

B Teile von š3ms

I pr.t š3ms

a. in Einnehmemitteln : Eb 221[3] Bln 204

b. in Verbänden (wt)

Eb 610; 615; 675; 856e[4]; 859c H 169; 201 Ram V Nr VII

neben š3š3 : Eb 860c

neben pr.t š3w : Eb 247 = H 75

II mnj.t nt š3ms

in einem Salbmittel oder Verband (Applikation rdj)

H 163 (Einzeldroge)

III d͟rd͟ š3ms

in einem Räuchermittel

d͟rd͟ š3ms šw : Bln 75

C š3ms im Zauber

als Zauberdroge gegen die i3d.t-Seuche

Sm 20,8-9; 20,12

§ 1 <u>š3ms</u> <u>eine Pflanze</u>, von der auch die pr.t-Früchte, die mnj.t-Wurzel und die d͟rd͟-Blätter offizinell verwendet werden. Ihre Bedeutung ist noch nicht bestimmt. Während ihre pr.t-Früchte fast nur in äusserlichen Mitteln vorkommen, wird die Pflanze als solche bevorzugt in Einnehmemitteln verordnet und zwar oft neben šꜣšꜣ und šꜣw in solchen gegen die ꜥꜣꜥ-Krankheit.

Anm. ① Eb 61 = Eb 62 ② Bln 61 und 62 sind Räuchermittel gegen die ꜥꜣꜥ-Krankheit; vgl unter A V ③ H 79 šꜣms = Eb 221 pr.t šꜣms ④ Eb 856e pr.t šꜣms = Bln 163e pr.t i̓ms.t

šꜣs

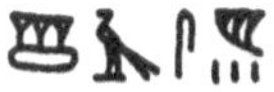 Bln

in der Verbindung

mnj.t nt šꜣs

in einem Salbmittel (gs): Bln 112

§ 1 šꜣs eine unbekannte Pflanze. Wreszinski möchte šꜣs in šꜣms verbessern, da H 163 die mnj.t-Wurzel der šꜣms-Pflanze nennt. Aber die šꜣs-Pflanze wird ebenfalls erwähnt in der Glosse A zu Sm Fall 19. Dort wird die Rötung der entzündeten Augen mit dem Aussehen der šꜣs-Pflanze verglichen.

šꜣšꜣ

 Eb; H; Bt; Kah; Ram IV; Pap Beatty XV 9; Bln 115; 129 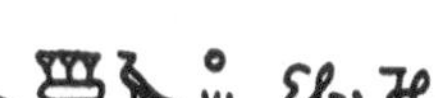 Bln 91; 116 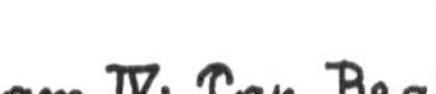 Bln 54 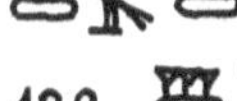 Bln 48

I in Einnehmemitteln

a. Eb 125; 127; 154; 182 (= H 16); 190b; 193b; 198b (= Eb 593

= H 143); 204 b; 266; 593 (= H 143 = Eb 198 b); 695 (= H 142)
H 16 (= Eb 182); 26; 142 (= Eb 695); 143 (= Eb 593 = Eb 198 b)
Bln 48 Kah 3 Pap Beatty XV 8-9

b. neben š3ms: Eb 38

c. in Verbindung mit Verbum der Drogenbereitung
š3š3 3mj ḥr ḥs3: H 2

d. in Einnehmemitteln zur Behandlung der ꜥ3ꜥ-Krankheit

1. Eb 168; 222 (= H 80); 227; 231 H 80 (= Eb 222); 83
Bln 116 (11,12); 116 (12,2)

2. neben š3ms: Eb 171; 172 (= Eb 223 = H 81); 221 (1) (= H 79); 223 (= Eb 172 = H 81); 225 H 79 (= Eb 221); 81 (= Eb 223 = Eb 172)

3. neben š3ms und š3w: Eb 174; 239 (= Bln 115) H 86 (2)
Bln 115 (= Eb 139)

II in einem Einlauf: Bt 30

III in Zäpfchen: Eb 26; 163

IV in Salbmitteln (gs)
Eb 654 = H 123 Bln 91

V in Verbänden (wt)

a. Eb 472; 583; 663; 679 H 139; 202; 247 (3) Bln 54; 129
Bt Rs. 2,1

b. neben pr.t š3ms: Eb 860 c
neben pr.t š3w: Eb 242

c. in Verbindung mit Verben der Drogenbereitung
š3š3 nḏ snꜥꜥ 3mj ḥr mw nw mst3: Eb 612 (3)

VI in Rezepten, deren Applikation fehlt oder verderbt ist

Eb 201b; 734 Ram IV C 8

VII in einem Augenmittel

šꜣšꜣ ps: Eb 381

§ 1 šꜣšꜣ. Als Bedeutung der zumeist als Frucht, nur selten als Pflanze determinierten Droge šꜣšꜣ hat Dawson neuerdings (bei Barns S. 26 zu Ram IV C 8) eine Valeriana-Art (Baldrian) vermutet.

šꜣšꜣ wird bevorzugt in Einnehmemitteln verordnet. Bei solchen zur Behandlung der ꜥꜣꜥ-Krankheit wird šꜣšꜣ gern neben šꜣms und šꜣw genannt.

Anm. ① Eb 221 pr.t šꜣms ② H 86 pr.t šꜣw ③ H 247 = Eb 612

šꜥj

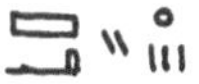 Eb 735 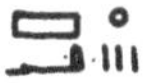 H 7 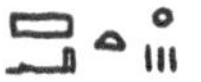 Carlsbg Nr II

I šꜥj

a. in einem Salbmittel (gs): Eb 735

b. in einem Räuchermittel: H 7

II šꜥj nw wdb-Uferland

als Testdroge in einer Geburtsprognose: Carlsbg Nr II

§ 1 šꜥj der Sand.

šꜥ.t

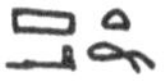 Eb

in einem Salbmittel (gs)

31

šꜥ.t ỉs.t snwḫ.tj ḥr mrḥ.t : Eb 262

§ 1 <u>šꜥ.t</u> <u>Buch</u>: „altes Papyrusblatt das in Öl/Fett zerkocht ist.“

šꜥ.t

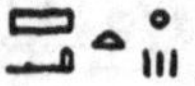 Eb; L

in der Verbindung

šꜥ.t nt ỉt

I in einem Salbmittel (gs)

šꜥ.t nt ỉt snwḫ : Eb 109

II in einem Verband (wt)

Droge nḏ sj ḥr šꜥ.t nt ỉt : Eb 482 c

III in einem Salbmittel oder Verband (Applikation rdj): L 46

§ 1 <u>šꜥ.t</u> nur in der Verbindung mit Gerste; vielleicht eine <u>Art Teig</u> von Gerste.

šꜥ.t.t

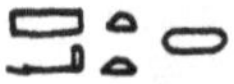 Eb

in Verbänden (wt)

šꜥ.t.t ꜣmj.tj ḥr mstꜣ : Eb 598

šꜥ.t.t ꜣmj.tj srf.tj ḥr mrḥ.t : Eb 599

§ 1 <u>šꜥ.t.t</u> eine <u>Art Brot oder Gebäck</u>. Eb 600, ein weiteres Rezept derselben Gruppe, ersetzt es durch šns-Gebäck.

šꜥj.t

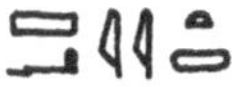 Eb 136 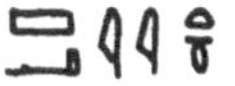 Eb 151

in der Verbindung

ḥsꜣ n šꜥj.t

in einem Einnehmemittel : Eb 136 = 151

§ 1 šꜥj.t Art Gebäck; ḥsꜣ n šꜥj.t ist ein Schleim aus diesem Gebäck.

šw

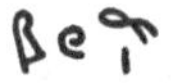 Eb 482 d 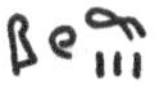 Eb 484; L 18 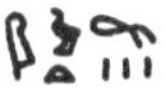 Eb 497

in Rezepten für eine Brandblase

Eb 484 = L 18 šw.t ps : Eb 497 ps šw ḥr Droge : Eb 482 d

§ 1 šw bezeichnet ein leeres (unbeschriebenes) Papyrusblatt. Eb 497 ist ebenfalls eine Parallele zu Eb 484 = L 18; aber hier šw.t ein Femininum.

šw.t

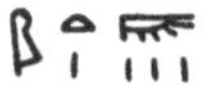 Eb 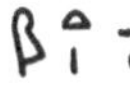 H 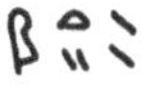 Sm

I ỉrḥnn.t - Vogel : Eb 678 siehe ỉrḥnn.t

II mr.t - Geier : Sm 18,10 siehe mr.t

III ḫprr - Käfer : H 115 siehe ḫprr

§ 1 šw.t Feder/Flügel. Vgl auch ḏnḥ - Flügel.

šw.t-ḏḥwtj

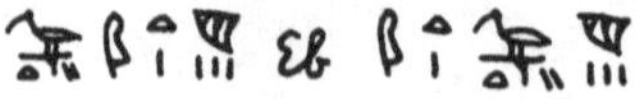 Eb 299; 669; Bln

I in Einnehmemitteln

Eb 79; 299; 631 Bln 155; 157; 160

II in einem Kaumittel für einen kranken Zahn: Eb 745

III in Verbänden (wt): Eb 669; 758

§ 1 šw.t-ḏḥwtj wörtlich „Feder des Ibis-Thoth" als Bezeichnung einer Pflanze. Dawson (JEA 20, 1934, 186) weist auf Pseud. Apuleius (Herb. II) hin, der πτερὸν ἴβεως als ein Synonym von herba quinquefolium anführt. Dawson vermutet danach, dass šw.t-ḏḥwtj Kriechendes Fünffingerkraut (Potentilla reptans) bezeichnet, das wiederum mit πεντάφυλλον des Dioskurides (IV 42) identisch wäre.

šww

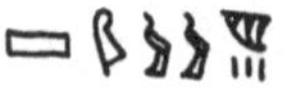 KV

zum Abreiben eines kranken Rindes

sjn.ḫr.tw ỉr.tj-f ḥnᶜ ḏrw-f ḥnᶜ ᶜ.t-f nb.t m ḫnš šww r³-pw: KV 43

§ 1 šww ist ebenso wie ḫnš eine unbekannte Pflanze.

šwb

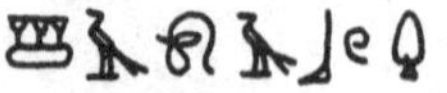 L

in der Verbindung

ỉmj n šwb ps

in einem Salbmittel (gs): L 57

§ 1 šwb Perseabaum (Mimusops Schimperi) nach Keimer (Gartenpflanzen S. 144). In dem Parallelrezept Eb 505 fehlt diese Droge.

šb.t

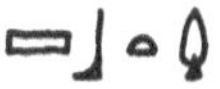 Pap Louvre E 4864 Verso 1,10 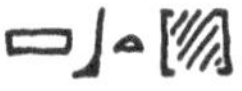 Bln 55

in den Verbindungen

I ˁḫm.w šb.t

in einem Rezept mit verderbter Applikation (äusserlich) Pap Louvre E 4864 Verso 1,10

II g³b.t nt šb.t

in einem Verband (wt): Bln 55

§ 1 šb.t ein unbekannter Baum (?). Wir haben die beiden Drogen zusammen gestellt, da sie in der Nennung der Blätterzweige und Blätter eine gewisse Ähnlichkeit zeigen. Wir haben sie von der šb.t-Gurke getrennt, da Pap Louvre šb.t mit  determiniert.

šb.t

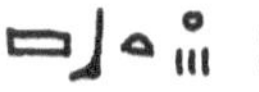 Eb; Bln 202 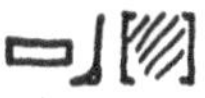 Pap Leid Recto VI 1 [1]

A šb.t

in einem Hausmittel zum Räuchern der Kleider und des Hauses: Eb 852

B pr.t šb.t

in Salbmitteln oder Verbänden (Applikation rdj)

Bln 202 pr.t šb.t [...] ḥr ỉrp: Pap Leid Recto VI 1

C ... n šb.t ②

in einem Augenmittel: Eb 378

§ 1 šb.t eine Gurken- oder Melonenart; Koptisch ϣⲱⲃⲉ. So auch Lefebvre und Massart. Von šb.t werden die pr.t-Früchte/Samen offizinell verwendet.

Anm. ① Massart ergänzt 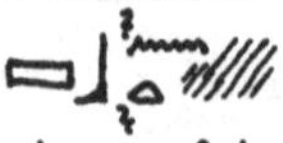 ② Der erste Bestandteil der Verbindung ist nicht lesbar. Wreszinskis Transkription mnww ist sehr zweifelhaft.

šb.t

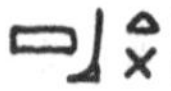 Eb 211; 602; H 62; 233; 250; Bln 149; Pap Leid Recto XXVI 9-10; 11 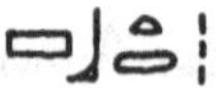 Eb 681 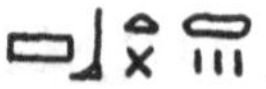 Eb 832c 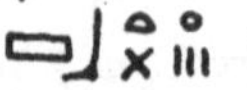 Eb 597 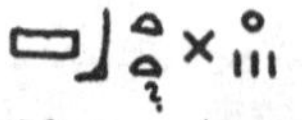 Bln 191 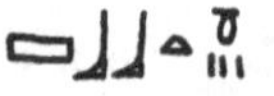 Eb 13 in ḥsȝ (n) šbb: 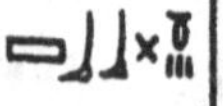 Eb 301; Kah 14; H 33

A šb.t

I ohne Zusatz

a. in Einnehmemitteln

nḏ.n-k šb.t ḥr mw: Bln 191 (Einzeldroge)

neben ḥsȝ ṯȝj: Bln 149

neben bnr šȝ.n-f rd: H 62

b. in Verbänden (wt)

Eb 602 (hnw① n šb.t); 832 c

neben ḥs3 n ꜥw3j.t: Pap Leid Recto XXVI 9-10

neben inj.t nt bnr: H 233; 250 Pap Leid Recto XXVI 11

II šb.t hpr.t

in einem Verband (wt)

neben ḥs3 n ꜥw3j.t: Eb 597②

III imj n šb.t

in einem Verband (wt)

neben ḥs3 n ꜥw3j.t: Eb 681②

IV t3 n šb.t

in einem Verband (wt)

neben ḥs3 n ꜥw3j.t: Eb 211②

B šbb.t

in einem Einnehmemittel

neben bnr w3d: Eb 13

C ḥs3 (n) šbb

I in einem Verband (wt)

neben ḥs3 n ꜥw3j.t: Eb 301 = H 33

II in einem Mittel für ein Frauenleiden (Applikation verderbt)

ḥs3 šbb; ḥs3 ꜥwj.t: Kah 14

§ 1 šb.t – šbb.t – šbb wird eine Art Maische bezeichnen. Diese Bedeutung ist für šbb.t gesichert durch die bekannte Stelle in der „Himmelskuh": „Gerste wird zerquetscht zu Bier"; die Mischung von Gerstenbrei in Wasser wird als šbb.t „Maische" bezeichnet. Ebenso wie die beiden Formen des Verbums für „maischen" šbj und šbb (vgl Med. W. B.) werden auch die Substantiva šb.t - šbb.t - šbb zusammen zu nehmen sein.

Für šb.t = šbb.t ist Eb 311 wichtig, wo ausdrücklich am Ende bemerkt ist, dass das dort beschriebene Verfahren so ist „wie man es beim Bier <-bereiten> macht". In Eb 311 und Eb 169 handelt es sich nicht eigentlich um šb.t „Maische" als Droge wie an den sonstigen Stellen. In Eb 311 sind das Ausgangsprodukt für die Maische Dattelkerne, in Eb 169 ist es Dattelmehl.

Dass šb.t - šbb.t - šbb dieselbe Bedeutung haben müssen, nicht von einander getrennt werden können, wird auch durch die ständige Zusammenstellung mit ḥs³ - Pflanzenschleim gesichert. Die Verbindung ḥs³ (n) šbb „gemaischter Pflanzenschleim" steht ebenso neben ḥs³ (n) ʿw³j.t wie in den anderen Rezepten blosses šb.t neben ḥs³ (n) ʿw³j.t erwähnt wird; gemaischter Pflanzenschleim wird ein durch Maischung gewonnener Pflanzenschleim sein.

Für die Verbindungen šb.t ḫpr.t, ỉmj n šb.t und t³ n šb.t vgl. Anm 2.

Es sei noch darauf hingewiesen, dass in den Rezepten Gerste als Ausgangsprodukt der Maische nicht genannt wird.

Anm. ① Eb 602 geschrieben ; vgl dazu Med. W. B.

② Eb 597 šb.t ḫpr.t (wörtlich: šb.t die entstanden ist) = Eb 211 tꜣ (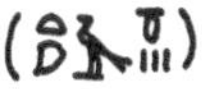) n šb.t; dazu eine Variante Eb 681 ỉmj n šb.t (wörtlich: das Innere von šb.t). Alle drei Ausdrücke scheinen nach der Gleichheit der Rezepte denselben Bestandteil von šb.t zu bezeichnen.

šbb ①

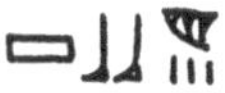 Eb 568 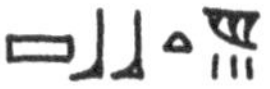 Bln 128

in Verbänden (wt): Eb 568 Bln 128

§ 1 šbb eine unbekannte Pflanze. Beide Rezepte sind gegen šfw.t-Schwellung.

Anm. ① Wreszinski vermutet, dass hierher auch 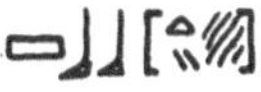  in L 9 in unklarem Zusammenhang gehört.

šbb (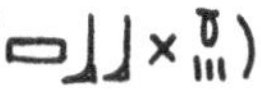) in ḥsꜣ n šbb siehe bei šb.t

šbb.t (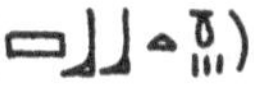) siehe bei šb.t

špn

 Eb

in der Verbindung

špnn.w nw špn

in einem Einnehmemittel: Eb 782

§ 1 špn eine Pflanze. Da das Einnehmemittel für ein Kind,

das zuviel schreit, bestimmt ist, vermutet das Äg. W. B. für špn die Bedeutung „Mohn" und für špnn die „Möhnchen" (Diminutiv zu špn ?) = „Mohnkörner". Lefebvre schliesst sich dem an. Vgl auch bei špnn.

špn.t () siehe bei pšn.t

špnn

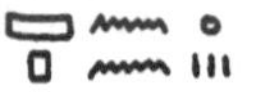 Eb 443; 445; Sm 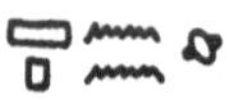 Eb 440 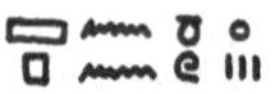 Eb 782

A špnn

I in Salbmitteln (wrḥ): Eb 440; 443

II in Pudermitteln (tmt): Eb 445 Sm 41 (14,6); 46 (16,12)

B špnn.w nw špn

in einem Einnehmemittel: Eb 782

§ 1 špnn eine Frucht. Nach dem Einnehmemittel Eb 782 für ein Kind, das zuviel schreit, vermutet das Äg. W. B. die Bedeutung „Mohnkörner", die auch Lefebvre annimmt. Aber diese Deutung ist nicht gesichert. Die äusserliche Anwendung von špnn betrifft im Smith Wundbehandlungen und im Ebers die Behandlung der ḫnsj.t-Kopfkrankheit (nach Ebbell ein nässender Ausschlag auf dem Haarboden).

šps

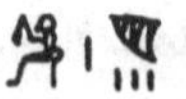 Eb 673; 678 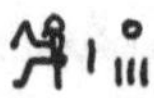 Eb 553 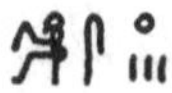 Eb 534

in Verbänden (wt)

Eb 534; 553; 673; 678

§ 1 <u>šps</u> <u>eine Pflanze</u>, die nur offizinell im Ebers genannt wird. Es besteht die Vermutung, dass diese Droge vielleicht zu tj-šps gehört. Dafür spricht ihre Anwendung in den verwandten Mitteln: Eb 534 šps; Eb 535 tj-šps und Eb 678 šps; Eb 677 tj-šps. Auch kommen beide Drogen nicht zugleich in demselben Rezept vor. tj-šps wird als Cinnamomum gedeutet (vgl bei tj-šps). Ebbell und nach ihm Lefebvre übersetzen šps in Eb 553 ebenfalls mit Cinnamomum.

<u>šfw</u>

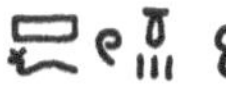 Eb 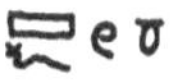 H 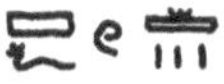 Eb 735

I šfw

in einem Verband (wt): Eb 176

II šfw n ḥḳ.t

in einem Salbmittel (gs): Eb 643 = H 112

III šfw n srm.t

in einem Salbmittel (gs): Eb 735

§ 1 <u>šfw</u> ist <u>ein Bestandteil</u> des Bieres und der srm.t-Hefe. Auch šfw allein Eb 176 wird entweder vom Bier oder von der srm.t-Hefe stammen; das anschliessende Rezept Eb 177 nennt srm.t-Hefe. šfw könnte etwa Schlamm bedeuten, eine Bezeichnung, die wir auch für das folgende Wort šfšf.t vermuten.

šfšf.t

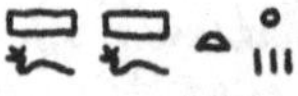 Eb 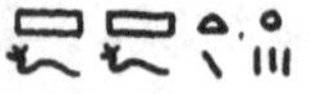 H 76; Eb 549; 689

A šfšf.t

I in Salbmitteln

a. Applikation wrḥ: Eb 248 = H 76

b. Applikation gs: Eb 112; 549

II in einem Pudermittel (tmt): Eb 446

III in Verbänden (wt): Eb 651; 689

IV in einem Salbmittel oder Verband (Applikation rdj)

šfšf.t ẖꜣw [ḥr] iꜣb n mstꜣ: Eb 181

B šfšf.t nt š-Teich

in einem Salbmittel (gs): Eb 108

§ 1 <u>šfšf.t</u>. Nach Eb 108, wo als Herkunft der Teich angegeben wird, vermuten wir in šfšf.t vielleicht eine Bezeichnung für den <u>Schlamm</u> (?). šfšf.t wird nur äusserlich verwendet. Vgl auch šfw.

šmꜣ.w

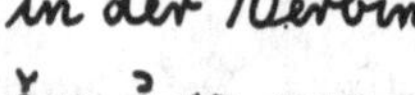 H

in der Verbindung

šmꜣ.w nw mnḳ

in einem Verband (wt): H 236

§ 1 šmꜣ.w Blüten (des mnḳ-Baumes). Das Wort ist sonst nur in späten Texten belegt. Vgl auch bei mnḳ.

šmšm.t

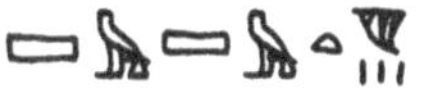 Eb; Bln; Ram III A 26 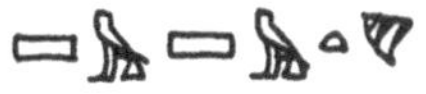 Mutt. u. Kind H (7, 1-3) 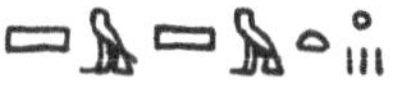 Bt 24 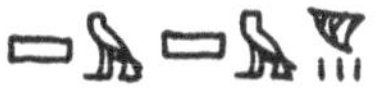 Bt 13b 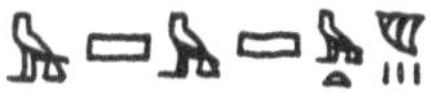 H 188 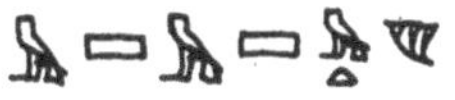 H 177

A šmšm.t

I in einem Einnehmemittel

Mutt. u. Kind H (7, 1-3)

II in Einläufen

Bt 24 šmšm.t nḏ ḥr bj.t : Eb 821

III in einem Räuchermittel : Bln 59 (verderbt)

IV in einem Augenmittel : Ram III A 26

V in einem Verband (wt) : Eb 618 = H 177 = H 188

B mw [nw] šmšm.t

in einem Einlauf : Bt 13b

C kfꜣ.w n šmšm.t

in einem Salbmittel (gs) : Bln 81

§ 1 šmšm.t Hanf (Cannabis sativa). So nach Dawson (JEA 20, 1934, 44), der zur Unterstützung seiner Annahme Pyr 514 heranzieht. Dort wird šmšm.t als Material zum Knüpfen von Stricken erwähnt. — Die Deutung von Loret (Flore² S. 57 Nr 91) als Sesamum indicum ist von Keimer (Gartenpflanzen S. 135) abgelehnt.

šnj

Eb; H Eb 486 Eb 577; H 257 Bln; Ostr Louvre L 47 L 40

A šnj von Tieren

I šnj ꜥꜣ
in einem Räuchermittel: Bln 69

II a. šnj n mjw
in einem Salbmittel oder Verband (Applikation rdj) für eine Brandblase: Eb 486

b. šnj n mj.t
in einem Salbmittel oder Verband (Applikation rdj) für eine Brandblase: L 47 ①

III šnj n ḫntꜣ
in einem Salbmittel (wrḥ) für das Wachsen der Haare Eb 466 ②

IV šnj n sr
in einem Salbmittel oder Verband (Applikation rdj) für eine Brandblase: Eb 499 ①

B šnj von Pflanzen

I siehe ỉbw ỉb.t kꜣꜣ

II šnj-tꜣ siehe im folgenden Artikel
pr.t-šnj siehe als eigenes Wort

C Verschiedenes

I šntj nt mnw „Haar eines Fadens": L 40
siehe bei mnw

II šnj n wšʿ ( )
in Verbänden (wt)
Eb 519 ... n šnj n wšʿ : Eb 577 (vgl auch wšʿ)

III ỉsw.t nt šnj „Abfall (?) von Haaren"
H 257 siehe bei ỉsw.t

IV [▨] šnj ③ : Ostr Louvre Zeile 4

§ 1 šnj Haar kommt offizinell als Haar von Tieren und als Pflanzenteil vor. Die Herkunft des Haares in den Verbindungen unter C lässt sich nicht bestimmen.

Anm. ① L 47 šnj n mj.t = Eb 499 šnj n sr ② Eb 466 šnj n ḫntꜣ = Eb 771 sr.t n ḫntj ③ Jonckheere (Chron. d'Egypte XXIX Nr 57, 1954, p 53) umschreibt dagegen irrtümlich šn[▨] und verbindet es mit dem folgenden ḳrr zu šn [n] ḳrr. Er schlägt als Übersetzung „Froschlaich" vor. Vgl aber bei ḳrr.

šnj-tꜣ

Eb ... H; Eb 319 ... Eb 77; 165 ... Eb 216 ... Bln 143; 144 ... Bln 145 ... Bln 146 ... Bln 147; 148; 149 ... Bln 156

I in Einnehmemitteln
a. in der Drogenaufzählung
Eb 9 (= Eb 12 = Eb 14 = Eb 552 = Bln 147 = Bln 156); 10 (= Bln 146); 11; 12 (= Eb 9 = Eb 552 = Bln 147); 14 (= Eb 9 = Bln 156); 22; 24;

31; 34; 75; 77; 80; 81; 90; 91; 92; 97; 103; 132 (= Eb 147); 133 (= Eb 148); 134 (= Eb 149); 136 (= Eb 151); 137 (= Eb 152); 147 (= Eb 132); 148 (= Eb 133); 149 (= Eb 134); 151 (= Eb 136); 152 (= Eb 137); 165; 212; 215; 216; 300; 319; 330; 334; 552 (= Eb 9 = Eb 12 = Bln 147) H 26; 29; 83 Bln 143; 144; 145; 146 (= Eb 10); 147 (= Eb 9 = Eb 12 = Eb 552); 148; 149; 156 (= Eb 9 = Eb 14)

b. in der Drogenbereitung als Wiederholung von šnj-tꜣ in der Drogenaufzählung

ẖr.tw dj.tw hꜣj Droge šnj-tꜣ: Eb 215

II in einem Salbmittel (gs): Eb 118

III in einem Verband (wt): Eb 663

IV in einem Pudermittel (tmt): Eb 446

V als Erklärung von pr.t mnwḥ

pr.t mnwḥ ẖr.tw r-s šnj-tꜣ

in einem Einnehmemittel: Eb 28

§ 1 In šnj-tꜣ hat Dawson (JEA 12, 1926, 240 folg) den Samen von Trigonella foenum graecum („Bockshornsamen") vermutet. Dabei geht er nicht auf die Stelle Eb 28 (dieses Zitat fehlt in seiner Aufzählung unter anderen) ein, in der pr.t mnwḥ als šnj-tꜣ benannt wird. Diese Gleichsetzung hat nun Loret (Mél. Maspero p. 866 ff) benutzt, um šnj-tꜣ als Samen von Cyperus esculentus L. (die Bezeichnung für mnwḥ) zu deuten. Gardiner hält (Onomastica I 21 Note) diese Deutung für wahrscheinlich. Auch Lefebvre schliesst sich Loret an, übersetzt aber šnj-tꜣ nur wörtlich „cheveux de terre". — Ebbell übersetzt šnj-tꜣ mit Koloquinte (vgl aber dazu d̲ꜣr.t). Eine andere von Loret vermutete ägyptische Entsprechung für Trigonella foenum graecum siehe bei ḥmꜣj.t.

§ 2 šnj-tꜣ wird mit Ausnahme von drei Rezepten nur in Einnehmemitteln genannt, in solchen aber auffallend häufig, so dass man diese Droge als ein wirksames Abführmittel kennzeichnen möchte. Bemerkenswert ist, dass in diesen Einnehmemitteln sehr häufig Honig daneben erwähnt wird, oder dass öfters das Drogengemisch in einen Kuchen eingearbeitet werden soll, oder dass nach dem Einnehmen verschiedentlich ein Nachtrunk von süssem Bier oder Wein verordnet wird. Wenn auch der Honig sicherlich selbst eine Wirkdroge in diesen Mitteln ist, so könnte er daneben auch eine gewisse Funktion als Geschmackskorrigens besitzen und so dasselbe bezwecken, wie das Einbetten der Droge in Kuchenteig oder ein rasches Nachtrinken nach dem Herunterschlucken. Auf diese Vermutung, dass šnj-tꜣ bitter oder schlecht schmeckend sein müsste, hat auch schon Dawson hingewiesen.

šnꜥ.w

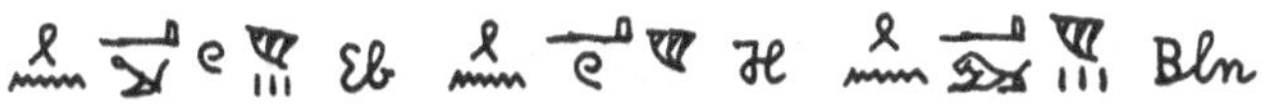

I in einem Salbmittel (gs): Bln 87

II in einem Verband (wt)

šmʿ.w ḳnḳn ḥr ḥsȝ: Eb 566 = H 127

§ 1 <u>šmʿ.w</u> <u>eine unbekannte Pflanze.</u>

<u>šnf.t</u>

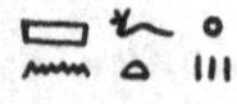 Eb; H; Bln; L 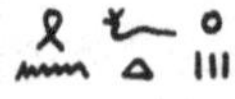 Eb 440; 441 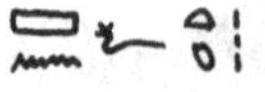 Bln 4; 162 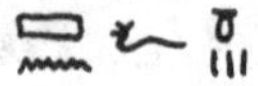 Bln 32

I in Einnehmemitteln

Eb 16; 36; 46; 59 (= Bln 4); 70; 73; 74; 83; 100; 127; 209; 286; 319; 752 (= H 206) H 30; 206 (= Eb 752) Bln 4 (= Eb 59); 32 = 44; 155; 162

II in Salbmitteln

a. Applikation wrḥ: Eb 440

b. Applikation gs: Eb 106; 441; 563 = H 125

III in Verbänden (wt)

Eb 244 (= H 72); 556; 571; 670; 680 H 72 (= Eb 244); 168 L 19 (verderbt)

§ 1 <u>šnf.t</u> ist unbekannt, aber wohl pflanzlicher Herkunft. Bemerkenswert sind unter den häufigen Anwendungen in Einnehmemitteln zwei Rezepte, in denen šnf.t wegen grosser Dosierung wahrscheinlich die Flüssigkeitsbasis des Trankmittels bedeutet. Eb 752 = H 206 nennt šnf.t am Anfang der Drogenaufzählung mit hoher Quante. Es folgen drei pflanzliche Drogen mit kleiner Dosis und die

Applikation: „werde getrunken". Eb 209 nennt ebenfalls am Anfang der Drogenaufzählung šnf.t mit grosser Quante; dann folgt eine ganze Anzahl von Drogen in kleiner Dosierung. Aber in diesem Trankmittel wird am Schluss auch noch Bier genannt, das mit dem šnf.t zusammen die Flüssigkeitsbasis abgeben könnte. Ebbell hat zweifelnd šnf.t mit Silphium übersetzt. Vgl hierzu Dioskurides (III 84) über Silphion, eine Pflanze, deren Saft als Heilmittel besondere Erwähnung findet.

šns

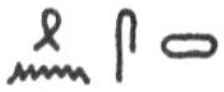 Eb; H

A šns

in einem Verband (wt)

šns ꜣmj ḥr ḥmꜣ.t mḥ.t: Eb 600

B bj.t nt šns

I in Einnehmemitteln: Eb 45; 47

II in einem Verband (wt): Eb 246 = H 74

C šns n sw.t

in einem Einnehmemittel: Eb 192 b = 195 b

§ 1 šns ein Gebäck. Einmal wird es aus Weizen genannt. Die Verbindung bj.t nt šns bedeutet: Teig / Fladen von šns-Gebäck. Für šns-Gebäck in Eb 600 haben die beiden Rezepte derselben Gruppe Eb 598 und Eb 599 šꜥt.t-Gebäck.

šntj ( ) siehe bei šnj

šnḏ.t

Ram III A 19; B 23 Ram V Nr XII Ram V Nr XIII Eb; H; Sm 46 (16,8); L 46; Pap Beatty XV 5-8; Pap Louvre E 4864; Bln 159; 204 H; Eb 67; Sm 22,12 H 83; 191 Bt; Ostr Kairo ODM 1091 Rs; Bln 40; 132 Bln 131; 136; 168 Bln 117 Bln 151

A ḏrḏ (n) šnḏ.t

I in Einnehmemitteln

a. als Einzeldroge (mit Wasser): Eb 52; 68

b. in Drogengemischen

Eb 88; 187; 297 (= Bln 136) = 321; 713 (= H 152) H 47; 152 (= Eb 713) Bln 40; 117; 136 (= Eb 297 = Eb 321); 204

c. neben ḏrḏ n ˁrw: Eb 127; 225 H 83 Pap Beatty XV 5-8

neben ḏrḏ n nbs; ḏrḏ n nḥ.t: Eb 210

d. ḏrḏ n šnḏ.t; ḫr.w-s; ḳꜣꜣ-s; ḏrḏ n ˁrw; ḫr.w-f; ḳꜣꜣ-f: Eb 99

II in einem Kaumittel für die kranke Zunge: Eb 704

III in Einläufen

Eb 815; 816; 817; 819; 829 Bt 13b; 41

neben ḏrḏ n nbs: Eb 159

neben ḏrḏ n nbs; ḏrḏ n ḫt-ds: Bln 159

neben ḏrḏ n nbs; ḫt-ds: Bln 168

IV in einem Zäpfchen: Sm 22,12

V in Augenmitteln: Eb 338; 383; 408; 415

VI in Pudermitteln (tmt)

ḏrḏ n šmḏ.t; tpꜣw.t; ḳꜣꜣ n šmḏ.t: Eb 862 c

neben ḏrḏ n nbs: Eb 766 c

VII in Salbmitteln (gs)

Eb 105 Ostr Kairo ODM 1091 Rs 1–4

VIII in Verbänden (wt)

a. Eb 67; 130; 161; 200; 538 (= H 40); 647 (= H 116) H 34; 40 (= Eb 538); 116 (= Eb 647); 184 a; 223; 249; 255 Bln 132

b. ⊙III nw ḏrḏ n šmḏ.t: Eb 779

ḏrḏ šmḏ.t wꜣḏ: Ram V Nr XIII

ḏrḏ n šmḏ.t šw nḏ snꜥꜥ ꜣmj ḥr mrḥ.t: Bln 151

c. neben ḏrḏ nh.t; ḏrḏ ỉmꜣ: Sm 46 (16,8)

neben ḏrḏ n nbs: Eb 616 = H 173 b; H 191 Bln 131 Ram V Nr XII

neben ḏrḏ n ṯr.t; ḏrḏ n nh.t: H 234

neben ḏrḏ n nbs; ḏrḏ n ṯr.t: H 95 = 238

neben ḏrḏ n nbs; ḏrḏ n ỉmꜣ; ḏrḏ n nh.t: Eb 663

neben ḳmj.t nt šmḏ.t; ḏrḏ n mꜣf.t: Eb 614

neben ḳmj.t nt šmḏ.t; ḏrḏ n nh.t; ḏrḏ n nbs; ḏrḏ n ỉmꜣ: H 221

IX in Salbmitteln oder Verbänden (Applikation rdj)

Eb 489; 535; 544 H 180; 194

ḏrḏ n šmḏ.t nḏ rdj ḥr mrḥ.t: Eb 527

B ꜥgꜣj.t nt šmḏ.t

I in Verbänden (wt)

ʿg3j.t nt šnḏ.t nḏ snʿʿ: H 182 (Einzeldroge)
ʿg3j.t nt šnḏ.t šw.t nḏ sj ḥr Droge: Eb 482 c
II in einem Salbmittel oder Verband (Applikation rdj): L 46
C rd n šnḏ.t
in einem Räuchermittel: Ram III A 19
D ḫr von šnḏ.t
in einem Einnehmemittel
ḏrḏ n šnḏ.t; ḫr.w-s; ḳ33-s; ḏrḏ n ʿrw; ḫr.w-f; ḳ33-f
Eb 99
E ḳ33 von šnḏ.t
I in einem Einnehmemittel
ḏrḏ n šnḏ.t; ḫr.w-s; ḳ33-s; ḏrḏ n ʿrw; ḫr.w-f; ḳ33-f
Eb 99
II in einem Zäpfchen: Eb 783
III in einem Pudermittel (tmt)
ḏrḏ n šnḏ.t; tp3w.t; ḳ33 n šnḏ.t: Eb 862 c [2]
F ḳmj.t nt šnḏ.t
I in einem Einnehmemittel: Eb 323
II in Verbänden (wt)
neben ḏrḏ n šnḏ.t; ḏrḏ n m3f.t: Eb 614
neben ḏrḏ n šnḏ.t; ḏrḏ n nh.t; ḏrḏ n nbs; ḏrḏ n
im3: H 221
G šnḏ.t mit fehlender Angabe des Teiles
H 138 Pap Louvre E 4864 Rs 1,8; 1,10 Ram III B 23
§ 1 šnḏ.t Dornakazie ist im Koptischen als ϣONTE erhalten und entspricht der noch heute in Ägypten häufigen Aca-

cia nilotica; arab. ṣunṭ. Der am meisten verwendete Teil der Dornakazie sind die ḏrḏ-Blätter, die gern neben den Blättern anderer Bäume genannt werden. Von den übrigen Teilen sind nur noch folgende mehr oder weniger sicher bestimmbar: ᶜg3j.t „Harz"; rd „Spross" und ḳmj.t „Gummi". Sehr wahrscheinlich sind mehrere Erwähnungen von ḳmj.t ohne Herkunftsangabe auch als „Gummi der Dornakazie" gemeint; aber ḳmj.t kommt auch von anderen Bäumen vor. Vgl dazu bei ḳmj.t.

Für die Anwendung der einzelnen Teile der Dornakazie vgl auch bei deren Bezeichnungen.

Anm. ① Das Determinativ  ist bedingt durch ganze Verbindung. ② Der zwischen ḏrḏ n šnḏ.t und ḳ33 n šnḏ.t genannte tp3w.t-Teil könnte ebenfalls ein Teil der šnḏ.t sein (tp3w.t wird sonst von der Sykomore genannt; vgl bei tp3w.t).

šs

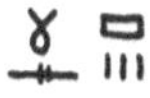 Eb; Sm 21,6 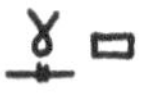 H 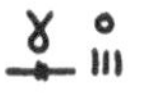 Sm 46 (16,4)

A šs

in einem Salbmittel oder Verband (Applikation rdj)

Eb 776

B Mehl von šs

I 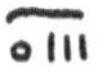 n šs

a. in einem Kaumittel für die kranke Zunge: Eb 704

b. in Salbmitteln (gs): Eb 715[1]; 720

II ḳꜣw n šs

in einem Salbmittel (gs): H 154[1]

III dḳw šs

a. in einem Salbmittel (gs): Sm 21,6[1]

b. in einem Verband (wt): Sm 46 (16,4)

C ỉmj.t nt šs

in einem Salbmittel (gs): Eb 511

§ 1 šs Alabaster. Was die unter C aufgeführte Verbindung ỉmj.t nt šs bezeichnet, ist unklar.

Anm. ① Eb 715  n šs = H 154 ḳꜣw n šs = Sm 21,6 dḳw šs

ššꜣ.w

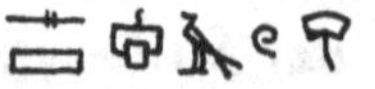 Eb

in der Verbindung

ʿḏ ššꜣ.w

in einem Zäpfchen: Eb 142

§ 1 ššꜣ.w die Kuhantilope, deren Fett einmal offizinell verwendet wird.

šs(ꜣ)j.t

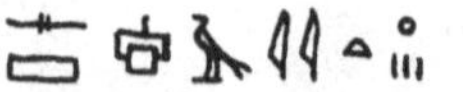 Eb 677 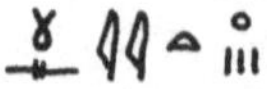 Eb; H 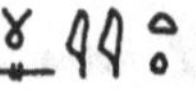 Eb 339

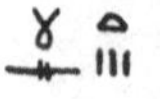 Sm 46 (16,10) 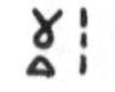 Sm 41 (14,5)

A šs(ꜣ)j.t

I in einem Augenmittel: Eb 339 (šsj.t neben wꜣḏw)

II in einem Verband (wt): Eb 677

B šsj.t nt wꜣḏw

in Verbänden (wt)

Eb 616 = H 173b Sm 41 (14,5); 46 (16,10)

§ 1 <u>šs(ꜣ)j.t</u> ein mineralischer Stoff, der auch in einer Liste von Pigmenten zur Ausmalung von Gräbern genannt wird (Ostr Toronto A 11 Rs 11).

Die Verbindung šsj.t nt wꜣḏw ist von Breasted und Ebbell mit „Pulver von Malachit" übersetzt. Es könnte aber auch eine besondere Art von wꜣḏw sein und šsj.t nur eine Verkürzung davon. Nun nennt jedoch Eb 339 šsj.t neben wꜣḏw. Danach müsste šsj.t (nt wꜣḏw) sich von wꜣḏw sehr stark unterscheiden, da sonst niemals in einem Rezept dieselbe Droge zweimal vorkommt.

<u>šsp.t</u>

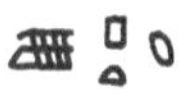 Eb; H 155 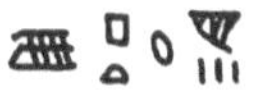 Eb 219 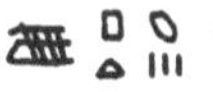 H 62 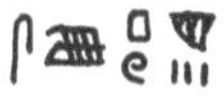 Bt 23

A šsp.t

I in einem Einnehmemittel: Eb 220

II in einem Salbmittel oder Verband (Applikation rdj): H 155

B ḫꜣ.w nw šsp.t

in Einnehmemitteln

Eb 219; 271; 631 H 62 Bt 23

§ 1 <u>šsp.t</u> <u>die Gurke</u>. So nach Keimer (Gartenpflanzen S. 130:

Cucumis Melo; Koptisch ϣⲱⲡⲉ). Die Gurke und ihre Blätter werden mit Ausnahme von H 155 in Einnehmemitteln verwendet.

šsp.t

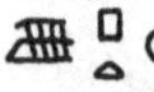 Eb 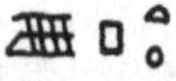 Bt 23 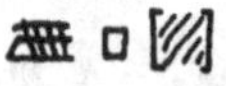 Bt 39

in den Verbindungen

I šsp.t nt i͗ꜣrr.t

in Einnehmemitteln: Eb 186; 477; 480 Bt 23

II šsp.t nt ḳmj.t

in einem Einnehmemittel: Eb 205b

III mit verderbtem zweiten Bestandteil

in einem Einlauf: Bt 39 ①

§ 1 šsp.t ein unbekannter Teil der Weinbeeren und des Gummis. Jonckheere hält es für einen Zustand und übersetzt šsp.t nt i͗ꜣrr.t mit „trockene Weinbeeren".

Anm. ① Bt 39 Jonckheere ergänzt den verderbten Bestandteil mit i͗ꜣrr.t nach Bt 23

šsp.t

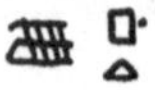 Eb; H 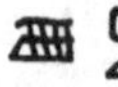 Ram III A 8 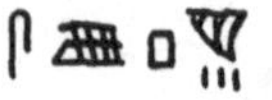 Bln 92

in der Verbindung

šsp.t ḥmꜣj.t

I in Einnehmemitteln

Eb 32 (= H 3); 203 d; 514 ①; 753 (= H 210) H 3 (= Eb 32); 210 (= Eb 753)

II in Salbmitteln: Eb 460 Bln 92

III in einem Rezept mit verderbter Applikation: Ram III A 8

§ 1 šsp.t in dieser Verbindung ist unbekannt. Da ausser Bln 92 diese Drogenverbindung niemals mit einer Quante genannt wird, besteht die Vermutung, dass es sich bei šsp.t nicht um einen Teil der ḥmꜣj.t-Pflanze handelt, sondern dass šsp.t vielleicht nur eine Maßangabe bedeutet, etwa ein Griff = eine Handvoll. Lefebvre nimmt diese Bedeutung von šsp.t auch für die Verbindung šsp.t nt iꜣrr.t an. Aber das kann nicht richtig sein; denn diese Droge ist jedesmal mit Quante genannt. Das Gleiche gilt auch für die Verbindung šsp.t nt ḳmj.t. (vgl den vorhergehenden Artikel).

Anm. ① Eb 514 šsp.t ḥmꜣj.t šw.t = H 1 Droge zerstört.

škr

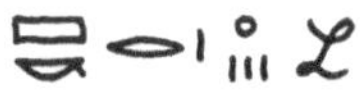

in einem Salbmittel (gs): L 56

§ 1 škr ein Mineral. Als Herkunftsort wird in nichtmedizinischen Texten Nubien genannt. Die Parallelrezepte Eb 504 und L 52 haben dafür kšw. Ob zwei Namen für denselben Stoff: ein fremdländischer škr und ein ägyptischer kšw? Vgl auch bei kšw.

štw

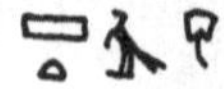 Eb 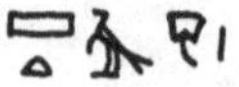 Eb 476; 766d; L 40; Ostr Louvre 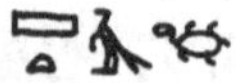 Eb 347; 539 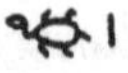 Eb 710 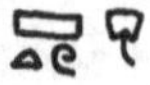 Eb 807

in den Verbindungen

A wdd n štw

in Augenmitteln

Eb 347 (= Eb 360); 350; 360[1] (= Eb 347)

B p³ḳjt nt štw

I in Salbmitteln

a. Applikation wrḥ: Eb 452; 476

b. Applikation gs: Eb 124; 539[2] = 710

II in einem Salbmittel oder Verband (Applikation rdj) Eb 734

III in einem Pudermittel (tmt): Eb 766d

IV in einem Räuchermittel: Ostr Louvre

C mjs.t nt štw

in einem Zauberspruch; das am Schluss folgende Rezept ersetzt diese Droge durch mjs.t nt š³j-Schwein L 40

D njs n štw

in einem Verband (wt): Eb 807

§ 1 <u>štw</u> <u>die Schildkröte</u>. Von ihr werden die Galle, die Schale, die Leber und der unbekannte Teil njs offizinell verwendet. Die Galle wird nur in Augenmitteln gebraucht. Alle Rezepte sind zur äusserlichen Anwendung. Vgl auch bei den einzelnen Körperteilen.

Anm. ① Eb 360 wdd n štw ḫ3w ḥr Droge. ② Eb 539 p3kj.t nt štw snwḫ.tj.

šttw.t

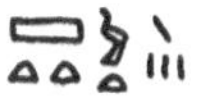 H 170 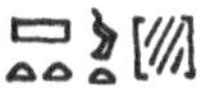 L 5

in der Verbindung

ḫtm (w) n šttw.t

als Zaubermittel

1. t3-nt-ʿ3mw-Krankheit

ḫtm sj m ḫtm.w n šttw.t : H 170

2. nsj.t-Krankheit

[...] m ḫtm n šttw.t : L 5

§ 1 šttw.t ein unbekannter Stoff zur Herstellung von Siegelsteinen.

šd.t

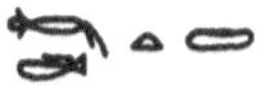 H

in der Verbindung

ḫʿʿ.w nw šd.t ntj m ʿndw

in einem Verband (wt): H 21 ①

§ 1 šd.t ein Teig.

Anm. ① H 21 = Eb 432 ḫʿʿ.w nw ʿndw

šdj.t

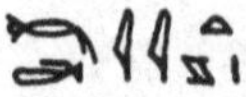 Eb

in der Verbindung

ḥfrn.w nw šdj.t : Eb 456; 611

§ 1 šdj.t der Wassergraben.

ḳ33

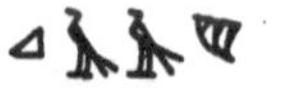 H

in der Verbindung

šnj n ḳ33

in einem Verband (wt)

šnj n ḳ33 ps ḥr mrḥ.t : H 195

§ 1 ḳ33 eine unbekannte Pflanze.

ḳ33

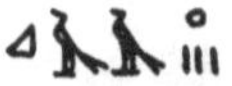 Eb; H 83 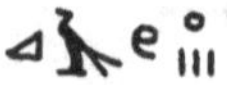 H 152 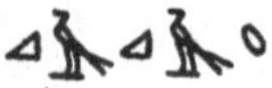 H 16 (1)

A ḳ33

in einem Verband (wt): Eb 572

B ḳ33 n ʿrw

in Einnehmemitteln

Eb 182 (= H 16) (2); 713 (= H 152) (3) H 16 (= Eb 182) (2); 152 (= Eb 713) (3)

neben drd n ʿrw : Eb 225 H 83

ḏrḏ n šnḏ.t; ḫr.w-s; ḳꜣꜣ-s; ḏrḏ n ꜥrw; ḫr.w-f; ḳꜣꜣ-f
Eb 99

C ḳꜣꜣ n šnḏ.t

I in einem Einnehmemittel
ḏrḏ n šnḏ.t; ḫr.w-s; ḳꜣꜣ-s; ḏrḏ n ꜥrw; ḫr.w-f; ḳꜣꜣ-f
Eb 99

II in einem Zäpfchen: Eb 783

III in einem Pudermittel (tmt)
ḏrḏ n šnḏ.t; tpꜣw.t; ḳꜣꜣ n šnḏ.t: Eb 862 c

D ḳꜣꜣ n nh.t

in einem Einnehmemittel
ḳꜣꜣ n nh.t šww: Eb 71 ④

§ 1 ḳꜣꜣ ein unbekannter Teil des ꜥrw-Baumes, der Dornakazie und der Sykomore. Wenn die ḳꜣꜣ-Stelle Eb 572 hierhergehört, so ist der Name des Baumes ausgelassen. Der ḳꜣꜣ-Teil der Sykomore könnte die unreifen Früchte bezeichnen; vgl Anm 4. Der ḳꜣꜣ-Teil des ꜥrw-Baumes und der Sykomore werden nur in Einnehmemitteln verwendet.

Anm. ① Reisner gibt ᐁ als Determinativ. ② Eb 182 ḳꜣꜣ n ꜥrw = H 16 ḳꜣḳꜣ n ꜥrw; H wohl fehlerhaft ③ Eb 713 ḳꜣꜣ n ꜥrw = H 152 ḳꜣw n ꜥrw ④ Eb 71 vgl Eb 65 dafür kꜣw šww n nh.t „trockene (unreife) Früchte der Sykomore".

ḳꜣꜣ.t

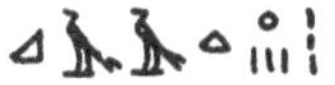 Eb 565 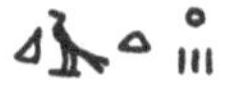 Eb 605

in der Verbindung

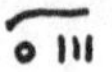 n ḳꜣꜣ.t

in Verbänden (wt): Eb 565; 605

§ 1 <u>ḳꜣꜣ.t</u> ist unbekannt.

<u>ḳꜣw</u>

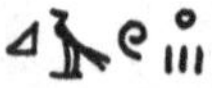 H 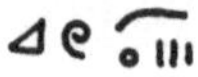 Bt 28

in den Verbindungen

I ḳꜣw nw i͗wrj.t

in einem Einlauf: Bt 28

II ḳꜣw n wꜣm

in einem Verband (wt): H 127 (1)

III ḳꜣw nw ḥsmn

in einem Salbmittel (gs)

neben ḳꜣw n šs: H 154 (2)

IV ḳꜣw n šs

in einem Salbmittel (gs)

neben ḳꜣw nw ḥsmn: H 154 (2)

V ḳꜣw n ṯwn

in einem Verband (wt): H 116 (3)

VI ḳꜣw n ḏꜣr.t

in einem Salbmittel (gs): H 123 (4)

§ 1 <u>ḳꜣw</u> ist eine Bezeichnung für <u>Mehl</u>. Sie wird im Hearst für pflanzliche und mineralische Stoffe gebraucht. Die Parallelen in Eb haben dafür die abgekürzte Form ⊙III ; vgl die Anmerkungen. Sm schreibt dafür dḳw ; vgl Anm 2. ḳ3w n ʿrw in H 152 ist eine Fehlschreibung für ḳ33 n ʿrw in der Parallele Eb 713; siehe bei ḳ33.

Anm. ① H 127 ḳ3w n w3m = Eb 566 ⊙III n w3b ② H 154 ḳ3w n šs ; ḳ3w nw ḥsmn = Eb 715 ⊙III n šs ; ⊙III n ḥsmn = Sm 21,6 dḳw šs ; dḳw n ḥsmn ③ H 116 ḳ3w n ṯwn = Eb 647 ⊙III n ṯwn ④ H 123 ḳ3w n ḏ3r.t = Eb 654 ⊙III n ḏ3r.t

ḳ3ḥ

Eb 786 Eb 831c Eb 493 [...] L 50

I ḳ3ḥ n itw-rw

a. in einem Salbmittel oder Verband (Applikation rdj) Eb 493 = L 50

b. in einem Zäpfchen bei Menstruationsstörungen ḳ3ḥ n itw-mw ẖ3w ḥr Droge : Eb 831c

II spj.t nt ḳ3ḥ

in einem Mittel für ein Harnleiden einer Frau : Eb 786 (die Brocken von Nilerde, als Einzeldroge, werden in besonderer Weise befeuchtet und der Frau wird verordnet, sich darauf zu setzen).

§ 1 ḳ3ḥ Nilerde und ḳ3ḥ n itw-mw „Nilerde des Wasserholers". Es wird sich um den dunklen Nilschlamm handeln.

ḳꜣd.t

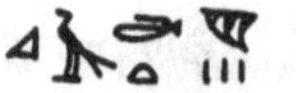 Eb; KV 49 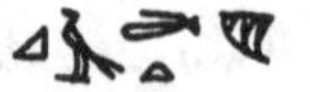 H 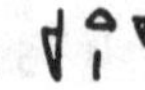 H 116 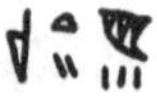 Pharaobuch IV

A ḳꜣd.t

I in einem Einnehmemittel: H 67 ①

II in Salbmitteln (gs): Pharaobuch IV A 7; B 8

B wꜣb (n) ḳꜣd.t

in einem Einnehmemittel: Eb 278 = H 64

C kfꜣ.w nw ḳꜣd.t

in Verbänden (wt)

Eb 246 (= H 74); 647 (= H 116) H 74 (= Eb 246); 116 (= Eb 647)

D ḥnš n ḳꜣd.t

zum Abreiben eines kranken Rindes: KV 49

E in einem Vergleich nicht als Droge

sm sn.wt.t rn-s rd-s ḥr ẖ.t-s mj ḳꜣd.t

Eb 294 = H 35

§ 1 ḳꜣd.t eine kriechende Pflanze, mit der die „auf ihrem Bauch wachsende" sm.wt.t-Pflanze (Eb 294 = H 35) verglichen wird. Lorets Vermutung (Flore² Nr 128), dass es sich bei ḳꜣd.t um eine Melonenart (Cucumis Chate L.) handelt, lehnt Keimer (Gartenpflanzen S. 131) ab.

Von der ḳꜣd.t-Pflanze werden die wꜣb-Wurzel innerlich und die kfꜣ.w-Blattsprossen äusserlich verwendet.

Anm. ① H 67 ḳꜣd.t = H 64 wꜣb ḳꜣd.t = Eb 278 wꜣb n ḳꜣd.t.

Danach ist wohl auch in H 67 wꜣb-Wurzel zu ergänzen.

ḳꜣdj.t

Eb

in der Verbindung

imj n ḳꜣdj.t

in einem Augenmittel: Eb 339

§ 1 ḳꜣdj.t ein Tier. Die Drogenbezeichnung „das Innere des ḳꜣdj.t-Tieres" lässt darauf schliessen, dass es ein kleines Tier sein muss.

ḳjs

Eb 374 Eb 260

in der Verbindung

bjꜣ ḳjs siehe bei bjꜣ

§ 1 ḳjs die Stadt Kusae.

ḳbw

Eb 487; 749 Eb 720 L 51

Eb 415 Bt 13b

I ḳbw

a. in einem Kaumittel für den kranken Zahn: Eb 749 (1)

b. in einem Verband (wt): Eb 487 = L 51

II mw nw ḳbw

a. in einem Augenmittel: Eb 415

b. in einem Salbmittel (gs): Eb 720

c. in einem Einlauf: Bt 13b

§ 1 <u>ḳbw</u> <u>eine unbekannte Pflanze</u>. Die Verbindung mw nw ḳbw könnte den Saft ihrer Früchte bezeichnen oder einen wässrigen Auszug der Pflanze. Ob die Stelle Bt 13b hierher gehört ist wegen der verderbten Schreibung nicht sicher. Für ihre Zugehörigkeit spricht die gleichzeitige Nennung von Wasser zweier anderer Pflanzen. Jonckheere übersetzt „Wasser vom Krug".

Anm. ① Eb 749 = H 9 ḳbw verderbt.

ḳmj.t

[hieroglyphs] Eb [hieroglyphs] Eb 48 [hieroglyphs] Eb 101; 205b; 223; 460; 485; H 194 [hieroglyphs] H; Ram V Nr XVII [hieroglyphs] H 223 [hieroglyphs] H 63① [hieroglyphs] L [hieroglyphs] Bln 119 [hieroglyphs] Bt 14 [hieroglyphs] Bln 33 [hieroglyphs] Bln 37

A ḳmj.t

I in Einnehmemitteln

Eb 48; 154; 172 (= Eb 223 = H 81); 219; 223 (= H 81 = Eb 172); 230; 233; 275; 277 (= H 63); 279 (= H 66); 280 (= H 65 = Bln 33); 477; 632; 633 H 28; 57; 63 (= Eb 277); 65 (= Eb 280 = Bln 33); 66 (= Eb 279); 81 (= Eb 223 = Eb 172); 88 Bln 33 (= Eb 280 = H 65); 119 Bt 14

II in Kaumitteln für den kranken Zahn

Eb 747; 749 = H 9

III in Salbmitteln

a. Applikation gs: Eb 720 (2)

b. Applikation wrḥ: Eb 460

IV in Verbänden (wt)

Eb 538 (= H 40); 553; 637; 673 H 14 (3); 40 (= Eb 538); 223

L 10; 55 Ram V Nr XVII

V in Salbmitteln oder Verbänden (Applikation rdj)

Eb 121; 259; 486; 499 (= L 47); 521; 543; 731 H 8; 155; 194

L 47 (= Eb 499)

VI in einer Gesichtsbehandlung (Applikation ỉʿj): Eb 718

B Bereitungszustände von ḳmj.t

I ◌ııı n ḳmj.t

a. in einem Salbmittel (gs)

◌ııı n ḳmj.t ḥr mw nw pȝdw: Eb 717

b. in einem Verband (wt): Eb 647

II mw nw ḳmj.t

a. in Verbänden (wt): H 224; 234

Droge nḏ ḥr mw nw ḳmj.t: Eb 582

b. in Salbmitteln oder Verbänden (Applikation rdj)

Drogen ȝmj ḥr mw nw ḳmj.t: Eb 485 (4)

Drogen ȝmj dj ḥr mw nw ḳmj.t: Eb 488 (4)

Drogen ȝmj m ỉḫ.t wʿ.t ḥr mw nw ḳmj.t: Eb 498 (4)

C Teile von ḳmj.t

I šsp.t nt ḳmj.t

in einem Einnehmemittel: Eb 205b

II psḏ n ḳmj.t

in einem Salbmittel oder Verband (Applikation rdj)
Eb 571

D Sorten von ḳmj.t

I ḳmj.t ḥḏ.t
in Einnehmemitteln: Eb 30; 210 Bln 37

II ḳmj.t nt stj
in Salbmitteln oder Verbänden (Applikation rdj)
Eb 540; 763 (90,20); 763 (91,1)

E ḳmj.t mit Herkunftsangaben

I ḳmj.t (nt) šnḏ.t
a. in einem Einnehmemittel: Eb 323
b. in Verbänden (wt)
neben ḏrḏ n šnḏ.t: Eb 614 H 221 (3)

II ḳmj.t nt snṯr
in einem Salbmittel oder Verband (Applikation rdj): Eb 716

§ 1 ḳmj.t Gummi-Harz. Das Wort ḳmj.t liegt koptisch (boh.) als ⲕⲟⲙⲓ, griechisch als κόμμι vor; es ist unser Wort „Gummi". Ob Gummi ohne Beiwort immer, wie es Till (Arzneikunde S. 60) für die koptische Medizin annimmt, das Ausscheidungsprodukt von Akazien ist, lässt sich nicht mit Sicherheit entscheiden. Neben der zweimaligen Erwähnung von ḳmj.t nt šnḏ.t „Gummi der Dornakazie" wird auch einmal ḳmj.t nt snṯr genannt. Ausserhalb der medizinischen Texte wird ḳmj.t auch noch von anderen Bäumen erwähnt (vgl Äg. W. B.). Auch die Anwendung von Gummi unterscheidet sich von der in der Koptischen Medizin, die Gummi fast nur äusserlich und bevorzugt in Augenmitteln gebraucht. Denn ḳmj.t-Gummi kommt gleichermaßen zur innerlichen wie zur äusserlichen Verwendung und wird in Augenmitteln nicht genannt.

mw nw ḳmj.t „Gummiwasser" wird „Gummi in Wasser aufgelöst" bedeuten. Von Gummisorten wird „weisses Gummi" und ḳmj.t nt stj „Duftharz" erwähnt. Was šsp.t und psḏ von Gummi bezeichnen ist unbekannt.

Anm. ① H 223 (4,14) Wreszinski liest 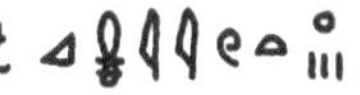. Das erste  ist sicher; die beiden folgenden Zeichen sind entweder beide  zu umschreiben oder beide , was eine unmögliche Wortform ergäbe. ② Eb 720 vor ḳmj.t steht 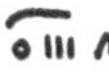 n šs „Mehl von Alabaster". Es kann sein, dass sich „Mehl" auch noch auf ḳmj.t bezieht. Dann gehört diese Stelle zu B I ③ H 14 ḳmj.t = H 221 ḳmj.t šnḏ.t ④ Eb 498 = Eb 488 vgl Eb 485

ḳn

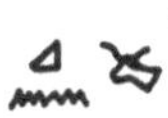 ① Eb

in der Verbindung

ḳn n dḥr

in einem Verband (wt): Eb 568

§ 1 ḳn das Fette und zwar von einer Tierhaut.

Anm. ① das hieratische Zeichen gibt den Rinderkopf 

wieder, nicht den Kopf 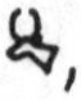, der sonst bei Ḳn üblich ist.

Ḳn.t

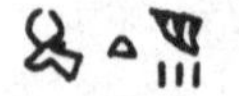 Eb

in einem Verband (wt): Eb 607

§ 1 Ḳn.t eine unbekannte Pflanze. Wohl nicht šs3.t (so Äg. W. B.) zu lesen.

Ḳnj

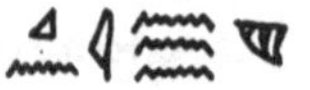 Bt

in einem Verband (wt): Bt 10

§ 1 Ḳnj eine unbekannte Pflanze.

Ḳnj.t

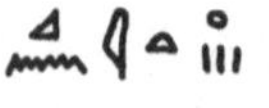 Bln

in einem Räuchermittel: Bln 77

§ 1 Ḳnj.t. Iversen (Paints and Pigments p. 34 ff) hat für Ḳnj.t die Bedeutung Auripigment (gelbes Arsentrisulfid) sehr wahrscheinlich gemacht.

Ḳrr

 Astr Louvre

in einem Räuchermittel : Ostr Louvre

§ 1 <u>ḳrr</u> <u>der Frosch</u>. Jonckheere (Chron. d'Egypte XXIX Nr 57, 1954, p. 54 f.) möchte das davorstehende šnj-Haar mit ḳrr verbinden und schlägt als Bedeutung für šnj [n] ḳrr „Froschlaich" vor. Seine Lückenangabe ist aber unrichtig. Die Lücke im Text befindet sich vor šnj und wir möchten lieber šnj als zweiten Bestandteil einer zusammengesetzten Drogenbezeichnung ansehen, deren erster Bestandteil in der Lücke stand.

<u>ḳs</u>

 Eb; H

in den Verbindungen

I ḳs.w nw ʿḥ3-Milbarsch

in einem Salbmittel (wrḥ)

ḳs.w nw ʿḥ3 ps neben anderen Körperteilen von Fischen: Eb 248 = H 76 ①

II ḳs.w nw g3bg.w-Vogel

in einem Haarbeseitigungsmittel (Applikation rdj)

ḳs.w nw g3bg.w snwḥ : H 155

§ 1 <u>ḳs.w</u> <u>die Knochen</u>, beim Fisch: die Gräten

Anm. ① Eb 248 = H 76 es folgt auf diese Droge: dšrw-Fisch gekocht. Es ist wohl möglich, dass auch bei diesem Fisch die Gräten gemeint sind.

ḳsntj

Eb Sm; Ram V Nr VIII; Bt 27 Bt 29

I in Einnehmemitteln

Eb 171; 210; 219; 226①; 289; 804 Bt 27; 29

II in Einläufen bei Frauenleiden

Eb 814; 815; 818; 819; 834

III in Verbänden (Applikation wt und rdj)

Eb 491② Sm 41 (14,3); (14,4); 46 (16,4); (16,5) Ram V Nr VIII

§ 1 ḳsntj vielleicht ein Mineral, wenn man die Parallele Eb 226 ḳsntj = H 84 stj-Ocker und die verwandten Rezepte Eb 491 ḳsntj L 61 (stj) mit heranzieht.

Anm. ① Eb 226 ḳsntj = H 84 stj. ② Eb 491 ḳsntj vgl das ähnliche Rezept L 61 stj.

ḳst.t (?)

Eb H 23; 71 H 141

I in Einnehmemitteln: Eb 76; 240

II in Verbänden (wt)

Eb 243 (= H 71); 558 (= H 141); 759 H 23①; 71 (= Eb 243); 141 (= Eb 558)

§ 1 ḳst.t eine unbekannte Pflanze. Die Lesung ist auch nicht gesichert. Ebbell setzt ḳst.t zweifelnd dem κόστος des Dioskurides (I 15) gleich.

Anm. ① H 23 ḳst.t = Eb 434 mṯr.

ḳtḳt.w

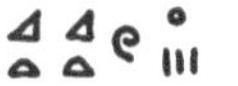 Eb

in der Verbindung

mw nw ḳtḳt.w

in einem Einlauf: Eb 826 (Einzeldroge)

§ 1 ḳtḳt.w ist unbekannt; vielleicht eine Frucht (so vermutet Lefebvre).

ḳd

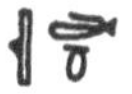 Eb

in einem Salbmittel oder Verband (Applikation rdj)

ḳd hdm snwḫ ḥr mrḥ.t: Eb 773

§ 1 ḳd ein Topf. Die Bereitungsangabe hdm ist unbekannt.

kꜣ

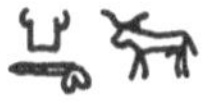 Eb

I in der Verbindung

ʿḏ kꜣ

in einem Verband (wt): Eb 861c

II kꜣ in der Verbindung bddw-kꜣ siehe dort

§ 1 kꜣ der Stier, von dem einmal das Fett offizinell verwendet wird.

kꜣ.w

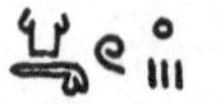 Eb

in der Verbindung

kꜣ.w n nh.t

in einem Einnehmemittel

kꜣ.w šw.w n nh.t : Eb 65 ①

§ 1 kꜣ.w sind die unreifen (ungeniessbaren) Früchte der Sykomore (im Gegensatz zu nḳꜥw.t, den geritzten Sykomorenfrüchten). Vgl Keimer Acta Orientalia VI 1928, 289.

Anm. ① Eb 65 kꜣ.w šw.w n nh.t = Eb 71 ḳꜣꜣ n nh.t šw.w

kꜣ.t

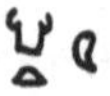 Eb; H

in den Verbindungen

I kꜣ.t ṯsm.t

in einem Haarmittel (Applikation fehlt): Eb 460

II snf n kꜣ.t ṯsm.t

in einem Haarmittel (Applikation rdj)

H 156 (Einzeldroge)

§ 1 kꜣ.t die Vulva. H nennt als Droge „Blut der Vulva einer Windhündin"; Eb nur „Vulva einer Windhündin." Aber vielleicht ist auch im Ebers das Menstruationsblut gemeint.

kꜣ.t-šw.t

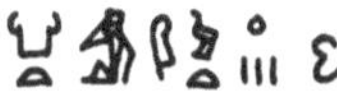 Eb 595 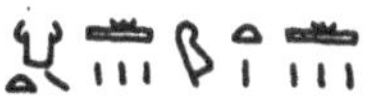 H 133 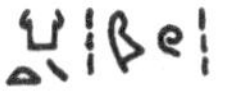 Bln 72
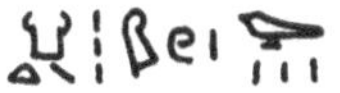 Bln 74 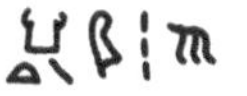 Bln 60

A kꜣ.t-šw.t

I in Räuchermitteln: Bln 72; 74

II in Verbänden (wt): Eb 595 H 133

B kꜣ.t-šw.t nt ỉnb.w

in einem Räuchermittel: Bln 60

§ 1 <u>kꜣ.t-šw.t</u> <u>eine Art Flechte</u>; so vermutet Dawson (JEA 20, 1934, 46).

kꜣj.t

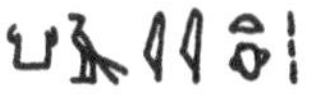 Eb

in den Verbindungen

I kꜣj.t nt ḥntꜣsw

in einem Wimperhaarmittel: Eb 425

II kꜣj.t nt gḥs

in einem Augenmittel: Eb 339

§ 1 <u>kꜣj.t</u> eine Bezeichnung für den Mist/Kot. Aber sowohl von der Gazelle wie auch von der Eidechse wird auch der ḥs-Kot genannt. Vgl bei ḥs.

kꜣp.w

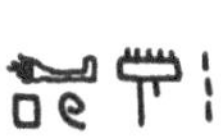 Eb

I kꜣp.w

in einem Haarmittel (Applikation fehlt): Eb 460[2]

II kꜣp.w nw pꜣḳ.t

Eb 130; 507 siehe im Einzelnen bei pꜣḳ.t

§ 1 <u>kꜣp.w</u> und auch kꜣp.w nw pꜣḳ.t werden sonst als Verbandsstoff erwähnt. kꜣp.w als Droge wird vielleicht die <u>Fasern</u> bezeichnen.

Anm. ① Die Hieroglyphe des Armes mit der Hand soll das ungewöhnliche hieratische Zeichen wiedergeben; vgl Möller, Paläographie I Nr 114. ② Eb 460 nach kꜣp.w bricht das Rezept ab. Es könnte also auch hier kꜣp.w nw pꜣḳ.t gemeint sein.

kꜣkꜣ

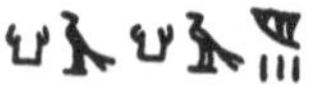 Eb; H 62; 103; Bln 97; L 10; Bt 18; Mutt. u. Kind H 7,1–3 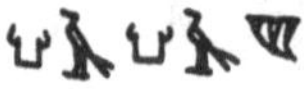 H 82 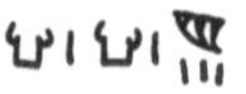 Bln 163c 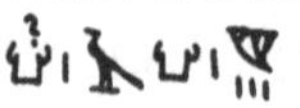 Ram III B 4

I kꜣkꜣ

in einem verderbten Rezept: Ram III B 4

II kꜣkꜣ stj

in einem Salbmittel (gs): Bln 97

III mnj.t nt kꜣkꜣ

in einem Einnehmemittel: Eb 283

IV ḥm.w nw kꜣkꜣ

a. in Einnehmemitteln

Eb 19; 224 (= H 82); 856 c (= Bln 163 c) H 62; 82 (= Eb 224) Bln 163 c (= Eb 856 c) Bt 18 [1] Mutt. u. Kind H 7,1-3

b. in einem Augenmittel: Eb 376

c. in Verbänden (wt): H 103 L 10

§ 1 <u>KꜣKꜣ</u> ist bisher allgemein mit griechischem κίκι „Rizinus" zusammengestellt worden; vgl Keimer, Gartenpflanzen S. 70 u. 164 und Kêmi 2, 1929, 103. Aber Dawson (Aegyptus X 1929, 66 folg) lehnt diese Gleichsetzung ernstlich ab und möchte in KꜣKꜣ eine allgemeine Bezeichnung für Pflanze/Kraut vermuten. Als Droge muss KꜣKꜣ jedoch eine spezielle Pflanze bezeichnen. Jonckheere und zweifelnd auch Lefebvre übersetzen KꜣKꜣ mit Rizinus. Ebbell gibt für KꜣKꜣ keine Übersetzung. Auffallend ist es aber, dass ausser dgm-Rizinuspflanze noch eine zweite Bezeichnung für Rizinus als Droge genannt sein sollte und dass von Beiden einmal die mnj.t/mnw.t-Wurzel offizinell verwendet wird (Eb 251 a mnw.t von dgm; Eb 283 mnj.t von KꜣKꜣ).

Anm. (1) Bt 18 ḥmm nw KꜣKꜣ.

<u>Kpnj</u>

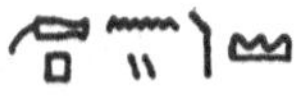 Eb 361

in der Verbindung

pr.t-šnj n Kpnj siehe bei pr.t-šnj

§ 1 <u>Kpnj</u> <u>die Stadt Byblos.</u>

kfꜣ.w

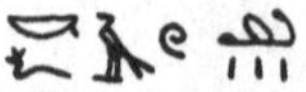 Eb 179; H 74 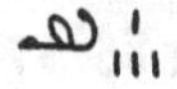 Eb; H 116; Mutt. u. Kind I 7,3-5
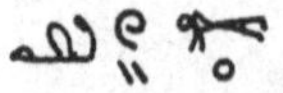 Bln 81[1]

in den Verbindungen

I bnn.t nt kfꜣ.w nw mḥj
in einem Salbmittel oder Verband (Applikation rdj)
Eb 179

II a. kfꜣ.w nw mḥj.t
in einem Augenmittel: Eb 340

b. kfꜣ.w nw mnḥ
in einem Einnehmemittel: Mutt. u. Kind I 7,3-5

III kfꜣ.w nw ḫꜣsj.t
in Einnehmemitteln: Eb 19; 263

IV kfꜣ.w nw ḳꜣd.t
in Verbänden (wt)
Eb 246 (= H 74); 647 (= H 116) H 74 (= Eb 246); 116 (= Eb 647)

V kfꜣ n šmšm.t
in einem Salbmittel (gs): Bln 81

§ 1 kfꜣ.w bezeichnet vielleicht die Blattspitzen oder Blattsprossen. Sie werden von folgenden Pflanzen genannt: mḥj „Flachs"; mḥj.t „Papyrus"; mnḥ „Papyrus"; ḫꜣsj.t „Bryonia"; ḳꜣd.t-Pflanze. Bei kfꜣ n šmšm.t (Hanf?) in Bln 81 ist es wegen der Schreibung sehr unsicher, ob diese Verbindung überhaupt hierher gehört. Dawson (JEA 20, 1934, 45) nimmt für die kfꜣ.w-Teile der Bryonia an, dass es sich um die Wurzeln handelt. Dagegen spricht aber die Verbindung bnn.t nt Kf3.w nw mḥj, in der bnn.t wohl die Kapselfrüchte des Flachses bezeichnet und die Kf3.w etwa die Stengelspitzen sein könnten.

Anm. ① Bln 81 es ist sehr unsicher, ob diese Schreibung zu Kf3.w gehört.

Kmw

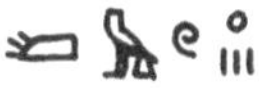 Eb

I in einem Einnehmemittel: Eb 82

II in einem Salbmittel (wrḥ): Eb 449

§ 1 Kmw eine unbekannte Droge.

Kmw

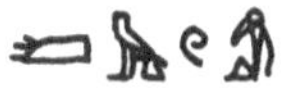 Bln

in der Verbindung

p3 kmw ntj ḥr ḫpš n ḥtr

in einem Salbmittel (gs): Bln 112

§ 1 Kmw vielleicht km „schwarz" gemeint und dann die Verbindung wörtlich „das Schwarze das auf dem Schenkel eines ḥtr-Tieres ist". Siehe bei ḥtr.

Krk

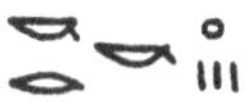 H

in einem Einnehmemittel: H 61

§ 1 <u>krk</u> <u>eine unbekannte Droge.</u>

<u>ksb.t</u>

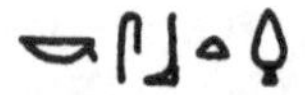 Eb 54; 72; Bln 4 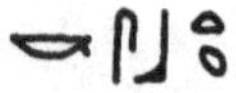 Eb 57; 59; 721 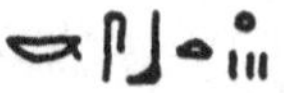
Eb 16; 342 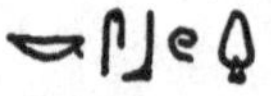 Bln 6

in den Verbindungen

I ỉmj n ksb.t

a. in einem Augenmittel: Eb 342

b. in einem Salbmittel oder Verband (Applikation rdj)
ỉmj n ksb.t ꜣmj ḥr Droge: Eb 721

II ẖr (n) ksb.t
in Einnehmemitteln gegen Würmer.
Eb 54; 57; 59 (= Bln 4); 72 Bln 4 (= Eb 59); 6

III srj n ksb.t
in einem Einnehmemittel: Eb 16

§ 1 <u>ksb.t</u> ein Baum und seine Früchte. ỉmj n ksb.t wird das Innere der Frucht bezeichnen. Der ẖr-Teil des ksb.t-Baumes, der auch von anderen Bäumen genannt wird, wird speziell in Abführmitteln gegen Eingeweidewürmer verwendet. Der srj-Teil ist ebenfalls unbekannt (vielleicht Fehlschreibung für ẖr).

<u>kšw</u>

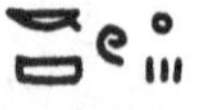 Eb; L

in einem Salbmittel (gs): Eb 504 = L 52

§ 1 kšw ein Mineral. Der Paralleltext L 56 schreibt dafür škr. Vgl das bei škr Bemerkte.

ktkt

 Eb

in einem Einnehmemittel: Eb 585

§ 1 ktkt eine unbekannte Pflanze. Wreszinski umschreibt krkr.

gꜣb.t

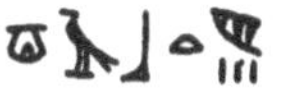 Eb 294 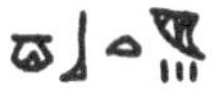 Eb 781 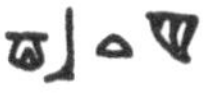 Eb 812 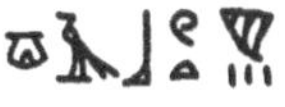 Bln 55 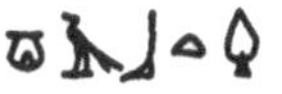 L 46

A in den Verbindungen

I gꜣb.t nt mjm.t

in einem Salbmittel (gs): Eb 781

II gꜣb.t nt ḫt-ds

in einem Salbmittel oder Verband (Applikation rdj)

gꜣb.t nt ḫt-ds ssr ḥr Droge: Eb 812

III gꜣb.t nt šb.t

in einem Verband (wt): Bln 55

IV gꜣb.t nt dgm

in einem Verband (wt): L 46 (Einzeldroge)

B nicht als Droge in der Beschreibung des sn.wt.t-

Krautes

gm.tw gꜣb.t-f mj ẖt ḥḏ : Eb 294 ①

§ 1 <u>gꜣb.t</u> <u>Blätter</u> von Pflanzen. gꜣb.t kann auch die Blütenblätter bezeichnen; so wohl Eb 294 in der Beschreibung des sn.wt.t-Krautes.

Anm. ① Eb 294 = H 35; H hat dafür dgmj-s mj ẖt ḥḏ. Vgl Anhang IV.

<u>gꜣbgw</u>

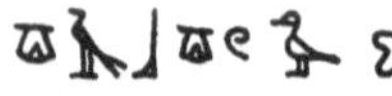 Eb 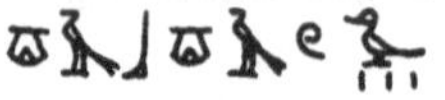 H

in den Verbindungen

I bḳsw n gꜣbgw

in einem Salbmittel (wrḥ): Eb 452

II swḥ.t nt gꜣbgw

in einem Salbmittel (Applikation rdj): Eb 453

III snf n bḳsw nw gꜣbgw

in einem Salbmittel (wrḥ)

snf n bḳsw nw gꜣbgw rdj ḥr ỉbr mꜣꜥ: Eb 457

IV ḳs.w nw gꜣbgw

in einem Salbmittel (Applikation rdj)

ḳs.w nw gꜣbgw snwẖ: H 155

§ 1 <u>gꜣbgw</u> <u>ein Vogel</u>, von dem die Wirbelsäule, Blut der Wirbelsäule, die Knochen und ein Ei in Haarmitteln verwendet werden. Ebbell übersetzt „Rabe" ohne Begründung.

g3š.w

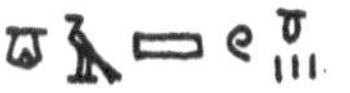 L

in den Verbindungen

I g3š.w n ꜥw3j.t

in einem Salbmittel oder Verband (Applikation rdj)

L 32

II g3š.w n ḥḳ.t ndm.t

in einem Mittel gegen die tmj.t-Krankheit; Applikation fehlt, aber äusserlich: L 7

§ 1 g3š.w Gardiner (Onomastica II p. 236* Nr. 576) nimmt an, dass es sich um eine Art Hefe handelt.

gj.t

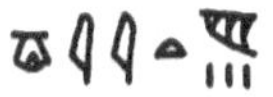 Eb 603; 639; 664 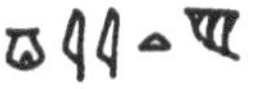 Eb 663 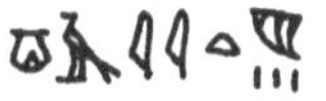 Eb 758; 760 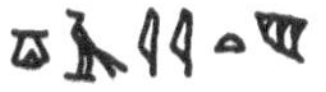 Eb 339

I gj.t

in Verbänden (wt): Eb 603; 639; 758; 760

II gj.t ꜥmḳ.t

in einem Verband (wt): Eb 664

III gj.t mḳ.t

in einem Augenmittel: Eb 339

IV 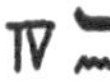 gj.t

in einem Verband (wt): Eb 663

§ 1 gj.t eine Pflanze. Lefebvre möchte gj.t als eine Variante von gjw „Zyperngras" ansehen. Ebbell übersetzt gj.t nicht. gj.t wird nur im Ebers genannt und nur äusserlich angewendet.

gjw

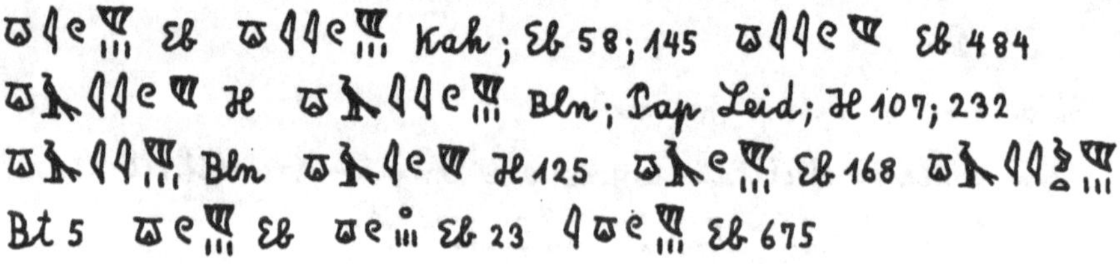

A gjw

I in Einnehmemitteln

Eb 19; 23; 83; 222 (= H 80); 232; 264; 276 = 281; 283 H 46; 80 (= Eb 222); 86 Bln 116 (9,12); (10,2); 148

neben mw.t nt gjw; gjw n ḥsp: Eb 101

II in einem Kaumittel für den kranken Zahn: Eb 555

III in einem Einlauf

gjw nḏ ḥr mrḥ.t: Eb 820

IV in einem Augenmittel: Eb 385

V in Salbmitteln

Eb 563 (= H 125); 649 (= H 107 = H 228) H 107 (= Eb 649 = H 228); 125 (= Eb 563); 228 (= Eb 649 = H 107) Bln 99; 102 (1)

VI in Verbänden (wt)

Eb 472; 614; 650; 677; 682 H 232

VII in Salbmitteln oder Verbänden (Applikation rdj)

Eb 716 gjw ps: Eb 497 (2)

VIII in einem Räuchermittel für Haus und Kleider: Eb 852

B gjw rwḏ

in einem Salbmittel (gs): Bln 84 [1]

C Teile von gjw

I mw.t nt gjw

a. in Einnehmemitteln

Eb 58; 184 Kah 10 neben gjw; gjw n ḥsp: Eb 101

b. in Verbänden (wt): Eb 242; 675

neben gjw n wḏb; gjw n ḥsp: Eb 565

c. in einem Rezept gegen Frauenleiden (Applikation verderbt)

Kah 13

II nhp n gjw

in einem Einnehmemittel: Eb 168

III tp.tj gjw [3]

in einem Salbmittel (gs): Bln 96 (Einzeldroge)

D gjw mit Angaben der Herkunft

I gjw n wḥ3.t-Oase

a. in einem Zäpfchen: Bt 5

b. in einem Salbmittel oder Verband (Applikation rdj)

Pap Leid Verso IV 7-8 = Recto II 13-III 2

II gjw n wḏb-Uferland

a. in Einnehmemitteln

neben gjw n ḥsp: Eb 193b; 201b

b. in Verbänden (wt)

neben gjw n ḥsp: Eb 594

neben gjw n ḥsp; mw.t nt gjw: Eb 565

III gjw n r3-pn.t
in einem Salbmittel oder Verband (Applikation rdj)
Eb 589

IV gjw n ḥsp-Gartenland
a. in Einnehmemitteln
neben gjw n wḏb: Eb 193b; 201b
neben gjw; mw.t nt gjw: Eb 101
b in einem Zäpfchen: Eb 145
c. in Verbänden (wt)
neben gjw n wḏb: Eb 594
neben gjw n wḏb; mw.t nt gjw: Eb 565

V gjw n sḫ.t-Feld/Oase
in einem Salbmittel oder Verband (Applikation rdj)
Eb 484 ②

§ 1 gjw Zyperngras. So nach Loret (Flore² S 26 Nr 25 Cyperus rotundus und S.27 Nr 26 Cyperus esculentus), dem sich auch Lefebvre und Jonckheere anschliessen. Massart gibt keine Übersetzung, weist aber auf Ebbell hin, der gjw mit „rush-nut" wiedergibt, und auf Wreszinski's Übersetzung „Erdmandel".
Die verschiedenen Teile von gjw sind unbekannt und auch die Herkunftsbezeichnung r3-pn.t lässt sich nicht bestimmen.

Anm. ① Bln 102 gjw = Bln 84 gjw rwḏ.tj ② Eb 497 gjw ps = Eb 484 gjw n sḫ.t ③ Einen tp.t-Teil gibt es auch von anderen Pflanzen; siehe bei tp/tp.t. Oder sind es zwei Drogen: „feines Salböl" und „Zyperngras"?

gw

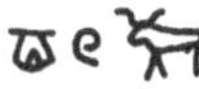 Eb

in der Verbindung

bnf n gw

in einem Einnehmemittel: Eb 75

§ 1 gw Art Stier, von dem die bnf-Galle offizinell verwendet wird. Vgl auch bei bnf.

gw

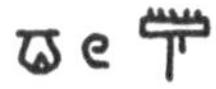 Eb

in der Verbindung

gw n bj.t

in einem Augenmittel

bj.t nt ḫprj gw n bj.t r³-pw: Eb 369a (Einzeldroge).

§ 1 gw in dieser Verbindung und im Wechsel mit „Gärungsprodukt des Honigs" könnte eine Art Überzug des Honigs bezeichnen. Für diese Vermutung spricht vielleicht auch das Determinativ. Möglicherweise handelt es sich um eine Art Krustenbildung bei der Eindickung.

gnw

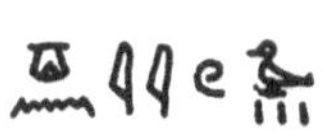 Kah 1 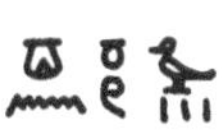 Eb 845

in den Verbindungen

I ins.t nt gnj.w

in einem Räuchermittel für die Augen bei Frauenleiden: Kah 1 (Einzeldroge)

II mrḥ.t gnw

in einem Hausmittel als Salbe (wrḥ) „damit die Fliegen nicht stechen": Eb 845 (Einzeldroge)

§ 1 gnw ein Vogel. Nach Gaillard (Kêmi 2, 1929, 19) die Goldamsel (Oriolus galbula L.).

gnn

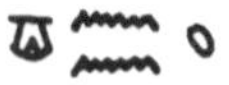 Eb 255 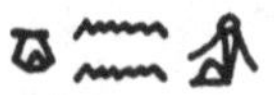 Eb 852

in den Verbindungen

I gnn n njwbn

in einem Räuchermittel für Haus und Kleider: Eb 852

II gnn n ḫsꜣj.t

in einem Salbmittel (wrḥ): Eb 255

§ 1 gnn der „weiche" Anteil von zwei Harzen. Vgl bei ḫsꜣj.t und *mnjb (njwbn).

gngn.t

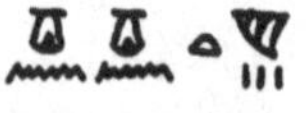 Eb 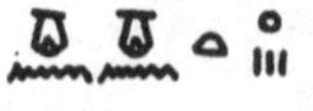 Bln 136

A gngn.t

in Einnehmemitteln

Eb 11; 24; 31; 90; 91; 297 = 321 = Bln 136

gngn.t wnn-s mj ỉwrj.t Kft(j)w: Eb 28

B 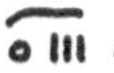 n gngn.t

in einem Einnehmemittel

Drogen ... rdj 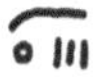 n gngn.t ḥr-s: Eb 13

§ 1 gngn.t eine Pflanze, die in nichtmedizinischen Texten als Erzeugnis des Wadi Natrûn genannt wird. Eb 28 vergleicht sie mit Kretischen Bohnen. Ebbell schlägt für gngn.t „Senna" vor. Lorets (Flore[2] S. 101 Nr 167) Gleichsetzung von gngn.t mit Koptischem ϣⲉⲗϣⲏⲗⲓ „unreife Trauben" lehnt Keimer (Gartenpflanzen S. 159) ab. gngn.t wird nur innerlich verabfolgt.

grš

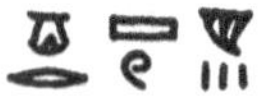 Bln

in einem Räuchermittel: Bln 73

§ 1 grš eine Pflanze. Ob zu g3š „Schilfrohr" gehörend?

gḥs

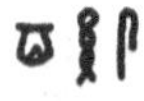 Eb 339; 471 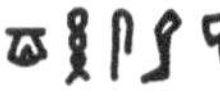 Eb 849 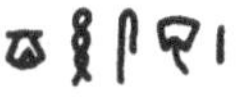 H 146  Bln 68 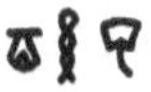 Eb 458

in den Verbindungen

I ʿḏ gḥs

in einem Salbmittel (mrḥ)

neben mrḥ.t ḥfꜣw; mrḥ.t msḥ; mrḥ.t db: H 146

II ḥs gḥs

a. in einem Räuchermittel

neben ḥs mꜣj; ꜣbj; ḥs nrꜣw; ḥs njw: Bln 68

b. in einem Salbmittel (wrḥ): Eb 471

c. in einem Hausmittel gegen Ungeziefer im Kornspeicher.

Der Gazellenkot wird verascht und mit Wasser vermischt auf Boden und Wände gestrichen: Eb 849

III kꜣj.t nt gḥs

in einem Augenmittel: Eb 339

IV db n gḥs

in einem Salbmittel (wrḥ)

db n gḥs snwḫ ḥr mrḥ.t: Eb 458

§ 1 <u>gḥs</u> <u>die Gazelle</u>, von der Fett; ḥs-Kot; kꜣj.t-Kot/Mist und das Horn offizinell in äusserlichen Mitteln verwendet werden.

gs.wj

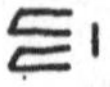 H 46; 121; Bln 48; 120; 155; 162  Eb 100; H 42

in der Verbindung

gs.wj n psḏ siehe bei psḏ; vgl dort auch § 1.

gsfn

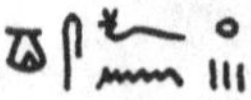 Eb 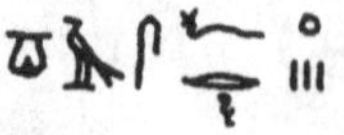 Bln 138 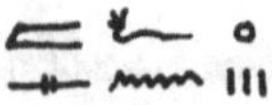 Eb 447

I in einem Einnehmemittel: Bln 138

II in Augenmitteln

Eb 336 d; 340; 355; 359; 380

III in Salbmitteln für Kopfkrankheiten

a. Applikation wrḥ: Eb 447

b. Applikation rdj: Eb 258

IV in einem Verband (wt): Eb 491

§ 1 gsfn. Nach Ebbell und auch Lefebvre, der sich dessen Meinung anschliesst, ist gsfn das Gummiharz von Ferula Asa foetida, das Sagapen der Griechen (vgl hierzu Dioskurides III 85). Das Äg. W.B. hält gsfn dagegen für einen mineralischen Stoff (vgl auch Brugsch W.B. VII 1281, der gsfn für eine andere Bezeichnung der schwarzen Augenschminke hält). gsfn wird aber zweimal in Augenrezepten (Eb 355 und 359), in denen es bevorzugt angewendet wird, gleichzeitig mit msdm.t genannt und kann also in den medizinischen Texten nicht mit msdm.t identisch sein.

t

 Eb; H; L 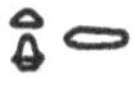 Bln 120 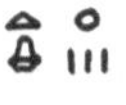 Bln

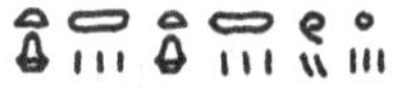 Eb 76 in der Verbindung t-t.wj

I t wꜣḏ

a. in Einnehmemitteln

Eb 86; 92; 134 = 149; 328; 334 H 43 Bln 120; 153; 157

b. in einem Kaumittel für die kranke Zunge: Eb 698

II a. t w³m

in einem Einnehmemittel: Eb 290 ①

b. t šw n w³m

in einem Einnehmemittel: Eb 289

III a. t n ỉt

in einem Verband (wt): Eb 509 = L 53

b. t n ỉt ʿw³

in einem Verband (wt): Eb 522 a (Einzeldroge)

c. bj.t nt t n ỉt

in einem Verband (wt): Eb 630

IV bj.t nt t ʿw³ n sw.t

in einem Salbmittel (wrḥ): Eb 712 b = H 17 (Einzeldroge)

V t-t.wj

in einem Einnehmemittel: Eb 76

VI t n nbs siehe bei nbs

§ 1 t Brot. Es wird Brot aus Gerste und Brot aus Weizen als Droge verwendet. t w³ḏ „frisches Brot" wird nur in Einnehmemitteln gebraucht; ebenfalls t w³m „gedörrtes Brot" und t šw n w³m „durch Dörren getrocknetes Brot". t ʿw³ „gegorenes Brot" (Sauerteig) wird in einem Wundmittel und in einem Kopfmittel verwendet. t-t.wj, als besondere Art Brot, ist vielleicht ein Doppelbrot im Sinne von zweifach gebacken.

Anm. ① Eb 290 t 𓄿 geschrieben, aber nach Eb 289 wohl w³m zu lesen.

tꜣ

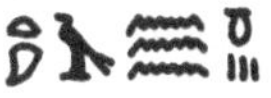 Eb 105; H 169 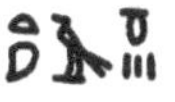 Eb 211

in den Verbindungen

I tꜣ n rḫtj – Wäscher

a. in einem Salbmittel (gs): Eb 105

b. in einem Verband (wt): H 169

II tꜣ n šb.t – Maische

Eb 211 siehe im Einzelnen bei šb.t

§ 1 tꜣ ist unbekannt. Die Verbindung tꜣ n rḫtj übersetzt Ebbell zweifelnd mit „Lauge des Wäschers".

tꜣ

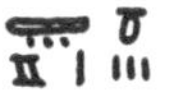 Eb  L

I tꜣ

in einem Salbmittel (gs): Eb 790

II tꜣ wnn m ʿn.t nt s

in einem Salbmittel oder Verband (Applikation rdj)

Eb 775 (Einzeldroge)

III tꜣ n rd.wj

als Zauberdroge: L 26

IV als Herkunftsbezeichnung

a. ỉkw n 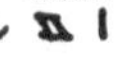 Eb 576

b. sꜣp.t – 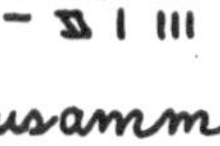 Eb 108 (1)

V in zusammengesetzten Verbindungen

ḥnj-t3 šnj-t3 t3-msḥ
diese Verbindungen sind als eigene Artikel aufgenommen.

§ 1 <u>t3</u> <u>Erde</u>. Das zusätzliche Determinativ  im Ebers könnte andeuten, dass es sich um feuchte Erde, etwa Schlamm, handelt. Die blosse t3-Stelle Eb 790 übersetzt Ebbell ohne Begründung mit „rock-oil (?)". Aber auf t3 folgt ḫrj pddw und Wreszinski hat beide Ausdrücke zu einer Droge zusammengefasst. Eine solche Drogenbezeichnung würde gestützt durch den ähnlich gebildeten Ausdruck in Eb 775 „Erde die sich am Nagel eines Mannes befindet". Vgl dazu ḫrj pddw, wo diese Auffassung auch erläutert wird.

Anm. ① Eb 108 wörtlich „Lotus der Erde". Vielleicht zwei Drogen; vgl bei s3p.t.

<u>t3-msḥ</u>

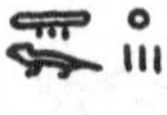 Eb

I in einem Einnehmemittel: Eb 333

II in Augenmitteln: Eb 378; 412

III in Pudermitteln (tmt): Eb 444; 448

IV in einem Augenbrauenmittel: Eb 462

V in einem Verband (wt): Eb 542

§ 1 <u>t3-msḥ</u> wörtlich <u>Krokodilserde</u> ist wohl eine bildliche Bezeichnung für den Krokodilskot. So Ebbell (ZÄS

64,1929,121) und auch Lefebvre. t3-msḥ wird nur im Ebers genannt.

t3/t3f

Eb 557 Eb 571 H 140 Bln 90 Bln 101

in den Verbindungen

I bsn n t3

Eb 557 (= H 140 t3f); 571 H 140 t3f (= Eb 557)

siehe im Einzelnen bei bsn

II db.t n t3f n ỉḳdw : Bln 90

db.t n t3f n ỉḳdw mds : Bln 101

siehe im Einzelnen bei db.t

§ 1 t3/t3f der Töpferofen.

Anm. ① Bln 101 unter dem ein Füllstrich.

t3ḫ.t

Eb; Kah; H Eb 162; 163; 200b; 592

H 94; 237 Bln 79 H 168

① Ram V Nr V Eb 812 ① Ram V Nr IV

A t3ḫ.t

I in Verbänden (wt): Eb 674; 680

II in einem Mittel gegen Frauenleiden (die Frau soll sich darauf setzen)

Droge rdj ḥr tꜣḥ.t : Eb 789

B tꜣḥ.t von Bier

I tꜣḥ.t nt ḥḳ.t

a. in Verbänden (wt): Eb 564 (= H 126); 690 H 126 (= Eb 564)

b. in einem Rezept mit fehlender Applikation (äusserlich) Ram V Nr IV

II tꜣḥ.t nt ḥḳ.t nḏm.t

a. in Verbänden (wt)

Eb 608; 609; 639; 662 (= H 120); 683 H 120 (= Eb 662)

Droge nḏ ḥr tꜣḥ.t nt ḥḳ.t nḏm.t : Eb 541

Drogen nḏ ps ḥr tꜣḥ.t nt ḥḳ.t nḏm.t : Eb 200b

Drogen ꜥtḫ ḥr tꜣḥ.t nt ḥḳ.t nḏm.t : Eb 568

b. in einem Räuchermittel : Bln 79

c. in einem Mittel gegen Frauenleiden (der Boden wird bestrichen, auf dem die Frau sitzen soll)

Kah 17 (2,27); (2,28) als Wiederholung (verderbt)

d. in einer Geburtsprognose als Testdroge (der Boden wird bestrichen, auf dem die Frau sitzen soll): Kah 27

III tꜣḥ.t nt ḥḳ.t iḳr.t

a. in einem Einnehmemittel

Droge sjn ḥr tꜣḥ.t nt ḥḳ.t iḳr.t : Eb 791 (2)

b. in einem Salbmittel oder Verband (Applikation rdj)

Droge sšr ḥr tꜣḥ.t nt ḥḳ.t iḳr.t : Eb 812

IV tꜣḥ.t nt ḥḳ.t ḥr.t

in einem Verband (wt): H 137

C tꜣḥ.t nt irp

I in Zäpfchen: Eb 162; 163
II in einem Salbmittel (gs): Eb 657 = Ram V Nr V ②
III in Verbänden (wt): Eb 592; 670 H 94③; 237

D t3ḥ.t von anderen Flüssigkeiten

I t3ḥ.t nt ͨ3.t
in einem Verband (wt): H 168

II t3ḥ.t nt p3-wr
in einem Salbmittel (gs)
Drogen nḏ ḥr t3ḥ.t nt p3-wr: H 161

III t3ḥ.t nt sḏr
in einem Verband (wt): Eb 640

§ 1 t3ḥ.t als Bestandteil von Flüssigkeiten bezeichnet vielleicht einen Bodensatz. Lefebvre und Ebbell übersetzen mit Hefe. An den drei Stellen, in denen t3ḥ.t allein genannt wird, liegen vermutlich nur Verkürzungen vor, zumal Eb 789 angibt, dass eine kranke Frau auf dem Mittel sitzen soll, was sonst, in Kah, mit t3ḥ.t von süssem Bier vorgeschrieben wird. t3ḥ.t in Eb 674 und 680 bei Versteifungen der Gliedmaßen ist wohl zu t3ḥ.t von Wein zu ergänzen, das sonst bei diesen Behandlungen verordnet wird. Aber auch t3ḥ.t von Bier und von süssem Bier wird häufig in Behandlungen der mt.w-Gefässe genannt.

Nur Eb 791 t3ḥ.t nt ḥḳ.t iḳr.t ist ein innerliches Mittel.

Anm. ① in der Verbindung ḥḳ.t t3ḥ.t (Nr IV) und irp t3ḥ.t

(Nr V), jede mit Gesamtdeterminativ ② Eb 791 ḥḳ.t ist vom Schreiber rot durchstrichen. Vielleicht irrtümlich und ỉḳr.t sollte gestrichen werden. ③ Eb 657 (gs) = Ram V Nr V (gs) = H 94 (wt); vgl auch H 237 (wt), das sehr ähnlich ist.

tj3

Ram III Frgm 4 Eb 669 Eb 330
Eb 99

I in Einnehmemitteln: Eb 99; 330

II in einem Verband (wt): Eb 669

III in einem verderbten Rezept

tj3 ḫ3 ḥr mw: Ram III Frgm 4

§ 1 tj3 eine unbekannte Pflanze, die nur in offizineller Verwendung belegt ist.

tjʿm

Eb; Pap Leid Verso XIX 1 Bln 35 Bln 152 Eb 26; 204b H 46 Eb 747; 758

I in Einnehmemitteln

Eb 17; 23; 31; 79; 87; 97; 122 (= Bln 35); 184; 193b; 201b; 204b; 284; 288; 319 H 46 Bln 35 (= Eb 122); 152

II in einem Kaumittel für kranke Zähne: Eb 555; 747

III in einem Inhaliermittel gegen Husten: Eb 320
IV in einem Zäpfchen: Eb 26
V in einem Salbmittel (gs): Eb 114
VI in einem Verband (wt): Eb 758
VII in einem Salbmittel oder Verband (Applikation rdj) Pap Leid Verso XIX 1

§ 1 tj.ᶜm eine unbekannte Pflanze, die nur in der Medizin belegt ist. Sie wird gern in Abführmitteln verordnet.

tjw

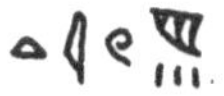 Eb

in einem Verband (wt): Eb 663

§ 1 tjw eine unbekannte Pflanze, die nur einmal hier genannt wird. Vgl auch tj3.

tj-šps

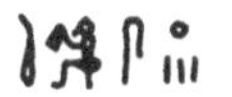 Eb; L 61; H 167; 228; 230 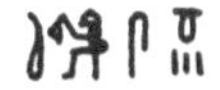 Eb 255; Bln 51
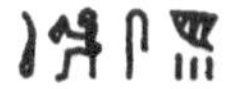 Eb 686 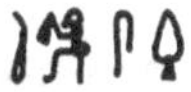 Eb 852; H 101; 108 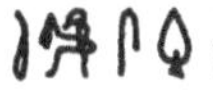 H 260
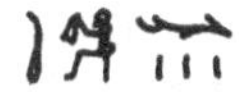 Ram IV C 10

A tj-šps
I in einem Zäpfchen: Eb 140
II in Salbmitteln (wrḥ): Eb 255 H 167
III in Verbänden (wt)
Eb 491 (= L 61); 614; 677; 686; 687 H 108 = H 230 Bln 51

L 61 (= Eb 491)

IV in Salbmitteln oder Verbänden (Applikation rdj)

Eb 259; 535; 540

V in einem Rezept mit fehlender Applikation (äusserlich)

Ram IV C 10

B in den Verbindungen

I w3b n tj-šps [1]

in einem Kaumittel für den kranken Zahn: Eb 555

II ws.t nt tj-šps

in Verbänden (wt)

neben ws.t nt wʿn: Eb 652 = H 101 — H 228 [2]

III ḥt n tj-šps

in einem Räuchermittel für Kleider und Haus: Eb 852

IV ẖ3.w nw tj-šps

in einem Salbmittel oder Verband (Applikation rdj): H 260

§ 1 tj-šps Zimt (?), auch als wohlriechender Rohstoff, aus Punt importiert, bei der Kyphibereitung und sonst verwendet. Desgleichen wird ein wohlriechendes Öl aus tj-šps bereitet (vgl das Determinativ in Eb 255 und Bln 51). Ebbell gibt für tj-šps die Übersetzung „Cinnamomum" Zimtbaum (so auch Loret, Flore [2] S. 51 Nr 71). Lefebvre schliesst sich der Übersetzung von Ebbell an. Vielleicht gehört auch die šps-Pflanze hierher, die nur im Ebers belegt ist; vgl šps. tj-šps wird nur äusserlich angewendet.

Von tj-šps als Baum werden genannt: wꜣb-Wurzel; ws.t-Sägemehl; ẖt-Holz und ẖꜣ.w nw tj-šps „Zerkleinertes von tj-šps." Da Zimt aus der Rinde und Wurzelborke gewonnen wird, würden alle diese Verbindungen die Bedeutung Zimt für tj-šps stützen.

Anm. ① vgl auch Eb 259 wo vor tj-šps die unbekannte Pflanze wꜣnb steht und das bei wꜣnb dazu Bemerkte.
② H 228 Die Drogenverbindung ẖꜣsj.t nt tj-šps ist sicher fehlerhaft. Nach ẖꜣsj.t ist der Quantenstrich und der Bestandteil von tj-šps ausgelassen. Vermutlich ist ws.t nt zu ergänzen.

twjꜣ

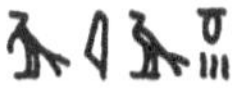 Eb

in einem Verband (wt): Eb 565

§ 1 twjꜣ ist unbekannt. Die Schreibung mit anlautendem  ist sehr ungewöhnlich. Vorher Zeilenbruch, sodass eine Verstümmelung möglich ist.

twr

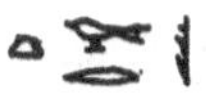 Eb 334 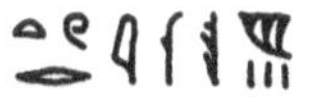 Bln 61; 62 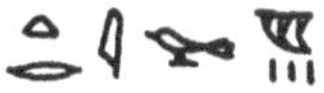 Bln 67

I twr

in Räuchermitteln: Bln 61; 62; 67

II twr wꜣd

in einem Einnehmemittel: Eb 334

§ 1 twr eine Rohrpflanze. So nimmt auch Lefebvre an. Ebbell und Wreszinski geben keine Übersetzung.

twt

Eb 695 Eb 376; 511 H 142

in der Verbindung

ỉm n twt siehe bei ỉm

§ 1 twt die Statue; ỉm n twt „Statuenton."

tbn

Eb; H 175 b Eb H 61 Ram V Nr XVIII ① Eb 362

A tbn

I in Einnehmemitteln: Eb 288 H 61

II in Salbmitteln oder Verbänden (Applikation rdj)

Eb 489; 620 b = H 175 b

B tbn des Rindes

I a. tbn n

in einem Verband (wt)

neben ʿd ; ỉwf n ; nnšm n : Eb 608

b. tbn

in einem Verband (wt)

neben ʿd ; ns ; nnšm : Ram V Nr XVIII

II tbn n ẖnd-Bein

a. in einem Einnehmemittel

rdj.ḥr-k irṯ.t 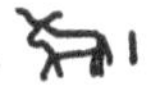 ḥr sḏ.t ḥnꜥ tbn n ẖnd: Eb 833c

b. in einem Augenmittel: Eb 422

C tbn des Esels

in einem Augenmittel

tbn n wgȝj.t nt ꜥȝ ẖȝw ḥr mw ḳbw: Eb 362

§ 1 tbn Knochenmark. Die tbn-Stellen ohne Herkunftsangabe werden ebenfalls das Knochenmark des Rindes meinen. Zweimal wird das Knochenmark des ẖnd-Beines vom Rind genannt und einmal das Knochenmark des Unterkiefers vom Esel. Es liegt kein Grund vor, tbn in den Drogenbezeichnungen speziell als Gehirn aufzufassen, wie Lefebvre es in der Übersetzung von Eb 608 vorschlägt.

Anm. ① zwischen  und  Zeilenbruch, der die Schreibung beeinflusst hat.

tbt.t

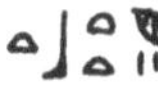 Ostr Berlin 5570

in einem verderbten Rezept

§ 1 tbt.t eine Pflanze. Das ⌓ am Anfang ist unsicher und daher die Lesung tbt.t fraglich. Pharaobuch IV B 9 nennt in einem Salbmittel eine bt.t-Pflanze; ob beide Wörter zusammen gehören?

tp/tp.t

I Kopf von einem Tier

vom ḫprr-Käfer: Eb 733 = H 159 — siehe bei ḫprr und ḏ3ḏ3

II Teil von Pflanzen

a. Eb 337 — siehe bei ḥdn

b. Eb 386 — siehe bei ḥnj

c. šnj n Eb 811 — siehe bei sw.t

d. Bln 96 — siehe bei gjw

III Teil von einem Topf

mrḥ.t nt Eb 180 — siehe bei mrḥ.t

tp.t

H 229 Pharaobuch IV. Bln 99 Bt Rs 2,2

I tp.t

a. in einem Salbmittel (gs)[1]: Pharaobuch IV A 4; B 5

b. in einem Verband (wt): Bt Rs 2,2

II tp.t nt ʿntjw

in einem Verband (wt): H 229

III tp.t nt ỉḫ.t nṯr

in einem Salbmittel (gs): Bln 99

§ 1 tp.t eine Bezeichnung für feines Salböl. Einmal mit Angabe der Herkunft „feines Salböl von ʿntjw-Harz" und einmal mit dem Zusatz „vom Tempelbesitz".

Anm. [1] Bln 96 hat gjw; tp.t ist als Teil von gjw-Zyperngras aufgenommen (vgl bei gjw). Es wäre aber auch möglich, dass zwei Drogen vorliegen: feines Salböl und Zyperngras.

tp.t

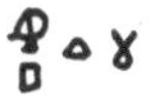 L 40 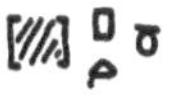 L 9

in der Verbindung

tp.t nt nḏ: L 9; 40 (13,10; 13,12) siehe bei nḏ.

tpꜣ.w

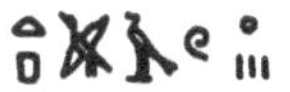 Eb 692 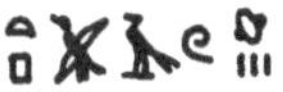 Eb 640; 655 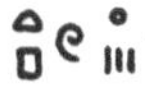 Eb 670

I tpꜣ.w ʿnḫ.w

in Verbänden (wt): Eb 640; 670; 692

II tpꜣ.w n wʿn

in einem Verband (wt): Eb 655 ①

§ 1 tpꜣ.w ist unbekannt. Dass es sich um einen Teil von Bäumen handelt, wird nur aus der Verbindung tpꜣ.w n wʿn - Wacholder geschlossen in Eb 655. Die Parallele hierzu in H 124 hat aber ḫpꜣ n wʿn und der ḫpꜣ-Teil vom Wacholder ist auch sonst als Droge öfters belegt. Vielleicht ist tpꜣ.w n wʿn im Ebers ein Irrtum. Frische tpꜣ.w werden in der Behandlung der mt.w-Gefässe verwendet.

Anm. ① Eb 655 tpꜣ.w n wʿn = H 124 ḫpꜣ n wʿn

tpꜣw.t

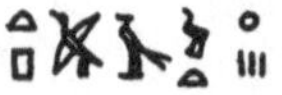 Eb 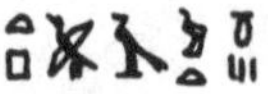 Mutt. u. Kind H 7,1-3 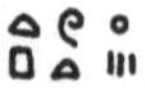 Bln 163 c

I tpꜣw.t

in einem Pudermittel (tmt): Eb 862 c ①

II tpꜣw.t nt nḥ.t

in Einnehmemitteln: Eb 154; 856 c = Bln 163 c Mutt. u. Kind H 7,1-3

§ 1 tpꜣw.t ein Teil der Sykomore. Zu der tpꜣw.t-Stelle ohne Herkunftsangabe vgl die Anmerkung. tpꜣw.t nt nḥ.t wird in Einnehmemitteln verwendet.

Anm. ① Eb 862 c tpꜣw.t steht zwischen ḏrḏ n šnḏ.t und ḳꜣꜣ n šnḏ.t und zwar ist ḳꜣꜣ nachträglich rot darüber eingefügt. So besteht die Möglichkeit, dass ebenfalls tpꜣw.t der Dornakazie gemeint ist. Da aber tpꜣw.t sonst nur als Teil der Sykomore genannt wird, ist auch an eine Auslassung von nt nḥ.t nach tpꜣw.t zu denken.

tpnn

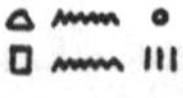 Eb; H; Bln; L; Bt; Pap Leid 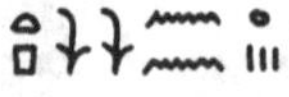 Eb 17; 26; 79; 321

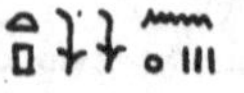 Eb 284; 861 c 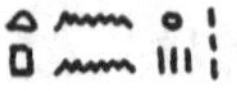 Bln 41

I in Einnehmemitteln

a. Eb 17; 79; 183; 186; 299 Bln 31 = 47; 41

b. in der kleinsten Dosierung $\frac{1}{64}$

Eb 5 (= H 55); 83; 89; 97; 232; 284; 297 (= Eb 321 = Bln 136); 300; 321 (= Eb 297 = Bln 136); 327; 334; 631; 632; 833 c H 28; 43; 55

(= Eb 5); 70 Bln 48; 120; 136 (= Eb 297 = Eb 321); 162; 204 Bt 37

II in einem Kaumittel: Eb 700

III in Zäpfchen: Eb 26; 140; 142; 144; 164

IV in Salbmitteln

a. Applikation wrḥ: Eb 254

b. Applikation gs: Eb 111; 563 = H 125

V in Verbänden (wt)

Eb 176; 491 (= L 61); 624; 634; 686; 859 c; 861 c H 106; 136

L 61 (= Eb 491) Bt 12

VI in Salbmitteln oder Verbänden (Applikation rdj)

Eb 258 Pap Leid Verso IV 7-8 = Recto II 13 - III 2

VII in Pudermitteln (tmt): Eb 446; 742; 862 c

VIII in einem Rezept dessen Applikation verderbt ist: H 259

IX in Ohrenmitteln

a. Applikation rdj: Eb 766 c

b. Applikation stj: Eb 770

§ 1 tpnn Kümmel wird bevorzugt in Einnehmemitteln verwendet und fast immer in der kleinsten Dosierung $\frac{1}{64}$ wie auch snṯr - Terebinthenharz, das gern daneben genannt wird.

tpnn.t

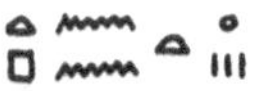

in einem Salbmittel (gs): Sm 20,16

§ 1 tpnn.t vielleicht nur eine Fehlschreibung für tpnn „Kümmel“.

tf

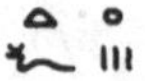 Eb

in der Verbindung

bnr tf : Eb 19 siehe bei bnr

tm.t

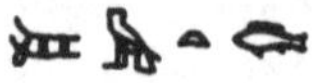 Eb

in einem Verband (wt) : Eb 542

§ 1 tm.t ein Fisch, der sonst auch als Nahrungsmittel dient. Es muss ein kleiner Fisch sein, da das Rezept „7 tm.t - Fische" angibt.

tmm

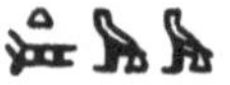 Bln 162

in der Verbindung

tmm n bnr siehe bei bnr

tnw

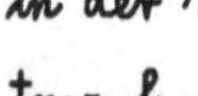 Bln

in der Verbindung

tnw ḥrj sꜣ wḥꜥw

in einem Räuchermittel : Bln 71

§ 1 tnw in dieser Verbindung wird eine Bezeichnung für Flosse sein: „Rückenflosse des Synodontis Schall".

tntj

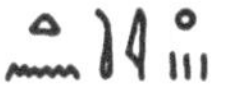 Eb

in der Verbindung

pr.t tntj

I in Augenmitteln: Eb 342; 353

II in Salbmitteln

a. Applikation gs: Eb 653

b. Applikation sdm: Eb 391

§ 1 tntj eine unbekannte Pflanze, deren Früchte offizinell verwendet werden.

tntm

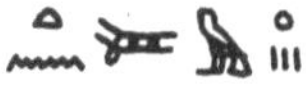 Eb

I tntm

in einem Augenmittel: Eb 336b

II pr.t tntm

in einem Salbmittel oder Verband (Applikation rdj): Eb 258

§ 1 tntm eine unbekannte Pflanze.

tḥwꜣ

 Ram V Eb 239; 245; 608; 693 Ram III

B4 Eb 191b; 194b; 203d

Eb; H; Bln 32 Bln H 121 Bln 115

Pap Louvre E 4864 Rs 1,9

A tḥwꜣ

I in Einnehmemitteln

Eb 170; 194b (1); 237; 239 (= Bln 115) H 83; 86; 87 Bln 32 = 44; 115 (= Eb 239) tḥwꜣ ꜣmj ḥr ḥḳ.t: Eb 4 = H 53

II in Verbänden (wt)

Eb 693 (= H 121); 859c; 860c H 121 (= Eb 693); 169; 236 Bln 134 Pap Louvre E 4864 Rs 1,9 tḥwꜣ nḏ: Eb 522b

III in einem verderbten Rezept: Ram III B4

B n(w) tḥwꜣ

in einem Verband (wt): Eb 245 = H 73

C pr.t tḥwꜣ

I in Einnehmemitteln

Eb 168; 182 (= H 16); 191b (1); 203d H 16 (= Eb 182); 30

II in einem Einlauf: Eb 829

III in einem Salbmittel (gs): Eb 657 = Ram V Nr V (2)

IV in Verbänden (wt)

Eb 501; 519; 588; 607; 608; 610; 615; 630; 666; 722; 723; 858c H 94 (2); 201 Bln 55; 57 Ram V Nr IX

§1 tḥwꜣ die Erbse. So Dawson (JEA 21, 1935, 38 Nr. 22), der tḥwꜣ für Pisum sativum hält. Lefebvre schliesst sich Dawsons Ansicht an. tḥwꜣ (unter A) wird wohl wie pr.t tḥwꜣ ebenfalls die Früchte meinen, zumal tḥwꜣ meist mit determiniert wird. Auch die Parallele Eb 191b pr.t tḥwꜣ = Eb 194 tḥwꜣ stützt diese Annahme. Die Erbse wird innerlich und äusserlich angewendet. Bemerkenswert ist ihr häufiger Gebrauch in Behandlungen der mt.w-Gefässe und bei Geschwüren und Schwellungen.

Anm. ① Eb 194b tḫwꜣ = Eb 191b pr.t tḫwꜣ ② Eb 657 gs = Ram V Nr V gs = H 94 wt.

tḫw

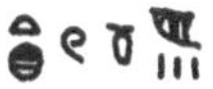 Bln 127 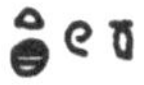 Bln 128

in der Verbindung

pr.t tḫw

in Verbänden (wt): Bln 127; 128

§ 1 tḫw eine Pflanze; ausserhalb der Medizin als eine wohlriechende Pflanze genannt, deren Früchte auch bei der Kyphibereitung verwendet werden.

ṯꜣ ①

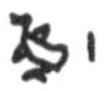 Eb; H 183; Kah 28 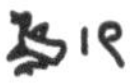 Eb 811 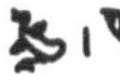 Carlsbg Nr IV 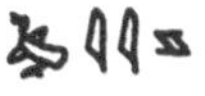 Ram V Nr VII

in den Verbindungen

I ṯꜣ (n) pns „Klümpchen Erde"

Eb 559 Ram V Nr VII — siehe bei pns

II ṯꜣ n ḥḏw „Knolle der Zwiebel"

Eb 844 Kah 28 Carlsbg Nr IV Eb 519 (ḥḏw ṯꜣ.w 7)

siehe bei ḥḏw

III ṯꜣ n snb „ṯꜣ-Teil der snb-Pflanze"

Eb 811 (95,9 und 13) siehe bei snb

IV ṯꜣ n snṯr „Kügelchen von Terebinthenharz"

H 183 siehe bei snṯr

Anm. ① vgl auch iṯꜣ

ṯꜣj

in den Verbindungen

I ṯꜣj n msdm.t siehe bei msdm.t

II ḥsꜣ ṯꜣj siehe bei ḥsꜣ

III sjn ṯꜣj siehe bei sjn

§ 1 ṯꜣj „männlich" als Artbezeichnung von Bleiglanz, Ton und Pflanzenschleim. Die Schreibung siehe im Med. W.B.

ṯwn

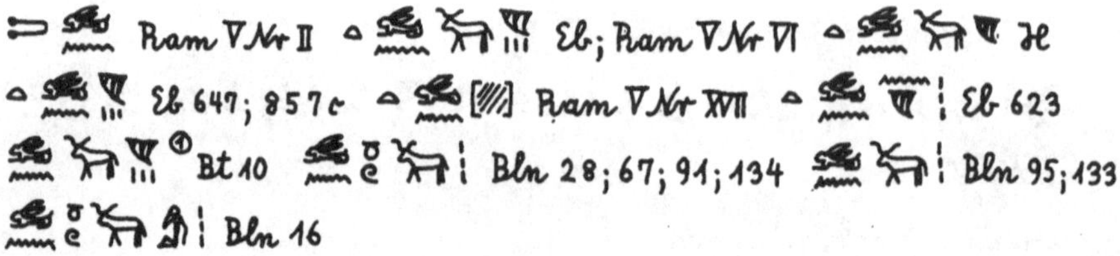

A ṯwn

I in einem Einnehmemittel: Eb 209

II in Salbmitteln (gs): H 99 ② Bln 91

III in Verbänden (wt)

Eb 640; 644 ②; 671; 857c; 858c; 860c; 861c Bln 28 Ram V Nr II ③;

Nr VI; Nr XVII

IV in einem Salbmittel oder Verband (Applikation rdj): Eb 544

B Mehl von ṯwn

I ṯwn (Zeichen) n ṯwn

in Verbänden (wt)

Eb 647 (4) Bln 16 (Zeichen) n ṯwn ps ḥr mrḥ.t: H 181

II ḳ3w n ṯwn

in einem Rezept ohne Applikation (äusserlich): H 116 (4)

C pr.t ṯwn

I in einem Räuchermittel: Bln 67

II in einem Salbmittel (gs): Bln 95

III in Verbänden (wt)

Eb 623 H 201; 220 Bln 133; 134 Bt 10

pr.t ṯwn nḏ ḥr bj.t: H 200

§ 1 ṯwn eine unbekannte Pflanze, die auch ausserhalb der medizinischen Texte belegt ist und unter Anderem als Material für einen geflochtenen ḳ3r-Sack genannt wird. Die Annahme Ebbells, dass ṯwn Acacia seyal sei (vgl Loret, Flore [2] S. 85 Nr 143, der ˁš mit dieser Akazienart gleichsetzt), lehnt Dawson (bei Barns zu Ram V Nr II) ab. Er weist aber auf Pyr 513 d hin, wo das Determinativ von ṯwn Akazienblättern ähnelt.

Die ṯwn-Pflanze wird nur einmal in Eb 209 innerlich verordnet. Von der äusserlichen Anwendung dieser Droge ist bemerkenswert ihr häufigerer Gebrauch bei der Behandlung der ḥnḥn.t-Geschwülste und der mt.w-Gefässe. Es werden auch die Früchte der ṯwn-Pflanze offizinell verwendet.

Anm. ① Gardiner umschreibt 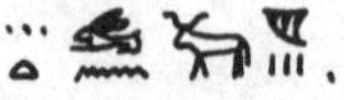. Aber die Gruppe  gehört zu dem davor stehenden pr.t und ist 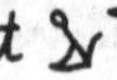 zu umschreiben. Die Schreibung wn für ṯwn entspricht der Schreibung des Wortes in Bln. ② H 99 gs = Eb 644 wt ③ Ram V Nr II = Eb 656 ṯwn fehlt ④ Eb 647  n ṯwn = H 116 ḳ3w n ṯwn.

ṯwṯkn

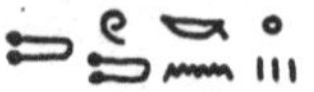 Eb

in einem Augenmittel: Eb 422

§ 1 ṯwṯkn eine unbekannte Droge. Vielleicht ein fremdländisches Produkt, da das Rezept von einem Asiaten aus Byblos mitgeteilt ist.

ṯbw

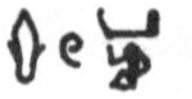 Eb 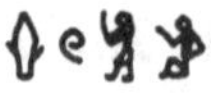 H

in der Verbindung

msḳ n ṯbw: Eb 628 = H 97 siehe bei msḳ

§ 1 ṯbw der Sandalenmacher.

ṯr.t

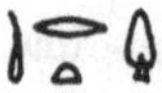 Eb; H 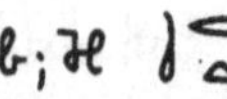 Bln; Sm 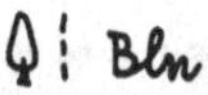 H 234 ①

in den Verbindungen

I ṯr.t mit Auslassung des Teils

in einem Einnehmemittel: Eb 293

II ỉšd.t nt ṯr.t

in einem Verband (wt)

neben ỉšd.t nt nh.t; ỉšd.t nt nbs: Eb 582

III ˁḫmw n ṯr.t

in einem Salbmittel (gs): Bln 87

IV ws.t nt ṯr.t

in einem Verband (wt)

neben ws.t nt ˁš; ws.t nt mrj; ws.t nt nbs; ws.t nt nh.t; ws.t nt wˁn: Eb 663

V pr.t ṯr.t

in einem Pudermittel (tmt)

neben ḏrḏ šnḏ.t; ḏrḏ nbs: Eb 766 c

VI ḏrḏ n ṯr.t

a. in einem Räuchermittel

neben ḏrḏ š3ms šw: Bln 75

b. in Verbänden (wt)

neben ḏrḏ n nbs; ḏrḏ n šnḏ.t: H 95 = 238

neben ḏrḏ n šnḏ.t; ḏrḏ n nh.t: H 234

c. in einem Salbmittel oder Verband (Applikation rdj)

ḏrḏ ṯr.t; nbs: Sm 41 (14, 3)

§ 1 ṯr.t die Weide (Salix safsaf Forsk.); so von Keimer bestimmt (BIFAO 31, 1931, 177 folg) und auch schon von Loret (Flore[2] S. 43 Nr 55). Von der Weide werden folgende Teile offizinell verwendet: ỉšd.t - Früchte; pr.t - Früchte; ˁḫmw - Blätterzweige; ws.t - Sägemehl und ḏrḏ - Blätter. Zu der Auffassung von pr.t und išd.t der Weide vgl Keimer (S. 192 und 193), der wegen der Kleinheit der Weidenfrüchte dabei eher an die Kätzchen denken möchte. Auch will Keimer (S. 193) in ws.t die „Rinde" sehen. Bei der einmaligen innerlichen Anwendung der Weide (Eb 293) könnte der offenbar ausgelassene Teil des Baumes auch ein anderer sein als einer der unter II–VI genannten Teile. Zu der adstringierenden Wirkung einzelner Teile der Weide vgl. L. Matiegkovà (Archiv Orientální 26, 1958, 1 ff).

Anm. ① H 234 das Determinativ  ist bedingt durch die Verbindung ḏrḏ n ṯr.t.

ṯrw

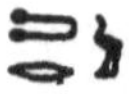 Ram V 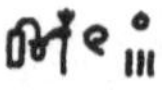 Eb; H; Bln

I in Einnehmemitteln

Eb 284; 297 = 321 = Bln 136

II in Augenmitteln

Eb 341; 348; 359; 367; 377; 388; 391; 403; 416

III in Salbmitteln

a. Applikation wrḥ: Eb 471

b. Applikation gs: Bln 20

IV in Verbänden (wt)

Eb 491; 558 (= H 141); 638 (= Ram V Nr XV); 669; 861 c H 141 (= Eb 558); 164 Ram V Nr XV (= Eb 638)

V in Salbmitteln oder Verbänden (Applikation rdj)

ṯrw ḫ3w ḥr mw nw wdd: Eb 467 a

ṯrw ẖ3w ḥr mw : Eb 773

VI in einem Rezept mit verderbter Applikation (äusserlich)

Ram V Nr X

§ 1 ṯrw ein Mineral, vielleicht von roter Farbe (vgl ṯr „das Rote" als Bezeichnung für das Blut : Äg. W. B. V 386, 13). Es wird oft in Augenmitteln verwendet. In Einnehmemitteln wird es nur in kleiner Dosierung verordnet.

ṯrp

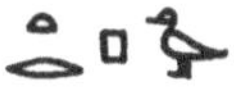 Eb

in den Verbindungen

I ʿmm n ṯrp

in einem Zäpfchen o.ä.: Eb 146

II mrḥ.t ṯrp

in einem Augenmittel

msdm.t nḏ ḥr mrḥ.t ṯrp : Eb 389

§ 1 ṯrp eine Gans, vielleicht auch eine Ente. Für den ʿmm-Körperteil vgl bei ʿmm. Sonst wird nur noch einmal das Fett der ṯrp-Gans verwendet.

ṯhw

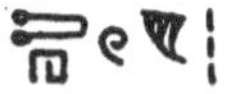 Bln

in der Verbindung

ṯhw n b3ḳ

in einem Einnehmemittel: Bln 6

§ 1 ṯhw ein Teil des Moringabaumes, von dem sonst nur das Beken-öl (bꜣḳ) offizinell verwendet wird; vgl auch bei bꜣḳ. Die Lesung ṯhw ist nicht sicher.

ṯḥf.tj

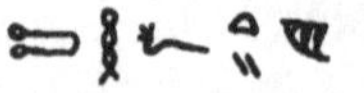 H

in der Verbindung

ṯḥf.tj n bd.t km.t: H 145 siehe bei bd.t

§ 1 ṯḥf.tj ein Teil vom schwarzen Emmer.

ṯḥn.t

 Eb; Sm

A ṯḥn.t

I in einem Einnehmemittel

ṯḥn.t snwḫ.tj m ỉpp.t: Eb 273

II in einem Verband (wt): Sm 41 (14,5)

B bsn n ṯḥn.t

in einem Verband (wt): Eb 861 c

§ 1 ṯḥn.t Glasfluss (?). Für ṯḥn.t als künstlich hergestellltes Material und nicht für ṯḥn.t als Mineral scheint die Verbindung bsn n ṯḥn.t zu sprechen, die man als „bsn-Ton für Glasfluss" auffassen möchte. Lefebvre sieht ṯḥn.t als Stein an, Ebbell als Fayence.

ṯs

𓍿𓋴𓏤 Eb

in der Verbindung

ṯs n ꜥš : Eb 575 siehe bei ꜥš

§ 1 ṯs ein unbekannter Teil der Föhre

ṯs

𓍿𓏤 Ram III

in der Verbindung

ṯs n wḏꜥj.t : Ram III A 22 siehe bei wḏꜥj.t

ṯs.t

𓍿𓏏𓋴 Eb

in der Verbindung

ṯs.t nt sw.t : Eb 69 siehe bei sw.t

§ 1 ṯs.t ein unbekannter Teil der sw.t-Binse

ṯsm/ṯsm.t

masc. 𓍿𓃡𓋴 Eb 𓍿𓃡𓋴𓏤 H 41 𓍿𓋴𓃡𓋴 Ram IV E I 3

fem. 𓍿𓃡𓏏𓋴 Eb 460 𓍿𓃡𓏏𓋴𓏤 H 156

A ṯsm

in den Verbindungen

I ỉns.t nt ṯsm

in einem Salbmittel (wrḥ): Eb 468

II ḥs (n) ṯsm

in Verbänden (wt) gegen šfw.t - Schwellung

neben ḥs mjw: Eb 578; 580; 584 = H 41

III snf n ṯsm

in einem Wimperhaarmittel

neben snf n [Hieroglyphe]; snf n ꜥꜣ; snf n šꜣj; snf n ꜥr: Eb 425

IV šꜣ n ṯsm

in einer Behandlung des Zitterns

Drogen rdj šꜣ n ṯsm r ḥr-f: Eb 625

V in einem verderbten Rezept mit zerstörtem ersten Bestandteil der Verbindung mit ṯsm (wohl äusserlich)

▨ ṯsm snwḫ.t ḥr mrḥ.t ḥr bj.t: Ram IV E I 3

B ṯsm.t

in den Verbindungen

I snf n kꜣ.t nt ṯsm.t

in einem Haarentfernungsmittel: H 156 (Einzeldroge)

II kꜣ.t nt ṯsm.t

in einem Mittel gegen Haarkrankheit: Eb 460

§ 1 <u>ṯsm</u> <u>Windhund</u>, <u>ṯsm.t</u> <u>Windhündin</u>. Vom Windhund werden ỉns.t - Bein, ḥs - Kot, šꜣ(w) - Kot und Blut als Drogen verwendet. Von der Windhündin werden einmal die kꜣ.t - Vulva und einmal Blut der kꜣ.t - Vulva genannt; vgl das dazu bei kꜣ.t „Vulva" Bemerkte.

Alle Rezepte sind zur äusserlichen Anwendung.

dꜣb

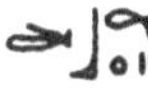 Eb; Sm 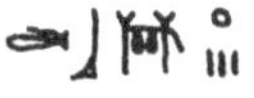 Eb 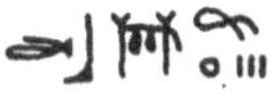 Eb 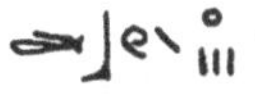 H; Bln; Bt

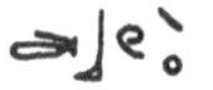 Bln 117; 136

A dꜣb ohne Zusätze

I in Einnehmemitteln

a. Eb 92; 202 b; 227; 230; 231; 234; 235 (= H 50); 293; 479; 481 H 50 (= Eb 235); 57; 70 Bln 117

b. neben ỉꜣrr.t: Eb 48; 226 (= H 84); 232; 334 H 84 (= Eb 226) Bln 114 Bt 36

c. neben ỉšd: Eb 6 (= H 56); 17; 97; 126 = 229; 284; 777 H 29; 30; 56 (= Eb 6) Bln 160 Bt 27

d. neben wnšj: Eb 137[1]; 212; 285; 291; 478 Bln 119; 136[2]

e. neben ỉꜣrr.t; ỉšd: Eb 89; 186[3]; 327; 477[3]; 480[3]; 631; 633 Bln 155; 157

f. neben ỉšd; wnšj: Eb 39; 152[1]; 210; 233; 297[2] (= Eb 321); 300; 321[2] (= Eb 297); 632; 754 (= H 207) H 28; 207 (= Eb 754)

II in einem Einlauf

neben ỉꜣrr.t; ỉšd: Bt 32

III in einem Zäpfchen: Eb 141

IV in Verbänden (wt): Eb 176; 624; 670

B dꜣb ꜣšr

in Einnehmemitteln

dꜣb ꜣšr tḥb m bꜣḳ wꜣḏ neben wnšj: Eb 41; 42

C ỉšd.t nt dꜣb

in einer Wundbehandlung: Sm 9 (5,4)

§ 1 <u>dꜣb</u> <u>die Feige</u> wird bevorzugt in Einnehmemitteln zum Abführen gebraucht. In diesen Abführmitteln wird sie ausser neben anderen Drogen häufig zusammen mit ỉꜣrr.t-Weinbeeren, ỉšd-Frucht und wnšj-Rosinen verwendet.

Anm. ① Eb 137 = Eb 152 mit ỉšd ② Bln 136 = Eb 297 mit ỉšd = Eb 321 mit ỉšd ③ šsp.t nt ỉꜣrr.t

<u>dꜣgj.t</u>

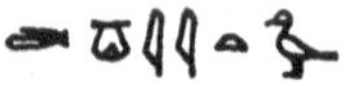 Eb 424; 426 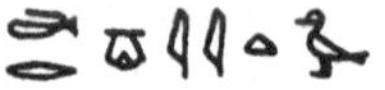 Eb 596 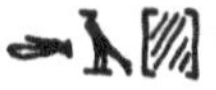 Ram III A 15

A dꜣgj.t

in einem Verband (wt)

drgj.t pḥḏ.tj : Eb 596 (Einzeldroge)

B snf n dꜣgj.t

I in einem Augenmittel

neben snf n ḥḏr.t : Ram III A 15

II in Wimperhaarmitteln

Eb 426 neben snf ḫntꜣsw : Eb 424

§ 1 <u>dꜣgj.t</u> <u>Fledermaus</u>. Blut der Fledermaus als Droge gegen eingewachsene Wimperhaare kennt auch noch die koptische Medizin (Till, Arzneikunde S. 51 Nr 19). Für die Berichtigung der Angabe des Äg. W. B.: dgj.t „kleiner Vogel" vgl Barns im Kommentar zu Ram III A 15 (siehe auch Dawson, Annals and Magazine of Natural History, ser. 9, XVI 221 ff, 1925).

djdj

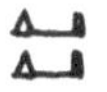 Eb; Ram V 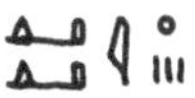 H 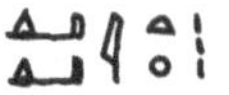 Bln 77 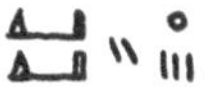 H 232
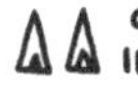 Eb 197 a

A djdj

I in einem Kaumittel für die kranke Zunge: Eb 704

II in einem Räuchermittel: Bln 77

III in Verbänden (wt)

Eb 645; 660 (= H 117 + 118); 673 H 109 (= H 231); 114; 118 (+ H 117 = Eb 660); 168; 185; 231 (= H 109); 232 Ram V Nr IX; Nr XVII

IV in einem Rezept mit fehlender Applikation (äusserlich)

Ram V Nr X

B djdj n ꜣbw

I in einem Einnehmemittel

djdj n ꜣbw nḏ: Eb 197 b

II in einem Verband (wt)

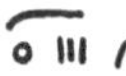 n djdj n ꜣbw ps ḥr mrḥ.t: Eb 576

§ 1 djdj Hämatit, Blutstein. So nach Dawson (JRAS 1927, 497 f). Als Herkunftsort wird Elephantine angegeben. Andere Bedeutungsvorschläge siehe bei Keimer (Gartenpflanzen S. 137), der selber wie das Äg. W.B. an Mennige denkt. Gauthier (Rev. Ég. 11 p. 1 f) gibt als Bedeutung „Fuller Erde" und Ebbell „Drachenblut" (von Dracaena Ombet Kotschy). djdj-Hämatit wird einmal innerlich verordnet. Bemerkenswert ist seine häufige Verwendung bei der Behandlung der mt.w-Gefässe.

dw³.t

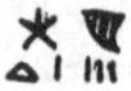 Eb; H

I in Einnehmemitteln

Eb 282 (= H 68); 713 (= H 152) H 68 (= Eb 282); 152 (= Eb 713)

II in einem Kaumittel fur den kranken Zahn: Eb 748.

§ 1 dw³.t eine unbekannte Pflanze. Die Lesung dw³.t ist nicht gesichert.

db

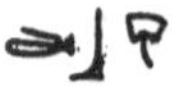 Eb; Ram V 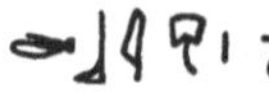 H 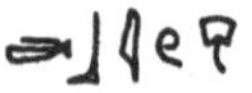 Bln 195 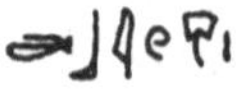 Bln 87

Körperteile und Ausscheidungen des Nilpferds

I inm - Haut : Eb 443

II ins.t - Bein

mrḥ.t nt ins.t nt db: Eb 476

III mrḥ.t - Fett

Eb 114; 447; 465; 471; 531; 656 (= Ram V Nr II); 677; 712 b (= H 17) H 17 (= Eb 712); 146; 165 Ram V Nr II (= Eb 656); Nr III; Nr XVI

mrḥ.t nt ins.t nt db: Eb 476

IV ḥs - Kot : Bln 87; 195

siehe bei den einzelnen Körperteilen und Ausscheidungen

§ 1 db das Nilpferd, von dem hauptsächlich das Fett zur äusserlichen Anwendung kommt.

db

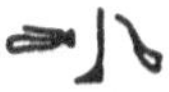 Eb 259 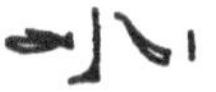 Eb 458 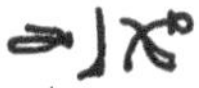 Eb 454  Bln; Ostr. Louvre

in den Verbindungen .

I db n hnn - Damhirsch

a. in Räuchermitteln

Bln 69; 70 Ostr. Louvre

b. in einem Salbmittel oder Verband (Applikation rdj)

Eb 259

II db n ghs - Gazelle

in einem Salbmittel (wrḥ)

db n ghs snwḫ ḥr mrḥ.t : Eb 458 ①

III db n 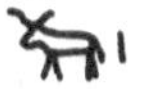

in einem Salbmittel (wrḥ)

snf n db n 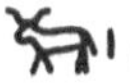 Km snwḫ ḥr mrḥ.t : Eb 454

§ 1 <u>db</u> <u>Horn</u>. Es wird offizinell vom Damhirsch, von der Gazelle und vom Rind verwendet. Das Horn wird in Räuchermitteln und in Behandlungen von Haar- und Kopfkrankheiten äusserlich gebraucht.

Anm. ① Eb 458 schreibt fehlerhaft gḥ anstatt ghs.

dbj(.t)

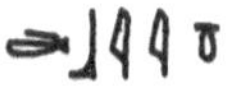 Bln 177 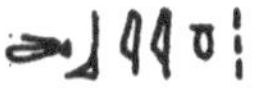 Bln 178

in der Verbindung

dbj nw srm.t nḏm

in Einläufen: Bln 177; 178

§ 1 dbj(.t) ist ausserhalb der medizinischen Texte als Getränk belegt. Ob die Verbindung hier als „dbj(.t)-Flüssigkeit von süsser Hefe" (nḏm ohne feminine Endung würde im Pap. Berlin nicht dagegen sprechen) oder als „süsse dbj(.t)-Flüssigkeit von Hefe" aufzufassen ist, lässt sich nicht entscheiden.

dbj.t

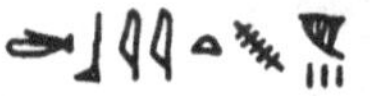 Eb 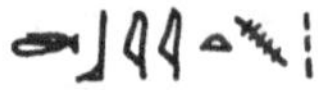 Eb 565 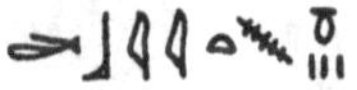 Eb 522c

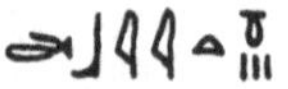 Mutt. u. Kind H 7,1-3

I dbj.t

in Salbmitteln oder Verbänden (Applikation rdj)

Eb 484 = Eb 497 (dbj.t ps)

II 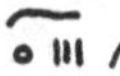 n dbj.t

in einem Verband (wt): Eb 529

III ftt n dbj.t

Eb 516; 522c; 565 Mutt. u. Kind H 7,1-3

siehe im Einzelnen bei ftt

§ 1 dbj.t eine unbekannte Pflanze, von der die ftt-Faser verwendet wird, die ohne Nennung der Pflanze mit mrḥ.t und bj.t die Basisdroge der allgemeinen Wundverbände ist; vgl bei ftt. Auch dbj.t wird nur bei Verbrennung und bei einer Wunde verwendet.

dbn

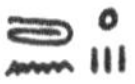 Eb 582; Sm 46 (16,5) 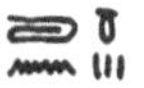 Eb 259 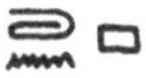 H 221

A dbn

in einem Verband (wt)

dbn nḏ ḥr mw nw ḳmj.t: Eb 582

B dbn n ỉḳdw

a. in Verbänden (wt): H 221 [1] Sm 46 (16,5)

b. in einem Salbmittel oder Verband (Applikation rdj): Eb 259

§ 1 dbn ein Material des Maurers und Töpfers. Breasted übersetzt „Mörtel". Aber vielleicht ist dbn eine spezielle Bezeichnung für Ton oder Lehm. Reisner denkt an „Töpferton (?)".

Anm. (1) H 221 = H 14 wo diese Droge verderbt ist.

dbḥ.t.t

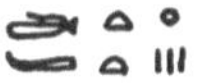 Eb

in der Verbindung

ḫꜥꜥ n dbḥ.t.t

in einem Verband (wt): Eb 578

§ 1 dbḥ.t.t ist unbekannt.

dbḥ.w

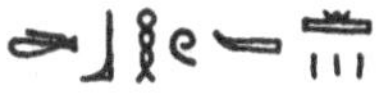 Eb

in der Verbindung

ḥḳ.t nḏm.t nt dbḥ.w

in einem Einnehmemittel

Droge nḏ snʿʿ rdj.tj ḥr ḥḳ.t nḏm.t nt dbḥ.w : Eb 212

§ 1 dbḥ.w in dieser Verbindung ist unklar. Ob an „süsses Bier des täglichen Bedarfs" zu denken ist?

dp.t

 Eb

in der Verbindung

ḥʿ.t nt inj wnn.t m ḫt n dp.t

in einem Einnehmemittel : Eb 791

§ 1 dp.t Schiff als Herkunftsort von ḥʿ.t nt inj ; siehe im Einzelnen dort.

dr-nkn

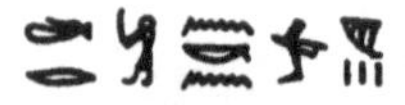 Eb ; Pap Beatty XV 5-8 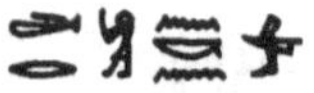 H

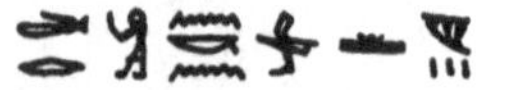 Bln

I in Einnehmemitteln

Eb 99 ; 713 = H 152 Pap Beatty XV 5-8

II in einem Salbmittel (gs)

dr-nkn nḏ ḥr b³ḳ w³ḏ : Bln 86

§ 1 dr-nkn eine Pflanze, wohl eine bildliche Bezeichnung dafür. Wörtlich „Schaden beseitigen". Späte Texte erwähnen diese Pflanze, aus der blaue Farbe gewonnen wird.

drgj.t (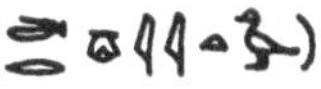) siehe bei dꜣgj.t

dḥꜣ

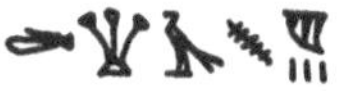 Eb 604 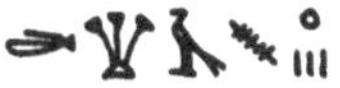 Ram III A 3

in einem Verband (wt)

dḥꜣ nkr sf ḥr mw : Eb 604 = Ram III A 3 (Einzeldroge)

§ 1 dḥꜣ Stroh.

dḥʿʿ

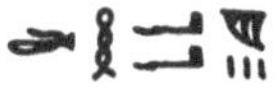 Bln

in einem Salbmittel (gs)

dḥʿʿ nd ḥr bj.t : Bln 80

§ 1 dḥʿʿ eine unbekannte Pflanze. Vielleicht gehört hierher auch die verderbte Stelle Ram III B 10, wo die Früchte der Pflanze erwähnt werden. Vgl im Anhang IV S. 615.

dḥr

 Eb 497; 568 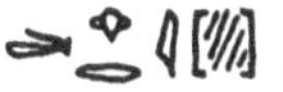 L 18 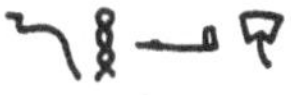 Eb 484

I dḥr

in einem Salbmittel oder Verband gegen eine Verbrennung (Applikation rdj) : Eb 484 ḏḥʿ ps = Eb 497 dḥr ps = L 18 dḥr

II ḳn n dḥr

in einem Verband (wt) : Eb 568

§ 1 <u>dḥr</u> (ältere Form: <u>d</u>ḥꜥ) <u>Leder</u>. ḳn n dḥr ist das Fette der Tierhaut. Oder ob Fett zur Lederbearbeitung?

<u>dḥtj</u>

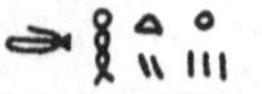 Eb

in einem Augenmittel: Eb 422

§ 1 <u>dḥtj</u>. Die Lesung ist nicht sicher; möglich wäre auch dḥwj. dḥtj könnte das Blei bezeichnen und so übersetzt Ebbell.

<u>ds</u>

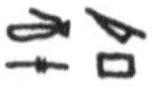 Eb  Eb 636  Eb 673 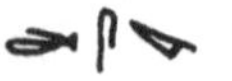 Ram V Nr XX  Ram V Nr XVII

I ds km

a. in Augenmitteln: Eb 375; 412

b. in Verbänden (wt): Eb 636; 673 Ram V Nr XVII; Nr XX

II ꜣs.t nt ds

a. in einem Augenmittel

ꜣs.t nt ds <u>ḫ</u>ꜣw ḥr ḥsꜣ: Eb 431

b. in einem Mittel gegen wꜣšš - Bluterguss

Drogen dd-k ḥr-s ꜣs.t nt ds: Eb 734

§ 1 <u>ds</u> <u>Feuerstein</u>. Als Droge wird der schwarze Feuerstein in Augenmitteln und Verbänden verwendet. ꜣs.t nt ds „Splitter vom Feuerstein" werden in Eb 734 in Anwendung gebracht, um das Blut heraus zu holen.

dšr

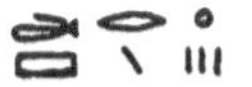 Eb; H 175 a; Sm 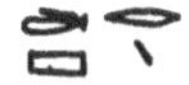 Eb 565 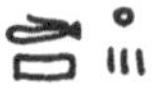 Eb 197 b

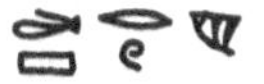 Bln 185 (19,11) 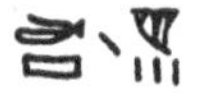 Bln 185 (20,1)

I in Einnehmemitteln: Eb 197 b; 268 ① Bln 185 (19,11) ① in der Wiederholung in der Drogenbereitung: Bln 185 (20,1)

II in Salbmitteln (gs): Eb 110; 549

III in Pudermitteln (tmt): Eb 620 a ② Sm 41 (14,6); 46 (16,12)

IV in Verbänden (wt): Eb 120; 490; 565; 663 H 175 a ②

V in einem Salbmittel oder Verband (Applikation rdj): Eb 489

§ 1 <u>dšr eine unbekannte Pflanze</u> oder ihre Frucht. Sie muss etwas mit dšr „rot" zu tun haben. Denn das Trankmittel Bln 185 ist mrḥ(.t) dšr(.t) „rotes Öl" überschrieben und die Färbung wird durch die dšr-Droge hervorgerufen sein.

Anm. ① Eb 268 vgl das sehr ähnliche Rezept Bln 185 mit ausführlicher Drogenbereitung. ② Eb 620 a tmt = H 175 a wt.

dšr.w

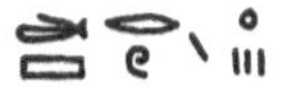 Eb 191 b 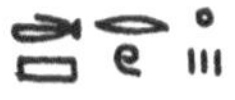 Eb 193 b

in den Verbindungen

I dšr.w nw mnḏj

in einem Einnehmemittel: Eb 193 b

II !šr.w nw sẖ.t

in einem Einnehmemittel

Eb 191 b (= Eb 194 b: dḏw nw sẖ.t; vgl auch bei dḏw)

§ 1 dšr.w ein unbekannter Teil der sẖ.t-Körnerfrucht und von mndj.

dšr.w

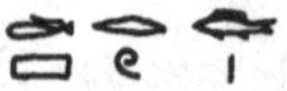 Eb; H

in einem Salbmittel (wrḥ)

ḳs.w nw ˁḥ3 ps; dšr.w ps; dnn.t mt wḥˁw ps: Eb 248 = H 76

§ 1 dšr.w ein Fisch. Der dšr.w-Fisch wird in diesem Rezept zwischen den Knochen des Nilbarsches und dem Schädel des Synodontis Schall genannt. Vielleicht sind ebenfalls die Knochen (Gräten) des dšr.w-Fisches gemeint.

dḳw

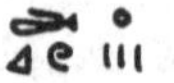 Sm 21,6 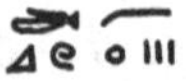 Pap Leid Recto XXVI 8  Sm 46 (16,4)

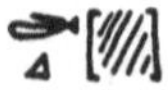 Kah 27

in den Verbindungen

I dḳw n ḥsmn

dḳw šs; dḳw n ḥsmn: Sm 21,6 (= Eb 715  n šs; 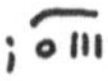 n ḥsmn = H 154 ḳ3w n šs; ḳ3w n ḥsmn)

II dḳw šs

dḳ šs: Sm 46 (16,4) dḳw šs; dḳw n ḥsmn: Sm 21,6 (= Eb 715  n šs;  n ḥsmn = H 154 ḳ3w n šs; ḳ3w n ḥsmn)

III dḳw n d3r.t: Pap Leid Recto XXVI 8

IV dḳw bnr: Kah 27

Das Einzelne siehe beim zweiten Bestandteil

§ 1 dḳw Mehl/Pulver. Massart übersetzt dḳw n ḏ³r.t mit „Früchte der Koloquinthe", nimmt also dḳw für dḳr. Aber Früchte der Koloquinthe sind als pr.t ḏ³r.t in H 199 belegt, und „Mehl" von ḏ³r.t kommt in der abgekürzten Form  oft vor, auch einmal als ḳ³w in H 123. Mehl der Dattel wird einmal in Kah 27 genannt.[1] Dass es sich bei dḳw von Alabaster und Natron um Mehl oder Pulver handelt, zeigen die Parallelen. [1] Vgl aber S. 611 zu nḏm.

dg³m (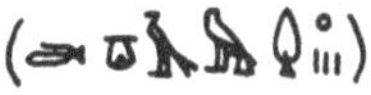) siehe bei dgm

dgj.t (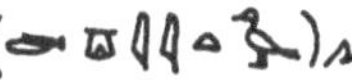) siehe bei d³gj.t

dgm

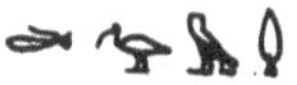 Eb 123; 251 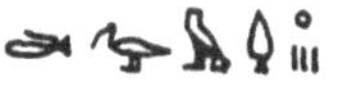 Eb 25 [1] 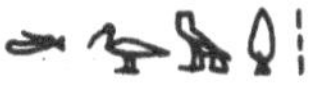 L 46
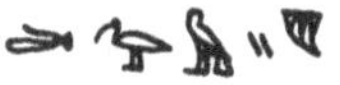 H 24 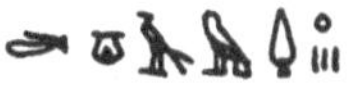 Eb 601 [1] 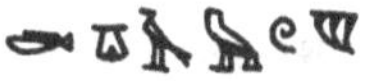 H 169
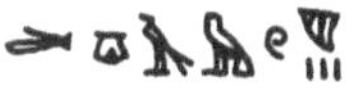 Bln 58 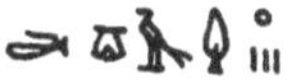 Eb 437 [1]

A in den Verbindungen

I išd.t nt dgm

in einem Verband (wt): H 169

II pr.t dgm

a. in einem Einnehmemittel

pr.t dgm wš^c s^cm m ḥḳ.t: Eb 25

wš^c.tw nhj m t³j-f pr.t ḥr ḥḳ.t: Eb 251 b

b. in einem Räuchermittel: Bln 58

c. in Salbmitteln

1. Applikation wrḥ

Eb 437 = H 24

2. Applikation gs

tꜣj-f pr.t nḏ ỉrj m ỉḫ.t wꜥ.t rdj ḥr mrḥ.t: Eb 251c

d. in einem Verband (wt)

pr.t dgm ḥꜣbḳ ḥr bj.t: Eb 601

III gꜣb.t nt dgm

in einem Verband (wt): L46 (Einzeldroge)

B I mnw.t-Wurzeln

in einem Rezept für den kranken Kopf

ḫꜣ.tw mnw.t-f ḥr mw: Eb 251a (Einzeldroge)

II mrḥ.t-Öl

in einem Salbmittel (gs)

mrḥ.t ỉrr.t m pr.t dgm: Eb 123 (Einzeldroge)

ỉw gr.t ỉrj.tw mrḥ.t-f m tꜣj-f pr.t: Eb 251d (Einzeldroge)

§ 1 dgm Rizinuspflanze, von der die pr.t-Früchte, ỉšd.t-Frucht, gꜣb.t-Blatt, mnw.t-Wurzel und im Besonderen das mrḥ.t-Öl verwendet werden. Über die angebliche Bezeichnung des Rizinus mit kꜣkꜣ siehe dieses Wort; dort auch die Literaturangaben darüber. Für das Rizinusöl, das aus den pr.t-Früchten hergestellt wird, siehe die Bemerkungen in § 4 zu mrḥ.t

Anm. ① Das Determinativ iii ist bedingt durch den ersten Bestandteil der Verbindung.

ddw

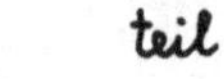 Eb

in der Verbindung

dḏw nw sḫ.t

in einem Einnehmemittel: Eb 194 b (= Eb 191 b: dšr.w nw sḫ.t)

§ 1 dḏw der sḫ.t-Körnerfrucht ist unbekannt. Die Parallele hat dafür dšr.w. dḏw ist auch sonst belegt in der Verbindung sꜣj dḏw als Tätigkeit der Müllerinnen (vgl Äg. W. B. IV 16, 11). Danach könnte dḏw eine Bereitungsform der sḫ.t-Körnerfrucht sein, was aber zu der Parallele mit dšr.w nicht passt.

ḏꜣj

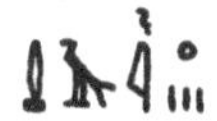 Bln

in der Verbindung

... n ḏꜣj (das erste Glied der genitivischen Verbindung ist unlesbar)

in einem Einnehmemittel: Bln 204

§ 1 ḏꜣj so unbekannt. Wreszinski und auch wir in der Übersetzung haben diese Schreibung als eine verderbte für die ḏꜣs-Pflanze (Bln schreibt diese: 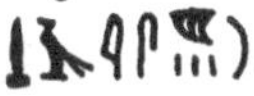) angesehen. Unterstützt wird diese Vermutung durch die gleichzeitige Nennung von Honig und süssem Bier in dem Einnehmemittel (vgl dazu das in § 1 bei ḏꜣs Bemerkte). Da aber der Teil der Pflanze hier nicht lesbar ist, so ist diese Annahme nur bedingt sicher. Deshalb ist ḏꜣj hier gesondert aufgenommen.

ḏꜣjs (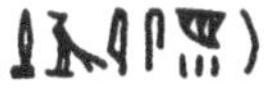) siehe bei ḏꜣs

d̲ꜣʿ

Eb

in Einnehmemitteln

Eb 38   d̲ꜣʿ ps ḥr ḥrw.t nt ḥḳ.t : Eb 548

§ 1 d̲ꜣʿ eine unbekannte Droge.

d̲ꜣr.t

Eb; Bln; Sm 41 (14,7); L; Bt; Pap Leid Recto XXVI 7-9; H 83; 140; 217; 249   Eb; H   Eb; Pap Louvre E 4864 Rs 2,1   Ram V Nr XV [4]   Ram IV C 9; Ram III   Eb 17; 47; 48; 55   Eb 35; 44   Bln 28   Bln 2   Bt 24   Sm 46 (16,2)

A d̲ꜣr.t ohne Zusätze

I in Einnehmemitteln

a. in der Drogenaufzählung

Eb 10 [2]; 17; 21; 35 (= Eb 185); 47; 48; 55 [3]; 84; 91; 97; 122 (= Bln 35); 183; 185 (= Eb 35); 197 b; 217 (= H 48); 225; 240; 309; 329 = 331; 480; 631; 632; 633   H 29; 48 (= Eb 217); 83; 211   Bln 35 (= Eb 122); 37; 45; 56   Bt 36; 37   neben d̲ꜣr.t ḫf.t : Bln 138

b. in Verbindung mit Verben der Drogenbereitung

d̲ꜣr.t ps ḥr mw : Bln 48

d̲ꜣr.t ps ḥr ḥḳ.t nd̲m.t : Eb 306

d̲ꜣr.t nd̲ ḥr bj.t : Eb 302 = H 131

c. besondere Bereitung

rdj. ḥr-k rmn.t gs-s m mw gs m ḏ3r.t: Eb 307 (4)

d. in der Drogenbereitung als Wiederholung von ḏ3r.t w3ḏ.t der Drogenaufzählung

rdj rmn.t gs-s m mw gs m ḏ3r.t: Eb 324

II in Kaumitteln

Eb 555; 702; 703; 749 (5)

III in Einläufen

Eb 158; 706 Bt 24; 30

IV in Zäpfchen u. ä.: Eb 144; 783

V in einem Räuchermittel: Bln 58

VI in Salbmitteln

a. Applikation wrḥ: Eb 442 (6); 443

b. Applikation gs

Eb 116; 504 (= L 52 = L 56); 563 (7) Bln 18 L 52 = 56 (= Eb 504)

VII in Verbänden (wt)

Eb 242; 482 c; 490 (= L 17); 517; 525; 532; 534; 535; 542; 557 (= H 140); 559; 571; 591; 640; 660 (= H 117 + 118); 663; 667; 671; 673; 675; 723 H 10 (8); 12 (9); 118 (+ 117 = Eb 660); 139; 140 (= Eb 557); 184 a; 191; 196 (10); 202; 236; 249 (11) Bln 28; 55 L 10; 17 (= Eb 490) Sm 41 (14,7); 46 (16,10) Bt 8 Ram V Nr XX (12)

neben wtj.t nt ḏ3r.t: Eb 501

VIII in Salbmitteln oder Verbänden

a. Applikation rdj

Eb 259; 520; 537 (= H 39); 544; 626; 732; 776 H 39 (= Eb 537)

b. Applikation ḏ3r: H 89

IX in Pudermitteln (Applikation tmt): Eb 742; 862 c

X in Rezepten deren Applikation fehlt oder verderbt ist

Eb 201b; 755 Bt 25 Ram IV C 9 Ram III A 8; frgm 12

XI in Augenmitteln

a. in der Drogenaufzählung

Eb 338; 339; 343; 344; 348; 353; 355; 359; 381; 386; 395; 408

Ram III frgm 19

b. in Verbindung mit Verben der Drogenbereitung

ḏꜣr.t ẖꜣ.t ḥr bj.t: Ram III A 17

ḏꜣr.t nḏ snꜥꜥ ḥr ḫpr ḏs-f m bj.t: Ram III A 25

ḏꜣr.t ẖꜣw ḥr bj.t: Eb 358

ḏꜣr.t nḏ snꜥꜥ ... ḫtm ḥr ḫpr ḏs-f m bj.t: Eb 420

B besondere Bereitungsangaben und Bereitungsformen

I ḏꜣr.t ps

in einem Salb- oder Verbandsmittel: L 46

II ḏꜣr.t kf.t (enthülst)

in einem Einnehmemittel neben ḏꜣr.t: Bln 138

III Mehl von ḏꜣr.t

a. ḳꜣw n ḏꜣr.t

in einem Salbmittel: H 123 [13]

b. dḳw n ḏꜣr.t

in einem Verband (wt): Pap Leid Recto XXVI 7-9 [14]

c. ⲟııı n(w) ḏꜣr.t

1. in Einnehmemitteln

Eb 94; 160 Bln 2 [15]; 146 [16]

2. in Zäpfchen u. ä.

Eb 8; 155; 163; 164

3. in Salbmitteln (Applikation gs)

Eb 107; 654 (13) Bln 92 ○ III mw ḏ3r.t 3mj ḥr bj.t: L 60 (18)

4. in Verbänden (wt)

Eb 243 (= H 71); 245 (= H 73); 647 (18) H 71 (= Eb 243); 73 (= Eb 245); 184 b; 217 (8); 218 (9); 226; 246 Bln 14; 15; 122

○ III n ḏ3r.t 3mj ḥr bj.t: Eb 506 (17)

5. in Salbmitteln oder Verbänden (Applikation rdj)

Eb 589 H 38; 260

6. in einem Pudermittel (Applikation tmt): Eb 444

7. in Rezepten deren Applikation fehlt oder unklar ist

Eb 93 Bt 7 ○ III mw ḏ3r.t 3mj ḥr bj.t: H 6

8. in Augenmitteln: Eb 383; 415

IV Zerstampftes (sḥm) von ḏ3r.t

in einem Salbmittel (gs): Eb 709 (Einzeldroge)

V Ziegel (ḏb.t) von ḏ3r.t (19)

in einem Salbmittel (sgnn): L 21

C ḏ3r.t w3ḏ.t

I in Einnehmemitteln

Eb 44 ḏ3r.t w3ḏ.t rdj ḥr mw m ḥnw m3: Eb 305 (20)

ḏ3r.t w3ḏ.t rdj rmn.t gs-s m mw gs m ḏ3r.t: Eb 324 (20)

II in einem Salbmittel (wrḥ): Eb 450 (21)

D ḏ3r.t nt wḥ3.t-Oase

in einem Einnehmemittel: Eb 212

E Teile von ḏ3r.t

I imj n ḏ3r.t

a. in Einnehmemitteln

1. in der Drogenaufzählung
Eb 127; 153; 184; 268 Bln 185
2. als Wiederholung in der Drogenbereitung: Bln 185
b. in einem Salbmittel (wrḥ): Eb 248 = H 76
II wtj.t nt ḏ3r.t
in einem Verband (wt): Eb 501 neben ḏ3r.t
III pr.t ḏ3r.t
in einem Verband (wt): H 199
F mw nw ḏ3r.t
I in Einnehmemitteln
Eb 135 = 150 (= Bln 43); 136 = 151 H 45 Bln 43 (= Eb 135 = Eb 150)
II in Einläufen
Eb 159; 143 = 785; 823 Bln 176; 173 = 182 = Bt 21
III in einem Augenmittel: Eb 399
IV in einem Augenbrauenmittel: Eb 462
G [////] nw ḏ3r.t
Pap Louvre E 4864 Rs 2,1

§ 1 <u>ḏ3r.t</u> <u>Koloquinthe</u>. Dawson (JEA 20, 1934, 41 ff) hat diese Bedeutung (Citrullus coloquinthus L.) wahrscheinlich gemacht. Lefebvre schliesst sich in seiner Übersetzung dem an (vgl auch Grapow-Festschrift S. 210).
Eine andere Bedeutung ist von Loret (Rec trav 15, 1893, p. 121) vermutet worden: Johannisbrotschote, Ceratonia Siliqua L. Diese Bedeutung, die Keimer (BIFAO 1931 p. 221) für bedenklich hält, weil der Johannisbrotbaum in Ägypten nicht beheimatet ist, wird von Meunier (Annales 18, 285) gestützt, der

koptisches ϫⲓⲉⲓⲣⲉ „Johannisbrotschote" mit ḏ³r.t zusammenstellen möchte. Daraufhin übersetzt Jonckheere „caroube fraîche". Ebbell gibt keine Übersetzung.

§ 2 Trotz der Häufigkeit der Koloquinthe und ihrer Teile in Rezepten verschiedener Art und Anwendungsbereiche lässt sich Bezeichnendes über ihre Wirksamkeit nicht erkennen. mw nw ḏ³r.t könnte den Saft der Koloquinthe oder ihrer Frucht bedeuten ㉒; vgl § 3 bei mw-Wasser.

Anm. ① Barns: 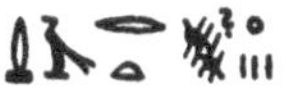 ② Eb 10 ḏ³r.t = Bln 146 ○III nw ḏ³r.t ③ Eb 55 ḏ³r.t = Bln 2 ○III n ḏ³r.t ④ Eb 307 ḏ³r.t = Eb 305 ḏ³r.t w³ḏ t = Eb 324 ḏ³r.t w³ḏ.t ⑤ Eb 749 = H 9 ḏ³r.t verderbt. ⑥ Eb 442 ḏ³r.t = Eb 450 ḏ³r.t w³ḏ.t ⑦ Eb 563 ḏ³r.t = H 125 vielleicht dafür ỉrtj(?) ⑧ H 10 ḏ³r.t = H 217 ○III n ḏ³r.t ⑨ H 12 ḏ³r.t = H 218 ○III n ḏ³r.t ⑩ H 196 auf ḏ³r.t folgt die unbekannte Droge ḥm³j.t; siehe das dort Bemerkte ⑪ H 249 stark verderbt; es könnte auch ○III n ḏ³r.t sein. ⑫ Ram V Nr XV Barns übersetzt (vgl seine Umschreibung in Anm. ①) „sweet (?) ḏ³r.t". Das Zeichen vor III ist aber sicherlich nur Determinativ. ⑬ H 123 k³w n ḏ³r.t = Eb 654 ○III n ḏ³r.t ⑭ Massart übersetzt (p. 94 seiner Ausgabe) „fruits of colocynth." ⑮ Bln 2 ○III n ḏ³r.t = Eb 55 ḏ³r.t ⑯ Bln 146 ○III nw ḏ³r.t = Eb 10 ḏ³r.t ⑰ L 60 gs ỉm = Eb 506 wt ḥr-s ⑱ Eb 647 = H 116 unvollständig; es fehlt ○III n ḏ³r.t ⑲ db.t-Ziegel als Form oder Maß der Droge; vgl Äg. W.B. V 554, 11 und 12 ⑳ Eb 305 ḏ³r.t w³ḏ.t = Eb 324 ḏ³r.t w³ḏ.t = Eb 307 ḏ³r.t ㉑ Eb 450 ḏ³r.t w³ḏ.t = Eb 442 ḏ³r.t ㉒ Andererseits sprechen für einen wässerigen Auszug folgende Stellen: a. Eb 307 und 324 (Herstellung eines Trankmittels aus Wasser und Koloquinthe); b. mw nw ḏꜣr.t bj.t soll getrunken werden in Eb 135 = Eb 150 = Bln 43, dagegen ḏꜣr.t bj.t soll gegessen werden mit Bier in Eb 302 = H 131. Das Wasser in der Verbindung mw nw ḏꜣr.t würde also die Flüssigkeitsquantität für das Trankmittel darstellen wie das Bier in Eb 302 = H 131 und wäre bei dieser Auffassung nicht als der eigene Saft der Koloquinthe zu deuten.

ḏꜣhj

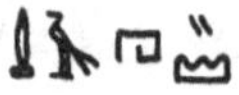 Eb 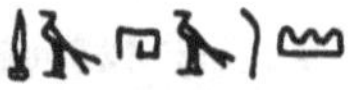 Bln

in den Verbindungen

I ỉrp ḏꜣhj Bln 126 siehe bei ỉrp

II nbj.t nt ḏꜣhj Eb 852 siehe bei nbj.t

§ 1 ḏꜣhj Phönizien, Palästina; vgl Gardiner, Onomastica I 141*, 145*f;

ḏꜣs

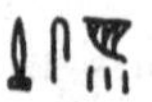 Ram V Nr V; frgm 8,4 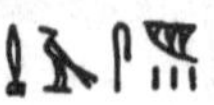 Eb; Ram V Nr IV 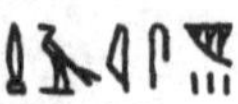 Eb 242; 587; H 95; Bln; L 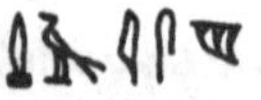 H 94; 164; 209 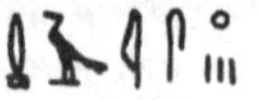 Eb 79; H 123 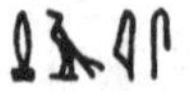 Bln 163f

A ḏꜣs

I in Einnehmemitteln ①

Eb 79; 167; 587; 751 = H 209

als Brechmittel zusammen mit Fischen und Bier

Eb 856 f = Bln 163 f (ohne Bier)

II in einem Räuchermittel: Bln 59

III in Verbänden (wt)

Eb 67; 522 e; 605; 609; 630; 689 H 95; 164

IV in Rezepten mit fehlender oder verderbter Applikation

a. Einnehmemittel (1): Ram V frgm 8,4

b. wohl äusserlich: Ram V Nr IV

B pr.t ḏ3s

I in einem Einnehmemittel: Eb 780

II in einem Räuchermittel: Bln 58

III in Salbmitteln (gs)

Eb 654 (= H 123); 657 = Ram V Nr V (2) H 123 (= Eb 654)

IV in Verbänden (wt): Eb 242 H 94 (2)

V in einem Salbmittel oder Verband (Applikation rdj)

Eb 732

VI in einem Rezept mit fehlender Applikation: L 7

§ 1 ḏ3s eine unbekannte Pflanze, wohl von widerwärtigem Geschmack; Eb 856 f = Bln 163 f nennt sie in einem Brechmittel. Bemerkenswert ist eine Erwähnung in dem Zauberspruch für Mutt. u. Kind D gegen eine Krankheit, die als böse Frau „ihren Vater Osiris" veranlasst hat, in der Wüste von ḏ3s und Honig zu leben". Die gleichzeitige Nennung von Honig oder, als dessen Ersatz, von süssem Bier findet sich auch in den Einnehmemitteln (als Abführmittel) Eb 587 (bj.t), Eb. 167 (hpr ḏs-f m bj.t); Eb 79 und 751 (ḥḳ.t nḏm.t). Der widerwärtige Geschmack, der auch ausserhalb der medizinischen Texte erwähnt wird, soll wohl durch Beifügung des Süssen kompensiert werden. Da diese Versüssung nur in Einnehmemitteln genannt wird, muss das Rezept in Ram V frgm 8,4 (mit ḏꜣs neben bj.t) ebenfalls ein Einnehmemittel enthalten und kann nicht zu den äusserlichen Behandlungen der mt.w-Gefässe des Ram V gehören.

Auch die Früchte der Pflanze werden offizinell verwendet.

Anm. ① für ḏꜣs neben Honig vgl den §1 ② Eb 657 gs = Ram V Nr. V gs = H 94 wt.

ḏꜣḏꜣ

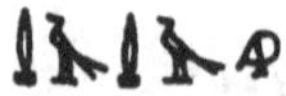 Eb; H

in den Verbindungen

I ḏꜣḏꜣ ꜥꜣ

in einem Salbmittel (gs): Eb 106

II ḏꜣḏꜣ n ꜥmꜥmw (Art Ratte)

in einem Pudermittel (tmt): Eb 766 d

III ḏꜣḏꜣ n ḏdb-Fisch

in einem Salbmittel oder Verband (Applikation rdj)

ḏꜣḏꜣ n ḏdb snwḫ ḥr mrḥ.t : Eb 304

IV ḏꜣḏꜣ eines grossen ḫprr-Skarabäus

in einem Einnehmemittel

snwḫ.ḫr-k ḏꜣḏꜣ-f ḏnḥ.wj-fj rdj ḥr mrḥ.t ꜥpnn.t

Eb 733 = H 159 ①

V ḏꜣḏꜣ des nꜥr-Welses

nicht als Droge

ʿmm n nʿr gm.tw-f imj.tw ḏꜣḏꜣ-f : Eb 128

§ 1 ḏꜣḏꜣ Kopf. Offizinell werden der Kopf des ʿmʿmw-Tieres, des ḏdb-Fisches und des ḫprr-Käfers verwendet. Für ḏꜣḏꜣ ʿꜣ „Eselskopf" besteht wie bei der Verbindung „Eselsohr" (vgl bei msḏr-ʿꜣ) die Vermutung, dass es sich um einen bildlichen Ausdruck handelt, vielleicht um einen Pflanzennamen, obwohl die Verbindung nicht mit der Pflanze determiniert ist. Vgl auch ḏnn.t - Schädel von Fischen als Droge.

Anm. ① Eb 733 = H 159 in dem ersten Teil des Rezeptes wird der Kopf und die Flügel des Käfers abgeschnitten, der Körper zu einer Salbe verarbeitet. Die Schreibung des Kopfes dort ; ob ebenfalls ḏꜣḏꜣ zu lesen?

ḏʿ.t

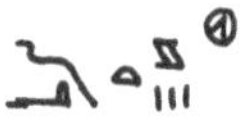 ① Eb; H 126

I ḏʿ.t

in Verbänden (wt)

Eb 581; 662 ②; 668; 670 H 126 ③

II ḏʿ.t ḳn.t

in einem Verband (wt) : Eb 609

§ 1 ḏʿ.t eine unbekannte Droge. Nach dem Determinativ zu schließen, möchte man einen erdigen Stoff vermuten, der nach der Verbindung unter II fetthaltig sein könnte.

ḏʿ.t wird nur äusserlich verwendet.

Anm. ① Wreszinski gibt nur in Eb 662 das Determinativ . Alle anderen Stellen determiniert er mit . Das ist nun für H 126 sicher nicht richtig, da der Hearst dieses hieratische Zeichen für den Topf nicht schreibt. Auch der Ebers benutzt dieses abgekürzte Zeichen nicht zur Determinierung seiner flüssigen Drogen; vgl z.B. ʿmʿ.t in Eb 482, das mit determiniert ist und nicht, wie Wreszinski annimmt, mit . Auch Reisner gibt die ḏʿ.t-Stelle in seinem Glossar mit . ② Eb 662 ḏʿ.t = H 120 wḏʿj.t; falls nicht fehlerhaft, so liegt in wḏʿj.t das Wort für „Süsswassermuschel" vor. ③ H 126 ḏʿ.t = Eb 564 ḏʿb.t „Kohle". Man möchte annehmen, dass ḏʿb.t in Eb fehlerhaft ist, zumal daneben bnjw „Dattelsaft" genannt wird. ḏʿ.t neben Dattelsaft auch in Eb 662 und 670.

ḏʿʿ

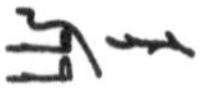 Eb

in der Verbindung

ḏʿʿ n wʿn

in einem Mittel gegen Kopfkrankheit (Applikation rdj): Eb 298

§ 1 ḏʿʿ Zweig (des wʿn-Wacholder)

ḏʿʿ

 Bln

in einem Salbmittel (gs): Bln 104

§ 1 ḏꜥꜥ eine unbekannte Pflanze.

ḏꜥb.t

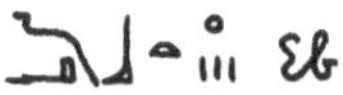 Eb; H; Ram V Nr V 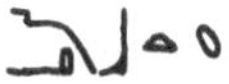 H 71

A ḏꜥb.t

I als Droge

a. in Verbänden (wt): Eb 564 ① H 168

b. in einem Hausmittel zur Vertreibung der Flöhe

bb.t nḏ ḥr ḏꜥb.t: Eb 841

II als Brennmaterial in einem Räuchermittel bei einem Frauenleiden

hbj n mnḥ rdj ḥr ḏꜥb.t: Eb 795

B ḏꜥb.t nt ỉnb

I in einem Salbmittel (gs): Eb 657 = Ram V Nr V ②

II in Verbänden (wt)

Eb 243 (= H 71) H 71 (= Eb 243); 94 ②; 237

C ḏꜥb.t nt 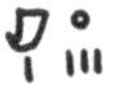

in einem Pudermittel (tmt): Eb 862 c

§ 1 ḏꜥb.t (Holz-) Kohle / Russ (vgl auch Dioskurides V 182, 183). In der Verbindung ḏꜥb.t nt ỉnb vielleicht der Russ von der Mauer. ḏꜥb.t nt  ist unklar; ob Holzkohle, die zum Metallschmelzen dient? Die Kohle wird nur äusserlich verwendet.

Anm. ① Eb 564 ḏꜥb.t = H 126 ḏꜥ.t; vielleicht ist ḏꜥb.t in Eb fehlerhaft (vgl dazu dꜥ.t Anm 3) ② Eb 657 gs = Ram V Nr V gs = H 94 wt.

ḏꜥm.w

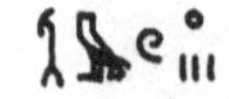 Eb

in einem Salbmittel (gs): Eb 735

§ 1 ḏꜥm.w ist unbekannt. Neben šꜥj-Sand in einem Mittel gegen wꜣšš-Bluterguss; ob ein Metall, um das Blut heraus zu schaben? also ähnlich wie in Eb 734 „Splitter von Feuerstein" zu demselben Zweck benutzt werden (vgl bei ds).

ḏwjw

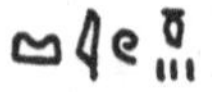 Eb

in der Verbindung

sẖt n ḏwjw

in Einnehmemitteln: Eb 45; 47

§ 1 ḏwjw in dieser Verbindung ist nicht bekannt. sẖt wird sonst zweimal von einer Gans als Droge genannt. ḏwjw wird in den Opferlisten neben šns „Kuchen" als Krug erwähnt im Sinne von „Speise und Trank". Auch in den beiden Rezepten Eb 45 und 47 wird das šns-Gebäck vorher als Droge genannt. Ob sẖt n ḏwjw „ein Teil des ḏwjw-Getränkes"? — Denkbar wäre auch, das n des Genitivs mit ḏwjw zu einem einheitlichen nḏwjw zu verbinden.

ḏb.t

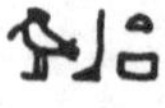 Eb; H; L 21 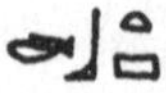 Bln 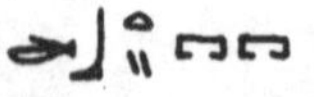 L 8 (1)

A als Droge

I ḏb.t nt ỉnb

in einem Verband (wt): Eb 246 = H 74

II ḏb.t n(t) tꜣf n ỉḳdw

in Salbmitteln (gs)

Bln 90 ḏb.t n(t) tꜣf n ỉḳdw nḏs: Bln 101

B in der Verbindung

ỉwtn n (ḫrj) ḏb.tj

in einem Salbmittel oder Verband (Applikation rdj): L 8

L 8 die Zauberdroge auch schon vorher im Spruch erwähnt

C als Form oder Maß einer Droge

ḏb.t nt ḏꜣr.t

in einem Salbmittel (sgnn): L 21

§ 1 ḏb.t Ziegel als Ziegel der Mauer und Ziegel des Töpferofens. In der Verbindung ỉwtn n ḫrj ḏb.tj „Erdboden unter den beiden (Geburts-) Ziegeln" als Zauberdroge gegen die tmj.t-Krankheit. ḏb.t in der Verbindung ḏb.t nt ḏꜣr.t ist eine Form oder ein Maß, wie sie auch von anderen Materialien vorkommen; vgl Äg. W.B. V 554, 11.12

Anm. ① L 8 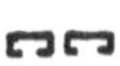 nach Wreszinski und wohl wirklich so zu umschreiben. Vgl aber Mutt. u. Kind F 6,5 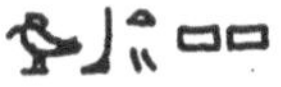

ḏmtn

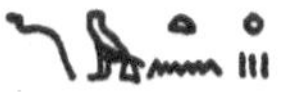 Eb

in einem Räuchermittel für Haus und Kleider: Eb 852

§ 1 ḏmtn ist unbekannt.

ḏnn.t

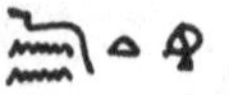 Eb; H

in den Verbindungen

I ḏnn.t nt wḥꜥ.w

in einem Kopfmittel (Applikation wrḥ)

ḏnn.t nt wḥꜥ.w ps neben Körperteilen anderer Fische: Eb 248 = H 76

II ḏnn.t nt nꜥr

a. in einem Salbmittel (gs) gegen Migräne

ḏnn.t nt nꜥr snwḫ ḥr mrḥ.t: Eb 250 ①

b. in einem Salbmittel oder Verband (Applikation rdj)

ḏnn.t nt nꜥr snwḫ.tj ḥr mrḥ.t: Eb 730 ①

§ 1 ḏnn.t der Schädel. Der Schädel vom Synodontis Schall und der vom Wels werden je einmal gegen Kopfkrankheiten verwendet als sogenannte Sympathiemittel. Vgl auch die anderen Wörter für „Kopf": ḏꜣḏꜣ und tp.

Anm. ① Eb 250 Migräne = Eb 730 Dorn im Fleisch.

ḏnḥ

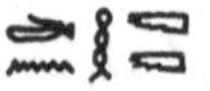 Eb; H

in einem Einnehmemittel: Eb 733 = H 159

ḫprr ꜥꜣ šꜥ tp-f ḏnḥ.wj-fj .... snwḫ ḥr-k ḏꜣḏꜣ-f ḏnḥ.wj-fj rdj ḥr mrḥ.t ꜥpnn.t : Eb 733

ḫprr šꜥw tp-f ḥnꜥ ḏnḥ.wj-fj .... snwḫ ḥr-k ḏꜣḏꜣ-f ḥnꜥ ḏnḥ.wj-fj rdj ḥr mrḥ.t ꜥpnn.t : H 159

§ 1 dnḥ.wj die beiden Flügel oder die Flügeldecke (eines Skarabäus). Vgl auch šw.t „Feder/Flügel" und bei ḫprr.

drj.t

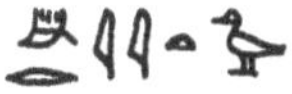 Eb

als Zaubermittel, auf das die Krankheit übertragen werden soll, in der Behandlung einer Haarerkrankung: der Kranke soll seine Hand streichen über den Rücken einer lebenden drj.t und seinen Kopf an eine lebende Schwalbe legen: Eb 457

§ 1 drj.t die Weihe.

drn.t

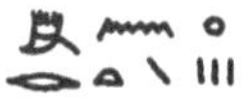 Bln

in einem Rezept mit fehlender Applikation (innerlich): Bln 154

§ 1 drn.t ist unbekannt, aber vielleicht überhaupt fehlerhaft.

drd

 H; Eb  Bt 37; Ostr. Berlin 5570; Ostr. Kairo ODM 1091 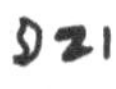 Bln[1]  Bln 95; 118[1] 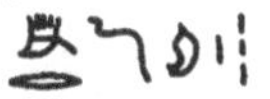 Bln 204  Eb; Bln; Pap Beatty XV 5-9; Bt 5; 13b 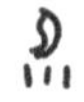 Sm; Ram V; Bt 41 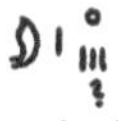 Bln 40; 136; 151[2]

I drd ist von folgenden Bäumen und Pflanzen als Droge belegt:
ỉm3; ỉḫj; ỉsr; ʿrw; m3f.t; mḫj; nbs; nh.t; ḫt-ds; š3ms; šnd.t; tr.t Das Einzelne siehe bei diesen Wörtern

II ḏrḏ nṯr „Gottesblatt"

ḏrḏ nṯr ḥnꜥ dmḏ.t-f nb.t wird in der Glosse erklärt: ỉr ḏrḏ nṯr ḏrḏ pw n ḫt-ds: Bln 118

§ 1 <u>ḏrḏ Blatt</u>. Die Lesung ḏrḏ beruht nur auf der einmal ausgeschriebenen Stelle Bln 204. Die Bedeutung „Blatt" wird gestützt durch das neuägyptische ḏrḏr (Amarna VI 25,20), das sicher „Blätter" bedeutet, sowie durch die Möglichkeit, dass die Ägypter die Blätter vielleicht als Ohren der Bäume betrachtet haben. Lefebvre, Barns wie auch Jonckheere übersetzen ḏrḏ mit „Blätter". Breasted, der ebenfalls diese Übersetzung gibt, hält aber (S. 380) die Bedeutung „Rinde" (cortex) für möglich und bemerkt dazu, dass die Rinde der Weide ein wirksameres Mittel als die Blätter sein würde. Auch Keimer (BIFAO XXXI, 1931, 194) entscheidet sich eher für Rinde als für Blätter. Die Bedeutung „Rinde" hat neuerdings L. Matiegková (Archiv Orientální 26, 1958, 1 folg) wieder aufgegriffen und Rinde als starkes Adstringenz gekennzeichnet. Ebbells Übersetzung „Saft" ist unklar. In der Verbindung ḏrḏ n šnḏ.t könnte er vielleicht den aus den Schoten oder Blättern der Dornakazie gewonnenen Saft meinen, der in der koptischen Medizin als Akakia zur Anwendung kommt (vgl Till, Arzneikunde S. 45).

Von den Bäumen, deren Blätter offizinell verwendet werden, ist die Dornakazie weitaus der häufigste. Es folgen dann in grossem Abstand der Christdorn und die Sykomore. Einige Male werden die Weide, der ỉmꜣ-Baum, der ḫt-ds-Baum und der ꜥrw-Baum genannt. Die übrigen Bäume oder auch Pflanzen, von denen die Blätter verwendet werden, kommen nur vereinzelt vor. Bemerkenswert ist die häufigere Nennung der Blätter verschiedener Bäume in demselben Rezept und ihre Anwendung in kühlenden Mitteln

Anm. ① Das hieratische Zeichen ist nicht lesbar; es könnte [hieroglyph] sein, ist aber ganz unerklärlich in den beiden Fällen Bln 95 und 118, wo es nach dem | steht. ② [hieroglyph] nicht sicher; hieratisch [hieratic sign]. Vgl das von Wreszinski auf Seite X seiner Ausgabe zur Transkription Bemerkte.

ḏḥʿ ([hieroglyphs]) siehe bei ḏḥr

ḏḥtj

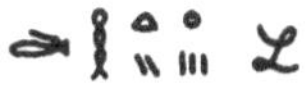

in der Verbindung

ḏḥtj ḥḏ

in einem Verband (wt)

ḏḥtj ḥḏ ẖ3w ḥr ỉrṯ.t nt ms.t ṯ3j : L 20

§ 1 ḏḥtj Blei. Ob vielleicht mit ḏḥtj ḥḏ die Bleiverbindung „Bleiweiss" (basisches Bleikarbonat) gemeint ist, das in der koptischen Medizin gebraucht wird (vgl Till, Arzneikunde Nr 18, S. 51 sowie Dioskurides V 103)? Vgl auch ḏḥtj/ḏḥwj in dem Augenmittel Eb 422, womit vielleicht Blei gemeint ist. ḏḥtj ḥḏ wird gegen eine Verbrennung angewendet.

ḏsr.t

 Eb; H; Bln 5 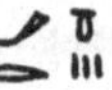 Bln 152; 162; 163f

I in Einnehmemitteln

Eb 72; 74; 285; 330 Bln 5

Drogen ps ḥr ḏsr.t : Bln 152

neben Bier : Eb 79; 284 H 42 Bln 162

neben Wein : Eb 332; 334; 335; 632

II in einem Einlauf : Eb 805

III in einem Zäpfchen : Eb 802

IV in Verbänden (wt): Eb 675; 757; 807 Bln 163f ①

V nicht als Droge im Zauberspruch für das Bier

ḏsr.t iptn .... ʿtḫ m p šbb m dp : H 216

§ 1 ḏsr.t eine Art Bier. So auch Ebbell. Lefebvre denkt dagegen an eine besonders zubereitete Milch. Aber im Spruch für das ḥḳ.t-Bier H 216 wird von ḏsr.t gesagt, dass es geseiht und gemaischt wird. Vgl auch Borchardt, Neuserre S. 124, wo ebenfalls vom Brauen des ḏsr.t die Rede ist.

ḏsr.t wird offizinell bevorzugt in Einnehmemitteln angewendet, viermal dabei gegen die gḥw-Krankheit, in der Ebbell Asthma sehen möchte. In diesen Einnehmemitteln wird ḏsr.t gern neben Bier und Wein genannt.

Anm. ① Bln 163f = Eb 856f ohne ḏsr.t.

ḏsr.t

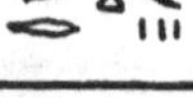 Eb 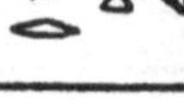 H

I in einem Salbmittel (wrḥ): H 147

II in einem Verband (wt): Eb 677

§ 1 ḏsr.t eine unbekannte Pflanze.

ḏdꜣ

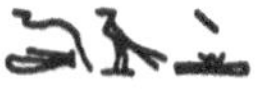 Eb

in der Verbindung

ḏdꜣ n ỉbw

in einem Salbmittel (wrḥ): Eb 253

§ 1 ḏdꜣ wörtlich das Fette als ein Bestandteil der ỉbw-Pflanze.
Vgl auch bei ỉbw.

ḏdb

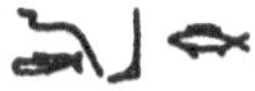 Eb

in der Verbindung

ḏꜣḏꜣ n ḏdb

in einem Salbmittel (Applikation rdj)

ḏꜣḏꜣ n ḏdb snwḥ ḥr mrḥ.t : Eb 304

§ 1 ḏdb ein unbekannter Fisch, dessen Kopf verwendet wird.
Ebbell vermutet „Kaulkopf" (Cotus gobio).

ḏdm.t

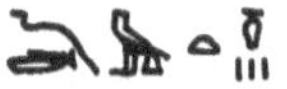 Bln

in der Verbindung

ḏdm.t nt it

in einem Einnehmemittel: Bln 161 (Einzeldroge)

§ 1 ḏdm.t eine Bezeichnung für eine Art Brei; ḏdm.t nt it „Brei von Gerste".

Anhang

I Mehrdeutiges

Gans/Ente

𓅭 Eb; H; Bln[1]; Bt[1]; Ram IV C 8[1] 𓅭𓏤 Ram V 𓅭𓏥 Eb 5; Bln 155; 158[1]

in den Verbindungen

I mrḥ.t 𓅭 sehr oft siehe bei mrḥ.t

II ᶜḏ 𓅭 nur häufiger in Eb und einmal Ram IV C 8 siehe bei ᶜḏ

III ḥs 𓅭 einmal Bln 69 siehe bei ḥs

§ 1 Die Lesung des Wortes ist nicht gesichert. Vielleicht ꜣpdw als allgemeine Bezeichnung für das Geflügel (Gans, Ente o. ä.). Denn für ᶜḏ ꜣpdw besitzen wir in der Koptischen Medizin die Entsprechung ωτ ⲛ̄ ωⲃ̄ⲧ. ᶜḏ 𓅭, das nur in Eb und einmal Ram IV genannt wird, wechselt in Parallelen mit mrḥ.t 𓅭: Eb 147 ᶜḏ 𓅭 = Eb 132 mrḥ.t 𓅭; Eb 268 ᶜḏ 𓅭 = Bln 185 mrḥ.t. Ausserdem zeigt auch die Anwendung von ʿḏ 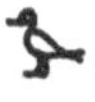, dass diese Verbindung nur eine Variante von mrḥ.t  sein wird. Das mrḥ.t-Fett wird vereinzelt von den Vögeln njw, s.t, gnw, ṯrp gebraucht; aber  als abgekürzte Schreibung eines dieser Wörter anzusehen, liegt kein besonderer Grund vor (Barns will mit Gardiner sr(j) im Ram lesen). ꜣpd ausgeschrieben kommt in den medizinischen Texten nur in einer Zauberdroge Eb 205c und in einem Zaubertext Sm 20,10 vor; beide Stellen sind unklar.

Anm. ① Bln; Bt und auch Ram IV C 8 schreiben das hieratische Zeichen für .

Rind

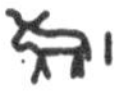 Eb; H; Sm 46 (16,9); Ram III B 2 ① 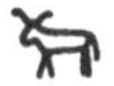 H; Bln; Eb 427; Ram IV C 10 ①; L 35 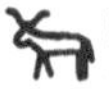 Kah  Ram V ① 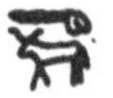 Ram V ①

A Körperteile und Ausscheidungen

ꜣjs - Gekröse iwf - Fleisch if.t - Knochenmark imꜣḫ - Rückenmark irṯ.t - Milch ʿḏ - Fett wdd - Galle bnf - Galle mjs.t - Leber mrḥ.t - Fett nnšm - Milz ns - Zunge ḥs - Kot smj - Dickmilch snf - Blut tbn - Knochenmark db - Horn (in der Verbindung snf n db)

Das Einzelne siehe bei diesen Wörtern

B adjektivische Zusätze

1. km - schwarz : Eb 454; 459
2. ḏdꜣ - fett

iwf n 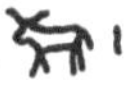 ḏdꜣ : Eb 635 ②

§ 1 Die Lesung von  ist nicht gesichert. Die Bezeichnung ỉḥ findet sich in den medizinischen Texten nicht. ỉw3 in der Verbindung 3js n ỉw3 wird dreimal im Ebers als Droge genannt: Eb 156, 157 und 834. Die Einläufe Eb 156 und 157 haben Varianten in Bln 179; 180 und Bt 26, in denen 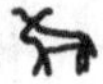 steht.

Anm. ① Barns gibt für alle Ram-Stellen die Lesung K3-Stier. Aber das ist wohl nicht richtig. Auch die Schreibung 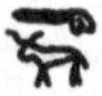 in Ram V ist nur die Bezeichnung des männlichen Rindes, aber nicht eine Schreibung für K3-Stier; vgl hierzu Ram V Nr V  ʿḏ = Eb 657 ʿḏ 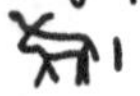. Für die Lesung von 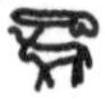 als ỉḥ vgl Sethe, Dram. Texte S. 137. ② Eb 635 ḏd3 kann sich ebenso gut auf ỉwf beziehen, also „fettes Fleisch des Rindes" bezeichnen; vgl dafür Eb 192 b = 195 b ỉwf ḏd3 n 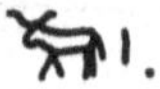.

Kupfer/Metall

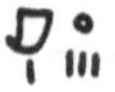

in den Verbindungen

I. 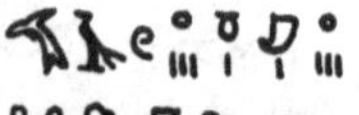 Eb; H; Bln; L; Ram V ① siehe bei ḫ3w

II 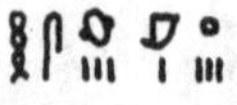 Eb 701 siehe bei ḥs

III 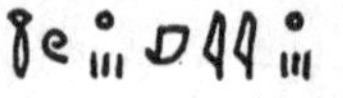 Eb siehe bei w3ḏw

IV 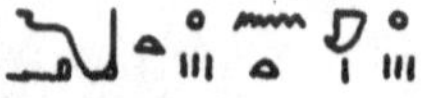 Eb 862 c siehe bei ḏʿb.t

§ 1 Die Lesung des Wortes für Kupfer/Metall ist nicht gesichert. Vielleicht bj3 oder vielleicht ḥmt.

Anm. ① Ram V schreibt das alte Zeichen 

Kupferschmied/Metallarbeiter

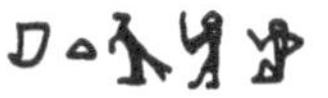 H

in der Verbindung

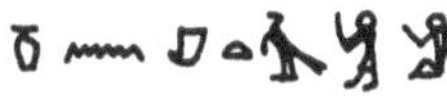

in einem Verband (wt): H 164

§ 1 Die Lesung des Wortes für den Metallarbeiter ist nicht gesichert; vielleicht ḥmtj.

Mehl

 Eb; H; Bln; Bt 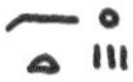 Bln

A in Verbindung mit

ỉwrj.t-Bohne ỉbw-Pflanze ỉbsꜣ-Pflanze ỉšd-Frucht ỉt-Gerste ʿʿꜣm-Pflanze ʿmʿʿ-Teil des Getreides wꜣm-Pflanze wʿḥ-Körnerfrucht bꜣj-Frucht bnr-Dattel bd.t-Emmer pꜣḳj.t-Scherbe psḏ(ꜣ̊ııı) mjmj-Samenkorn des Emmer nbs-Christdorn Früchte der nḏḥʿḏḥʿ.t-Pflanze ḥm.t wꜣḏ.t-grüner Glasfluss ḥnw.t (D ııı) ḥsꜣ ṯꜣj-männlicher Pflanzenschleim ḥsmn-Natron ḫt-ds-Baum sʿꜣm-Pflanze sʿm-Pflanze sw.t-Weizen swḥ.t-Ei šꜣw-Koriander šnj n ... -Haar von ... šs-Alabaster ḳꜣꜣ.t(ııı) ḳmj.t-Gummi gngn.t-Pflanze tḥwj-Erbse ṯwn-Pflanze djdj-Blutstein dbj.t-Pflanze ḏꜣr.t-Koloquinthe ḏrḏ n šnḏ.t-Blatt der Dornakazie

Das Einzelne siehe bei diesen Wörtern

B mit adjektivischem Zusatz

I ○ııı nḏm

in einem Einnehmemittel: Eb 103

II ○ııı w3ḏ n ỉt siehe bei ỉt

C Stellen mit zerstörtem zweiten Bestandteil: H 245; 249 Bt 3

§ 1 Die Lesung dieses Wortes für Mehl ist nicht gesichert. Das Substantiv nḏ-Mehl findet sich in den medizinischen Texten nicht, während das Verbum nḏ-zermahlen sehr häufig genannt wird. Als Bezeichnungen für Mehl kommen in den medizinischen Texten folgende Wörter vor:

1. skj immer ohne Angabe des Stoffes mit Zufügung „der psḏn-Tenne" (Bln 45 ohne diesen Zusatz).

2. n c gw einmal in der Verbindung n c gw nw w c ḥ Eb 797; ausserdem ein paarmal verbal gebraucht.

3. ḳ3w in der Verbindung ḳ3w n w3m H 127 = Eb 566 ○ııı n w3m (fehlerhaft w3b geschrieben); in der Verbindung ḳ3w nw ḥsmn H 154 = Eb 715 ○ııı n ḥsmn = Sm 21,6 dḳw n ḥsmn; in der Verbindung ḳ3w n šs H 154 = Eb 715 ○ııı n šs = Sm 21,6 dḳw šs; in der Verbindung ḳ3w n ṯwn H 116 = Eb 647 ○ııı n ṯwn; in der Verbindung ḳ3w n ḏ3r.t H 123 = Eb 654 ○ııı n ḏ3r.t; in der Verbindung ḳ(3)w nw ỉwrj.t Bt 28

4. dḳw in der Verbindung dḳw šs Sm 46 (16,4) und Sm 21,6 (vgl bei Ziffer 3); in der Verbindung dḳw n ḥsmn Sm 21,6 (vgl bei Ziffer 3); in der Verbindung dḳw n ḏ3r.t Pap Leid Recto XXVI 7–9.

— ○ııı nḏm „süsses Mehl". Ob diese Verbindung eine Bezeichnung für Dattelmehl ist, das in Kah 27 dḳw bnr genannt ist?

Oder enthält die Drogenverbindung in Kah 27 nicht bnr „Dattel" sondern bnr „süss"? Dann würde dḳw in Kah 27 =  in Eb 103 sein.

§ 2 Das 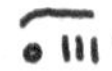 -Mehl wird von Pflanzen bzw. Früchten, von mineralischen Stoffen und einmal vom Ei genannt.

II Ungelesenes

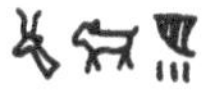

Ram IV C 8

§ 1 Barns will šsꜣw lesen unter Hinweis auf Eb 607 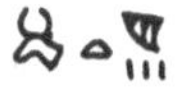 das wir aber ḳn.t lesen.

in der Verbindung  n gj.t : Eb 663 siehe bei gj.t

in der Verbindung 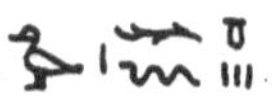

in einem Salbmittel oder Verband (Applikation fehlt): Ram V Nr XIX

§ 1 Barns liest „ḥt (?) der Gans". Dawson (bei Barns) will 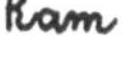 in verbessern und sꜣ-tꜣ lesen. Aber Barns bemerkt mit Recht, dass der Schreiber dann auch den Teil des Wurmes ausgelassen hätte. Er vermutet mrḥ.t-Fett. Es könnte auch ʿḏ-Fett oder etwas Anderes fehlen.

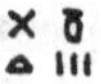

in einem Salbmittel oder Verband (Applikation rdj): L 32

§ 1 Wreszinski will šb.t lesen. Dann handelte es sich um eine Art Maische (vgl bei šb.t). Aber diese Kurzschreibung für šb.t kommt sonst nicht vor, wie Wreszinski selbst bemerkt.

in der Verbindung 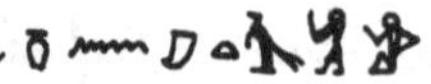

in einem Verband (wt): H 164

§ 1 Reisner schlägt mst3 als Lesung vor. Aber was mst3 vom Metallarbeiter bedeuten soll, ist nicht klar.

... n šb.t

Eb 378 siehe bei šb.t

§ 1 Wreszinski gibt die hieroglyphische Umschrift 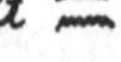. Aber diese Lesung ist sehr unsicher; siehe Seite 241.

... 

in der Verbindung ... Bln 204 siehe bei ḏ3j

…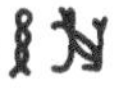

in der Verbindung ỉrṯ.t nt … 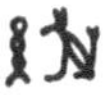

Ram III Fragment 66

in einem Einnehmemittel: Droge ps ḥr ỉrṯ.t nt … 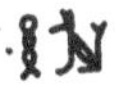 Ram III A 26-27

§ 1 im Parallelrezept Ram III A 10-11 ist diese Droge zerstört, aber vielleicht gehört das Fragment 66 dorthin. Die Parallele Eb 20 hat dafür „Milch des Rindes oder süsses Bier".

III Verderbtes

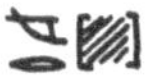

in einem Verband (wt): Pap Louvre E 4864 Rs 1,8

Wohl mrḥ.t - Öl/Fett

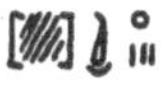

in einem Verband (wt): Pap Louvre E 4864 Rs 1,11

Wohl ḥsmn - Natron

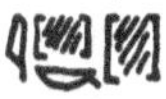

Bln 13 Vielleicht die ỉnmk - Pflanze

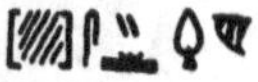

in einem Verband (wt): Bt 10

§ 1 Jonckheere ergänzt zu tj-šps. Aber Gardiner hält die Spuren nicht für 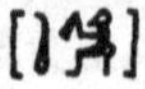

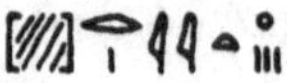

in einem Verband (wt): Pap Leid Recto XXVI 8

§ 1 Massart hält die Zeichen für den Rest eines Drogennamens.

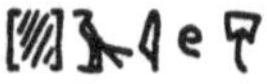

in einem Verband (wt): Pap Louvre E 4864 Rs 1,5

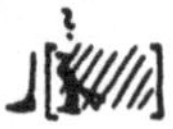

in einem Einlauf: Bt 38

IV Vermutliche Fehlschreibungen

šꜣj

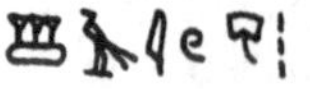 Bln

in der Verbindung

šꜣj 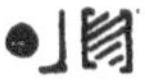

in einem Verband (wt): Bln 24

§ 1 Welche Droge mit diesem wie šꜣj „Schwein" geschriebenen Wort gemeint ist, lässt sich nicht sagen.

dḥꜥḥr.t

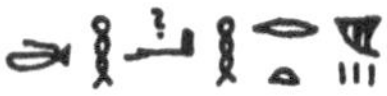

in der Verbindung

pr.t dḥꜥḥr.t

in einem Salbmittel oder Verband (Applikation rdj): Ram III B 10

§ 1 Barns vermutet in diesem Wort eine Fehlschreibung von dḥꜥꜥ; vgl dort.

dgmj

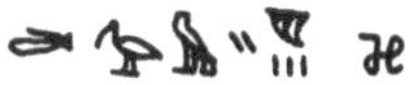

dgmj-s mj ḫt ḥḏ : H 35

§ 1 dgmj als Fehlschreibung für r gm.tw gꜣb.t-f mj ḫt ḥḏ : Eb 294
In der Applikation in H 35 wird dgmj mit 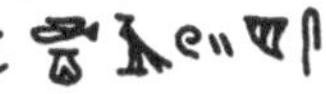 wieder aufgenommen; wohl ebenfalls eine Fehlschreibung (Eb 294 hat dort nur ein Suffix).

14.6.59

Register

I. Liste der Kurzbezeichnungen der verarbeiteten Quellen

Bln	Pap. Berlin 3038 ed. Wreszinski
Bt	Pap. Chester Beatty VI ed. Gardiner
Carlsb	Pap. Carlsberg Nr. VIII ed. Iversen
Eb	Pap. Ebers ed. Ebers; Transkription Wreszinski
H	Pap. Hearst ed. Reisner; Transkription Wreszinski
Kah	Pap. Kahun (med.) ed. Griffith (pl. V—VI)
KV	Pap. Kahun (veter.) ed. Griffith (pl. VII)
L	Pap. London (Brit. Museum 10059) ed. Wreszinski
Mutt. u. Kind	Pap. Berlin 3027 (ed. Hierat. Pap. III Tafel 17—25); Transkription Erman
Ostr. Berl. 5570	Ostrakon Berlin P 5570 ed. Hierat. Pap. III Tafel 27
Ostr. Kairo (ODM 1062)	Ostrakon Deir el Medineh 1062 ed. Posener
Ostr. Kairo (ODM 1091)	Ostrakon Deir el Medineh 1091 ed. Posener
Ostr. Louvre	Ostrakon Louvre ed. Spiegelberg (Rec. trav. 15, 1893, 67)
Pap. Beatty V	Pap. Chester Beatty V ed. Gardiner
Pap. Beatty VIII	Pap. Chester Beatty VIII ed. Gardiner
Pap. Beatty XV	Pap. Chester Beatty XV ed. Gardiner
Pap. Leid	Pap. Leiden I 343 + I 345 ed. Massart
Pap. Louvre E 4864	Pap. Louvre E 4864 Verso unveröffentlicht (nach Photo und Transkription von Posener)
Pap. Tur. 31 + 77	Pap. Turin, Pleyte und Rossi, 31 + 77 (nach Möller, Hieratische Lesestücke II 30)
Pharaob	Buch zum Schutz des Pharao während der Nacht (Pap. Kairo 58027) nach Golénischeff, Pap. hiératiques (Cat. général) p. 114ff
Ram III	Pap. Ramesseum III ed. Gardiner; Transkription Barns
Ram IV	Pap. Ramesseum IV ed. Gardiner; Transkription Barns
Ram V	Pap. Ramesseum V ed. Gardiner; Transkription Barns
Sm	Pap. Edwin Smith ed. Breasted

II. Literatur

a) generell

Acta Orientalia (Leiden)	
Anc. Eg.	Ancient Egypt
Ann. Serv	Annales du Service des Antiquités de l'Égypte
Archiv Orientální	
ASAE	Annales du Service des Antiquités de l'Égypte
Barns	Barns, Five Ramesseum Papyri
BIFAO	Bulletin de l'Institut Français d'Archéologie Orientale
Breasted	Breasted, The Edwin Smith Surgical Papyrus
Brugsch W. B.	Brugsch, Ägyptisches Wörterbuch
Champollion-Festschrift	Recueil d'Études égytologiques dédiées à la mémoire de Jean-François Champollion
Chassinat, Pap. médical. Copte	Chassinat, Un Papyrus médical Copte (Mém. Inst. XXXII)
Chronique d'Égypte	
Crum (Dict)	Crum, A Coptic Dictionary
Dawson (bei Barns)	siehe Barns
Demot. Mag. Pap. III	Griffth-Thompson, London-Leiden Magical Papyrus
Dioskurides	Dioskurides, De Materia Medica ed. Berendes (nach Buch und Kapitel zitiert)
Ebbell	Ebbell, The Papyrus Ebers, The Greatest Egyptian Medical Document
Äg. W. B.	Erman-Grapow, Wörterbuch der ägyptischen Sprache
Gardiner (bei Barns)	siehe Barns
Gardiner (BM Hierat. Pap. V)	Gardiner Hieratic Papyri in the British Museum, Third Series
Gardiner, Grammar	Gardiner, Egyptian Grammar[3]
Gardiner (Onomastica)	Gardiner, Ancient Egyptian Onomastica
Gardiner (Pap. Wilbour)	Gardiner, The Wilbour Papyrus
Grapow Festschrift	Ägyptologische Studien (Berlin 1955)
Griffith	Griffith, Hieratic Papyri Kahun and Gurob
Iversen	Iversen, Papyrus Carlsberg No. VIII
Iversen, Paints and Pigments	Iversen, Some Ancient Egyptian Paints and Pigments

JEA	Journal of Egyptian Archaeology
Jonckheere	Jonckheere, Le Papyrus médical Chester Beatty
Jonckheere (Prescriptions médicals . . .)	Chron. d'Égypt 29, 1954
Jonckheere (Une Maladie)	Jonckheere, Une Maladie égyptienne l'hématurie parasitaire (= La Médicine Égyptienne) Nr. 1
JRAS	Journal of the Royal Society
Keimer	Keimer, Die Gartenpflanzen im alten Ägypten (Bd. 1)
Kêmi	
Lefebvre	Lefebvre, Médecine Égyptienne de l'epoque pharaonique
Loret (Flore²)	Loret, La Flore Pharaonique (2 ième Éd.)
Lucas (Materials³)	Lucas, Ancient Egyptian Materials and Industries (3rd. ed. 1948)
Lühring	Lühring, Die über die medicinischen Kenntnisse der alten Ägypter berichtenden Papyri . . . 1889
Massart	Massart, The Leiden Magical Papyrus (Oudheidkundige Mededelingen Nieuwe Reeks 34 supp.)
Med. W. B.	Wörterbuch der medizinischen Texte
Mél. Masp.	Mélanges Maspero (Mém. Inst. LXVI—VIII)
Mém. IFAO	Mémoires de l'Institut Français d'Archéologie du Caire
Mém. Inst.	Memoires publiés par les membres de l'Institut Français d'Archéologie Orientale au Caire
MIO	Mitteilungen des Instituts für Orientforschung, Berlin
Möller, Paläographie I	Möller, Hieratische Paläographie
PSBA	Proceedings of the Society of Biblical Archaeology
Rec. Trav.	Recueil de Travaux relatifs à la Philologie et à l'Archéologie égyptiennes et assyriennes
Rev. Eg.	Revue d'Égyptologie
Stern (Glossar zum Ebers)	Ebers, Papyros Ebers
Struve (Pap. Math.)	Struve, Mathematischer Papyrus in Moskau, Berlin
Till, Arzneikunde	Till, Arzneikunde der Kopten

Wreszinski	Wreszinski, Der große Medizinische Papyrus des Berliner Museums
	Wreszinski, Der Londoner medizinische Papyrus und der Papyrus Hearst
	Wreszinski, Der Papyrus Ebers
ZÄS	Zeitschrift für ägyptische Sprache und Altertumskunde

b) speziell

Aristoteles, Historia Animalium 3,17	119
Blackman (ZÄS 47, 1910, 127j)	32
Brugsch W. B. VII 1281	541
Brugsch (ZÄS 29, 1891, 26ff)	222—223
Buchheim (‚Der Fleischverband im Alten Ägypten' in Sudhoffs Archiv für Geschichte der Medizin und der Naturwissenschaften 42, 1958, 98)	16
Chassinat (Le Mot *mrh.t* dans les Textes Médicaux, Champollion-Festschrift 1922 445—465)	267
Chassinat (Pap. Médical Copte 1921)	85 203 241
Crum (Dict)	40 203 216
Dawson (Aegyptus X 1929, 66f)	527
Dawson, Annals and Magazine of Natural History, ser. 9, XVI 221ff, 1925	572
Dawson (JEA 12, 1926, 240f)	496
Dawson (JEA 18, 1932, 150)	96
Dawson (JEA 18, 1932, 151)	85
Dawson (JEA 18, 1932, 153f)	148
Dawson (JEA 19, 1933, 133ff)	217
Dawson (JEA 19, 1933, 135f)	425
Dawson (JEA 19, 1933, 136)	171
Dawson (JEA 19, 1933, 137)	4 212
Dawson (JEA 20, 1034, 41)	87 590
Dawson (JEA 20, 1934, 44)	493
Dawson (JEA 20, 1934, 45)	169 392 470 528
Dawson (JEA 20, 1934, 46)	525
Dawson (JEA 20, 1934, 186)	443 484
Dawson (JEA 20, 1934, 187)	86 363 383 396
Dawson (JEA 20, 1934, 188)	248
Dawson (JEA 21, 1935, 37f)	222
Dawson (JEA 21, 1935, 38 No. 22)	560

Jonckheere (Prescriptions médicales sur ostraca hiératiques S. 55 Anm. 6) 296
Jonckheere (Une Maladie p. 12,7) 106
Jonckheere (Une Maladie p. 12,9) 137
Jonckheere (Une Maladie p. 14) 475
Jonckheere (Une Maladie p. 16) 127
Jonckheere (Une Maladie p. 18 note 4; 19 note 2) 217
Kákosy, Pap. mag. Budapest (in Vorbereitung) 212
Keimer (Acta Orientalia VI 1928, 289) 524
Keimer (Acta Orientalia VI 1928, 298) 308
Keimer (Anc. Eg. 1949, 47ff) 18
Keimer (Ann. Serv. 42, 1943, 280) 134
Keimer (Ann. Serv. 48, 1954, 22) 465
Keimer (ASAE 48, 1948, 89) 328
Keimer (BIFAO 28, 1929, 77ff 18
Keimer (BIFAO 31, 1931, 177f) 565
Keimer (BIFAO 31, 1931, 193) 199
Keimer (BIFAO 31, 1931, 194) 602
Keimer (BIFAO 31, 1931, 196 Nr. 3) 31
Keimer (BIFAO 31, 1931, 221) 590
Keimer (Kêmi 2, 1929, 92 Anm. 1) 65
Keimer (Kêmi 2, 1929, 93) 151
Keimer (Kêmi 2, 1929, 103) 527
Lefebvre (Grapow-Festschrift 1955, 205) 85
Lefebvre (Grapow-Festschrift 1955, 208) 217
Lefebvre (Grapow-Festschrift 1955, 210) 590
Lieblein (Recherches sur l'histoire et la civilisation de l'anc. Égypte; 1910—1914, p. 220—227) 101—102
Loret (Kêmi 1, 1928, 104) 127
Loret (La Résine de Térébinthe (Sonter) chez les Anciens Égyptiens; Le Caire, 1949) 452
Loret (Mél. Maspero p. 866ff) 242 346 496
Loret (Mél. Maspero p. 876) 65
Loret (Rec. trav. 7, 1886, 106ff) 34
Loret (Rec. trav. 15, 1893, 105f) 137
Loret (Rec. trav. 15, 1893, 111ff) 320
Loret (Rec. trav. 15, 1893, 121) 590
Loret (Rec. trav. 15, 1893, 122f) 134
Loret (Rec. trav. 16, 1894, 4ff) 216
Loret (Rec. trav. 16, 1894, 101) 387
Loret (Rec. trav. 16, 1894, 148ff) 302
Loret (ZÄS 30, 1892, 25f) 4 197
Lucas (JEA 17, 1931, 13f) 437

c) **nichtmedizinisches**

III. Wörterverzeichnis

Seitenzahlen
beziehen sich auf die von uns vertretenen Bedeutungsangaben
Seitenzahlen mit *
beziehen sich auf Bedeutungsangaben, die wir für unsicher bzw. unrichtig halten
Seitenzahlen kursiv
beziehen sich auf Bedeutungsangaben, die außerhalb der Hauptstelle wiederholt sind oder die in den medizinischen Texten nicht vorkommen, nur nebenbei erwähnt sind
Wörter in Eckklammern
geben die Gattung an

a) deutsch

b) lateinisch (latinisiert)

c) griechisch

d) koptisch

e) arabisch

f) französisch

g) englisch

Kolibri 360 GmbH
Ferdinand-Jühlke-Straße 7
99095 Erfurt, Deutschland
produktsicherheit@kolibri360.de